生物材料科学与工程丛书

王迎军　总主编

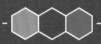

生物医用陶瓷

张胜民　翁　杰等　著

科学出版社

北　京

内 容 简 介

本书为"生物材料科学与工程丛书"之一。本书系统阐述生物医用陶瓷的组成成分、结构性能、先进制备技术、生物与物理效应以及临床应用等方面的基础知识和最新研究进展，共 12 章。第 1、2 章介绍生物医用陶瓷的总体情况；第 3、4 章介绍生物医用陶瓷与蛋白质、细胞和活体组织的相互作用；第 5 章介绍典型的生物医用陶瓷的制备方法；第 6 章介绍生物医用陶瓷的表面结构特征及其构建方法；第 7 章介绍生物医用复合与掺杂陶瓷；第 8 章介绍生物医用陶瓷骨水泥；第 9 章介绍纳米陶瓷材料及其特殊的生物物理效应；第 10 章介绍生物医用陶瓷材料上固载药物、生长因子等实现调控组织再生的相关内容；第 11 章介绍材料基因组方法与生物医用陶瓷高通量制备；第 12 章介绍生物医用陶瓷的临床应用。

本书系统、全面地介绍生物医用陶瓷方向的基础知识及其最新进展，对于从事相关领域的研究生和科研人员具有较高的参考价值。

图书在版编目（CIP）数据

生物医用陶瓷/张胜民等著. —北京：科学出版社，2023.1

（生物材料科学与工程丛书/王迎军总主编）

国家出版基金项目

ISBN 978-7-03-074544-6

Ⅰ. ①生… Ⅱ. ①张… Ⅲ. ①生物医学工程－陶瓷 Ⅳ. ①R318.08

中国版本图书馆 CIP 数据核字（2022）第 252865 号

丛书策划：翁靖一

责任编辑：翁靖一 孙 曼/责任校对：樊雅琼

责任印制：师艳茹/封面设计：东方人华

科 学 出 版 社 出版

北京东黄城根北街 16 号

邮政编码：100717

http://www.sciencep.com

北京九天鸿程印刷有限责任公司 印刷

科学出版社发行 各地新华书店经销

*

2023 年 1 月第 一 版 开本：B5（720×1000）

2023 年 1 月第一次印刷 印张：27

字数：531 000

定价：228.00 元

（如有印装质量问题，我社负责调换）

生物材料科学与工程丛书

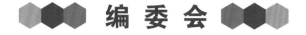

编 委 会

◼◼ 总　　序 ◼◼

　　生物材料科学与工程是与人类大健康息息相关的学科领域，随着社会发展和人们对健康水平要求的不断提高，作为整个医疗器械行业基础的生物材料，愈来愈受到各国政府、科学界、产业界的高度关注。

　　生物材料及其制品在临床上的应用不仅显著降低了心血管疾病、重大创伤等的死亡率，也大大改善了人类的健康状况和生活质量。因此，以医治疾病、增进健康、提高生命质量、造福人类为宗旨的生物材料也是各国竞争的热点领域之一。我国政府高度重视生物材料发展，制定了一系列生物材料发展战略规划。2017 年科技部印发的《"十三五"医疗器械科技创新专项规划》将生物材料领域列为国家前沿和颠覆性技术重点发展方向之一，并将骨科修复与植入材料及器械、口腔种植修复材料与系统、新型心脑血管植介入器械及神经修复与再生材料列为重大产品研发重点发展方向，要求重点开展生物材料的细胞组织相互作用机制、不同尺度特别是纳米尺度与不同物理因子的生物学效应等基础研究，加快发展生物医用材料表面改性、生物医用材料基因组学、植入材料及组织工程支架的个性化 3D 打印等新技术，促进生物材料的临床应用，并从国家政策层面和各种形式的经费投入为生物材料的大力发展保驾护航。

　　生物材料的发展经历了从二十世纪的传统生物材料到基于细胞和分子水平的新型生物材料，以及即将突破的如生物 3D 打印、材料基因组等关键技术的新一代生物材料，其科学内容、研究范围和应用效果都发生了很大的变化。在科技快速迭代的今天，生物材料领域现有的重要专著，已经很难满足我国生物材料科学与工程领域科研工作者、教师、医生、学生和企业家的最新需求。因此，对生物材料科学与工程这一国际重点关注领域的科学基础、研究进展、最新技术、行业发展以及未来展望等进行系统而全面地梳理、总结和思考，形成完整的知识体系，对了解我国生物材料从基础到应用发展的全貌，推动我国生物材料研究与医疗器械行业发展，促进其在生命健康领域的应用，都具有重要的指导意义和社会价值。

为此，我接受科学出版社的邀请，组织活跃在科研第一线的生物材料领域刘昌胜、陈学思、顾宁等院士、教育部"长江学者"特聘教授，国家杰出青年科学基金获得者等近四十位优秀科学家撰写了这套"生物材料科学与工程丛书"。丛书内容涵盖了纳米生物材料、可降解医用高分子材料、自适应性生物材料、生物医用金属材料、生物医用高分子材料、生物材料三维打印技术及应用、生物材料表界面与表面改性、生物医用材料力学、生物医用仿生材料、生物活性玻璃、生物材料的生物相容性、基于生物材料的药物递送系统、海洋生物材料、细菌纤维素生物材料、生物医学材料评价方法与技术、生物材料的生物适配性、生物医用陶瓷、生物医用心血管材料与器械等生物材料科学与工程的主要发展方向。

本套丛书具有原创性强、涵盖面广、实用性突出等特点，希望不仅能全面、新颖地反映出该领域研究的主流和发展趋势，还能为生物科学、材料科学、医学、生物医学工程等多学科交叉领域的广大科技工作者、教育工作者、学生、企业家及政府部门提供权威、宝贵的参考资料，引领对此领域感兴趣的广大读者对生物材料发展前沿进行深入学习和研究，实现科技成果的推广与普及，也为推动学科发展、促进产学研融合发挥桥梁作用。

在本套丛书付梓之际，我衷心感谢参与撰写、编审工作的各位科学家和行业专家。感谢参与丛书组织联系的工作人员，并诚挚感谢科学出版社各级领导和编辑为这套丛书的策划和出版所做出的一切努力。

中国工程院院士

亚太材料科学院院士

华南理工大学教授

前　言

　　生物医用陶瓷（biomedical ceramics），简称生物陶瓷（bioceramics），是生物材料的一个重要分支，是人类最早用于对人体病变组织、器官进行诊断、治疗或再生修复的无机非金属材料。如今生物医用陶瓷已广泛应用于关节置换、牙科修复、口腔颌面重建整形、脊柱融合、骨缺失填充、组织再生支架、纳米医疗等临床领域。本书在关注生物医用陶瓷领域最新研究进展的同时，重点揭示了无机非金属材料的组织诱导特性及其与人体组织的生物学适配性效应和规律，为推动生物材料的研究水平再上新台阶，解决临床上国产生物材料匮乏的难题提供支撑。

　　中国人在历史上率先发明了陶瓷，后来通过丝绸之路传遍了全世界。20世纪六七十年代，陶瓷被特别设计，广泛用于医学，极大地改善了人类生命质量，由此出现了生物医用陶瓷。鉴于人体系统的复杂性，早期选用植入人体内进行组织替换修复的材料以不发生生化反应、具有高稳定性为判据，由此出现了第一代生物陶瓷，即生物惰性陶瓷。随着人们对植入材料与人体的相互作用研究的深入，发展了第二代生物陶瓷，即能与组织产生生物化学结合的生物活性陶瓷。其中多孔磷酸钙生物活性陶瓷在一定条件下还表现出骨诱导性，即无需外加生长因子或活体细胞就可以诱导骨组织生成。这一新发现掀起了组织再生材料研究的热潮，通过控制生物材料尤其是生物医用陶瓷的各种材料参数，如材料的相结构、化学组成、力学特性、多孔结构和表面微纳构造等，将能够有效调控材料的生物学效应，包括调控干细胞定向分化、组织特异性细胞行为，从而调控血管的生长、骨和软组织再生，促进受损组织再生修复等。基于对多孔磷酸钙陶瓷的骨诱导性研究，发展了新一代组织诱导性生物材料，它们在植入人体后，可以刺激人体发生特定反应，调动人体的自我完善和修复功能，直至再生人体受损组织或器官。

　　2018年，在国际生物材料科学与工程学会联合会主办的"2018生物材料定义共识会"上，基于生物医用陶瓷研究的领先基础，我国学者提出的"组织诱导性生物材料"获得了广泛认同，被列入"生物材料定义"新目录。这是首个由我国科学家提出的生物材料新定义。

近年来，生物医用陶瓷领域的研究方兴未艾，医用传统意义上，生物医用陶瓷仅能用于骨和牙齿等硬组织修复，新的发现却表明，生物医用陶瓷通过调控干细胞，也可用于各种不同的软组织修复再生。新的研究领域在不断拓展，国内学者在国际知名刊物上提出了生物材料生物适配性概念、材料生物学和生物材料基因工程等新领域，包括 3D 打印、纳米技术、高通量制备与评价、微流控技术等新的制备技术和评价手段在不断涌现，这将进一步促进生物医用陶瓷领域的研究向纵深发展。可以预期，生物医用陶瓷研究将为临床应用提供更多具有多种特殊功能的生物材料和器件，从而造福人类健康。

本书按照"生物材料科学与工程丛书"的总体安排，分章节介绍近年来国内外生物医用陶瓷研究的最新进展。在本书的撰写过程中既简要介绍了生物医用陶瓷的系统理论基础知识，又涵盖了本领域近年来的最新研究成果和发展趋势，充分体现了本领域研究的新颖性和前瞻性。本书可作为高等院校、科研单位从事生物材料，特别是生物医用陶瓷相关领域研究的科研人员、研究生以及企事业单位相关工作人员的重要参考书。

本书共 12 章，参与撰写的作者均为国内重点单位长期从事生物医用陶瓷研究的一线专家。各章节的分工如下：第 1 章由西南交通大学翁杰教授和华中科技大学张胜民教授负责撰写；第 2 章、第 4 章和第 10 章由西南交通大学翁杰教授负责撰写；第 3 章由中国科学院上海硅酸盐研究所吴成铁研究员负责撰写；第 5 章和第 12 章由武汉理工大学戴红莲教授负责撰写；第 6 章由四川大学杨帮成教授负责撰写；第 7 章由华中科技大学张胜民教授负责撰写；第 8 章由华东理工大学袁媛教授负责撰写；第 9 章由武汉理工大学韩颖超教授负责撰写；第 11 章由西南交通大学鲁雄教授负责撰写；张胜民教授和翁杰教授对全书进行了统稿。在此对参与本书撰写的全体作者表示衷心的感谢。本书在撰写过程中得到科学出版社的大力支持，在此表示感谢。

本书得到国家重点研发计划项目（2022YFC2405700）的资助。随着生物医用陶瓷材料研究的不断深入，新的内容不断涌现，本书尚存在介绍内容不够全面、深入等问题，敬请读者批评指正。

张胜民　翁　杰

2022 年 10 月

目 录

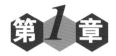

绪　论

1.1　生物医用陶瓷概述及发展史

陶瓷是特定原料经过高温烧结致密化且具有一定使用性能的物品。在古代，陶与瓷是不一样的物品。陶器发明在前，以普通黏土为原料，经 900℃左右高温烧制而成。后来中国人发明了瓷器，以瓷土即高岭土（以其发现于江西景德镇高岭乡而得名）为原料，在 1000℃以上高温烧制而成。我国先民发明的瓷器和制瓷技术，后经丝绸之路传输到世界各地，是我国对世界文明的伟大贡献之一。起初，陶瓷主要作为一般生活用品和装饰物品等，直到 19 世纪初期，陶瓷才开始以医学应用为目的用于临床；20 世纪 60～70 年代，陶瓷被特别设计，广泛用于医学，这种陶瓷被称为生物医用陶瓷。

1.1.1　生物医用陶瓷的概念

生物医用陶瓷，简称生物陶瓷，是一类以医用为目的而特别设计的陶瓷，主要用于由疾病、事故等导致的身体部位缺损的修复、重建和替代。按照材料种类及它们与宿主组织间的相互作用性质，生物医用陶瓷可分为生物惰性陶瓷（bioinert ceramics）、生物活性陶瓷（bioactive ceramics），生物活性陶瓷又分为生物可降解（biodegradable）和生物不可降解（non-biodegradable）两种类型。

生物惰性陶瓷是一类在长期植入生理环境中几乎不发生化学变化的陶瓷，活体组织对长期植入的惰性陶瓷植入体是在其周围形成很薄（一般小于几微米）的纤维膜，它们与组织的力学结合是通过组织长入粗糙表面产生的机械嵌合实现的。典型的生物惰性陶瓷包括高纯氧化铝、氧化锆等。由于生物惰性陶瓷优越的生物稳定性、生物相容性和高耐磨损性能，在全髋关节置换中它们主要用于要求低磨损性的关节球。生物活性陶瓷是一类在植入生理环境中能与周围组织形成生物化学键性结合的陶瓷，它们与组织结合的强度能够承载较大的机械力量。通常这种生物化学键合强度高于陶瓷自身或者与其相结合组织的强度。典型的生物活性陶瓷包括羟基磷灰石（hydroxylapatite，HA）和生物活性玻璃（bioactive glass，BG）等。

以后将会了解到，生物惰性和生物活性是一个相对概念，实际上世界上没有一种材料是真正的"惰性材料"。例如，上述生物惰性陶瓷植入体内后在其周围形成的一层纤维组织薄膜，即为"惰性"陶瓷材料所引起的肌体组织和系统的应答与反应。

生物可降解陶瓷是一类植入体内后将发生降解而被周围新生组织替代的陶瓷，其降解产物无毒、可参与组织代谢和/或再生。在其植入体内的降解过程中，通常要求其将降解速率与组织再生速率相匹配，避免生物医用陶瓷植入体降解过快而丧失其性能，导致组织再生修复失败。典型的可降解生物医用陶瓷包括磷酸三钙（tricalcium phosphate，TCP）陶瓷、磷酸三钙与羟基磷灰石构成的双相陶瓷、硫酸钙材料等。

1.1.2　生物医用陶瓷发展史

人类利用天然材料修复缺失部位可追溯到远古时代，20 世纪 30 年代考古发现玛雅人大约在公元 600 年，利用纯珍珠质制作的假牙替代缺失牙，并使其与颚骨紧密融合[1]。虽然 17 世纪人们就确定了骨、牙的成分为钙磷矿物[2, 3]，而直到 1771 年药物化学家 Scheele 才证实骨灰中含有磷元素[4]。1786 年，"德国地质学之父" Werner 首次发现了作为一种矿物的磷灰石（apatite），并以古希腊的阿帕托（apatao）命名，意思为"误导"或"欺骗"，因为它以前被误认为是其他矿物[5]。1797 年人们就尝试利用钙磷材料治疗与钙磷相关的疾病，如佝偻病[5]。1807 年人工合成缺钙羟基磷灰石（CDHA）的方法被首次报道[6]。1809 年，Parr 已针对骨的结构、成分、性质和形成机理进行了详细描述[7]。1814 年，Davy 建立了骨、牙的生物矿化基本原理[8]。1827 年德国矿物学家 Rose 正确地确定了磷灰石的化学成分[5]。1832 年化学术语——石灰三元磷酸盐（tribasic phosphate of lime）被引入，即现在的 α-TCP 和 β-TCP[9]。1843 年，Percy 很可能就合成出了磷酸八钙（OCP）[10]。1847 年，Lassaigne 首次报道了钙磷盐的溶解试验[11]。1873 年，Warington 报道了将新沉淀的磷酸三钙水解，成功获得了理想化学计量的羟基磷灰石[12]。1876 年，Cravens 将钙磷粉末与乳酸混合用于暴露的牙髓组织[13]，这催生了美国怀特公司商品名为石灰乳酸盐（lacto-phosphate of lime）的盖髓剂。1892 年，H. Dreesmann 首次报道使用熟石膏填充骨缺损部位，这也是最早记载的利用生物陶瓷作为骨替换材料[14]。1920 年，Albee 和 Morrison 率先将实验室合成的磷酸三钙用于骨缺失修复，缺失骨间隙两端的骨生长速度和融合优于对照组[15]。

20 世纪二三十年代，研究人员利用 X 射线衍射（XRD）分析发现骨和牙矿物成分的晶体结构与羟基磷灰石的相同，确定二者是同一类材料[16]；也确定了氟磷灰石的结构为羟基磷灰石晶体结构；同期，人们开始将磷酸钙用作骨替换材料来修复骨缺损。1964 年，Kay 等确定了理想化学配比羟基磷灰石单晶的晶体结构[17]，1965 年，LeGeros 采用红外光谱和 X 射线衍射分析晶格常数变化，证实了碳酸根存在于骨和牙矿物以及羟基磷灰石结构中[18]；随后，Elliot 和 Young 报道了阴离子如氟离子和氯离子替代氢氧根也会引起晶格常数变化[19]。生物医用陶瓷更多的临床应用始于 20 世纪 60 年代，Smith 报道了一种生物医用陶瓷作为骨替代材料[20]；1969 年，Levitt 等首次报道了利用热等静压将羟基磷灰石制作成不同植入物形态用于缺失部位骨修复[21]；Helmer 和 Driskell 首次将氧化锆陶瓷用于全髋关节置换球头[22]，随后其成为临床应用的主要生物陶瓷材料之一[23]。70 年代，Boutin 研发了氧化铝全髋关节植入体系[24]。Hulbert 等报道了陶瓷在外科临床修复中的应用[25]。1972 年，Hulbert 等报道了氧化钙与氧化铝、氧化钛和氧化锆形成的三种复合陶瓷的细胞响应和骨组织长入情况[26]。1973～1976 年，Griss、Mittelmeier 等将陶瓷髋关节置换引入临床[27, 28]，1985 年后，氧化锆陶瓷被广泛地应用于骨科关节置换[29, 30]。1997 年，骨科公司 Biolox 开始了对氧化铝全髋人工关节进行首次美国食品药品监督管理局（FDA）批准的多中心临床研究[31-33]，Bioloxforte™ 于 1994 年上市。陶瓷具有优良的物理、化学和力学性能，如光滑的陶瓷因其化学惰性极少引起组织的不良反应，同时具有优良的耐摩擦性能，使其适合用于骨替换、摩擦表面替换。因此，早期使用的生物医用陶瓷以生物惰性为主，强调陶瓷在生理环境中的相对稳定性。

20 世纪 60 年代以后是生物活性陶瓷蓬勃发展的重要时期，发展了能与组织发生键合的生物活性陶瓷材料。1960 年，Selye 等将管状商品化生物玻璃植入大鼠皮下，组织学分析显示植入 60 天后在横膈膜出现了包含骨、软骨及造血系统的组织，展现出材料具有诱导成骨的趋势[34]。1967 年，Hench 发明了能与活体组织发生键合的生物玻璃，由此产生了生物活性材料的概念，他也因此被称为"生物玻璃之父"。这类陶瓷能与软硬组织形成生物化学键性结合，它们在生理环境中不再是完全稳定的，可发生降解，其降解产物满足生物医用材料的生物相容性要求，并于 1985 年开始用于临床骨缺损修复[35-38]。1977 年，Jarcho 等报道了人工合成羟基磷灰石被应用于体内试验，随后证实羟基磷灰石陶瓷是一类生物活性材料[39]。80 年代初，Ducheyne 等[40]就利用羟基磷灰石内衬多孔外科植入体孔壁促进骨组织长入；1982 年，Kokubo 等发明了磷灰石微粒增强的硅灰石玻璃陶瓷（简称 A-W 玻璃陶瓷），极大地提高了生物玻璃弯曲强度、断裂韧性和弹性模量（又称杨氏模量），使其能够应用于部分承力部位骨缺失替换[41, 42]。1987 年，de Groot 等利用等离子喷涂技术将羟基磷灰石涂覆在金属植入体表面，以改善用于承力部位的金属植入体表面生物活性[43]，随后 Furlong 和 Osborn 两位外科医生首次将羟基磷灰石涂层金属植入体应用于临床骨替换[44]。90 年代初，张兴栋、Yamasaki 和 Ripamonti 等[45-47]分别独立报道了多孔羟基磷灰石陶瓷的骨诱导现象。2017 年，张胜民等采用一个支架（scaffold）同时诱导骨和软骨两种或多种组织的再生[48]，提出了"一个支架，两种组织"（one scaffold，two tissues）的概念。

20 世纪 70 年代初期，中国开始研究生物医用陶瓷，并用于临床。1974 年开展了微晶玻璃用于人工关节的研究；1977 年氧化铝陶瓷在临床上获得应用[49]；1979 年高纯氧化铝单晶用于临床，以后又有新型生物医用陶瓷材料不断出现，并应用于临床；1991 年，张兴栋等在国际上率先提出多孔羟基磷灰石陶瓷的骨诱导性，开辟了材料诱导组织再生新的研究热潮[45]；1993 年等离子喷涂羟基磷灰石涂层金属植入体被成功研制，并成功用于临床[50, 51]。近年来，生物适配性和材料生物学等新概念被先后提出[52, 53]。

21 世纪后，硅基生物陶瓷和磷酸盐陶瓷等生物活性陶瓷材料依旧是生物医用陶瓷材料研究的热点，除传统制备工艺外，3D 打印技术和纳米技术等先进工艺逐渐被广泛应用于生物医用陶瓷制备；生物医用活性陶瓷材料用于软骨以及软-硬骨组织一体化修复领域也成为目前的研究热点并取得了不错的研究成果。2015 年，Multistation 推出了全新的 3D 打印工艺 Biocerawax，在 3D 打印技术中使用特制蜡材料作为黏合剂，进而开发了低成本生物陶瓷 3D 打印工艺。2017 年，中国科学院上海硅酸盐研究所通过 3D 打印方法制备了有序大孔结构的锰-磷酸三钙（Mn-TCP）生物陶瓷支架，用于骨和软骨组织再生[54]。生物医用陶瓷的应用范围也正在逐步扩大，现不仅仅应用于人工骨、人工关节、人工齿根、骨填充材料、骨置换材料等硬组织修复再生领域，还可应用于皮肤修复、人造心脏瓣膜、人工肌腱、人工血管等领域。

1.1.3 国际生物医用陶瓷会议演变

1988 年在日本京都由国际医用陶瓷学会（International Society for Ceramics in Medicine，ISCM）举办了第一届 ISCM 关于生物医用陶瓷的年会，会议论文集收录论文 71 篇，以后 ISCM 年会每年举行一次（某一年年会如遇世界生物材料大会举行，则当年年会与之合并举行）。2004 年第 17 届年会在美国新奥尔良举行，收录论文 261 篇。2005 年第 18 届年会在日本京都举行，收录论文 342 篇。2006 年第 19 届年会在中国成都举行，收录论文 349 篇，这是 ISCM 首次在中国举行年会。2007 年第 20 届年会在法国南特举行。2011 年第 23 届年会在土耳其伊斯坦布尔举行，收录论文 173 篇。2012 年第 24 届年会在日本福冈举行。2018 年第 30 届年会在日本名古屋举行，收录论文 46 篇。

ISCM 年会每年聚焦生物医用陶瓷研究的多个不同热点方向，年会的主要研究领域包括如下多个方面：磷酸钙生物陶瓷、涂层及复合材料、生物活性玻璃及玻璃陶瓷、氧化铝及氧化锆生物陶瓷、磷酸钙骨水泥、无机/有机复合材料、先进制备技术、纳米生物医用陶瓷、生物医用陶瓷掺杂及工艺研究、支架材料及组织工程、药物控释体系、植入体的磨损及固定、表面改性、仿生矿化、体外生物活性评价、细胞-生物医用陶瓷相互作用、生物陶瓷体内稳定性、消毒对生物医用陶瓷的影响、临床前和临床试验研究、生物医用陶瓷在牙科和骨科中的应用等。

1.2 生物医用陶瓷的研究范围

随着人类的发展以及科学技术和医学学科的进步，主要开始于 20 世纪六七十年代，陶瓷被特别设计，广泛用于医学目的，以改善人类生命质量，由此出现了生物医用陶瓷。如今生物医用陶瓷在临床上广泛应用于关节置换、牙科修复、牙周疾病治疗、口腔颌面重建整形、下颌扩增、医学整容、脊柱融合、骨缺失填充、组织再生支架、纳米医疗等领域。本书主要阐述生物医用陶瓷领域的最新研究进展，揭示无机非金属材料与人体组织间的生物诱导效应、生物适配性效应及相关规律，推动生物材料研究水平再上新台阶，为解决临床应用面临的难题和重大需求提供理论和技术支撑。

1.2.1 主要研究内容

生物医用陶瓷研究经历了从早期追求体内稳定的第一代生物惰性陶瓷，到第二代可在生理环境中与组织产生生物化学相互作用的生物活性和可降解吸收陶瓷，再到第三代可激活细胞和基因的生物活性陶瓷的演变。目前，生物医用陶瓷主要聚焦于研究生物医用陶瓷的各种材料因素对组织再生修复和重建过程的生物效应及其规律，如材料化学组成、相结构、物理特性、空间多级结构和表面微纳构造等对细胞和机体的生物效应等，实现材料因素有效调控生物效应的目的，促进具有生物应答特性、基因激活特性、生物适配结构及治疗功能的新一代生物医用陶瓷的制备。

随着工程技术和生物医学等学科的交叉融合，研究材料因素与生物体之间的相互作用规律已深入到分子（原子）、细胞和基因水平。通过生物医用陶瓷的可控制备，能够有效控制陶瓷的理化性质和空间多级结构，为揭示材料学关键因素与生物物质包括生物分子、基因、蛋白、细胞器、细胞等的相互作用，促进组织和器官修复再生提供了重要基础。

另外，通过多学科的交叉融合，也催生了一系列全新的生物医用陶瓷研究课题和新领域，包括由国内学者提出的组织诱导生物材料、材料生物适配性、材料生物学、组织工程"第四要素"和生物材料基因工程等。随着纳米技术的发展，纳米颗粒的纳尺度效应使得生物医用陶瓷在电学、光学、磁学、生物学等方面表现出独特的新性能，展现出更广阔的应用潜力。3D打印、微流控技术、自组装技术的涌现，为多层级结构材料的设计构建提供了崭新的视角和技术途径。通过高通量制备与评价，改变传统材料研究方法，得到材料"成分—结构—性能"的构效映射关系，使尝试筛选以前从未想象过的成分成为可能。与这些发展相适应，生物医用陶瓷的应用也不再局限于骨骼和牙齿的再生，目前生物医用陶瓷在软组织工程领域也显示出了新前景。

可以预期，生物医用陶瓷研究不仅将为临床应用提供越来越多个性化且具有特殊功能的生物材料和器件，还将改变传统的治疗方法并提供新的治疗手段，从而推动现代医学的高质量发展，造福人类健康。

1.2.2 制备技术的发展

远古时候人类就学会了生产和使用陶器，但是古代却只有中国人发明了瓷器，随后通过丝绸之路传遍世界。为何是古代中国人首先发明了瓷器和制瓷技术呢？这可以从中国古代女娲补天的传说中窥见陶瓷制作的影子。我国古代女娲补天的传说中讲，在远古时候，水神共工和火神祝融打仗，把天空弄出了一个大窟窿，女娲选用了五色石子，火炼成浆补好了残缺的天窟窿。这个传说中包含了瓷器制作的基本要素，五色石子作为原料必须经过火炼高温处理。

生物医用陶瓷的制备自然不会像传说中那样简单，也比传统陶瓷制备技术复杂，最显著的区别是在制作生物医用陶瓷的原料选用方面，同时在制作技术方面也比传统陶瓷精细复杂。与传统陶瓷使用自然瓷土作为原料相比，对于生物医用陶瓷使用的原料，对其生物相容性有很高的要求，必须满足植入人体后无毒副作用等不良效应。因此，生物医用陶瓷的原料以人工合成为主，需要有效地控制原料的物理化学性能，主要包括合成的氧化物原料、磷酸钙系列原料和硅酸盐原料等，其化学组成受到精确控制，尤其是重金属元素的含量。这也对原料的生产提出了高标准要求，国际标准化组织和各国标准制定机构在生物医用材料的原料方面针对不同材料都建立了一系列的标准。在原料的制作工艺技术方面，各国研究机构也投入了大量的力量，进行了范围广泛的原料制备工艺技术的研究工作。

生物医用陶瓷原料的制备主要采用湿化学合成法、溶胶-凝胶（sol-gol）法、微乳液法、水热法、固相合成法、喷雾热分解法和气相沉积法等。人工合成的原料一部分可以直接获得粉体原料，而多数需要进行制粉处理，即物理粉碎和粉体分级过程。大规模制粉破碎采用传统陶瓷工艺中的破碎机械，而粉末制备是以球磨机为主。在陶瓷浆料制备时需要严格控制添加剂的种类与纯度等，避免引入有害成分。合成微量元素掺杂原料主要采用的方法包括离子交换法、化学共沉淀法、水热法、高温固相反应法等。原料粉体可直接烧结成瓷后用于医学目的，也可以用作热喷涂如等离子涂覆和高温氧焰涂覆工艺过程的原料粉末。

生物医用陶瓷颗粒是其应用的主要形态之一，颗粒成型可以采用多种方法，最常见的方法包括机械破碎法、溶胶-凝胶法、团粒法等。其中，机械破碎法是最简单普通的方法，该工艺就是将块状陶瓷通过机械力破碎为颗粒，再经过筛分，即获得预期粒径的陶瓷颗粒。破碎机械包括颚式破碎机、回旋破碎机、轧辊破碎机、轮碾机、锤式破碎机、盘式粉碎机、球磨机和气流粉碎机等。机械破碎法获得的颗粒形态不规则、存在尖锐棱角。在溶胶-凝胶法中，原料粉体分散于水溶性高分子溶胶形成泥浆，将泥浆加入非水溶性溶剂如液体石蜡中，利用机械搅拌使泥浆乳化成溶胶状球形颗粒，随后加入一定浓度的交联剂使含粉体的球形溶胶状颗粒在交联剂作用下发生原位凝胶化而固化赋形；再经过清洗、干燥工艺便得到生物医用陶瓷颗粒初坯，通过高温烧结除去高分子凝胶致密化后获得生物医用陶瓷颗粒。团粒法工艺中，将陶瓷粉末加入转鼓造粒机或圆盘造粒机的滚动床内，通过增湿、加热和少量的黏结剂作用等进行团聚造粒，造粒物料经干燥、筛分、冷却后得到生物医用陶瓷颗粒初坯，再经高温烧结获得陶瓷颗粒。

根据临床应用的需求，各种形态的致密型和多孔结构块状生物医用陶瓷是临床应用的主体。致密型生物医用陶瓷制备是将粉体与一定比例添加剂如成型剂等均匀混合，随后做成规定尺寸和形状并具有一定机械强度的生坯，这一过程即为陶瓷的成型。生物医用陶瓷成型与传统陶瓷成型一样，包括浇注成型、塑性成型和等静压成型等几种基本方法。多孔生物医用陶瓷制备的主要特点是多孔结构构建，即制孔工艺，采用的主要方法包括气体发泡法、颗粒造孔法、有机泡沫浸渍法、相分离法、颗粒堆积固态烧结法、快速成型技术（如 3D 打印法）和凝胶注模工艺等。在构建多孔结构的同时，按照应用要求制成各种形态的初坯，以便实施下一步的烧结工艺，形成最终的生物医用陶瓷应用形态。

生物医用陶瓷的烧结工艺与传统陶瓷相同，需要注意的是在烧制过程中需要使用专用的烧结设备，以免最终产品受到烧制过程中副产物的污染。烧结工艺对生物医用陶瓷的晶体结构有重要影响。烧结制度、烧结方法对生物医用陶瓷的性能影响很大。烧结制度可以用时间-烧结温度曲线进行说明，气氛中氧的气压越低越有利于烧结，氩气气氛最好。烧结方法不同，将影响生物医用陶瓷材料的性能，而且使其达到所需致密度的温度也各不相同。生物医用陶瓷的烧结方法有以下多种：常压烧结、热压烧结、热等静压烧结、气氛烧结、微波烧结、电火花烧结和放电等离子烧结等。

通常陶瓷材料因为其本身的脆性只能用于骨缺损的填充，而不适合用在人体受力比较大的部位，单一的生物医用陶瓷不能很好地满足临床承力部位应用的要求。而利用不同性质的材料复合制成复合材料，不仅兼具组分材料的性质，还可以得到组分材料不具备的新特性。以陶瓷为基体的生物医用复合材料，综合了陶瓷耐高温、耐磨损、耐腐蚀、质量轻的优点，并且弥补了陶瓷的脆性特点，极大地拓展了生物医用陶瓷的应用范围和前景。

生物医用陶瓷基复合材料的主要设计理念是在陶瓷基体中加入能起改变陶瓷性能作用的第二相。该第二相被称为增强体，按照增强体的形态和性质，生物医用陶瓷基复合材料分为连续纤维增强陶瓷基复合材料、颗粒增强陶瓷基复合材料和晶须增强陶瓷基复合材料等。同时，采用生物医用陶瓷粉末或颗粒与医用高分子材料复合，可改善医用高分子材料的物理化学性能并赋予其特殊的生物功能。

1.3　生物医用陶瓷的研究现状及应用

组织或器官的再生修复仍然是临床治疗中的重要方面。20 世纪 80 年代末 90 年代初张兴栋等发现以磷灰石为主的生物医用陶瓷具有骨组织诱导作用，由此开拓了组织诱导生物医用材料的研究范围，目前具有组织诱导性的生物医用陶瓷的研究范围已经包括软骨诱导和软组织诱导修复等方面。通过微量元素掺杂、控释体系的引入等赋予生物医用陶瓷多种生物功能，深入研究表面微纳结构对蛋白质、细胞和组织再生等的调控作用，以及将新的制备技术包括 3D 打印技术、高通量并行制备技术和纳米制备技术等用于生物医用陶瓷的制备，是目前生物医用陶瓷的热点研究方向。

1.3.1　研究现状

近年来，源于生物医用陶瓷的骨诱导性研究是组织再生材料研究领域的研究热点，主要涉及生物医用陶瓷利用自身特性调控组织再生愈合过程，包括免疫反应、早期血管化和干细胞定向分化等，实现缺失组织的再生修复。

在骨组织再生修复方面，血管化是骨缺损修复过程中的关键环节，它不仅为组织生长提供营养物质，而且对骨再生过程中细胞的增殖和迁移起着重要作用。为提高生物医用陶瓷的血管化能力，一方面通过生物医用陶瓷自身材料因素和结构设计促进血管生成，另一方面在生物医用陶瓷材料体系中引入内皮细胞和成血管诱导因子等，促进骨组织再生修复初期有效的血管化进程。炎症初期免疫细胞分泌生物因子引发血管出芽，而后期炎症消退，新生血管稳定，创伤愈合。研究表明，通过调控生物医用陶瓷的成分和结构因素，可使其具有调节机体免疫反应的能力，对诱导血管化和组织再生有显著促进作用。

生物医用陶瓷也作为干细胞的载体，模拟细胞外基质成分，形成细胞的三维培养环境，并调节干细胞黏附、增殖、迁移和骨向分化，以提高干细胞在体内的存活率，进一步提高骨再生效率。近年来，已开始出现干细胞在骨再生中的临床应用研究，包括生物医用陶瓷对干细胞的行为调控、作用通路以及携载干细胞生物医用陶瓷体系对组织诱导再生规律等。

在关节置换领域，研究的热点包括如下方面：一是涉及骨与生物医用陶瓷的键合作用，解决陶瓷与宿主组织之间结合不良导致植入体松动的问题；二是炎症微环境调控，发展兼具诱导成骨性和抗菌能力的生物陶瓷活性涂层，解决金属关节植入体植入替换后的长期稳定性难题；三是负重面磨损，涉及生物陶瓷人工髋关节及膝关节置换中，解决负重面磨损造成的骨溶解，引起假体松动及下沉问题；四是涉及生物医用陶瓷关节置换体的优化设计，解决应力匹配等问题。

在兼具组织再生修复和治疗功能的生物医用陶瓷研究领域，例如，在骨肿瘤治疗修复材料中，研发的新一代生物医用陶瓷一方面具备成骨功能、骨传导功能以及骨诱导功能，另一方面在一定程度上能够杀死肿瘤细胞或者抑制肿瘤细胞生长增殖。羟基磷灰石是典型的骨诱导陶瓷材料，纳米羟基磷灰石能够有效地抑制癌细胞的生长增殖且对正常细胞没有影响，其作用机理和信号传输通路等是研究的热点。另一种生物活性骨修复材料是二氧化钛，纳米二氧化钛是一种光催化剂，在紫外光的照射下可以产生活性氧，从而杀死细菌，这一特点使其成为兼具骨诱导性和抗肿瘤治疗功能的热门研究材料。

生物活性陶瓷通常在植入体内后会经历不同程度的降解，这种降解一方面由物理化学溶解引起，包括水解、酶促分解或腐蚀等，另一方面是由细胞介导参与的生物降解，如巨噬细胞的吞噬作用等。因此，设计在生物医用陶瓷中掺杂与生命过程相关的微量元素，在降解过程中这些微量元素的释放将调节局部生物微环境，从而对组织再生过程产生显著的效果。

针对微量元素掺杂的设计是多方面的，包括降解释放过程、微环境形成和生物功能及其作用途径等。铜是身体中的微量元素，铜掺杂体相生物医用陶瓷和涂层的相关研究结果发现，铜离子掺杂生物医用陶瓷不仅具有抗菌作用，还兼具促进血管生成和诱导骨组织再生的作用。钙是磷酸钙生物陶瓷和生物玻璃的主要成分之一，在生物医用陶瓷的组织诱导性中扮演着极其重要的角色，近期也有研究表明降解释放的钙离子参与某些炎症信号的传导途径，从而调节在生物医用陶瓷植入体内后的早期炎性反应。

生物医用陶瓷传统加工方法的操作一般比较复杂，得到的人工骨植入物比较简单，加工得到的微结构在大小、形状和分布等方面难以满足骨组织工程的需求。近年来，一系列 3D 打印技术在生物医用陶瓷加工领域得到应用，可加工出形状各异且植入后能适配个体的复杂骨植入物，大大减少了材料的浪费和手术前的加工量。此外，利用手术前的计算机断层扫描（computed tomography，CT）影像等，通过 3D 建模，还可实现个性化植入物的定制需求，减少手术创伤，缩短手术时间，提高手术效果。目前生物医用陶瓷 3D 打印主要用到的材料包括羟基磷灰石、磷酸三钙和生物活性玻璃等。生物医用陶瓷常用的 3D 打印技术包括激光选区烧结（selective laser sintering，SLS）技术、电子束熔融（electron beam melting，EBM）技术、光固化成型（也称立体光刻成型）技术、热挤出成型和溶剂挤出成型等技术。这些生物医用陶瓷的 3D 打印技术的核心是都用到了陶瓷粉末材料，粉末的粒径、流动性和黏合特性等，对制成的 3D 打印生物医用陶瓷的性能有重要影响。制约生物医用陶瓷 3D 打印技术发展的瓶颈之一就是缺乏适用的 3D 打印专用生物材料，俗称"生物墨粉"。满足高活性生物医用陶瓷 3D 打印要求的"生物墨粉"是近年研究的热点。华中科技大学张胜民课题组根据生物体组织结构精细和高度多级有序的特征，提出并发明了一系列"微纳生物砖——生物微球"、"生物墨水"及其制造技术，这些微球和微纳"建筑单元"可进一步复合或携载活细胞、药物和生长因子[55]。通过采用 3D 打印梯度微球专用生物材料与选择性激光 3D 烧结技术相结合，构建出以连续梯度微球为"建筑单元"的多层仿生关节软骨/软骨下骨缺损支架，完成体内外生物安全性评价，然后植入动物进行研究，实现了关节综合缺损部位的高质量再生修复，并显示出重要的临床转化前景。

生物相容性（biocompatibility）是对用于组织修复的生物材料的基本要求。王迎军院士认为生物相容性在解释组织修复过程中的材料与组织相互作用、修复过程中材料的变化以及组织修复过程中的多种生物学现象方面存在不足，具有一定的局限性。在长期研究过程中，提出了"生物适配"（bioadaptability）的新理念，对材料与组织相互作用中的各种现象做出了进一步的阐释[52]。生物适配包括组织适配、力学适配和降解适配。组织适配主要是解释材料本体和表面在生理环境中的演变规律，力学适配是指材料在生物体内力学性能变化的规律与组织的适应性，降解适配主要针对材料在降解过程中与原有组织和再生组织的关系，降解包括化学和生物降解的过程。例如，硅酸钙陶瓷有非常好的骨整合性能，但是在体内降解过快，限制了其作为骨修复材料的应用。在硅酸钙陶瓷中加入硅酸锌颗粒，降解速率降低后，展示出更好的降解适配性能。生物适配的理念为研究生物材料的组织修复过程提供了新的思路。

刘昌胜等提出了材料生物学（materiobiology），该领域聚焦生物材料介入生命活动的作用规律，研究各种生物材料在体内的细胞响应、组织形成、免疫特征和微环境调控等行为[53]。材料生物学主要研究由生物活性分子、材料特性、力学刺激等产生的特定生物学效应，致力于建立材料特性与生物功能的关键性生物材料数据库，为新型生物材料的设计和新功能挖掘提供理论支持。例如，在骨修复陶瓷材料中，常用的生物陶瓷材料与宿主微环境之间的相互作用直接影响了骨组织的修复过程和质量，很多生物陶瓷骨修复材料难以达到骨性融合。从材料生物学的研究视角出发，一些生物陶瓷骨修复材料植入体内后可以产生免疫调控效应、与体内生长因子的协同效应以及血管化效应等新的生物学效应，同时微环境对这些陶瓷材料的转归命运影响很大。这些研究结果揭示了生物陶瓷材料在骨修复过程中的作用机制，可以指导开发下一代的骨组织修复材料。

开展生物医用陶瓷领域研究的国内主要单位如下：四川大学、清华大学、华南理工大学、华东理工大学、武汉理工大学、中国科学院上海硅酸盐研究所、华中科技大学和西南交通大学等，研究内容涉及生物医用陶瓷的制备、生物学行为和临床应用研究，包括磷酸钙陶瓷骨诱导性、纳米羟基磷灰石及其抗肿瘤功能、等离子喷涂生物陶瓷涂层、仿生矿化、微量元素掺杂、表面微纳结构构建、3D 打印和生物材料基因工程研究等。

1.3.2　应用领域

生物医用陶瓷现可应用于人工骨、人工关节、人工齿根、骨填充材料、骨置换材料、组织工程支架，还可应用于人造心脏瓣膜、人工肌腱、人工血管、人工气管和皮肤修复体等领域。

从临床应用来看，生物医用陶瓷材料的主要用途还是通过移植技术取代受损的骨组织和牙组织等硬组织，起到填充缺损空间和力学支撑的作用。由于生物医用陶瓷与人体硬组织在物理化学性质上的相似性，它们在齿科和骨科等外科手术应用中起到了越来越重要的作用。比较有代表性的有氧化铝和氧化锆陶瓷，它们的力学性能优异，可以制成人工种植体、牙冠和贴片等用于齿科手术，恢复受损牙组织的功能，还可以制成人工关节来替换受损关节，恢复运动功能。随着生物医用陶瓷制备技术的发展，陶瓷人工关节在髋、膝、肩、肘和腕等关节手术中展示出比传统合金材料更优的性能。例如，氧化铝-氧化锆复合陶瓷关节（俗称"粉陶"），在关节替换术中因为耐磨性、化学稳定性和生物相容性的提升，基本消除了上一代"黄陶"人工关节的问题，成为最有希望的人工关节界面材料，有望逐步替代传统合金关节和普通陶瓷人工关节材料。

此外，近年来推广比较多的还有羟基磷灰石和生物活性玻璃类生物医用陶瓷材料，这些材料通常作为金属植入材料的涂层，或者与高分子制成复合植入材料，如骨钉、骨板等内植固定物，这些材料充分发挥了其生物相容性高的性能，可大幅度提升植入物的骨整合能力，在骨折固定与修复、脊柱融合、牙槽骨增高、下颌骨重建和齿根替换等手术中开始发挥重要作用。在骨置换和充填应用中，多孔可降解生物医用陶瓷在植入生物体后，可以被迅速吸收，促进骨组织再生和加速骨组织功能恢复，这类材料包括多孔羟基磷灰石陶瓷、磷酸三钙陶瓷等。这些多孔陶瓷材料也常常被作为细胞和因子的载体，用于骨组织工程，提高骨再生的能力。随着生物医用陶瓷 3D 打印技术的成熟，生物医用陶瓷未来可能会获得更多的临床应用机会。

（撰稿人：翁　杰　张胜民　李金圣）

参 考 文 献

[1] Bobbio A. The first endosseous alloplastic implant in the history of man[J]. Bulletin of the History of Dentistry, 1972, 20（1）: 1-6.

[2] van Leeuwenhoeck A. Microscopical observations from Mr. Leeuwenhoeck, about blood, milk, bones, the brain, spitle, cuticula, sweat, fatt, teares; Communicated in two letters to the publisher[J]. Philosophical Transactions of the Royal Society of London, 1674, 9: 121-128.

[3] van Leeuwenhoeck A. Part of a letter of Mr. Anthony van Leeuwenhoeck, Dated Delst, Sept. 10. 1697. Concerning the eggs of snails, roots of vegetables, teeth, and young oysters[J]. Philosophical Transactions of the Royal Society of London, 1697, 19: 790-799.

[4] Roscoe H E, Schorlemmer C. A Treatise on Chemistry[M]. London: Macmillan Publishers Ltd, 1881: 751.

[5] Dorozhkin S V. A detailed history of calcium orthophosphates from 1770s till 1950[J]. Materials Science & Engineering C: Materials for Biological Applications, 2013, 33: 3085-3110.

[6] Aikin A, Aikin C R. A Dictionary of Chemistry and Mineralogy, Vol. II [M]. London: John and Arthur Arch of Cornhill, 1807, 176: 38.

[7] Parr B. The London Medical Dictionary, Volume I [M]. London: Wentworth Press, 1809: 786.

[8] Davy H. Conversations on Chemistry[M]. London: Didnep's Press, 1814: 383.

[9] Muhlenberg W F. Address in hygiene[C]//Transactions of the Medical Society of the State of Pennsylvania at Its Thirty-Third Annual Session. Philadelphia: Times Printing House, 1832, 14: 90.

[10] Percy J M D. CXVIII. Notice of a new hydrated phosphate of lime[J]. Memoirs and Proceedings of the Chemical Society, 1843, 2: 222-223.

[11] Lassaigne M. Solubility of carbonate of lime in water containing carbonic acid[J]. Philosophical Magazine, 1847, 30: 297-298.

[12] Warington R X. On the solubility of the phosphates of bone-ash in carbonic water[J]. Journal of the Chemical Society, 1873, 26: 983-989.

[13] Cravens J E. Lacto-phosphate of lime; Pathology and treatment of exposed dental pulps and sensitive dentine[J]. Dental Cadmos, 1876, 18: 463-469.

[14] Dreesmann H. Ueber knochenplombierung bei hohlenformigen defekten des knochens[J]. Bruns Beitrage zur Klinischen Chirurgie, 1892, 9: 804-910.

[15] Albee F H, Morrison H F. Studies in bone growth-triple calcium phosphate as a stimulus to osteogenesis[J]. Annals Surgery, 1920, 71: 32-39.

[16] de Jong W F. La substance minerale dans le os[J]. Recueil des Travaux Chimiques des Pays-Bas, 1926, 45: 445-448.

[17] Kay M I，Young R A，Posner A S. Crystal Structure of Hydroxyapatite[J]. Nature，1964，204：1050-1052.

[18] LeGeros R Z. Effect of carbonate on the lattice parameters of apatite[J]. Nature，1965，206：403-404.

[19] Elliot J C，Young R A. Conversion of single crystals of chlorapatite into single crystals of hydroxyapatite[J]. Nature，1967，214：904-906.

[20] Smith L. Ceramic-plastic material as a bone substitute[J]. Archives of Surgery，1963，87：653-661.

[21] Levitt S R，Crayton P H，Monroe E A，et al. Forming methods for apatite prostheses[J]. Journal of Biomedical Materials Research，1969，3：683-684.

[22] Helmer J D，Driskell T D. Research on Bioceramics[C]. Symposium on Use of Ceramics as Surgical Implants. Clemson University，South Carolina（USA），1969.

[23] Christel P，Meunier A，Dorlot J M，et al. Biomechanical compatibility and design of ceramic implants for orthopaedic surgery[J]. Annals of the New York Academy of Sciences，1988，523：234-256.

[24] Boutin P. Total arthroplasty of the hip by fritted aluminum prosthesis. Experimental study and 1st clinical applications[J]. Orthopaedics & Traumatology-Surgery & Research，1972，58（3）：229-246.

[25] Hulbert S F，Klawitter J J，Bowman L S. History of ceramic orthopedic implants[J]. Materials Research Bulletin，1972，7（11）：1239-1246.

[26] Hulbert S F，Morrison S J，Klawitter J J. Tissue reaction to ceramics of porous and non-porous structure[J]. Journal of Biomedical Materials Research，1972，6：347-374.

[27] Griss P. Four-to eight-year postoperative results of the partially uncemented Lindenhof-type ceramic hip endoprosthesis[M]//Morscher E. The Cementless Fixation of Hip Endoprostheses. Berlin：Springer -Verlag，1984：220-224.

[28] Mittelmeier H，Heisel J. 16-Years experience with ceramic hip prostheses[J]. Clinical Orthopaedics and Related Research，1992，282：64-72.

[29] Cales B，Stefani W Y，Lilley E. Long-term *in vivo* and *in vitro* aging of a zirconia ceramic used in orthopaedy[J]. Journal of Biomedical Materials Research，1994，28：619-624.

[30] Chevalier J，Cales B，Drouin J M. Low-temperature aging of Y-TZP ceramics[J]. Journal of the American Ceramic Society，1999，82（8）：2150-2154.

[31] Garino J P. Modern ceramic-on-ceramic total hip systems in the United States：Early results[J]. Clinical Orthopaedics and Related Research，2000，379：41-47.

[32] D'Antonio J，Capello W，Manley M，et al. New experience with alumina-on-alumina ceramic bearings for total hip arthroplasty[J]. Journal of Arthroplasty，2002，17（4）：390-397.

[33] D'Antonio J，Capello W，Manley M，et al. Alumina ceramic bearings for total hip arthroplasty：Five-year results of a prospective randomized study[J]. Clinical Orthopaedics and Related Research，2005，436：164-171.

[34] Selye H，Lemire Y，Bajusz E. Induction of bone，cartilage and hemopoietic tissue by subcutaneously implanted tissue diaphragms[J]. Wilhelm Roux' Archiv für Entwicklungsmechanik der Organismen，1960，151（5）：572-585.

[35] Hench L L，Splinter R J，Greenlee T K，et al. Bonding mechanisms at the interface of ceramic prosthetic materials[J]. Journal of Biomedical Materials Research，1971，5（6）：117-141.

[36] Greenlee T K，Jr，Beckham C A，Crebo A R，Jr，et al. Glass ceramic bone implants[J]. Journal of Biomedical Materials Research，1972，6（3）：235-244.

[37] Hench L L，Paschall H A. Direct chemical bonding of bioactive glass-ceramic materials and bone[J]. Journal of Biomedical Materials Research，1973，7（3）：25-42.

[38] Nandi S K，Kundu B，Datta S. Development and applications of varieties of bioactive glass compositions in dental

surgery，third generation tissue engineering，orthopaedic surgery and as drug delivery system[M]//Pignatello R. Biomaterials Applications for Nanomedicine. Rijeka：InTech，2011：69-116.

[39] Jarcho M，Kay J F，Gummaer K I，et al. Tissue，cellular and subcellular events at a bone-ceramic hydroxyapatite interface[J]. Journal of Bioengineering，1977，1（2）：79-89.

[40] Ducheyne P，Hench L L，Kagan A，et al. Effect of hydroxyapatite impregnation on skeletal bonding of porous coated implants[J]. Journal of Biomedical Materials Research，1980，14（3）：225-237.

[41] Kokubo T，Shigematsu M，Nagashima Y，et al. Apatite and wollastonite-containing glass-ceramics for prosthetic application[J]. Bulletin of the Chest Disease Research Institute，Kyoto University，1982，60：260-268.

[42] Kokubo T，Ito S，Shigematsu M，et al. Mechanical properties of a new type of apatite-containing glass-ceramic for prosthetic application[J]. Journal of Materials Science，1985，20：2001-2004.

[43] de Groot K，Geesink R，Klein C P，et al. Plasma sprayed coatings of hydroxylapatite[J]. Journal of Biomedical Materials Research，1987，21（12）：1375-1381.

[44] Furlong R J，Osborn J F. Fixation of hip prostheses by hydroxyapatite ceramic coating[J]. Journal of Bone & Joint Surgery-British Volume，1991，73：741-745.

[45] Zhang X D，Zou P，Wu C. A study of porous block HA ceramics and its osteogeneses[M]//Ravaglioli A，Krajewski A. Bioceramics and the Human Body. Amsterdam：Elsevier，1991：408-412.

[46] Yamasaki H，Sakai H. Osteogenic response to porous hydroxyapatite ceramics under the skin of dogs[J]. Biomaterials，1992，13（5）：308-312.

[47] Ripamonti U，van den Heever B，van Wyk J. Expression of the osteogenic pheinotype in porous hydroxyapatite implanted extraskeletally in baboons[J]. Matrix，1993，13（6）：491-502.

[48] Du Y Y，Liu H M，Yang Q，et al. Selective laser sintering scaffold with hierarchical architecture and gradient composition for osteochondral repair in rabbits[J]. Biomaterials，2017，137：37-48.

[49] Hamadouche M，Boutin P，Daussange J，et al. Alumina-on-alumina total hip arthroplasty：A minimum 18.5-year follow-up study[J]. Journal of Bone & Joint Surgery-American Volume，2002，84（1）：69-77.

[50] Weng J，Liu X，Zhang X，et al. Further studies on the plasma-sprayed amorphous phase in hydroxyapatite coatings and its deamorphization[J]. Biomaterials，1993，14（8）：578-582.

[51] Zyman Z，Weng J，Liu X，et al. Amorphous phase and morphological structure of hydroxyapatite plasma coatings[J]. Biomaterials，1993，14（3）：225-228.

[52] Wang Y J. Bioadaptability：An innovative concept for biomaterials[J]. Journal of Materials Science & Technology，2016，32（9）：801-809.

[53] Li Y L，Xiao Y，Liu C S. The horizon of materiobiology：A perspective on material-guided cell behaviors and tissue engineering[J]. Chemical Reviews，2017，117（5）：4376-4421.

[54] Deng C，Yao Q，Feng C，et al. 3D printing of bilineage constructive biomaterials for bone and cartilage regeneration[J]. Advanced Functional Materials，2017，27：1703117.

[55] Bedell M L，Navara A M，Du Y Y，et al. Polymeric systems for bioprinting[J]. Chemical Reviews，2020，120（19）：10744-10792.

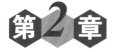

第2章

>>

生物医用陶瓷材料学基础

生物医用陶瓷，又称生物陶瓷，是用于诊断、治疗或替代人体病变组织、器官或增进其功能的无机非金属材料。临床上，生物医用陶瓷主要用于人体硬组织、软组织和心血管系统的修复以及药物缓释系统。因此，生物医用陶瓷不仅应具有良好的生物相容性，还要具有稳定的物理化学性质，如耐高温、耐腐蚀及抗氧化等性能。然而生物医用陶瓷材料脆性大、韧性低、容易发生断裂，使其临床应用受到一定限制。

2.1 生物医用陶瓷的分类及定义

2.1.1 分类原则

生物医用陶瓷材料植入人体后，根据材料与生物体组织间的相互作用将其分为两大类：生物惰性陶瓷与生物活性陶瓷。其中生物活性陶瓷又可分为生物可降解陶瓷与生物不可降解陶瓷两种类型。生物惰性陶瓷、生物活性陶瓷及生物可降解陶瓷三种陶瓷的具体特点如表 2.1 所示。这三种类型的生物医用陶瓷没有明显的界限：它们在一定程度上既可能是生物惰性陶瓷，又可能是生物活性陶瓷，或者具有不同程度的生物可吸收性。若将纤维组织层厚度作为生物惰性的一种度量，少数生物惰性物质（如不锈钢）纤维组织层的厚度为几十分之一毫米或更厚，而大多数生物惰性陶瓷（如氧化铝或氧化锆陶瓷）纤维组织层的厚度仅有几个分子层。这是因为难熔性氧化物陶瓷具有很强的化学键，生物惰性大，在机体中不会受到生物系统的攻击。另外，生物惰性陶瓷和生物可降解陶瓷之间的区别可能只与结构因素相关：无孔羟基磷灰石陶瓷作为一种生物惰性材料，保留在机体中可能 5～7 年不会发生变化，而具有相同成分的多孔陶瓷却可能在一年时间内完全被吸收。因此，随着近年来研究的逐步深入，人们发现生物医用陶瓷材料与机体组织的反应程度不但取决于材料本身的化学组成，还取决于材料的结构特征。

表 2.1　生物医用陶瓷材料类型

种类	机体反应	材料示例
生物惰性陶瓷	材料在机体内基本不发生化学反应，机体通过形成纤维组织包裹材料，与材料隔离	氧化锆、氧化铝、氮化硅及碳素材料等
生物活性陶瓷	机体能直接与材料表面形成生物化学键合并自由长入	羟基磷灰石、磷酸三钙及生物活性玻璃等
生物可降解陶瓷	机体的生物系统逐渐溶解材料，溶解产物被机体组织吸收利用并促进新的组织生成	硫酸钙、羟基磷灰石（多孔）、磷酸三钙及可降解生物玻璃等

2.1.2　各类生物医用陶瓷的定义

1. 生物惰性陶瓷

生物惰性陶瓷是指在生物体内化学性质稳定、生物相容性好、对机体无刺激的一类生物陶瓷材料。其植入体内后与机体不发生或仅发生微弱的化学反应。这类陶瓷材料结构稳定，分子中键合力较强，具有较高的机械强度、耐磨性及化学稳定性，不易降解。主要包括氧化铝、氧化锆、氮化硅、氧化钛及碳素类陶瓷等。

1）氧化铝陶瓷

氧化铝（Al_2O_3）具备良好的电、热绝缘性能和化学稳定性。20 世纪 70 年代氧化铝陶瓷被证明是生物惰性陶瓷而应用于临床外科手术中。氧化铝陶瓷硬度高、具有优良的耐磨损和摩擦性能，且植入人体后表面生成极薄的纤维膜，界面无化学反应，因而多用于人工全髋关节置换术及牙科修复中。氧化铝用作髋关节假体中关节头和髋臼内衬，相比于高分子量聚乙烯材质，摩擦系数和磨损率降低了近一个数量级，从而在很大程度上延长了假体的使用寿命。其中单晶氧化铝陶瓷的机械性能优于多晶氧化铝，适用于负重大、耐磨性要求高的部位，如人工牙根、骨折固定器等。多晶氧化铝陶瓷化学性能稳定，几乎不与组织液发生任何化学反应，硬度高，机械强度高，从而用于制作人工髋关节及人工骨等。但由于氧化铝陶瓷韧性较低，常出现脆性破坏，且弹性模量与人骨相差较大，不能与骨直接结合，从而可能引起关节松动及骨组织萎缩。

2）氧化锆陶瓷

氧化锆陶瓷是以 ZrO_2 为主要成分的生物惰性陶瓷，具有耐腐蚀、耐高温、耐磨损和高强度的优点。它在生理环境下呈生物惰性且具有良好的生物相容性，其与骨组织的结合状况大体与氧化铝相似。氧化锆陶瓷相比于氧化铝陶瓷，断裂韧性及耐磨性更高，因而适合制作承受剪切应力高的人工关节，也常用于制作人工牙根和人工骨等。当氧化锆陶瓷应用于全髋关节置换术时，表现出良好的耐摩擦、磨损性能。由中国科学院上海硅酸盐研究所研制的等离子喷涂氧化锆人工骨与关节陶瓷涂层材料荣获国家发明奖。此外，氧化锆陶瓷材料含有微量放射性元素（如Pb、Th、U），但这并不影响它的临床使用。氧化锆陶瓷材料的脆性也在一定程度上限制了其临床应用。

3）碳素类陶瓷

碳素类陶瓷主要包括玻璃碳、热解碳、碳素、热解石墨及碳纤维等。自20世纪60年代低温各向同性热解碳成功用于人工心脏瓣膜临床应用以来，碳素材料在生物医学领域得到了广泛关注。医用碳素材料作为生物惰性材料，具有良好的生物相容性、耐腐蚀及耐磨性能。低温各向同性热解碳具有抗凝血功能，可用于心血管系统（如人工心脏瓣膜、血管等）。碳纤维及其复合材料因其高强度、低模量而较为广泛地应用于创伤外科修复中（如韧带、肌腱、牙根及关节）。与其他陶瓷材料不同的是，碳素材料的抗疲劳性能优越。但它们固有的脆性和低拉伸强度限制了其在承重部位的应用。

需要注意的是，生物惰性陶瓷材料在体内被纤维组织包裹或与骨组织之间形成纤维组织界面，会阻碍材料与骨的直接结合，从而造成力学上的缺陷，影响骨组织愈合效果。因此，人们把目光转向了具有生物活性的陶瓷材料。

2. 生物活性陶瓷

生物活性陶瓷是指在生理环境中材料表面能与组织界面形成化学键合的陶瓷材料。其显著特征为材料植入机体后，表面会形成类骨磷灰石，进而与骨组织形成紧密的化学键合层。这种键合层能防止材料被进一步腐蚀，从而增强材料在体内的力学稳定性。常见的生物活性陶瓷包括羟基磷灰石、磷酸三钙及生物活性玻璃等。

1）羟基磷灰石

羟基磷灰石，分子式为 $Ca_{10}(PO_4)_6(OH)_2$，简称 HA，钙磷比为 1.67。作为人体硬组织的主要无机成分，HA 具有良好的生物相容性，对机体无刺激性和毒性。植入骨缺损部位时，骨组织与材料之间无纤维组织界面，其能与组织界面形成化学键性结合，从而引导骨组织生长，因而在临床骨替代材料研究中占有极其重要的地位。但 HA 脆性大，断裂韧性和弯曲强度均低于人体致密骨，不能单独用于承重部位。目前常用于口腔种植、颌面骨缺损修复及骨缺损填充等。相比于氧化铝，HA 与骨组织和黏膜组织的结合更好，但由于其耐冲击强度低，临床适用范围比氧化铝小。但人们通过等离子喷涂法、溶胶-凝胶法、激光熔覆法、仿生溶液生长法及电化学法等，将 HA 沉积在生物惰性材料表面，既能赋予生物惰性材料生物活性，实现材料与骨组织界面的化学键合，还能有效利用生物惰性材料优良的力学性能。

2）磷酸三钙

磷酸三钙，分子式为 $Ca_3(PO_4)_2$，简称 TCP，钙磷比为 1.5。TCP 的化学性质与 HA 相似，但在水中的溶解度比 HA 高。TCP 具有良好的生物相容性和生物降解性，能与骨组织直接结合，无任何局部炎性反应及全身毒副作用，是一种良好的骨修复材料。TCP 植入人体后，降解产生的钙、磷离子进入循环系统重新沉积在骨缺损处形成新生骨，因此具备良好的生物活性。在临床上 TCP 常作为骨缺损填充物，其与骨髓抽提物、自体血液或自体骨碎末混合用于骨缺损处。但 TCP 的主要缺点是力学强度较低、脆性大，所以当前应用范围不及 HA。

3）生物活性玻璃

生物活性玻璃的主要成分是 $CaO \cdot Na_2O \cdot SiO_2 \cdot P_2O_5$，部分含有 MgO、K_2O、Al_2O_3、B_2O_3 等。与普通硅酸盐玻璃相比，生物活性玻璃的 SiO_2 含量低（多数摩尔分数<55%），但 CaO、Na_2O 及 P_2O_5 含量高。生物活性玻璃因各成分的组成比例不同而分成不同类别，其中临床上以 45S5 系列生物活性玻璃应用为主。此类材料植入体内后，无排斥、炎性及组织坏死等反应，且能在植入部位迅速发生一系列表面反应，形成富硅层，最终导致羟基碳酸盐磷灰石（HCA）层的形成，进而与骨组织形成化学键合。因此，生物活性玻璃与骨组织的界面结合较好，并且成骨速度较快。自美国佛罗里达大学 Hench 教授[1]于 20 世纪 60 年代末研制生物活性玻璃以来，由于其良好的生物活性和骨修复功能，于 90 年代陆续被应用于临床颌骨缺损及牙周缺损填充，以及脊椎、四肢骨修复。生物活性玻璃的商品名及化学组成如表 2.2 所示。同样由于强度低，生物活性玻璃大多用于人体非承重部位。

表 2.2　生物活性玻璃的化学组成 [wt%（质量分数）]

名称	CaO	Na₂O	SiO₂	P₂O₅	CaF₂	MgO	K₂O
45S5	24.5	24.5	45.0	6.0	—	—	—
Bioverit	9～30	3～5	19～52	2～10	5～15	—	3～5
Ceravital	30～35	5～10	40～50	10～15	—	2.5～5.0	0.5～3
Cerabone	44.9		34.2	16.3	0.5	4.6	—
Ilmaplant	31.9	4.6	44.3	11.2	5.0	2.8	0.2

3. 生物可降解陶瓷

生物可降解陶瓷相比生物不可降解陶瓷，它的最大优点在于植入机体后可通过溶解过程、化学侵蚀及细胞吞噬作用等被降解吸收，材料本身所起作用是暂时性的，材料残留成分最终通过体液溶解，经代谢系统排出体外。生物可降解陶瓷被机体吸收后成为组织的一部分，无需二次手术取出。常见的生物可降解陶瓷包括硫酸钙、可降解磷酸钙生物陶瓷及可降解生物玻璃等。

1）硫酸钙

硫酸钙来源充足，价格低廉。医用硫酸钙为半水化合物晶体，与水结合后变成半固体植入物，在体内能够完全降解，对周围组织不产生炎症及异物刺激作用。美国 Wright 医疗技术公司深入研究发现，通过控制硫酸钙晶体的形状和尺寸大小，能有效控制硫酸钙在体内的吸收速率。硫酸钙在体内的降解速率还与骨膜完整性及局部血运相关，硫酸钙在无骨或骨膜存在条件下不能刺激骨生成，而在骨或骨膜存在条件下，能促进骨再生。硫酸钙降解后产生钙离子，在弱酸环境协同下，局部高浓度钙离子与成骨细胞钙敏感受体结合，促进成骨相关细胞增殖、分化及类骨质形成，因而具有骨诱导活性。作为可注射性硫酸钙骨替代材料，其操作简单，注入骨缺损处能够原位固化，符合微创外科的发展要求。相比于聚甲基丙烯酸甲酯（polymethyl methacrylate，PMMA）骨水泥，硫酸钙自凝温度低，不会对周围神经组织造成损伤。临床上常用硫酸钙携载万古霉素制备人工骨替代材料，能够有效降低感染发生率。此外，硫酸钙医用陶瓷与脱钙骨基质、自体骨联合应用于创伤性骨缺损、病灶清除性骨缺损、慢性骨髓炎及脊柱融合等。但硫酸钙植入体内完全降解时间为 45～72 天，比自体骨移植快两倍左右[2]，导致其力学强度下降过快，这也是限制其临床应用的主要原因。

2）可降解磷酸钙生物陶瓷

在磷酸钙陶瓷中，最常研究的可降解性磷酸钙陶瓷为 TCP。TCP 在体内更易溶解，其溶解速率比 HA 高 10～20 倍，植入机体后与骨直接融合，而被骨组织吸收。但相比于硫酸钙类降解材料，其降解速率慢，时间可长达 0.5～5 年。不同 TCP 材料，其孔径大小、晶粒尺寸以及表面粗糙度等都会影响其体内吸收速率。临床使用的块状 TCP 人工骨 Chronos，孔隙率为 60%～80%，孔径为 100～500 μm，材料植入体内后吸收时间为 6～18 个月。TCP 植入机体后降解速率快，但力学强度低。因此，为了调控植入材料的降解速率及机械强度，人们将 HA 与 TCP 复合，制成双相磷酸钙（biphasic calcium phosphate，BCP）。通过控制 HA 与 TCP 比例，可调控双相磷酸钙降解速率。鉴于 HA 孔径对降解时间的重要影响（无孔 HA：5～7 年，多孔 HA：1 年），也可根据不同修复部位性质及降解速率的要求，制成特定形状、大小的陶瓷材料。此外，可调控材料孔径尺寸及表面结构，赋予材料骨诱导能力，进而加速组织修复速率。另一类可降解磷酸钙材料——磷酸钙骨水泥，作为可注射骨修复材料，无需高温烧结，可任意塑形并在体温下固化，且放热量远小于 PMMA。磷酸钙骨水泥由固相、液相和添加剂组成。固相成分包含两种以上磷酸钙盐，液相可选蒸馏水、生理盐水、磷酸钠溶液等。磷酸钙盐主要包括无定形磷酸钙、磷酸二氢钙、磷酸氢钙、TCP 及磷酸四钙等。当固相和液相按比例混合后，通过一系列水化反应生成弱结晶 HA 晶体。因此，磷酸钙骨水泥具有良好的生物活性，能与骨组织形成骨性结合。磷酸钙骨水泥在体内的降解速率，一方面受骨水泥的固相组成、材料多孔结构及结晶特征等影响；另一方面，与破骨细胞活性相关。常规制作的磷酸钙骨水泥主要含孔径为纳米及亚微米级别的微孔，材料降解过程逐层进行，速率较慢。而具备大孔结构的磷酸钙骨水泥，植入体内12周后材料降解65%，没有大孔结构的骨水泥几乎不降解[3]。此外，磷酸钙骨水泥的降解速率随着水化产物结晶度的下降而提高。

3）可降解生物玻璃

可降解生物玻璃主要由 Na_2O、CaO、SiO_2 及 P_2O_5 四元体系构成。由于 SiO_2 含量低，CaO 及 Na_2O 含量较高，因此，当玻璃网络结构的可降解生物玻璃与水相介质接触时具有相当高的反应活性。尤其是当玻璃与含磷溶液接触时，玻璃的空间网络结构断裂并逐渐溶解，网络间隙中的碱土金属离子溶出，与溶液中磷酸根形成磷灰石相，沉积在材料表面，从而形成磷灰石层。由于磷灰石层为高度多孔结构，磷酸根向玻璃内部扩散，与内层玻璃溶出碱土金属离子结合，磷灰石层由表及里逐渐增厚，最终形成 HA 晶体。生物活性玻璃的化学组成与其生物活性以及降解性能相关。如图 2.1 所示，当 P_2O_5 的质量分数固定为 6% 时，A 区域组分对应的玻璃具有良好的生物活性，能与骨组织发生化学键合；B 区域对应玻璃因生物惰性，植入体内后被纤维组织包裹；C 区域对应玻璃溶解或吸收速率最快，植入体内后 10～30 天被完全吸收；D 区域技术上无玻璃相形成；S 区域对应玻璃能与软组织中胶原成分发生牢固结合；E 区域即为常用生物活性玻璃组成（如 45S5），植入机体几小时后即能在表面形成羟基碳酸盐磷灰石，与骨组织发生牢固化学键合。因此，生物活性玻璃的降解性能与生物活性相辅相成，通过控制玻璃的化学组成既能调控玻璃的生物活性，又能调节玻璃的降解速率。

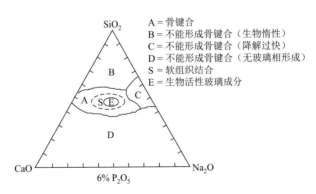

图 2.1　玻璃的生物活性与化学组成的关系示意图[4]

2.2 生物医用陶瓷的晶体结构

生物医用陶瓷材料是含有金属与非金属元素的复杂化合物和固溶体。因由共价键或离子键构成，具有硬度大、强度高、耐磨、耐腐蚀和耐热等优点。但陶瓷的最大缺点是韧性差、脆性大、抵抗内部裂纹扩展能力低，易发生脆性断裂。因此，陶瓷材料的晶体结构直接影响着陶瓷材料的性能。

2.2.1 氧化铝晶体结构

氧化铝，分子式为 Al_2O_3，根据原子堆积方式，氧化铝晶型包含 $\alpha\text{-}Al_2O_3$、$\beta\text{-}Al_2O_3$、$\gamma\text{-}Al_2O_3$、$\eta\text{-}Al_2O_3$ 等十几种晶型，其中以 $\alpha\text{-}Al_2O_3$ 热稳定性和化学稳定性最好。目前医用氧化铝陶瓷主要为含 $\alpha\text{-}Al_2O_3$ 的单相材料。$\alpha\text{-}Al_2O_3$ 也称刚玉，密度为 3.96～4.01g/cm³，折射率为 1.77，属三方晶系，$R3C$ 空间群。由于三方晶系可由体积大三倍的六方晶胞表示，$\alpha\text{-}Al_2O_3$ 晶体结构如图 2.2 所示。在六方晶胞中，O 原子呈六方紧密堆积，形成八面体，Al 原子占据 2/3 八面体空隙。晶格常数为 $a = b = 0.47628$ nm，$c = 1.2991$ nm，轴角 $\alpha = \beta = 90°$，$\gamma = 120°$，$z = 6$。Al—O 离子键键力较强，晶格能较大，可达 1.6743×10^4 kJ/mol。作为氧化铝的高温结构晶型，$\alpha\text{-}Al_2O_3$ 因结构最紧密，离子间键力强，而具有熔点高、硬度大、机械强度高及耐腐蚀等优点。

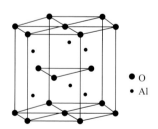

图 2.2 $\alpha\text{-}Al_2O_3$ 的晶体结构图

2.2.2 氧化锆晶体结构

氧化锆陶瓷是以 ZrO_2 为主要成分的陶瓷材料，高纯氧化锆为白色粉末，熔点高达 2715℃。氧化锆不但具有普通陶瓷材料耐高温、耐腐蚀、耐磨损、高强度等优点，而且其韧性也是陶瓷材料中最高的，这与其晶体结构相关。常见氧化锆晶体结构有三种：立方相、四方相和单斜相结构[5]。单斜相主要存在于室温至 1170℃，密度为 5.8 g/cm³，空间群为 $P2_1/C$，晶胞参数为 $a = 5.142$ nm，$b = 5.206$ nm，$c = 5.313$ nm，$\beta = 99.18°$，$z = 7$；当温度介于 1170～2370℃时单斜相转变为四方相，密度为 6.1 g/cm³，空间群为 $P4_2/nmc$，晶胞参数为 $a = b = 3.640$ nm，$c = 5.270$ nm，$\beta = 99.18°$，$z = 8$；在 2370℃以上晶体从四方相变为立方相，即立方萤石型结构，密度为 6.27 g/cm³，空间群为 $Fm3m/C$，晶胞参数为 $a = b = c = 5.272$ nm，$z = 8$。当晶体冷却温度降至 1070℃以下时，四方相转变为单斜相晶体。氧化锆晶体从立方相到四方相，再到单斜相的转变过程中伴随着体积膨胀。为了保持温度下降过程中氧化锆的稳定，常添加金属氧化物，如 Y_2O_3、CeO_2 及 CaO 等，让掺杂阳离子取代晶格中锆离子位置，产生氧空位，从而减小氧化锆局部 O—O 之间排斥力，稳定氧化锆高温相结构，以消除相转变所产生的压力，从而防止裂缝产生，并增强其断裂韧性。

2.2.3 磷酸钙系列晶体结构

1. 羟基磷灰石

羟基磷灰石（HA）是所有磷酸钙盐中稳定性最好，最不易溶解的。从化学成分和晶体结构来看，也是最接近人体骨骼、牙齿的材料。HA 晶体为六方晶系，属于 $P6_3/m$ 空间群，其晶体结构为六方柱体。六边形面与 c 轴垂直，a 与 b 轴夹角为 120°，晶格常数为 $a = 0.943$～0.938 nm，$c = 0.688$～0.686 nm。晶胞中 Ca^{2+} 占据 HA 晶体结构中的两种位置[6]。Ca(II)位于 $c = 1/4$ 和 $c = 3/4$ 处，位于 3 个 O 组成的配位体中心，沿 c 轴投影到平面上，呈三角形排列。Ca(I)位于 $c = 0$ 和 $c = 1/2$ 处，位于 6 个 O 组成的 Ca—O 八面体的中心，沿 c 轴投影到平面上，呈六方排列。Ca(I)与上下两层 6 个 PO_4 四面体间 9 个位于角顶的 O 相连，故配位数为 9。此种连接形成了平行于 c 轴的通道。而 Ca(II)与邻近的四个 PO_4 四面体间 6 个位于角顶的 O 及一个—OH 相连，配位数为 7，位于 3 个 O 组成的配位体中心，构成绕 c 轴呈螺旋状分布的结构通道。由于 Ca(I)严格排列在通道位置，任何细小的作用改变（如金属-O 相互作用）都会影响整体晶格，所以离子半径小于 Ca^{2+} 的金属倾向于取代 Ca(I)位置；相反，Ca(II)处于复杂的螺旋排列中，原子的随机错位不会对整体结构造成大的影响，因而离子半径大于 Ca^{2+} 的金属倾向于占据 Ca(II)位置。

2. 磷酸三钙

磷酸三钙（TCP）主要分为 α-TCP（高温相）和 β-TCP（低温相）。α-TCP 为单斜晶系，空间群为 $P2_1/a$，晶格常数 $a = 1.2859$ nm，$b = 2.7354$ nm，$c = 1.5222$ nm，

$\alpha = \gamma = 90°$，$\beta = 126.35°$，$z = 24$，密度为 2.86 g/cm³；β-TCP 为六方晶系[7]，晶胞参数为 $a = b = 1.04352$ nm，$c = 3.74029$ nm，$\alpha = \beta = 90°$，$\gamma = 120°$，$z = 21$，密度为 3.07 g/cm³。采用固相反应法制备 TCP 时，反应温度低于 1125℃，产物主要为 β-TCP；高于 1125℃时，β-TCP 转变为 α-TCP。α-TCP 在水溶液中比 β-TCP 更活泼，容易水解形成更稳定的磷酸钙。因此，α-TCP 常与其他化学物质一起作为骨水泥的原料，在一定条件下发生自固化形成 DCPD 或 HA，成为骨或牙齿替代物。而 β-TCP 化学性质接近 HA，但水中溶解度较 HA 高。

3. 二水磷酸氢钙

二水磷酸氢钙，简称 DCPD，分子式为 CaHPO₄·2H₂O，钙磷比为 1。DCPD 也称钙磷石，为单斜晶系。在 pH<6.5 弱酸条件下，磷酸钙主要以 DCPD 的形式存在。但 DCPD 易水解形成更稳定的相，如 HA。DCPD 主要晶面为（010）面，晶格水分子以夹层形式平行排列在 Ca、P 之间，在 80℃以上容易失水，转变为无水磷酸氢钙[6]。研究指出，DCPD 是骨组织矿化和牙釉质在酸性条件下溶解过程的中间体。另外，在病理性的钙化产物（如尿路结石和牙石等）中也发现 DCPD 的存在。DCPD 常作为黏合剂，应用于外科手术及牙科修复中。DCPD 因广泛的医学用途及在生物矿化中作为 HA 可能的前驱体而得到广泛研究。

2.2.4 硫酸钙晶体结构

硫酸钙，根据分子结构主要分为三类：二水硫酸钙（CaSO₄·2H₂O，又称生石膏）、半水硫酸钙（CaSO₄·1/2H₂O，又称熟石膏）和无水硫酸钙（CaSO₄，又称硬石膏）。

二水硫酸钙属单斜晶系，空间群为 $C6_2/I$，晶胞参数为 $a = 5.679$ nm，$b = 15.202$ nm，$c = 6.522$ nm，$\alpha = 90°$，$\beta = 118.43°$，$\gamma = 90°$。二水硫酸钙一般以板状和柱状形式结晶。晶体结构为 SO₄ 四面体和 Ca²⁺ 连接成平行于(010)面的双层结构，H₂O 分子分布于双层之间。Ca²⁺ 的配位数为 8，与相邻的 4 个 SO₄ 四面体中的 6 个 O²⁻ 和 2 个 H₂O 分子连接。H₂O 分子与 SO₄ 四面体中的 O²⁻ 以氢键相连接，水分子之间以分子键相连接。

半水硫酸钙属于单斜晶系，晶胞参数为 $a = 12.0317$ nm，$b = 6.9269$ nm，$c = 12.6712$ nm，$\alpha = \gamma = 90°$，$\beta = 90.27°$。SO₄ 四面体和 Ca²⁺ 连接成平行于(100)和(010)面的层状结构。Ca²⁺ 的配位数为 6，Ca²⁺ 与相邻的 4 个 SO₄ 四面体中的 6 个 O²⁻ 相连接。SO₄ 四面体和 Ca²⁺ 在 c 轴方向连接为链状，链与链之间存在孔道，0.5 个 H₂O 位于此孔道内，并与 SO₄ 四面体中的 O²⁻ 以氢键相连接。半水硫酸钙根据结晶形态不同，分为 α-半水硫酸钙和 β-半水硫酸钙。α-半水硫酸钙为密实晶体结构，微溶于水。β-半水硫酸钙晶体呈松散聚集的孔隙结构，具有吸水性。

无水硫酸钙属于正交晶系，晶胞参数为 $a = 6.991$ nm，$b = 6.996$ nm，$c = 6.238$ nm，$\alpha = \beta = \gamma = 90°$。晶体结构由 SO_4 四面体和 Ca^{2+} 构成。Ca^{2+} 的配位数为 8，Ca^{2+} 与相邻的 4 个 SO_4 四面体中的 8 个 O^{2-} 相连接。结构测定发现，无水硫酸钙中 Ca—O、Ca—Ca 及 S—O 的原子间距小，晶格能比二水硫酸钙、半水硫酸钙大，因而其表现出较高的热稳定性及较慢的溶解速率。

2.2.5 压电陶瓷晶体结构

20 世纪 50 年代，日本学者 Fukada 和 Yasuda 提出骨具有压电性质，即当对骨施加外力时，会产生电信号；当对骨施加电场时，会引起其形变。这种机械能与电能之间的转换可能与骨组织内所含的具有压电效应的长链大分子物质相关，如胶原、核酸、蛋白多糖等。大量研究表明，电刺激可以改变细胞膜电位，同时改善钙离子膜通透性以及促使 TGF-β mRNA 升高，从而刺激成骨[8-11]。因此，基于生物体电学相容性角度开发的生物压电陶瓷材料，成为近来人们研究硬组织替代材料的新方向。

并非所有陶瓷都具有压电效应。作为压电陶瓷的材料，在晶体结构上一定是不具有对称中心的晶体，如氧化铅、氧化锆、氧化钛、碳酸钡等。将这些原材料在高温下致密烧结，制成陶瓷，并在直流高压电场下进行极化处理，才能成为压电陶瓷。近年来，一些新型无铅压电陶瓷，如钛酸钡基陶瓷、铌酸钠钾基陶瓷、钛酸铋钠基陶瓷等，除具有优异的压电性外，还具有良好的生物相容性及化学稳定性。将这类生物压电陶瓷类材料引入医学领域，从生物体电学相容性角度，对骨生物电学活性进行仿生，为开发骨组织修复材料提供了新的思路。

钛酸钡分子式为 $BaTiO_3$，是一种典型的钙钛矿结构铁电体，晶体结构有三方相、立方相、四方相、斜方相和六方相等五种晶相。除六方相外，其余晶相均属于钙钛矿型结构的变体。对于钙钛矿型晶体结构而言，当温度高于居里温度时，晶格为立方晶系，正负电荷中心重叠，无压电效应；当温度低于居里温度时，正负电荷中心不重叠，晶格为四方晶系，具有压电效应。$BaTiO_3$ 晶体结构如图 2.3 所示，Ti^{4+} 位于氧八面体的中央，与 6 个 O^{2-} 配位。Ba^{2+} 位于氧八面体的间隙，与 12 个 O^{2-} 配位。O^{2-} 与 2 个 Ti^{4+} 和 4 个 Ba^{2+} 相连。$BaTiO_3$ 压电陶瓷目前的研究和应用是相当成熟的，其居里温度为 120℃。$BaTiO_3$ 压电陶瓷可在任意方向上进行极化，也可通过调节材料组成改变其性能。利用钛酸钡粉末烧结，极化制成的压电陶瓷，体外细胞评价及植入动物体内，发现其具有良好的生物相容性以及机械性能[12-14]。

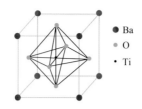

图 2.3　$BaTiO_3$ 晶体结构示意图

　　铌酸锂钠钾分子式为 $(Li_{0.06}Na_{0.5}K_{0.44})NbO_3$，金属铌几乎无毒，其余组成元素均为人体所需元素，对人体无毒，无致畸作用。来自四川大学的陈治清教授团队首次将其引入医用材料领域，发现其具有良好的生物相容性。铌酸钾、铌酸钠均为钙钛矿型结构，二者可以形成无限固溶体。新型铌酸锂钠钾材料就是由少量锂元素掺杂改性的压电陶瓷，Li^+ 进入晶格部分取代钠、钾离子，发生晶格畸变，在提高材料致密性的同时改善其压电性能[15]。新型铌酸锂钠钾属于钙钛矿型结构，居里温度高达 420℃，机电耦合系数为 0.34，压电常数高达 1.8×10^{-10}C/N。

　　钛酸铋钠分子式为 $Na_{0.5}Bi_{0.5}TiO_3$。同样，作为钙钛矿型陶瓷家族的一员，钛酸铋钠压电陶瓷于 1960 年由 Smolenskii 等发现。室温下，钛酸铋钠属于三方晶系，晶胞参数为 $a = 0.3886$ nm，$\alpha = 89.16°$[16]。介电常数为 290～524，居里温度为320℃。钛酸铋钠压电陶瓷较其他无铅压电陶瓷具有更优良的铁电性和压电性。这是由于 Bi^{3+} 具有与 Pb^{2+} 相同的外层电子结构，其外层的非对称混合轨道中孤对电子易与氧离子形成非对称共价键，起到稳定铁电性、增大电子位移极化率的作用。正是由于钛酸铋钠压电陶瓷具有很强的铁电性（$P_r = 3.8 \times 10^{-5}$ C/m^2）、高矫顽场（$E_c = 7.3$ kV/mm）、介电常数小、烧结温度低等特点，使其成为极具应用潜力的无铅压电陶瓷体系。

2.2.6　其他生物医用陶瓷的晶体结构

　　二氧化钛，分子式为 TiO_2，无毒，性质稳定。作为常用的氧化物半导体，TiO_2 折射率高、白度高，遮盖力和黏附力强，在光催化、抗紫外线及抗腐蚀等方面表现出良好的性能。同时，由于纳米 TiO_2 具有良好的抗菌性能，被广泛应用于抗菌涂料、抗菌纤维以及抗菌陶瓷的制备。

　　二氧化钛在自然界主要存在三种晶型：锐钛矿、板钛矿和金红石，晶体参数如表 2.3 所示。板钛矿作为亚稳定晶相，很容易转变为其他两种晶型。加之板钛矿在制备技术上存在困难，研究较少。金红石和锐钛矿制备技术成熟，因而关注较多。这三种晶型的基本组成单元均为 TiO_6 八面体，而不同相态结构主要取决于 TiO_6 八面体的连接方式和畸变程度存在的差异。金红石由 TiO_6 八面体共顶点且共边组成，每个 TiO_6 八面体结构单元与周围 10 个 TiO_6 八面体单元相连，包含 2 个共边，8 个共顶点。而锐钛矿由 TiO_6 八面体共边组成，每个 TiO_6 八面体结构单元与周围 8 个 TiO_6 八面体单元相连，包含 4 个共边，4 个共顶点。金红石型的 TiO_6 八面体结构对称性高于板钛矿型和锐钛矿型 TiO_6 八面体结构。锐钛矿型晶体结构中 Ti—O 键长较金红石型短一些，但金红石型结构的密度稍高于锐钛矿型结构。

板钛矿和锐钛矿是低温相，金红石是高温相。板钛矿和锐钛矿在 600℃ 以上不可逆转变为金红石型。TiO_2 晶相转换过程的实质是晶胞结构组成单元 TiO_6 八面体的结构重排。锐钛矿型 TiO_2 较金红石型光催化性更好，这是由于它们禁带宽度的差异，金红石约为 3 eV，锐钛矿约为 3.2 eV。锐钛矿型 TiO_2 表面原子具有更高的负电位，氧化能力更强。加之锐钛矿表面的特殊结构，O_2、H_2O 及—OH 等更易在其表面吸附，从而有利于光催化反应发生。此外，晶体材料的尺寸及形貌对光催化活性影响很大。金红石型 TiO_2 较锐钛矿型 TiO_2 稳定，金红石相结构中原子排列更致密，密度、硬度、折射率及介电常数更高，因而在化妆品、涂料和电子陶瓷方面更具应用价值。

表 2.3　不同晶型二氧化钛的参数

	板钛矿	锐钛矿	金红石
晶系	斜方	四方	四方
空间群	*Pbca*	$I4_1/amd$	$P4_2/mnm$
z	8	4	2
a/nm	0.546	0.378	0.459
b/nm	0.918	0.378	0.459
c/nm	0.514	0.951	0.296

石墨烯（graphene）在 2004 年由英国曼彻斯特大学物理学家安德烈•海姆和康斯坦丁•诺沃肖洛夫发现。石墨烯是从石墨材料中剥离出来的，只有一个碳原子厚度的二维材料，是构建其他碳质材料（如石墨、碳纳米管、富勒烯）的基本单元。石墨烯每个碳原子均为 sp^2 杂化，剩余一个 p 轨道电子形成一个大 π 键，电子可以自由移动，赋予石墨烯优异的导电性。石墨烯厚度仅 0.335 nm，碳-碳键长约为 0.142 nm，碳-碳原子间依靠共价键相连接，形成蜂窝状结构，如图 2.4 所示。每个晶格内有三个 σ 键，连接牢固，形成稳定六边形，而垂直于晶面方向上的 π 键在石墨烯的导电过程中起重要作用。狭义上的石墨烯指单层石墨，但实际上 10 层以内的石墨结构也可称作石墨烯。石墨烯质轻，面密度为 0.77 mg/m^2，理论比表面积达 2630 m^2/g，室温下电子迁移率高达 1.5×10^4 cm^2/(V·s)，具有优良的

导电性。同时，石墨烯良好的生物相容性，使其广泛应用于载药、抗菌剂及神经电极材料等的研究。

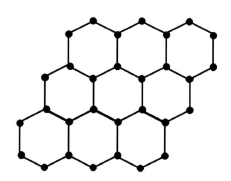

图 2.4 石墨烯晶体结构示意图

2.3 生物医用陶瓷的多级结构

　　自然界中的生物矿物如牙齿、骨骼、贝壳、化石等，都具有强度高、断裂韧性和减震性能优良等特性，同时还具有特殊的生物学性能。这些不同寻常的性能来源于在特定生物条件下，材料的巧妙组装过程及其所具有的精细微观结构。以骨组织为例，骨在一定程度上可以描述为以胶原聚合物为增强相，同时引导磷酸钙晶体精确组装及排列而形成的多级结构，如图 2.5 所示。胶原长约 200 nm，直

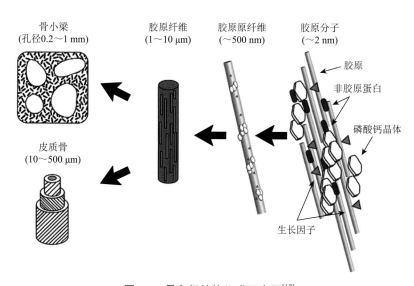

图 2.5 骨多级结构组成示意图[17]

径约为 2 nm，自组装形成纤维状结构，进而聚集形成直径约 500 nm 的原纤维，原纤维叠加形成直径为 1～10 μm 的胶原纤维。同时，片状磷酸钙晶体（长：10～20 nm，宽：2～3 nm）以平行纤维的方式嵌入胶原纤维，自组装形成以 HA 为主要成分的无机矿物。矿化的胶原纤维排列形成组织结构。骨组织内层为松质骨，疏松多孔，孔径为 0.2～1 mm。外层为皮质骨，较为致密，由圆柱状的骨单位构成。因此，受生物矿化的启发，近年来设计合成具有多级微纳结构的生物医用陶瓷支架材料成为研究的热点。

2.3.1 三维宏观多孔结构的类型

在骨组织工程中，多孔支架是诱导骨再生和血管形成的关键因素，支架多孔结构特性对骨组织再生过程中的细胞行为、血管长入及骨组织形成起着重要的调控作用。陶瓷支架材料，如 HA、生物活性玻璃、TCP 等广泛应用于骨组织修复。对这些支架进行大量研究发现，支架的物理宏观结构特性，如孔径尺寸、孔形态、孔径分布、孔隙率及贯通性等，对支架材料的物理化学性能（如机械性能、渗透性）、细胞行为（如细胞黏附、增殖以及分化）以及骨组织生成等至关重要[18-22]。

国际纯粹与应用化学联合会（International Union of Pure and Applied Chemistry, IUPAC）根据孔隙孔径大小，将孔隙分为三种不同类型：微孔（<2 nm）、中孔（2～50 nm）和大孔（>50 nm）。但是在组织工程中，通常将孔径>50 μm 的孔称为大孔，<50 μm 的孔称为微孔。对多孔支架而言，宏孔的存在使细胞渗透成为可能。宏孔尺寸在 100～400 μm 适合血管和组织长入。大孔孔径可通过冷冻干燥、激光烧结、3D 打印以及气体发泡等方法制备。而不同制备方法会影响孔径形貌及尺寸。在陶瓷材料的烧结过程中，会形成许多微孔结构。微孔的存在对增大支架材料比表面积、蛋白质吸附以及细胞黏附能力起着重要作用。

除了孔径大小会影响组织修复外，研究发现支架宏观孔隙的几何形态也可调控细胞网的形成及组织的生长。例如，宏孔形态为球形结构的支架比类沟渠结构支架更有利于成骨分化[23]。宏孔形态为柱状的 HA 支架比宏孔形态为片状的 HA 支架更能促进细胞增殖、分化[24]。但宏孔几何形态与细胞行为的关系目前并无具体定论，还需进一步深入研究。

多孔支架的孔隙率指骨缺损修复过程中支架留于组织生长的空间比例。较高的宏孔孔隙率有利于营养物质传输、细胞迁移以及血管、组织长入。因此，通过调节支架孔隙率可以优化其生物学性能，但同时需考虑其对支架材料力学性能的影响。理论上随着孔隙率的增加，支架机械性能下降。来自意大利的 Francesco

Baino 教授团队通过泡沫浸渍法制备了多孔玻璃陶瓷支架，孔隙率为 56%，孔径尺寸为 100～500 μm。多孔支架抗压强度为 18 MPa，弹性模量为 380 MPa[25]。此外，他们进一步建立了抗压强度、拉伸强度与孔隙率关系的模型，通过孔隙率预测支架机械性能，从而为制备合适孔隙率与力学性能的支架材料提供指导[26]。因此，孔隙率与机械性能间的平衡对引导组织再生显得尤为重要。

2.3.2 表面微纳结构

除了支架材料的宏观结构特性之外，支架材料表面的微纳米形貌改变会影响材料表面粗糙度、微孔孔隙率及力学性能，也是影响蛋白质吸附及细胞生物学行为的重要因素之一。研究指出，随着材料表面微孔孔隙率的增加，蛋白质吸附增强，进而导致细胞增殖能力减弱，而成骨分化能力增强，如图 2.6 所示[27]。大量体内试验证实，随着微孔孔隙率的增加，陶瓷材料在体内成骨能力增强，而无微孔的陶瓷材料植入体内无新骨形成[28-30]。

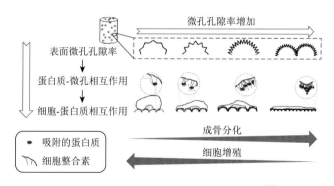

图 2.6 微孔孔隙率影响细胞行为示意图[27]

除了研究材料微孔孔隙率对细胞生长行为的影响，材料表面拓扑结构也是人们研究的热点。研究指出，在无成骨诱导液存在条件下，材料表面纳米结构能够直接调控细胞成骨分化行为[31]。材料表面二氧化钛纳米管能够增强间充质干细胞的黏附、纵向铺展和分化，而抑制细胞增殖[32]。相比于单纯纳米结构表面，微纳米结构更有利于间充质干细胞（mesenchymal stem cells，MSCs）黏附和成骨分化[33]。此外，粗糙材料表面相比于光滑表面，更有利于细胞成骨分化[34, 35]。

除了表面拓扑结构，材料表面刚度对细胞分化行为也起着决定性作用。间充质干细胞在刚度大的材料表面倾向于成骨分化，在刚度小的材料表面倾向于向神经细胞分化，而在中等刚度材料表面倾向于向成肌细胞分化[36]。

2.4 生物医用陶瓷的掺杂效应

磷酸钙作为人体硬组织的主要无机成分，因具有良好的生物相容性及骨诱导性，被广泛应用于生物医学领域。然而，传统磷酸钙材料因功能较为单一不能满足实际临床的各种需求。为此，微量元素掺杂作为一种简单易行且耗资低廉的方法被广泛运用于磷酸钙改性中。

2.4.1 掺杂元素

人体硬组织矿化物以磷灰石为主，但其结晶度低、晶体尺寸小，成分上偏离理想化学计量比，并包含多种无机微量元素，溶解度也高于人工合成磷酸钙。人体骨、牙釉质和牙本质在成分组成[6]（表 2.4）、结晶度[37]和溶解度方面[38]的不同导致其生物学性能不同。

表 2.4　人体牙釉质、牙本质和骨的成分比较[6]

成分	牙釉质	牙本质	骨
Ca/wt%	37.6	40.3	36.6
P/wt%	18.3	18.6	17.1
CO_2/wt%	3.0	4.8	4.8
Na/wt%	0.7	0.1	1.0
K/wt%	0.05	0.07	0.07
Mg/wt%	0.2	1.1	0.6
Sr/wt%	0.03	0.04	0.05
Cl/wt%	0.4	0.27	0.1
F/wt%	0.01	0.07	0.1
Zn/ppm*	263	173	39
Ba/ppm	125	129	—
Fe/ppm	118	93	—
Al/ppm	86	69	—
Ag/ppm	0.6	2	—
Cr/ppm	1	2	0.33
Co/ppm	0.1	1	<0.025
Sb/ppm	1	0.7	—
Mn/ppm	0.6	0.6	0.17

续表

成分	牙釉质	牙本质	骨
Au/ppm	0.1	0.07	—
Br/ppm	34	114	—
Si/ppm	—	—	500
Ca/P（摩尔比）	1.59	1.67	1.65

* 1 ppm = 10^{-6}。

磷酸钙晶体结构的稳定性和适应性较好，为各种阳离子和阴离子的替代提供了可能。磷灰石作为人体硬组织主要无机成分，通式为 $M_{10}(XO_4)_6Y_2$，在 M、X和 Y 位置能发生部分阳离子、阴离子的取代，表 2.5 列出了磷灰石结构中不同取代位置的部分阳离子和阴离子种类。

表 2.5　磷灰石通式 $M_{10}(XO_4)_6Y_2$ 对应的离子取代

位置代号	离子种类
M	Ca、Sr、Ba、Cd、Pb、Mg、Na、K、Zn、Fe、Mn、Cu 等
X	P、V、S、Si、Ge、B、Cr、As 等
Y	OH、CO_3、F、Cl、Br、O、空位等

2.4.2　掺杂对晶体结构及生物学效应的影响

磷灰石通式中对应的离子在晶体结构中发生部分取代，而不引起晶格的整体破坏。取代离子的种类和含量的不同，会对磷酸钙晶体结构产生不同程度的影响，从而影响其结晶度、溶解度及稳定性。研究表明，CO_3^{2-} 能取代 OH^-（A 型取代），也能取代 PO_4^{3-}（B 型取代）。CO_3^{2-} 发生替代后导致晶体晶格常数发生变化，且 CO_3^{2-}的存在会抑制晶体生长，导致晶体结晶度下降，溶解度增加[39]；F^- 能取代 OH^-，由于 F^- 半径小于 OH^- 半径，造成晶体结构单元整体收缩，形成更加有序、结晶度更高的磷酸钙。同时，降低磷酸钙溶解度[40]。另外，阳离子如 Sr^{2+}、Mg^{2+}、Zn^{2+}等容易取代 Ca^{2+}。阳离子取代不仅影响磷酸钙的物理化学性能，同时赋予其特殊的生物学性能，在骨组织修复中起着重要作用[41]。但是不同的离子对磷酸钙结构、性能的影响不同，需根据不同的应用目标，选用不同的掺杂离子或基团。

1. 一价阳离子元素

1）锂

作为一种新型的骨替代物添加剂，锂（lithium, Li）最初是被用作治疗双相感情障碍和其他精神障碍疾病的。研究表明，Li⁺能抑制糖原合成酶激酶 3β（GSK-3β）（Wnt 信号通路的负调节因子）[42]。Wnt 信号通路是骨形成和骨重建过程中最重要的信号通路之一[43]，如图 2.7 所示[44]。Chen 等[45]证实，Li⁺在骨和软骨骨折愈合过程中能激活 β-连环蛋白介导的 T 细胞因子（TCF），其中 β-连环蛋白是 Wnt 信号通路的重要参与者。Zhang 等[46]采用溶胶-凝胶法制备出一种新型含 Li 的锂硅酸钙（$Li_2Ca_4Si_4O_{13}$，LCS）生物陶瓷，用于探究对人牙周膜细胞（PDLCs）成骨/成骨分化及牙周组织再生的影响和机制。结果显示 LCS 生物陶瓷对 PDLCs 的碱性磷酸酶（ALP）等牙周再生相关基因表达具有促进作用，同时证明 LCS 能通过释放 Li⁺来激活 β-连环蛋白/Wnt 信号通路，表现出明显的促骨缺损和牙周缺损修复效果。Yuan 等[47]将 Li 掺杂进入聚磷酸钙（CPP）用于克服 CPP 陶瓷骨传导性较差的劣势。结果显示，LiCPP 提取物具有促进成骨细胞增殖和分化的优势，以及具有较优的骨传导能力和促进兔颅骨骨缺损修复功能。

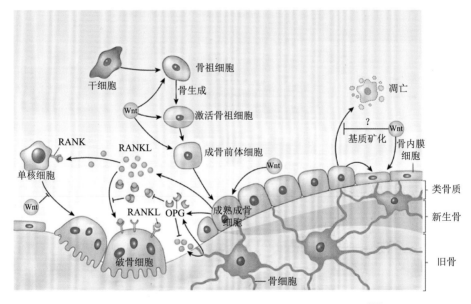

图 2.7　Wnt 通路在骨形成过程中各个方面的重要作用[44]

MSCs 在 Wnt 作用下分别分化为成骨前体细胞、成骨细胞等，同时 Wnt 还参与成骨相关细胞矿化成熟化为骨细胞过程；此外，Wnt 还会抑制单核细胞转变为破骨细胞（RANK. NF-κB 受体激活蛋白；RANKL. NF-κB 受体激活蛋白配体；OPG. 骨保护素）

2）银

银（sliver，Ag）具有高效的抗菌作用。研究表明，向体外骨组织培养物中添加 Ag 不会干扰成骨标志物的生成[48]。Sikder 等[49]在磷酸镁生物陶瓷前驱体溶液中

加入 Ag^+，在微波条件下，制备出掺杂 Ag 的新型抗菌单相镁磷石（$MgHPO_4 \cdot 3H_2O$，NB）。当 Ag 含量为 2 wt%时，NB 仍保持单相性质，持续释放 Ag^+ 以起到抗菌作用，同时无细胞毒性；而当 Ag 含量提升为 3 wt%时，虽表现出 100%的抗菌效果，但也出现细胞毒性。Chen 等[50]制备出的 Ag-HA 具有抗菌（大肠杆菌和表皮葡萄球菌）功效，同时还可吸附血浆蛋白（人血清蛋白和纤维蛋白原）。此外，Qing 等[51]研究发现，在 MC3T3-E1 细胞中放入 Ag 基纳米颗粒，发现其可促进成骨标志物的上调并加速细胞分化和增殖。

2. 二价及多价阳离子元素

1）镁

作为人体必需元素之一，65%的镁（magnesium，Mg）位于骨组织和牙组织中[52,53]。在骨组织中，Mg 部分存在于 HA 晶格中，部分位于细胞表面结合位点[54]，起到增强成骨细胞黏附[41]、促进新骨形成的作用。Mg^{2+} 半径（0.065 nm）小于 Ca^{2+} 半径，对 Ca^{2+} 的取代上限为 10 at%（原子分数）[55]。当其取代 Ca^{2+} 时，晶格常数减小，晶体结晶度下降，溶解度增加。

研究表明，镁缺乏和骨质疏松症之间有着密切的相关性。缺镁会引发肿瘤坏死因子(TNF)-α、白细胞介素 IL-1β 和 NF-κB 受体激活蛋白配体（RANKL）表达量的上调及骨保护素（OPG）的减少，进而导致骨溶解/吸收的加快并最终诱发骨质疏松症。通常，人体 Mg^{2+} 含量是通过测量血清总 Mg^{2+} 浓度来确定的，健康人的血清总 Mg^{2+} 浓度在 0.7～1.05 mmol/L 之间[56]。Kim 等[57]发现，Mg^{2+} 可以刺激成骨细胞增殖、促进成骨分化和加速矿物沉积，并降低破骨细胞活性（增殖和分化）和促炎细胞因子（如白细胞介素 IL-1β、IL-6）的分泌，进而促进骨形成。此外，Mg^{2+} 可以通过引发内皮细胞内一氧化氮（NO）合成增加而促进内皮细胞血管化。

2）锌

锌（zinc，Zn）是人体必需的微量元素，参与 DNA 和 RNA 的复制及蛋白质合成[58]，其缺失会降低骨密度[59]。Zn^{2+} 半径（0.075 nm）小于 Ca^{2+} 半径，对 Ca^{2+} 的取代上限为 20 at%。Zn^{2+} 的存在会抑制 HA 晶体生长，减小晶体尺寸，降低晶体结晶度和稳定性，同时影响其形貌[60]。研究发现，在成骨前体细胞 MC3T3-E1 中，Zn^{2+} 通过调控 *Runx2* 表达促进新骨形成。同时，Zn^{2+} 可以通过抑制破骨细胞分化并加速破骨细胞凋亡来减少骨吸收。另外，Zn^{2+} 还可通过产生活性氧（ROS）和耗尽微生物细胞内的抗氧化储备来导致蛋白质功能障碍和氧化应激，从而起到抗菌作用[61-64]。

3）锶

锶（strontium，Sr）是人体骨骼发育所必需的微量元素，作为抑制骨质疏松药物的主要成分常用于治疗绝经后妇女骨质疏松。其离子半径（0.12 nm）大于

Ca^{2+} 半径（0.099 nm），Sr^{2+} 取代 Ca^{2+} 的上限为 100%。当其取代 Ca^{2+} 时，晶格常数变大，晶体溶解度增加[65]。另外，研究证实，低剂量的 Sr^{2+} 促进成骨细胞分化，抑制破骨细胞活动，从而刺激骨形成；而高剂量的 Sr^{2+} 对骨矿化形成则有毒害作用[41]。Sr^{2+} 已经被证实可通过抑制骨吸收、增强骨形成能力来治疗骨质疏松（图 2.8[66]）。Sr^{2+} 可通过上调成骨细胞标志基因如 *Runx2*、骨钙素（*OCN*）、骨桥蛋白（*OPN*）、骨唾液酸蛋白（*BSP*）和 I 型胶原（*Col-I*）的表达，增强 ALP 活性和基质矿化，促进 MSCs 的成骨分化[67]。这些效应部分通过 Wnt/β-连环蛋白和 RAS/MAPK 信号途径介导[68]。此外，Sr^{2+} 还可上调内源性 BMP-2 的表达。掺杂 Sr^{2+} 的 HA 可诱导骨髓间充质干细胞（BMSCs）合成、分泌 VEGF（血管内皮生长因子）等促血管生成因子，进而促进血管再生[69,70]。

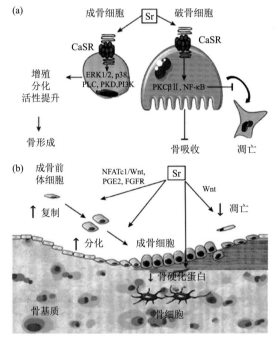

图 2.8　Sr 在骨组织修复过程中的双重作用机理[66]

（a）Sr 对成骨细胞的促进作用和对破骨细胞的抑制作用机理示意图；（b）Sr 促进骨诱导过程的机理示意图

4）钴

钴（cobalt, Co）能够与特定蛋白质结合形成人体内代谢所需的重要化合物，如钴胺（维生素 B_{12}），并参与形成血细胞的过程[71]。Co^{2+} 对成骨细胞有毒副作用，会抑制细胞增殖，下调 *ALP* 等成骨基因表达。此外，高浓度 Co^{2+} 还会促进破骨细胞分化和骨溶解，导致骨植入体松动[72]。然而，Co^{2+} 具有促进骨组织血管生成的作用。Wu 等[73]研究发现，通过诱导引发缺氧，掺入介孔生物活性玻璃支架中的 Co^{2+} 可促进 VEGF 和低氧诱导因子（HIF-1α）表达，并促进 OCN 表达。研究发现，用 Co^{2+} 处理后的 BMSCs 制成的人工骨膜在植入小鼠体内后改善了其血管生成情况[74]。鉴于血管化是骨形成过程的关键，而 Co^{2+} 在骨组织再生中主要表现为刺激新生组织血管生成，因此，精心筛选 Co^{2+} 剂量，促进血管生成并最大限度减小细胞毒性是目前的研究热点。

5）铜

铜（copper，Cu）是人体含量第二的必需微量元素，Cu^{2+} 对血液、免疫系统、中枢神经、头发、皮肤和骨骼等的发育及功能发挥有重要影响。铜在体内 50% 以上分布在肌肉和骨骼中，在体内参与结缔组织、骨骼和骺软骨的新陈代谢，促进钙磷沉积和骨胶原的合成，抑制骨质疏松[75]。由于 Cu^{2+} 半径（0.073 nm）小于 Ca^{2+} 半径，Cu^{2+} 取代会引起晶格常数变小，晶格畸变，导致晶体结晶度和稳定性下降[76]。此外，Cu^{2+} 的掺入会改变 HA 晶体形貌，导致其表面积增加，溶解度增大[77]。Cu^{2+} 具有良好的促血管生成作用。Wu 等[78]将 Cu^{2+} 与生物玻璃结合制备掺铜支架，研究发现，Cu^{2+} 的掺入有利于骨髓间充质干细胞中低氧诱导因子（HIF-1α）及血管内皮生长因子（VEGF）的表达，并促进成骨分化相关基因（如 ALP、OPN 及 OCN 等）表达。同时，掺铜磷酸钙由于 Cu^{2+} 的释放，表现出一定的抗菌活性。Stanić 等[79]研究发现掺铜 HA 对大肠杆菌和白色念珠菌表现出抗菌活性。李吉东等[80]合成了载铜纳米 HA，发现其对大肠杆菌和金黄色葡萄球菌均有较强的抑制和杀灭作用。但当游离出的 Cu^{2+} 浓度过大时，会造成细胞毒性[81]。因此，将 Cu^{2+} 与磷酸钙结合合成掺铜磷酸钙，可以赋予磷酸钙多种新的生物学性能。

6）硼

硼（boron，B）可与多种其他元素（如钙、镁）或有机生物活性分子（维生素 D）构成骨组织相关化合物[82]。研究表明，当 B^{3+} 浓度为 1～100 ng/mL 时，对骨髓基质细胞和成骨细胞（MC3T3-E1）中的骨形成标志基因和 BMP 表达有促进作用。当将 B^{3+} 引入生物材料时，其可以提升生物材料的生物学性能（如促进和诱导成骨分化）。Liu 等[83]制备的掺硼生物玻璃表现出良好的降解性能，从而释放 B^{3+}，有利于提升生物玻璃的生物活性。

3. 一价阴离子元素

氟（fluorine，F）初期被视为促进牙齿矿化和维护机体健康的一种微量元素，随后发现 F 也参与骨骼的形成与矿化[84]。F 通过取代羟基磷灰石中 OH 位点来预防龋齿。在体外，中等剂量的氟化物（25～500 ng/mL）对成骨细胞有刺激作用，但较高剂量的 F 往往具有细胞毒性，并会降低成骨细胞活性。Qu 等[84]在山羊成骨细胞培养过程中添加适量氟化钠后，细胞结构发生改变，同时促进了细胞增殖及成骨分化趋势，并调节细胞凋亡过程。Lee 等[85]在大鼠口腔内添加了氟化钠（NaF），结果显示 F 激活了成骨细胞的增殖和分化，并促进了大鼠牙周病模型的骨愈合。

4. 二价及多价阴离子元素

1）碳酸根（CO_3^{2-}）

碳酸根作为生物磷灰石中最丰富的取代基团，通常以碳酸盐（如碳酸钠、碳酸氢钠）和二氧化碳（CO_2）形式，通过化学合成法（如湿法共沉淀、水热合成、溶胶-凝胶法等）掺杂至生物陶瓷中。其中最常见的掺杂碳酸根的生物陶瓷为 HA。研究表明，CO_3^{2-} 能取代 OH^-（A 型取代），也能取代 PO_4^{3-}（B 型取代）。CO_3^{2-} 发生替代后导致晶体晶格常数发生变化，且 CO_3^{2-} 的存在会抑制 HA 晶体生长，导致晶体结晶度下降，溶解度增加[86]。

2）硅酸根（SiO_3^{2-}）

Si（存在形式 SiO_3^{2-}）在骨组织形成及代谢过程中起着重要作用。早期，骨钙化过程中，Si 浓度升高可促进天然 HA 沉积至骨基质中[87]。临床研究发现，补充 Si 可以增加骨密度，并减少缺钙相关的骨吸收过程，减小骨质疏松的发生概率。Si 同时是骨基质中胶原和其他细胞外基质蛋白动态平衡的良好调节剂（即诱导人成骨细胞分化并促进胶原产生）[87]。研究发现，用 β-硅酸钙（β-CS）结合 PDLGA 复合高分子构建出复合支架，与小鼠 BMSCs 和人脐静脉内皮细胞（HUVEC）共培养，结果显示释放的 Si 激活了 AMPK/ERK1/2 和 PI3K/Akt 信号通路，参与成骨和血管生成过程[88]。

3）硒

硒（selenium，Se）是人体必需的微量元素，是硒酶（如谷胱甘肽过氧化物酶）的活性位点，保护细胞膜不被氧化。硒在抑制肿瘤细胞生长、预防骨癌转移等方面也发挥着积极的作用。常见的用于复合生物材料的无机硒离子是亚硒酸根（SeO_3^{2-}）。文献报道，硒（SeO_3^{2-}）掺杂羟基磷灰石纳米颗粒（Se-HANs，粒径约为 100 nm）通过内吞作用进入骨肉瘤细胞，并通过固有的胱天蛋白酶（caspase）依赖性凋亡通路与活性氧的产生协同诱导肿瘤细胞凋亡[89, 90]（机理如图 2.9 所示）。

2.4.3　掺杂对多级结构的影响

微量元素掺杂会影响磷酸钙的尺寸、结构及形貌等。目前关于微量元素掺杂进入磷酸钙晶体的研究主要集中在纳米尺寸颗粒、微米尺寸颗粒及表面涂层。

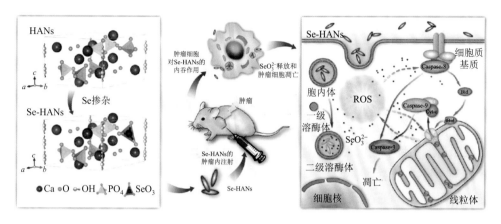

图 2.9　Se-HA 诱导肿瘤细胞凋亡机理[90]

1. 纳米尺寸颗粒

以掺杂 HA 纳米颗粒为例，常通过传统共沉淀、溶剂热或者溶胶-凝胶法制备。虽然微量元素的加入会影响 HA 晶面生长和结晶度，但普遍发现对整体形貌没有显著影响，所制备颗粒均为几十到一百纳米尺寸的近橄榄形短棒状，有时也会形成纳米尺寸的针状结构。

Priyadarshini 等[91]采用溶胶-凝胶法制备出纳米 Ce-HA 材料。元素 Ce 掺杂后晶体尺寸（随着掺杂量增加尺寸减小）、结晶度及晶格常数均发生了变化，但是晶体形貌结构没有明显改变。Ce-HA 纳米颗粒表现出明显的抗菌能力。Lowry 等[92]采用共沉淀法制备出 Sr/Zn 双掺杂 HA 纳米颗粒（纳米棒）。随着掺杂量和掺杂元素种类的增加，纳米棒尺寸不断减小但整体结构仍呈现纳米棒形态。

2. 微米尺寸颗粒

磷酸钙陶瓷颗粒的形貌一般通过表面活性剂和模板剂来调控，通过控制形貌调控剂的含量和种类可以构建出片层、微米球状和花瓣状等形态[93, 94]。考虑到模板剂的加入可能存在生物安全问题，近年来逐渐有研究报道在无模板剂介入条件下添加微量元素结合制备方法来对 HA 形貌进行调控。

Lin 等[93]在 pH 为酸性条件下，以尿素为反应沉淀剂，水热条件下，将 Sr 元素掺杂进入 HA 中，成功制备出了具有分层-介孔结构的 HA 微球。Sr-HA 多孔微球直径为 $50 \sim 65 \ \mu m$，表面由二维单晶纳米薄片组装而成，其厚度为 $30 \sim 70 \ nm$，宽度和长度均为 $3 \ \mu m$ 左右。此结构形成的机理可能是 Sr^{2+} 和尿素协同作用促使 HA 晶粒溶解并再结晶，进一步自组装而形成表面纳米片层堆叠的微球形态。Sr^{2+} 掺杂进入晶格会导致 HA 晶体生长取向发生变化，同时尿素受热分解形成氨气和二氧化碳，促使水热体系处于弱碱性状态，一定程度上为 HA 晶体溶解再结晶提供适宜的 pH 环境。

同样在水热体系下，以 Cu^{2+} 为掺杂元素也成功制备了具有表面微纳结构的 Cu-HA 微球[94, 95]。He 等也选用水热法，设置不同 SeO_3^{2-} 掺杂浓度梯度，探究出当 Se 掺杂量为 5%时能构建出具有表面微纳结构的 Se-HA 微球（粒径：～20 μm）[96]。

此外，Stipniece 等[97]利用喷雾干燥法制备出了不同表面结构的 Mg-HA 生物陶瓷微球。不同组之间的区别在于，不同温度下加工产生的微孔（直径小于 2 nm）和中孔（直径 = 2～50 nm）含量不同。此类微/中孔隙的出现增大了微球比表面积，有利于蛋白质吸附。同时由于结构从实心球变成多孔结构微球，溶解性增加，进而离子释放量增加。

3. 表面涂层

为了探究不同表面形貌对细胞黏附、铺展、增殖和分化的影响，通常选择一种惰性材料作为基板载体，在其上构建不同形貌结构的磷酸钙涂层。常用的构建涂层的方法有等离子喷涂、电泳沉积、脉冲激光沉积、溶胶-凝胶沉积、溅射技术及离子束辅助沉积等。Hayakawa 等制备了二价离子（Sr^{2+}）掺杂 HA 纳米棒阵列表面结构。他们在不同 pH 的磷酸盐水溶液中，采用 Na_2O-CaO-SrO-SiO_2 体系，在一系列碱土硅酸盐玻璃上制备出了 HA 纳米棒阵列[98]。Ciobanu 等[99]将碱热处理后的 Ti 片浸泡在添加铈（Ce）的过饱和钙磷溶液中，结果验证 Ce 元素成功掺杂至 Ti 表面 HA 涂层中（形成 Ce-HA 涂层）且涂层对大肠杆菌和金黄色葡萄球菌均表现出良好的抗菌性能。Harding 等选择 PVA（聚乙烯醇）为基底，预先沉积磷酸钙涂层，随后分别浸泡在 SBF、F^- 的溶液中调控磷酸钙表面形貌。在 SBF 溶液中，产生的颗粒以花瓣状团簇形式生长，而 F^- 引入后则形成球形结构[100]。Karthika 等[101]采用电沉积方法在经过碱热处理后的 Ti 片上构建出了具有微纳米表面形貌的镧（La）和铜（Cu）双掺杂 HA 微球。La/Cu-HA 涂层能均匀地铺展在 Ti 基底表面，并且呈现出 4～6 μm 长度和 4 μm 宽度的椭圆球，表面由几十纳米厚度的纳米片构成。同时，La/Cu-HA 本身对大肠杆菌和金黄色葡萄球菌具有显著的抗菌性。

磷酸钙陶瓷材料的形貌构建和调控是一个重要研究领域，通过利用表面活性剂和模板剂对其形貌进行调控的研究已经有了广泛报道。然而，仅通过离子掺杂调控形貌的相关报道仍然较少。因此，离子掺杂对磷酸钙形貌结构的影响有待深入研究。

2.5 生物医用陶瓷的机械性能

生物医用陶瓷材料具有强度高、硬度大、耐高温、抗氧化、抗磨损、耐化学腐蚀等优点，这些优异的性能是一般常用金属材料、高分子材料等所不具备的，因此越来越受到人们的重视。但由于陶瓷材料脆性大、韧性差等弱点，作为结构材料，尤其是承重部位使用时缺乏可靠性。因而改善陶瓷材料的脆性已成为生物医用陶瓷材料领域亟待解决的问题。

2.5.1　机械性能的表征方法

对生物医用陶瓷而言，主要的力学性能表征参数包括弹性模量、硬度、抗压强度、弯曲强度、断裂韧性等。下面对这些力学性能作简要介绍。

1. 弹性模量

陶瓷材料在室温静拉伸载荷下，断裂前会经过弹性变形阶段，但在极微小应变的弹性变形后立即出现脆性断裂，延伸率和断面收缩率几乎为零。陶瓷材料的弹性变形服从胡克定律：

$$\sigma = E\xi$$

式中，σ 为应力；ξ 为应变；E 为弹性模量，是材料原子间结合力的反映。以共价键、离子键结合的晶体，结合力强，E 都较大。并且陶瓷为多元化合物，晶体结构复杂，晶格常数较金属晶体大。因此，陶瓷材料的弹性模量比金属要大得多。陶瓷材料形变的另一特点是压缩时的弹性模量远高于拉伸时的弹性模量。陶瓷材料的抗拉强度通常不及抗压强度的 1/10。陶瓷材料弹性模量大是由共价键和离子键的键合结构决定的。共价键具有方向性，使晶体具有较高的抗晶格畸变、阻碍位错运动的阻力。陶瓷材料的弹性模量不仅与结合键有关，还与其组成相种类、分布比例及气孔率有关。温度上升，陶瓷材料弹性模量降低，熔点增加，陶瓷材料弹性模量增加，而当气孔率较小时，弹性模量又随气孔率增加呈线性降低。

2. 强度

强度是陶瓷材料最基本的力学性能，由于其在室温下几乎不能产生滑移或位错运动，因而破坏方式为脆性断裂。陶瓷材料的强度主要包括弯曲强度、拉伸强度及抗压强度等。弯曲强度是评价陶瓷材料强度的主要指标之一，分为三点弯曲强度和四点弯曲强度，具体测试方法如图 2.10 所示。

图 2.10 中，试样长度 $L_T \geqslant 36$ mm，跨距 $L = (30\pm0.5)$ mm，$l = (10\pm0.5)$ mm。加载压头半径 $R_1 = 2.0\sim5.0$ mm，$R_2 = 2.0\sim3.0$ mm，常用试样截面尺寸为 $b\times h = 4$ mm$\times3$ mm。弯曲试验时，加载速率为 0.5 mm/min，得到最大断裂载荷，再由弯曲强度计算公式得到弯曲强度。

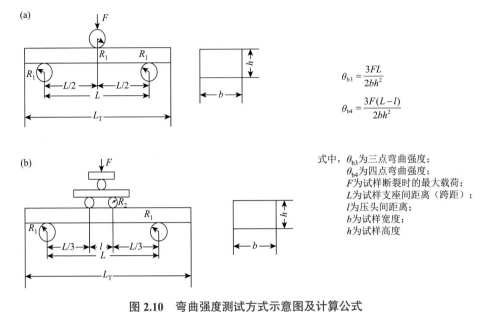

$$\theta_{b3} = \frac{3FL}{2bh^2}$$

$$\theta_{b4} = \frac{3F(L-l)}{2bh^2}$$

式中，θ_{b3}为三点弯曲强度；
θ_{b4}为四点弯曲强度；
F为试样断裂时的最大载荷；
L为试样支座间距离（跨距）；
l为压头间距离；
b为试样宽度；
h为试样高度

图 2.10　弯曲强度测试方式示意图及计算公式

（a）三点弯曲；（b）四点弯曲

对拉伸强度而言，陶瓷材料由于脆性大，在拉伸试验时易在夹持部位断裂，加之夹具与试样的轴心不一致产生附加弯矩，因而往往测不出真正的拉伸强度。为了确保拉伸试验的进行，需要在试样及夹头设计方面做许多工作，如在平形夹头中加橡胶垫固定薄片状试样，可防止试样在夹持部位断裂。

另外，陶瓷材料的抗压强度远大于其拉伸强度，两者相差 10 倍左右，因而陶瓷材料特别适用于制造承受压缩载荷作用的零部件。国家标准规定，压缩试样尺寸为直径 9.0 mm±0.05 mm，长度 18 mm±0.10 mm，两端面研磨成平面并互相平行。

3. 硬度

硬度是材料抵抗因局部压力而产生变形能力的表征。由于结合键存在差异，陶瓷与金属的硬度存在较大差异。陶瓷材料硬度更高，耐磨性也较好。常用硬度指标包括莫氏硬度（HM）、维氏硬度（HV）、洛氏硬度（HR）及布氏硬度（HB）等。

1）布氏硬度

以一定大小的试验载荷，将一定直径的淬硬钢球或硬质合金球压入被测金属表面，保持规定时间，然后卸去载荷，测量被测表面压痕直径。布氏硬度值即载荷除以压痕球形表面积所得的商。

2）洛氏硬度

洛氏硬度是以压痕塑性变形深度来确定硬度值的指标，以 0.002 mm 作为一个硬度单位。当布氏硬度大于 450 或试样过小时，改用洛氏硬度计量。它是用一个顶角 120° 的金刚石圆锥体或直径为 1.59 mm、3.18 mm 的硬质合金球压头，在一定载荷下压入被测材料表面，由压痕深度求出材料的硬度。

3）维氏硬度

维氏硬度是以 120 kgf[①]以内载荷和顶角 136° 的金刚石方形锥压入器压入材料表面，用载荷值除以材料压痕凹坑的表面积而得。其适用于较大工件和较深表面层的硬度测定。此外，当试验载荷为 1.961～49.03 N 时，它适用于较薄工件或镀层的硬度测定；当试验载荷小于 1.961 N 时，它适用于金属箔、极薄表面层的硬度测定。

4）莫氏硬度

莫氏硬度是以刻痕法用棱锥形金刚钻刻划所测试样表面，测量划痕深度，进而由划痕深度表征材料硬度。主要用于无机非金属材料，尤其是矿物的硬度测试。

4. 断裂韧性

断裂韧性是材料抵抗裂纹扩展的能力，与裂纹大小、形状以及外力大小无关。断裂韧性是评价陶瓷材料力学性能的重要指标，计算公式如下：

$$K_{IC} = Y\sigma_f \sqrt{a}$$

式中，K_{IC} 为断裂韧性；σ_f 为临界应力，即材料的断裂强度；Y 为裂纹的几何形状因子；a 为裂纹长度的一半。陶瓷材料与金属材料的拉伸强度和弯曲强度并不存在很大差异，但是反映材料裂纹扩展抗力的断裂韧性值却差异很大，一般陶瓷材料比金属材料低 1～2 个数量级。国内外测定陶瓷材料断裂韧性的方法尚无统一标准，常用的方法有单边切口梁法、山形切口法、压痕法、双扭法等。单边切口梁法如图 2.11 所示。一般截面尺寸为 $w \times b$ = 5 mm×5 mm 或 5 mm×2.5 mm，切口深度 a 为试样厚度 w 的 1/10、1/4、1/2，三点弯曲跨距 L = 20～40 mm，加载位移速率为 0.05 mm/min。

压痕法是用维氏或显微硬度压头，压入抛光的陶瓷试样表面，在压痕对角线延长方向出现四条裂纹，测定裂纹长度，根据载荷与裂纹长度的关系，求得 K_{IC} 值。压痕法的优点在于测试方便，可以小试样进行多点韧度测试，但此法只对产生良好压痕裂纹的材料才有效。由于裂纹的产生主要是残余应力的作用，而残余应力又起因于压痕周围塑性区与弹性基体不匹配。因此，这种方法不允许压头下

---

① 1 kgf（千克力）= 9.80665 N。

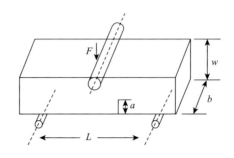

$$K_{IC} = Y \frac{3FL}{2bw^2} \sqrt{a}$$

图 2.11　单边切口梁法测定材料断裂韧性的示意图及计算公式

b. 试样宽度；*w.* 试样厚度；*F.* 试样断裂时最大载荷；*L.* 三点弯曲的跨距；*a.* 切口深度

部材料在加载过程中产生相变或体积致密化现象，同时压痕表面也不能有碎裂现象。压痕法常用于对材料韧度的相对评价，材料表面质量、加载速率、载荷保持时间、卸载后的测量时间等因素均对裂纹长度有影响。

$$K_{IC} = 0.004985 \left(\frac{E}{H_V} \right)^{1/2} \frac{F}{C^{3/2}} \text{（单位：MPa · m}^{1/2}\text{）}$$

式中，E 为杨氏模量；F 为试样断裂时最大载荷；C 为裂纹长度；H_V 为显微硬度。

2.5.2　机械性能的影响因素

通常陶瓷材料都是用烧结的方法制造的，陶瓷材料的制备技术、气孔、夹杂物、晶界及晶粒结构均匀性等因素对其力学性能有显著影响。因此，陶瓷材料的强度除取决于材料本身外，以上因素对其强度也有显著影响，其中气孔率和晶粒尺寸是最重要的影响因素。

影响陶瓷材料强度的主要因素如下。

（1）气孔率。气孔是绝大多数陶瓷的主要组织缺陷之一，气孔的存在会明显降低载荷作用的横截面积。同时，气孔也是引起应力集中的地方。多孔陶瓷的强度随气孔率的增加呈指数规律下降，计算公式如下：

$$\sigma = \sigma_0 \exp(-\alpha P)$$

式中，P 为气孔率；σ_0 为气孔率为零时的强度；α 为常数，值为 4～7。因此，为了获得高强度，应制备接近理论密度的无气孔材料。

（2）晶粒尺寸。陶瓷材料的强度和晶粒尺寸的关系符合 Hall-Petch 关系式：

$$\sigma_b = \sigma_s + kd^{-1/2}$$

式中，σ_s 为无限大单晶的强度；k 为系数；d 为晶粒直径。由上式可知，室温断裂强度（σ_b）随晶粒尺寸的减小而增大，细晶粒有利于增强材料强度。需要注意的是，对烧结陶瓷而言，要做出只有晶粒尺寸大小不同而其他组织参量都相同的试样是非常困难的。

此外，晶界相能起阻止裂纹过界扩展并松弛裂纹尖端应力场的作用。而晶界玻璃相的存在对强度是不利的，所以应尽量减少晶界玻璃相的数量，并通过热处理使其晶化。对单相多晶陶瓷材料而言，晶粒最好为形状均匀的等轴晶粒，这样承载时变形均匀而不易引起应力集中，从而使强度得以提升。

因此，克服陶瓷脆性和提高强度的关键如下：提高陶瓷材料抵抗裂纹扩展的能力，即提高材料的断裂能；减缓裂纹尖端的应力集中效应，即减小材料内部所含裂纹缺陷尺度。由于材料强度的本质是内部原子、分子及离子间的结合力，在晶体结构既定的情况下，控制强度的主要因素包含三个，即裂纹尺寸、断裂能和弹性模量。因此，要提高陶瓷材料的强度可从以下方面着手。

（1）改善陶瓷材料的显微结构，消除缺陷，提高晶体完整性。制备尽可能细、密、匀、纯的材料，是陶瓷材料增韧的有效途径。尤其是近年来出现的各种纤维材料及晶须等高纯度、高密度陶瓷，几乎无气孔。

（2）预加应力。人为在陶瓷材料表面施加压应力，提高材料拉伸强度。通过加热到转变温度以上、熔点以下，淬冷，材料表面变成刚性，内部处于软化状态，继续冷却时，内部收缩速率大于表面，从而使内部受拉、表面受压，结果在表面形成残余压应力。由于陶瓷断裂往往起始于表面裂纹，表面残余压应力有利于阻止表面裂纹扩展，从而起到增强增韧的作用。

（3）相变增韧。利用多晶多相陶瓷中某些相成分在不同温度下的相变，来达到增韧的效果，统称为相变增韧。根据氧化锆的典型增韧机理，当部分稳定氧化锆陶瓷烧结致密后，四方相氧化锆颗粒弥散分布于其他陶瓷基体中，冷却时，亚稳四方相颗粒受基体抑制处于压应力状态。材料在外力作用下产生的裂纹尖端附近由于应力集中，存在张应力场，应力诱导作用下四方相会向单斜相转变并发生体积膨胀。相变体积膨胀过程除吸收能量外，将在主裂纹作用区产生压应力，从而阻止裂纹扩展，使材料强度和韧性大幅提升。

（4）微裂纹增韧。引起微裂纹的原因如下：相变和体积膨胀产生微裂纹；温度变化导致基体相与分散相之间膨胀系数不同引发微裂纹；材料本身存在微裂纹。当主裂纹遇到微裂纹时发生交叉转向前进，增加扩展过程中的表面能，同时主裂纹尖端应力集中被松弛，致使扩展速率减慢，这些因素都使材料韧性增加。

综上可知，要提高陶瓷材料的强度，应尽量减少其内部缺陷和裂纹。可通过选用超细粉原料，采用热等静压等工艺，降低陶瓷中的缺陷和裂纹数量。利用相变增韧、微裂纹增韧或纤维增韧等手段，均可增加裂纹扩展阻力，这些都是提高陶瓷材料强度和韧性的有效措施。

2.5.3 各类生物医用陶瓷的机械性能数据

生物医用陶瓷制备的目的是不仅要能促进体内组织的再生修复，还要根据不同修复部位所需，提供适宜的机械支撑。因此，本书将常用生物医用陶瓷材料的相关力学性能数据总结至表 2.6～表 2.9 中，希望能为读者进行生物医用陶瓷材料的选择提供参考。由于表中数据来源不同，可能有细微差别。

稳定氧化锆在常温下的机械强度是所有陶瓷材料中最高的，其断裂韧性和弯曲强度约是氧化铝陶瓷的 2 倍，远远高于其他结构陶瓷，因而有人将其称为"陶瓷钢"，见表 2.6。因此，利用氧化锆高强度、高韧性的特点，采取氧化锆与生物活性陶瓷复合烧结的方法可提高生物活性陶瓷种植体的强度。同时高断裂韧性、高断裂强度和低弹性模量的氧化锆材料有利于减小植入物尺寸和实现低摩擦、磨损，用于制造牙根、骨、股关节、复合陶瓷人工骨、瓣膜等。此外，石墨烯作为材料中强度和硬度极高的晶体结构之一。其拉伸强度和弹性模量分别为 125 GPa 和 1.1 TPa。因此，石墨烯常作为复合材料的添加相，用于开发高性能生物陶瓷。

表 2.6 生物惰性陶瓷的力学性能参数[102-104]

性能参数	氧化铝	氧化锆	石墨烯	骨
密度/(g/cm³)	3.98	6.08	—	1.7～2.0
弹性模量/GPa	380～420	210	1100	3～30
抗压强度/MPa	4000～5000	2000	—	130～180
拉伸强度/MPa	350	650	125000	60～160
弯曲强度/MPa	400～560	900	—	100
断裂韧性/(MN/m³/²)	4～6	>9	—	2～12
硬度（HV）	2000～3000	1000～3000	—	—

几种常用生物活性陶瓷的力学性能参数如表 2.7 所示。生物活性陶瓷的力学强度远低于惰性陶瓷。与人体骨相比，HA、生物活性玻璃的断裂韧性远低于皮质骨，还需进一步增强。而玻璃陶瓷的断裂韧性稍高，约为皮质骨断裂韧性值的下限。

表 2.7　生物活性陶瓷的力学性能参数[105, 106]

性能参数	HA	生物活性玻璃	玻璃陶瓷	皮质骨	松质骨
密度/(g/cm^3)	3.16	2.5	2.8	1.6～2.1	—
弹性模量/GPa	73～117	～75	118	7～30	0.05～0.5
抗压强度/MPa	600	1000	1080	100～230	2～12
拉伸强度/MPa	120	50	215	60～160	—
弯曲强度/MPa				50～150	—
断裂韧性/(MN/m$^{3/2}$)	<1	0.7	～2	2～12	—
硬度（HV）	350	—	680	—	—

几种常用的生物活性玻璃的力学性能参数如表 2.8 所示。

表 2.8　常用型号生物活性玻璃的力学性能参数[106]

性能参数	45S5	Ceravital	Cerabone	Bioverit	Ilmaplant
密度/(g/cm^3)	2.66	—	3.07	2.8	—
弹性模量/GPa	35	100～150	218	70～88	—
抗压强度/MPa		500	1080	500	—
拉伸强度/MPa					
弯曲强度/MPa	110～140	—	215	100～160	160
断裂韧性/(MN/m$^{3/2}$)	—	2.0	2.5		0.5～1.0
硬度（HV）	460	680		460	500

　　磷酸钙致密体的机械强度与制作工艺有很大关系。要获得高强度的烧结体，必须对原料合成、粉体成型和烧成制度等工艺条件进行最佳的选择。表 2.9 列出了 HA 致密体、β-TCP 和人体硬组织的部分机械强度数值。磷酸钙材料具有普通陶瓷材料的共同弱点：脆性大、耐冲击强度低。因此作为人工骨置换材料在承受较大张应力的部位应用时需要慎重。

表 2.9　磷酸钙与人体硬组织力学性能参数[102-104]

性能参数	HA	β-TCP	皮质骨	牙釉质	牙本质
密度/(g/cm^3)	3.16	3.07	1.6～2.1	—	—
弹性模量/GPa	80～110	22～90	7～30	82.4	18.2
抗压强度/MPa	308～509		100～230	384	295

续表

性能参数	HA	β-TCP	皮质骨	牙釉质	牙本质
拉伸强度/MPa	117	—	89～114	10.3	51.7
弯曲强度/MPa	115～200	140～154	50～150	—	—
断裂韧性/(MN/m$^{3/2}$)	1.0	—	2～12	—	—

（撰稿人：翁　杰　肖东琴　何　磊）

参 考 文 献

[1] Hench L L, Splinter R J, Allen W C, et al. Bonding mechanisms at the interface of ceramic prosthetic materials[J]. Journal of Biomedical Materials Research, 1971, 2: 117-141.

[2] Peltier L F. The use of plaster of Paris to fill large defects in bone: A preliminary report[J]. Clinical Orthopaedics and Related Research, 2001, 382: 3-5.

[3] Del Valle S, Miño N, Muñoz F, et al. In vivo evaluation of an injectable macroporous calcium phosphate cement[J]. Journal of Materials Science: Materials in Medicine, 2007, 18 (2): 353-361.

[4] Hench L L. The story of Bioglass®[J]. Journal of Materials Science: Materials in Medicine, 2006, 17 (11): 967-978.

[5] 杨喜锐. 二氧化锆纳米粉体和涂层的制备及性能研究[D]. 大连: 大连理工大学, 2017.

[6] Boanini E, Gazzano M, Bigi A. Ionic substitutions in calcium phosphates synthesized at low temperature [J]. Acta Biomaterialia, 2010, 6 (6): 1882-1894.

[7] Carrodeguas R G, De Aza S. α-Tricalcium phosphate: Synthesis, properties and biomedical applications[J]. Acta Biomaterialia, 2011, 7 (10): 3536-3546.

[8] Yonemori K, Matsunaga S, Ishidou Y, et al. Early effects of electrical stimulation on osteogenesis[J]. Bone, 1996, 19 (2): 173-180.

[9] Evans R D, Foltz D, Foltz K. Electrical stimulation with bone and wound healing[J]. Clinics in Podiatric Medicine and Surgery, 2001, 18 (1): 79-95.

[10] Ciombor D M K, Aaron R K. The role of electrical stimulation in bone repair[J]. Foot and Ankle Clinics, 2005, 10 (4): 579-593.

[11] Hwang S J, Cho T H, Lee B, et al. Bone-healing capacity of conditioned medium derived from three-dimensionally cultivated human mesenchymal stem cells and electrical stimulation on collagen sponge[J]. Journal of Biomedical Materials Research Part A, 2018, 106 (2): 311-320.

[12] Park J B, Kenner G H, Brown S D, et al. Mechanical property changes of barium titanate (ceramic) after in vivo and in vitro aging[J]. Biomaterials, Medical Devices, and Artificial Organs, 1977, 5 (3): 267-276.

[13] Ball J P, Mound B A, Nino J C, et al. Biocompatible evaluation of barium titanate foamed ceramic structures for orthopedic applications[J]. Journal of Biomedical Materials Research Part A, 2014, 102 (7): 2089-2095.

[14] Ehterami A, Kazemi M, Nazari B, et al. Fabrication and characterization of highly porous barium titanate based scaffold coated by Gel/HA nanocomposite with high piezoelectric coefficient for bone tissue engineering

applications[J]. Journal of the Mechanical Behavior of Biomedical Materials，2018，79：195-202.

[15]　季骏. 新型铌酸锂钠钾生物压电陶瓷的制备与性能研究[D]. 镇江：江苏大学，2017.

[16]　郝星辰. 钛酸铋钠系陶瓷的共掺杂与固溶改性研究[D]. 西安：西安科技大学，2017.

[17]　Kane R，Ma P X. Mimicking the nanostructure of bone matrix to regenerate bone [J]. Materials Today，2013，16：418-423.

[18]　Mastrogiacomo M，Scaglione S，Martinetti R，et al. Role of scaffold internal structure on *in vivo* bone formation in macroporous calcium phosphate bioceramics[J]. Biomaterials，2006，27（17）：3230-3237.

[19]　Jones A C，Arns C H，Hutmacher D W，et al. The correlation of pore morphology，interconnectivity and physical properties of 3D ceramic scaffolds with bone ingrowth[J]. Biomaterials，2009，30（7）：1440-1451.

[20]　Kim J A，Lim J，Naren R，et al. Effect of the biodegradation rate controlled by pore structures in magnesium phosphate ceramic scaffolds on bone tissue regeneration *in vivo*[J]. Acta Biomaterialia，2016，44：155-167.

[21]　He F，Qian G，Ren W，et al. Fabrication of β-tricalcium phosphate composite ceramic sphere-based scaffolds with hierarchical pore structure for bone regeneration[J]. Biofabrication，2017，9（2）：025005.

[22]　Perez R A，Mestres G. Role of pore size and morphology in musculo-skeletal tissue regeneration[J]. Materials Science and Engineering C：Materials for Biological Applications，2016，61：922-939.

[23]　Phadke A，Hwang Y，Kim S H，et al. Effect of scaffold microarchitecture on osteogenic differentiation of human mesenchymal stem cells[J]. European Cells & Materials. 2013，25:114-129.

[24]　Fu Q，Rahaman M N，Bal B S，et al. *In vitro* cellular response to hydroxyapatite scaffolds with oriented pore architectures[J]. Materials Science and Engineering C：Materials for Biological Applications，2009，29：2147-2153.

[25]　Baino F，Vitale-Brovarone C. Mechanical properties and reliability of glass-ceramic foam scaffolds for bone repair[J]. Materials Letter，2014，118：27-30.

[26]　Chen Q，Baino F，Spriano S，et al. Modelling of the strength-porosity relationship in glass-ceramic foam scaffolds for bone repair[J]. Journal of the European Ceramic Society，2014，11（34）：2663-2673.

[27]　Perez R A，Mestres G. Role of pore size and morphology in musculo-skeletal tissue regeneration[J]. Materials Science and Engineering C：Materials for Biological Applications，2016，61：922-939.

[28]　Lapczyna H，Galea L，Wüst S，et al. Effect of grain size and microporosity on the *in vivo* behaviour of β-tricalcium phosphate scaffolds[J]. European Cells & Materials，2014，·28：299-319.

[29]　Zhang J，Barbieri D，ten Hoopen H，et al. Microporous calcium phosphate ceramics driving osteogenesis through surface architecture[J]. Journal of Biomedical Materials Research Part A，2015，103（3）：1188-1199.

[30]　Dalmônico G M L，Franczak P F，Levandowski N，et al. An *in vivo* study on bone formation behavior of microporous granular calcium phosphate[J]. Biomaterials Science，2017，5（7）：1315-1325.

[31]　Zhao L，Liu L，Wu Z，et al. Effects of micropitted/nanotubular titania topographies on bone mesenchymal stem cell osteogenic differentiation[J]. Biomaterials，2012，9（33）：2629-2641.

[32]　Oh S，Brammer K S，Li Y J，et al. Stem cell fate dictated solely by altered nanotube dimension[J]. Proceedings of the National Academy of Sciences，2009，106：2130-2135.

[33]　Khang D，Choi J，Im Y M，et al. Role of subnano-，nano-and submicron-surface features on osteoblast differentiation of bone marrow mesenchymal stem cells[J]. Biomaterials，2012，26（33）：5997-6007.

[34]　Nasatzky E，Gultchin J，Schwartz Z. The role of surface roughness in promoting osteointegration[J]. Refuat Hapeh Vehashinayim，2003，20（3）：8-19.

[35]　Lossdörfer S，Schwartz Z，Wang L，et al. Microrough implant surface topographies increase osteogenesis by reducing osteoclast formation and activity[J]. Journal of Biomedical Materials Research Part A，2004，3（70）：

361-369.

[36] Engler A J, Sen S, Sweeney H L, et al. Matrix elasticity directs stem cell lineage specification[J]. Cell, 2006, 4（126）: 677-689.

[37] Vallet-Regi M, González-Calbet J M. Calcium phosphates as substitution of bone tissues [J]. Progress in Solid State Chemistry, 2004, 1-2（32）: 1-31.

[38] LeGeros R Z. Calcium phosphate-based osteoinductive materials[J]. Chemical Reviews, 2008, 11（108）: 4742-4753.

[39] Wang L, Nancollas G H. Calcium orthophosphates: Crystallization and dissolution[J]. Chemical Reviews, 2008, 11（108）: 4628-4669.

[40] Moreno E, Kresak M, Zahradnik R. Physicochemical aspects of fluoride-apatite systems relevant to the study of dental caries[J]. Caries Research, 1977, 1（11）: 142-171.

[41] Mouriño V, Cattalini J P, Boccaccini A R. Metallic ions as therapeutic agents in tissue engineering scaffolds: An overview of their biological applications and strategies for new developments[J]. Journal of the Royal Society Interface, 2012, 68（9）: 401-419.

[42] Yaroslavskiy B B, Sharrow A C, Wells A, et al. Necessity of inositol (1, 4, 5)-trisphosphate receptor 1 and μ-calpain in NO-induced osteoclast motility[J]. Journal of Cell Science, 2007, 120（16）: 2884-2894.

[43] Monroe D G, McGee-Lawrence M E, Oursler M J, et al. Update on Wnt signaling in bone cell biology and bone disease[J]. Gene, 2012, 492（1）: 1-18.

[44] Baron R, Kneissel M. WNT signaling in bone homeostasis and disease: From human mutations to treatments[J]. Nature Medicine, 2013, 19（2）: 179-192.

[45] Chen Y, Whetstone H C, Lin A C, et al. Beta-catenin signaling plays a disparate role in different phases of fracture repair: Implications for therapy to improve bone healing[J]. PLoS Medicine, 2007, 4（7）: e249.

[46] Zhang Q, Chen L, Chen B, et al. Lithium-calcium-silicate bioceramics stimulating cementogenic/osteogenic differentiation of periodontal ligament cells and periodontal regeneration[J]. Applied Materials Today, 2019, 16: 375-387.

[47] Yuan Y, Yuan Q, Wu C, et al. Enhanced osteoconductivity and osseointegration in calcium polyphosphate bioceramic scaffold via lithium doping for bone regeneration[J]. ACS Biomaterials Science & Engineering, 2019, 5（11）: 5872-5880.

[48] Hoppe A, Güldal N S, Boccaccini A R. A review of the biological response to ionic dissolution products from bioactive glasses and glass-ceramics[J]. Biomaterials, 2011, 32（11）: 2757-2774.

[49] Sikder P, Bhaduri S B, Ong J L, et al. Silver（Ag）doped magnesium phosphate microplatelets as next-generation antibacterial orthopedic biomaterials[J]. Journal of Biomedical Materials Research Part B: Applied Biomaterials, 2020, 108（3）: 976-989.

[50] Chen K, Ustriyana P, Moore F, et al. Biological response of and blood plasma protein adsorption on silver-doped hydroxyapatite[J]. ACS Biomaterials Science & Engineering, 2019, 5（2）: 561-571.

[51] Qing T, Mahmood M, Zheng Y, et al. A genomic characterization of the influence of silver nanoparticles on bone differentiation in MC3T3-E1 cells[J]. Journal of Applied Toxicology, 2018, 38（2）: 172-179.

[52] Lakhkar N J, Lee I H, Kim H W, et al. Bone formation controlled by biologically relevant inorganic ions: Role and controlled delivery from phosphate-based glasses[J]. Advanced Drug Delivery Reviews, 2013, 65（4）: 405-420.

[53] Rude R K, Gruber H E, Norton H J, et al. Dietary magnesium reduction to 25% of nutrient requirement disrupts

bone and mineral metabolism in the rat[J]. Bone，2005，37（2）：211-219.

[54] Neuman W，Mulryan B. Synthetic hydroxyapatite crystals[J]. Calcified Tissue Research，1971，7（1）：133-138.

[55] Bigi A，Falini G，Foresti E，et al. Rietveld structure refinements of calcium hydroxylapatite containing magnesium[J]. Acta Crystallographica Section B：Structural Science，1996，52（1）：87-92.

[56] de Baaij J H，Hoenderop J G，Bindels R J. Magnesium in man：Implications for health and disease[J]. Physiological Reviews，2015，95：1-46.

[57] Kim H K，Han H S，Lee K S，et al. Comprehensive study on the roles of released ions from biodegradable Mg-5 wt% Ca-1 wt% Zn alloy in bone regeneration[J]. Journal of Tissue Engineering and Regenerative Medicine，2017，11（10）：2710-2724.

[58] Prasad A S. Zinc：An overview[J]. Nutrition，1995，11（suppl 1）：93-99.

[59] Yamaguchi M. Role of zinc in bone formation and bone resorption[J]. Journal of Trace Elements in Experimental Medicine，1998，11（2-3）：119-135.

[60] Kanzaki N，Onuma K，Treboux G，et al. Inhibitory effect of magnesium and zinc on crystallization kinetics of hydroxyapatite （0001） face[J]. Journal of Physical Chemistry B，2000，104（17）：4189-4194.

[61] Zou L，Lai H，Zhou Q，et al. Lasting controversy on Ranibizumab and Bevacizumab[J]. Theranostics，2011，1：395-402.

[62] Ziche M，Morbidelli L，Masini E，et al. Nitric oxide mediates angiogenesis *in vivo* and endothelial cell growth and migration *in vitro* promoted by substance P[J]. Journal of Clinical Investigation，1994，94：2036-2044.

[63] Chasapis C T，Loutsidou A C，Spiliopoulou C A，et al. Zinc and human health：An update[J]. Archives of Toxicology，2012，86（4）：521-534.

[64] Prasad A S. Discovery of human zinc deficiency：Its impact on human health and disease[J]. Advances in Nutrition，2013，4（2）：176-190.

[65] Landi E，Tampieri A，Celotti G，et al. Sr-substituted hydroxyapatites for osteoporotic bone replacement[J]. Acta Biomaterialia，2007，3（6）：961-969.

[66] Yang F，Yang D，Tu J，et al. Strontium enhances osteogenic differentiation of mesenchymal stem cells and *in vivo* bone formation by activating Wnt/catenin signaling[J]. Stem Cells，2011，29（6）：981-991.

[67] Bonnelye E，Chabadel A，Saltel F，et al. Dual effect of strontium ranelate：Stimulation of osteoblast differentiation and inhibition of osteoclast formation and resorption *in vitro*[J]. Bone，2008，42（1）：129-138.

[68] Reginster J Y，Bruyère O，Sawicki A，et al. Long-term treatment of postmenopausal osteoporosis with strontium ranelate：Results at 8 years[J]. Bone，2009，45（6）：1059-1064.

[69] Xiao D Q，Yang F，Zhao Q，et al. Fabrication of a Cu/Zn co-incorporated calcium phosphate scaffold-derived GDF-5 sustained release system with enhanced angiogenesis and osteogenesis properties[J]. RSC Advances，2018，8（52）：29526-29534.

[70] Elrayah A，Zhi W，Feng S，et al. Preparation of micro/nano-structure copper-substituted hydroxyapatite scaffolds with improved angiogenesis capacity for bone regeneration[J]. Materials，2018，11（9）：1516.

[71] Birgani Z T，Gharraee N，Malhotra A，et al. Combinatorial incorporation of fluoride and cobalt ions into calcium phosphates to stimulate osteogenesis and angiogenesis[J]. Biomedical Materials，2016，11（1）：015020.

[72] Wu C，Zhou Y，Fan W，et al. Hypoxia-mimicking mesoporous bioactive glass scaffolds with controllable cobalt ion release for bone tissue engineering[J]. Biomaterials，2012，33（7）：2076-2085.

[73] Fan W，Crawford R，Xiao Y. Enhancing *in vivo* vascularized bone formation by cobalt chloride-treated bone marrow stromal cells in a tissue engineered periosteum model[J]. Biomaterials，2010，31（13）：3580-3589.

[74] Kargozar S，Lotfibakhshaiesh N，Ai J，et al. Strontium-and cobalt-substituted bioactive glasses seeded with human umbilical cord perivascular cells to promote bone regeneration via enhanced osteogenic and angiogenic activities[J]. Acta Biomaterialia，2017，58：502-514.

[75] Strause L，Saltman P，Glowacki J. The effect of deficiencies of manganese and copper on osteoinduction and on resorption of bone particles in rats [J]. Calcified Tissue International，1987，41：145-150.

[76] Li C，Liang J，Niu J，et al. Characterization of hollow hydroxyapatite/copper microspheres prepared from the reduction of copper-modified hydroxyapatite by glucose [J]. Journal of Electron Microscopy，2011，60：301-305.

[77] Liu G，Talley J W，Na C，et al. Copper doping improves hydroxyapatite sorption for arsenate in simulated groundwaters[J]. Environmental Science & Technology，2010，44（4）：1366-1372.

[78] Wu C，Zhou Y，Xu M，et al. Copper-containing mesoporous bioactive glass scaffolds with multifunctional properties of angiogenesis capacity，osteostimulation and antibacterial activity[J]. Biomaterials，2013，34（2）：422-433.

[79] Stanić V，Dimitrijević S，Antić-Stanković J，et al. Synthesis，characterization and antimicrobial activity of copper and zinc-doped hydroxyapatite nanopowders[J]. Applied Surface Science，2010，22（256）：6083-6089.

[80] 李吉东，李玉宝，左奕，等. 载铜纳米羟基磷灰石的制备及抗菌性能评价[J]. 功能材料，2006，37：635-638.

[81] Li Y，Ho J，Ooi C P. Antibacterial efficacy and cytotoxicity studies of copper（Ⅱ）and titanium（Ⅳ）substituted hydroxyapatite nanoparticles[J]. Materials Science and Engineering C：Materials for Biological Applications，2010，8（30）：1137-1144.

[82] Moseman R F. Chemical disposition of boron in animals and humans[J]. Environmental Health Perspectives，1994，102（suppl 7）：113-117.

[83] Liu Y，Xue K，Yao S. Structure，degradation and hydroxyapatite conversion of B-doped 58S bioglass and glass-ceramics[J]. Journal of the Ceramic Society of Japan，2019，127（4）：232-241.

[84] Qu W J，Zhong D B，Wu P F，et al. Sodium fluoride modulates caprine osteoblast proliferation and differentiation[J]. Journal of Bone and Mineral Metabolism，2008，26（4）：328-334.

[85] Lee M，Arikawa K，Nagahama F. Micromolar levels of sodium fluoride promote osteoblast differentiation through Runx2 signaling[J]. Biological Trace Element Research，2017，178（2）：283-291.

[86] Bose S，Fielding G，Tarafder S，et al. Understanding of dopant-induced osteogenesis and angiogenesis in calcium phosphate ceramics[J]. Trends in Biotechnology，2013，31（10）：594-605.

[87] Hoppe A，Gülda N S，Boccaccini A R. A review of the biological response to ionic dissolution products from bioactive glasses and glass-ceramics[J]. Biomaterials，2011，32（11）：2757-2774.

[88] Wang C，Lin K，Chang J，et al. Osteogenesis and angiogenesis induced by porous β-CaSiO$_3$/PDLGA composite scaffold via activation of AMPK/ERK1/2 and PI3K/Akt pathways[J]. Biomaterials，2013，34（1）：64-77.

[89] Yanhua W，Hao H，Li Y，et al. Selenium-substituted hydroxyapatite nanoparticles and their *in vivo* antitumor effect on hepatocellular carcinoma[J]. Colloids and Surfaces B：Biointerfaces，2016，140：297-306.

[90] Wang Y，Wang J，Hao H，et al. *In vitro* and *in vivo* mechanism of bone tumor inhibition by selenium-doped bone mineral nanoparticles[J]. ACS Nano，2016，10（11）：9927-9937.

[91] Priyadarshini B，Anjaneyulu U，Vijayalakshmi U. Preparation and characterization of sol-gel derived Ce^{4+} doped hydroxyapatite and its *in vitro* biological evaluations for orthopedic applications[J]. Materials and Design，2017，119：446-455.

[92] Lowry N，Han Y，Meenan B，et al. Strontium and zinc co-substituted nanophase hydroxyapatite[J]. Ceramics International，2017，43（15）：12070-12078.

[93]　Lin K, Liu P, Wei L, et al. Strontium substituted hydroxyapatite porous microspheres: Surfactant-free hydrothermal synthesis, enhanced biological response and sustained drug release[J]. Chemical Engineering Journal, 2013, 222: 49-59.

[94]　Shi F, Liu Y, Zhi W, et al. The synergistic effect of micro/nano-structured and Cu^{2+}-doped hydroxyapatite particles to promote osteoblast viability and antibacterial activity[J]. Biomedical Materials, 2017, 12 (3): 035006.

[95]　Xiao D, Yang F, Zhou X, et al. Small organic molecule-mediated hydrothermal synthesis of hierarchical porous hydroxyapatite microspheres by the incorporation of copper ions[J]. RSC Advances, 2017, 7 (70): 44371-44375.

[96]　He L, Li H, Chen X, et al. Selenium-substituted hydroxyapatite particles with regulated microstructures for osteogenic differentiation and anti-tumor effects[J]. Ceramics International, 2019, 45 (11): 13787-13798.

[97]　Stipniece L, Stepanova V, Narkevica I, et al. Comparative study of surface properties of Mg-substituted hydroxyapatite bioceramic microspheres[J]. Journal of the European Ceramic Society, 2018, 38 (2): 761-768.

[98]　Hayakawa S, Oshita Y, Yamada K, et al. Conversion of silicate glass to highly oriented divalent ion substituted hydroxyapatite nanorod arrays in alkaline phosphate solutions[J]. Ceramics International, 2018, 44 (15): 18719-18726.

[99]　Ciobanu G, Harja M. Cerium-doped hydroxyapatite/collagen coatings on titanium for bone implants[J]. Ceramics International, 2019, 45 (2): 2852-2857.

[100]　Harding J L, Krebs M D. Bioinspired deposition-conversion synthesis of tunable calcium phosphate coatings on polymeric hydrogels[J]. ACS Biomaterials Science & Engineering, 2017, 3 (9): 2024-2032.

[101]　Karthika A. Aliovalent ions substituted hydroxyapatite coating on titanium for improved medical applications[J]. Materials Today: Proceedings, 2018, 5 (2): 8768-8774.

[102]　Kohn D H, Ducheyne P. Materials for Bone and Joint Replacement[M]. Weinheim: Wiley-VCH Verlag GmbH & Co. KGaA, 2006.

[103]　Hulbert S F. The Use of Aluminia and Zirconia in Surgical Implants[M]. Singapore: World Scientific Publishing, 1993.

[104]　Rieger W. Biocompatibility studies on zirconia and alumina in orthopaedic joint applications[C]. The Monte Verità Conference 1993 on Biocompatible Materials Systems, Ascona, Switzerland, 1993.

[105]　Thamaraiselvi T, Rajeswari S. Biological evaluation of bioceramic materials: A review[J]. Carbon, 2004, 24(31): 172.

[106]　Dubok V A. Bioceramics-yesterday, today, tomorrow[J]. Powder Metallurgy and Metal Ceramics, 2000, 39(7-8): 381-394.

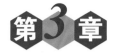

第3章

>>

生物医用陶瓷的表界面生物效应

3.1 生物医用陶瓷表面的基本理化特性

生物医用陶瓷可应用于生命系统的诊断、修复和治疗，作用机制是激活和协调各种细胞与相关通路，从而恢复组织的完整性[1]。一般而言，陶瓷材料是直接植入受损部位的，材料表面的理化特性会对生物体自身系统产生刺激，从而达到修复创伤和重建功能的目的。将生物医用陶瓷进行物理或化学改性以获得不同的理化特性，来满足不同目标医疗需求，是目前生物医用陶瓷研究常用的方法。本节将对生物医用陶瓷的表面基本理化特性进行介绍。

3.1.1 陶瓷表面的基本物理特性

1. 亲水性

生物医用陶瓷具有的良好的生物相容性至关重要，可防止其植入体内后引起严重的炎性反应或机体排斥反应，是生物医用材料设计和制备的首要条件。具有合适的亲疏水性的材料一般都具有生物相容性[2, 3]。因此，合适的材料表面的亲疏水性对于生物医用陶瓷的性能来说十分重要[4]。研究表明，细胞的最佳生长环境为稍微疏水的材料表面，材料表面的接触角为 $80° \sim 90°$[5]。Paital 等[6]学者研究了以钛合金为基体，采用脉冲法在基体表面制备不同粗糙度的磷酸钙涂层，研究结果表明随激光扫描速度的提高，涂层表面粗糙度有所下降，涂层样品的亲水性增加，材料的生物矿化能力明显提高。Wu 等[7]受贻贝黏附性的启发，开发了一种自组装的方法来制备表面复合磷酸钙（CaP）/聚多巴胺（polydopamine，PDA）的 β-磷酸三钙（β-TCP）生物陶瓷，发现形成的自组装 CaP/PDA 复合纳米层能够显著提高 β-TCP 陶瓷的表面粗糙度和亲水性，刺激人骨髓基质细胞的附着、增殖，并能提高碱性磷酸酶（ALP）活性以及成骨相关基因（*OCN*、*Col-I*、*Runx2*）的表达（图 3.1）。并且这种亲水性改性方法具有普适性，在镁黄长石（AKT，

Ca₂MgSi₂O₇）[8]、叠磷硅钙石（NAGEL，Ca₇Si₂P₂O₁₆）[9]以及 3D 打印陶瓷支架[9, 10]
等表面均可实现。Wang 等[11]进一步证实了在不同生物医用植入体表面，包括生
物聚合物、生物顶板和生物陶瓷上均可制备 PDA，显著提高不同材料表面的亲水
性，通过黏着斑激酶（FAK）和 p38 信号通路直接促进骨髓间充质干细胞（BMSCs）
的黏附、增殖和成骨分化。Nascimento 等[12]研究了不同种类液滴在磷酸钙纳米颗
粒改性后的天然橡胶（CaP-NR）表面的润湿情况，与未改性 NR 相比，CaP-NR
在生物环境中能够增加血液润湿性，减少表面的负电荷，减小与蛋白吸附和细胞
黏附相关的接触角，从而使材料表面的生物相容性进一步提高。Lyasnikova 等[13]
利用等离子体溅射喷涂技术，在陶瓷表面形成不同元素掺杂的生物涂层，由于表
面粗糙度和表面能的改变，材料表面的亲水性随之变化。

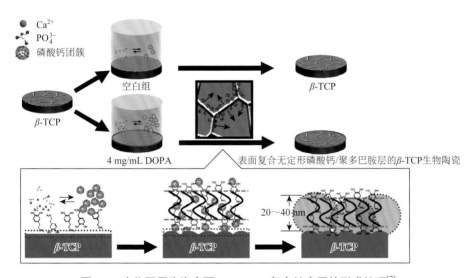

图 3.1　生物医用陶瓷表面 CaP/PDA 复合纳米层的形成机理[7]

　　除表面改性实现亲疏水调控外，通过材料之间的复合也可实现材料整体亲疏
水性的变化。Li 等[14]模拟天然骨细胞外基质（ECM）的结构和组成，采用湿法纺
丝法制备了取向 PLGA（聚乳酸-羟基乙酸共聚物）纤维，并采用交替浸渍法对其
进行了生物矿化处理，成功制备出生物矿化纤维定向排列的 PLGA 支架
（a-PLGA/CaP）。复合材料的表面粗糙度和亲水性发生变化；对脐带间充质干细胞
（UCMSCs）进行培养，发现相比未经过生物矿化处理的 PLGA 支架，a-PLGA/CaP
具有更好的细胞黏附和接触引导能力，能够增强 UCMSCs 的增殖和成骨分化。

2. 力学性能

基于临床应用需求，生物医用陶瓷应当具备一定的力学性能，以便在植入期

间进行手术处理，且在修复创伤时能够支撑细胞的增殖、迁移等。对于骨或软骨的创伤修复，生物材料必须具备足够的力学强度[15, 16]。尤其是对于牙齿和骨的填充与替换，需要材料与周围组织形成良好的结合和力学匹配，否则会造成植入体的松动和脱落[17-20]。因此，生物医用陶瓷的力学性能对于组织修复至关重要，会直接影响修复的结果。

脊椎动物的牙釉质包含高度矿化的生物陶瓷，在生物体的整个生命周期中具有抗冲击和抗磨损的特点。然而，与自身的牙齿相比，植入的生物陶瓷具有较低的抗裂纹能力。Liu 等[21]发现牙釉质能够通过自修复纳米到微米尺度上固有的结构来抵消早期的损伤，从而提高其耐久性。基于此，水化的、具有微纳结构的生物陶瓷被制备出来，这种陶瓷能有效地促进牙釉质的恢复过程，提高牙釉质的压痕断裂韧性（提高了 73%）和硬度（提高了 5%）。Ayoub 等[22]研究了纳米羟基磷灰石/钇稳定氧化锆生物陶瓷，并探讨其作为牙替代品的应用前景。随烧结温度的改变，陶瓷的硬度和断裂韧性分别介于$(3.90\pm0.20)\sim(3.95\pm0.12)$ GPa 和$(1.82\pm0.04)\sim(1.88\pm0.03)$ MPa·m$^{1/2}$之间，与牙齿的硬度和断裂韧性数值接近（牙齿硬度：$3.43\sim4.44$ GPa；断裂韧性：$1.13\sim2.02$ MPa·m$^{1/2}$）。生物陶瓷的力学性能首先取决于自身的性质。例如，氧化锆（ZrO_2）陶瓷由于其高的断裂韧性、良好的耐磨性和体内化学稳定性，已被广泛用于牙科和作为整形外科植入物的涂层，如人工膝盖、牙科植入物和牙冠。Bhattacharyya 等[23]采用超声加工（USM）技术，制备了高质量阶梯孔氧化锆生物陶瓷，其具有与骨匹配的力学强度。Bock 等[24]的研究结果表明，氮化硅（Si_3N_4）陶瓷具有高强度、高断裂韧性、抗划伤、抗磨损、生物相容性、亲水性、良好的 X 射线成像和耐细菌黏附性等特点，是骨科植入物的有利选择。此外，对于支架材料，支架的孔隙结构、晶粒大小等也会影响生物陶瓷支架的力学性能。如孔隙结构，包括孔隙率、孔径、孔隙形态和孔隙互连，是生物陶瓷支架结构的关键[16]。为了提高多孔生物陶瓷的力学性能而不降低其孔隙率，Fang 等[25]以 $CaSO_4\cdot2H_2O$ 为成孔介质和钙源，制备了原位生长 HA 晶须的多孔 HA 生物陶瓷。晶须直接从 HA 基质中生长，避免了晶须与基质结合的界面问题，从而使结构具有高的孔隙率和高抗压强度，这为轻质高强多孔材料设计提供了参考。生物材料的孔隙结构也在很大程度上影响了它们的生物相容性[26, 27]。采用 3D 打印技术制备的支架具有有序的大孔结构且相互连通，并且支架的力学性能得到改善[9, 18, 28, 29]。Zhang 等[30]通过调节层状孔隙结构和生物活性成分来构建纳米孔结构的生物活性陶瓷支架，并进一步提高支架材料的力学性能和生物活性。Kim 等[31]通过 3D 打印技术得到宏微观形貌的 $Mg_3(PO_4)_2$ 陶瓷，结构表明陶瓷支架的孔结构极大地影响材料的力学性能，从而影响材料的骨形成和重塑性能。Zhu 等[32]采用 3D 打印技术制备了 $Sr_5(PO_4)_2SiO_4$ 生物陶瓷，在满足大孔隙率（37%～72%）的前提下，支架材料的抗压强度能够达到 $8\sim30$ MPa。

  HA 生物陶瓷具有生物相容性、骨传导性和血管生成等生物学特性，被广泛应用于骨移植的生物活性替代材料[33]。但其弯曲强度低，脆性大，限制了其应用。通常将 HA 与其他材料复合以提高其力学性能，克服其脆性。可以 HA 为材料主体，在 HA 表面附着一层力学性能优异的材料，如 ZrO_2 被用作增韧承重材料，因为与纯 HA 相比，ZrO_2 具有更高的强度和抗断裂性能[34, 35]。或者以 HA 为表面修饰材料，如在医用钛及钛合金或氧化铝（Al_2O_3）表面涂覆一层 HA 陶瓷，以惰性材料作为 HA 的力学支撑等[36]。Fang 等[25]采用简单的烧结方法制备了原位生长 HA 晶须的生物陶瓷，晶须在孔隙壁上呈层状分布，抗压强度高达 21.7 MPa，孔隙率约 26%。还可以将生物活性陶瓷与高分子复合，以得到力学性能优良的复合材料[37]。Hosseini 等[38]将纳米陶瓷透辉石（diopside，$MgO\text{-}CaO\text{-}SiO_2$）与聚己内酯（PCL）复合，得到的生物支架与传统 HA 陶瓷相比，具有优异的力学强度和断裂韧性。Shi 等[39]发现单独的 45S5 生物活性玻璃（BG）机械性能较差，他们从混凝土结构获得灵感，制备了 PCL/聚乙二醇（PEG）薄膜包覆的 45S5 BG 支架。结果表明，PCL/PEG 薄膜包覆的支架的强度显著提高，同时由于生物陶瓷的加入，PCL/PEG/BG 复合材料表现出亲水性，细胞活性提高。

3. 表面电荷

  同样，生物材料表面电荷也是影响细胞行为的重要因素，表面电荷和极化性对骨细胞的贴壁、增殖和分化等具有重要影响。电信号对细胞增殖和分化以及组织再生的促进作用引起了人们对具有压电性能陶瓷的研究兴趣。各种压电陶瓷已被用于不同的组织修复应用。如在骨修复中，由机械应力引起的电荷可以增强骨形成[40]；在神经组织工程中，电脉冲可刺激神经突定向生长，以填补神经组织损伤造成的空隙[41]。

  目前，电刺激已经成为神经和骨骼肌工程中的一个活跃的研究领域。例如，内源性电场不但在已知的神经和肌肉的动作电位中起着重要的作用，而且在细胞层面控制细胞功能上，如形态学、伸长、基因表达、增殖和迁移，也起着至关重要的作用[42, 43]。生物电路在组织的发育、维持、修复或再生以及肿瘤的生长过程中起着维持细胞远距离信号传递的作用[44, 45]。因此，利用外部电刺激，可以更好地控制细胞的定向生长、成熟、黏附。人体骨的介电常数为 $8\sim10$[46]，交流电导率为 $10^{-10}\ \Omega^{-1}\cdot cm^{-1}$[47]。研究表明磷酸钙陶瓷可通过交换钙离子和磷酸根离子来增强与宿主骨组织的相互作用[48]，如电极化的 HA 能够控制模拟体液（simulated body fluid，SBF）中的类骨磷灰石晶体的过度生长[49]。表面粗糙、不均匀的磷酸钙微弧涂层在电荷极性和电势的调控下，对细胞的成熟和成骨分化产生影响[50]。此外，生物陶瓷在电场中发生极化，形成生物陶瓷驻极体。Yamashita 等[51]研究报道了 HA 的驻极体具有极佳的生物相容性，在生物和生物医学以及化学和物理方面表现出优异的效果。Nakamura 等[52]制备了极化的磷酸钙/柠檬酸/壳聚糖复合材料并对其进行表征，复合材料由于 OH^-、HPO_4^{2-} 和 H_2O 之间的质子迁移，具有极化能力，从而具有更好的细胞相容性。

此外，离子的掺杂也会影响生物陶瓷的表面电荷特性。一般情况下，生物陶瓷的表面电荷可以通过离子掺杂和外加电场来调节。与 HA 相比，硅掺杂的 HA（Si-doped HA）的电负性和亲水性提高了，能够促进细胞对蛋白质的黏附，增强成骨分化的能力，促进骨基质蛋白和胶原合成[4]。极化 HA 的表面也显示了类似的效果[53]。HA 表面亲水性与电荷极化的协同作用能够促进细胞对蛋白质的黏附，加速成骨细胞 ECM 矿化，进一步研究证实负电荷极化的 HA 增强了生物陶瓷的骨黏附能力。以上结果表明，生物陶瓷的表面电荷可通过影响生物陶瓷表面对蛋白质的黏附来影响细胞和组织再生。

3.1.2 陶瓷表面的基本化学特性

生物医用材料指导和协助生命体的正常运行，因此材料在体内的长期滞留就成为阻碍机体自行修复的一大障碍。为了让人体自身的细胞或组织最终取代植入生物材料，生物材料必须具有良好的可降解性，并且材料降解的副产品也应该是无毒的，能够在不干扰其他器官的情况下代谢和排出体外。生物陶瓷理想的降解速率应与骨的生长速率相匹配，以保持骨再生过程中缺损部位机械性能的稳定性。

研究发现磷酸钙在生物体内的降解主要经历溶液驱动和细胞介导两个过程[54]，而硅酸盐的降解主要归因于溶液介导溶解[55]。通常来说，降解产生的活性离子可作为化学信号来刺激细胞行为。陶瓷在体外的降解实验主要在模拟体液（SBF）、磷酸盐缓冲溶液（PBS）、Tris-HCl 或细胞培养基中进行，陶瓷发生腐蚀、碎裂和溶解，从而释放生物活性离子进入溶液[56,57]。不同的浸泡环境导致材料的降解速率不同。例如，透钙磷石在血清中浸泡 28 天后的降解速率比在 PBS 中高 7 倍[57]。Ma 等[58]采用溶胶-凝胶法制备了钙镁橄榄石（$CaMgSiO_4$），在 Tris-HCl 体系中浸泡 4 周，质量损失仅为 20%，具有很好的体外矿化能力。生物陶瓷的降解性和离子释放主要由材料的物理和化学性质决定，如化学组成、结晶度、比表面积、颗粒大小和孔结构[59]。具有不同化学组成的磷酸钙陶瓷的降解性排序如下：α-TCP＞β-TCP＞HA。向磷酸钙中掺杂硅离子或碳酸根离子可以增加材料的降解性[60,61]。除化学组成外，结晶度也影响生物陶瓷的降解速率，低结晶度的材料溶解性更好。如无定形磷酸钙（ACP）比 HA 更易溶解。材料的溶解性也由其表面性质决定，比表面积越大的生物陶瓷的溶解性越好[62]。当化学组成和结晶度保持一致时，生物陶瓷的比表面积由颗粒大小和孔结构决定[63-65]。通常，陶瓷颗粒越小，降解性越好[55]。孔结构可对降解性产生影响，纳米与微米级的孔隙能够促进材料与介质的接触，而大孔隙则有利于细胞黏附和渗透，加速材料的降解[66]。同时，连通的孔结构和高孔隙率能够促进新生组织，如新生血管或新生骨的生长[67]。

此外，除材料自身性质外，植入缺损部位的位置和大小也会对降解性产生影响[68]。相同大小的 β-TCP 植入兔子的骨质、皮质、髓质等不同部位，降解速率也不相同，皮质处的降解最为缓慢。以上结果表明，对于生物医用陶瓷的降解性和离子释放特性的研究十分重要，可通过对制备工艺的设计和改良，制备可降解的生物活性陶瓷。通过合成不同组成和不同物理结构的生物活性陶瓷可获得合适降解性和离子释放速率的材料，在保证释放生物活性离子的前提下，材料的降解性和离子释放特性存在差异[69]。例如，制备不同比例的 β-TCP/β-CS 复合陶瓷，结果发现，随硫酸钙（CS）的引入，材料均有生物活性，但降解性和离子释放规律并不相同[70]。Xing 等[71]制备了无容器烧结的 Si、Sr 复合生物陶瓷，从而控制材料的结晶度和降解性。Song 等[72]采用煅烧-烧结工艺将钾、钠和锶元素掺入多聚磷酸钙（CPP）基体，制备了钾或钠/锶共取代的多聚磷酸钙（K/Sr-CPP 或 Na/Sr-CPP）生物陶瓷。体外降解实验表明，随掺杂元素的引入，材料的降解性提高，抗压强度提高，在骨修复支架中具有应用前景。此外，也可通过将生物活性陶瓷与高分子复合实现对材料降解性的调控[73]。Li 等[74]采用原位熔融聚合法制备了不同硫酸钙含量的硫酸钙/聚氨基酸（CS/PAA）复合材料，并对其降解性、生物活性和生物相容性进行了评价。结果表明，CS/PAA 在模拟体液中浸泡 16 周后，失重率为 41.5%～56.2%。并且该复合材料具有良好的生物相容性，能够在不引起炎症的情况下引导新生骨形成。

值得注意的是，材料在体内和体外的释放情况并不相同，但存在相关性，在体外释放较快的材料在体内也释放较快。然而，仍需要更多的研究来建立生物陶瓷在体内和体外降解速率的综合关系，这对研究具有合适降解速率的生物陶瓷在体内特定时间内的应用具有指导意义。Kim 等[31]制备了具有 25 μm（MgP25）微孔、53 μm（MgP53）微孔和无微孔（MgP0）的 MgP 支架中，发现 MgP25 和 MgP53 的微孔尺寸较大，其孔隙率明显高于 MgP0，加速了材料的生物降解。将 MgP0、MgP25 和 MgP53 支架植入兔颅骨缺损部位，分别在第 4 周和第 8 周进行骨再生分析，结果显示，与 MgP0 支架相比，MgP25 和 MgP53 支架在第 4 周时完全降解，同时形成新生骨和骨髓结构，表现出更好的板层结构和钙化行为。

3.1.3　陶瓷表面图案化

此外，材料表面的微图案结构也会对细胞的黏附和增殖产生影响，并且能刺激组织的再生[75, 76]。人工骨种植体的生物活性受其表面形貌的影响[77]，特别是微结构的存在，可能会引导细胞定向生长。实际上，细胞行为受到细胞微环境的影响，特别是受到表面形貌的影响[78]。大量文献报道了有关细胞与纳米及微米尺度微图案结构的相互作用[79]。形貌的变化引起多种细胞反应，包括细胞黏附、细胞定向、细胞运动、表面抗原显示、细胞骨架缩合、酪氨酸激酶的激活以及胞内信号通路的调节等，从而能够协调转录活性和基因表达[79, 80]。影响细胞行为的结构多种多样，有序拓扑结构如脊、沟槽、台阶、凹坑、柱子和通道等[81]，也有对称结构如正交或六角形填料[82]。然而，不同的细胞对纳米形貌的敏感性不同。在组织再生过程中，工程支架的宿主细胞来源于植入细胞或自然组织。众所周知，生物材料表面的结构微环境在调节干细胞命运中起着至关重要的作用，通过设计生物材料的表面形貌来创造人工微环境是调节干细胞分化和组织再生的途径之一[83]。一些研究表明，即使在没有生长因子的情况下，微结构也可通过加速间充质干细胞的成骨分化来增强骨整合和骨再生[84, 85]。仿生天然细胞外基质纳米级纤维结构能够用于指导调节细胞行为[86]。此外，一些研究表明微图案还可以调节细胞骨架的核仁形态和重组，促进骨再生早期骨骼并置，并加强植入物在体内的固定[87]。

植入物在植入人体后，早期修复在很大程度上受植入物表面特性的影响，它们将决定随后的生物反应。Lasgorceix 等[88]采用激光刻蚀技术制备了具有微米图案的 β-TCP 生物陶瓷，研究结果表明线性微图案化表面大大改善了表面润湿性，陶瓷图案化表面能够引导细胞沿线性沟槽方向生长。Marin 等[89]使用高能激光源对氮化硅（β-Si$_3$N$_4$）和氧化锆增韧的氧化铝（ZTA）表面进行图案化，形成一系列规则的圆柱形空腔。激光图案化与填充物相结合，促进了 ZTA 表面的细胞定植，从而使该材料具有生物活性。Lasgorceix 等[90]采用激光加工技术在致密的磷酸钙表面产生规则可控的微图案结构，并且发现表面微观图案对细胞行为产生影响。Tlotleng 等[91]利用激光辅助冷喷技术在 Ti6Al4V 基板上合成了含 20 wt%和 80 wt% HA 的生物复合涂层，扫描电镜图像显示含有 20 wt% HA 的材料孔隙最少，表面无裂纹。

除上述方法外，通过对材料表面的物理或化学修饰也可实现微图案结构。Zhao 等[92]使用有序微图案尼龙筛网作为模板，通过简单的压片和烧结制备了具有不同方形凸起微图案的羟基磷灰石，其具有良好的抗氧化性能力和较好的润湿性，能够显著促进大鼠骨髓间充质干细胞的黏附、增殖和成骨分化。在此基础上，他们采用水热处理和模板法制备了具有微纳杂化结构的羟基磷灰石生物陶瓷，结果表明微纳结构能够诱导成骨分化，并证明这种机制是首先激活整合素，然后进一步激活 BMP-2 信号通路，而激活的 BMP-2 可以反过来激活整合素[93]。

3.1.4 理化特性和形貌结构表征

为满足不同的生物医用需求，需制备具有不同功能的生物医用陶瓷，生物医用陶瓷的各种理化性能的表征手段也不尽相同，主要的表征包括以下几个方面。

1）成分分析

主要是用 X 射线衍射测定陶瓷的物相组成。

2）形貌结构

通过扫描电子显微镜和透射电子显微镜（TEM）观察陶瓷的形貌、微观结构和粒径分布。

3）孔结构

多孔陶瓷的性能与其孔结构参数如孔径和孔径分布、孔密度、孔形状、孔长度、孔曲率等有着直接的关系。除在显微镜下可观察到孔结构外，也可通过压汞法、气体吸附法、小角度散射法等表征。压汞法是通过测量施加不同压力时进入多孔材料中的汞量来进行孔的表征的方法，该法不宜测量微细孔洞，测试时也无法区分贯通性孔与非贯通性孔。气体吸附法依据气体在固体表面的吸附以及不同气体压力下，气体在毛细管中凝聚的原理，测试材料的比表面积和孔尺寸分布，该法最佳孔径测试范围是 0.1～10 nm。小角度散射法是基于孔对 X 射线、中子束等的散射原理来对孔进行表征的方法，可测试孔径范围是 1～100 nm。

4）表面电荷

介电常数是衡量电介质储存电荷能力的参数。通过介电常数测试仪来检测介质损耗和介电常数，也可通过动电电位法测定。

5）力学性能

陶瓷的力学性能包括抗压强度、弯曲强度、弹性模量、断裂韧性等，可通过力学万能测试机进行测试。

6）亲疏水性

生物医用陶瓷的浸润性，即亲疏水性可由接触角的大小来体现，而接触角受到材料表面张力和粗糙度的影响。采用静滴接触角/界面张力测试仪测定液滴在陶瓷表面的接触角以及陶瓷的表面张力；采用原子力显微镜可获得陶瓷表面粗糙度。

7）降解性

降解性一般通过材料在模拟体液中浸泡时的质量损失来体现。此外，对钙硅基生物医用陶瓷的降解研究显示，其降解主要是通过离子释放和溶解进行的。在体液环境中，生物医用陶瓷表面会迅速形成一层富硅膜，对生物医用陶瓷表面尖锐处进行包裹，然后吸附胶原，形成层层屏障，阻止材料中的细小颗粒的脱离，而离子则不受束缚。因此，可通过测量生物医用陶瓷的离子释放速率来间接反映其降解速率。

3.2　与蛋白质的相互作用

生物材料的表面与组织中蛋白质的相互作用对于材料的生物学性能具有重要

的影响,当材料存在于组织环境中时,组织液中的蛋白质会在其表面进行吸附和堆积,这些材料表面所吸附的蛋白质会影响凝血、细胞和细菌黏附等生物学行为,同时也会对材料的表面性能和降解性等造成影响。因此,研究生物医用陶瓷表面与蛋白质的相互作用对于调节生物医用陶瓷的生物活性和功能具有重大意义。

3.2.1 蛋白质在生物医用陶瓷表面的吸附与脱附过程

当生物医用陶瓷支架植入生理环境后,组织液中的蛋白质会立即在其表面进行吸附。吸附过程主要包括三个步骤:首先,蛋白质扩散到材料表面,然后,蛋白质与材料表面的活性位点结合发生吸附,最后,吸附在表面的蛋白质进行结构重整。蛋白质的吸附过程与多种相互作用相关,蛋白质分子可以通过离子键、疏水反应和氢键等在表面进行吸附[94],其中离子键的形成是由于蛋白质表面所带电荷与材料表面所带的相反电荷发生静电吸引作用[95];而疏水反应主要是疏水基团与材料表面的接近作用,蛋白质表面的亲水基团会和其他亲水基团或水之间发生静电吸引,因此疏水基团被排开从而接近材料的表面[96];同时,氢键的形成也对蛋白质的吸附有贡献,不过在蛋白质和材料表面的相互作用中起非主要作用。

蛋白质在材料表面的吸附会导致蛋白质的堆积,从而使得材料表面的蛋白质浓度极高,这种蛋白质的聚集,尤其是特定蛋白质在材料表面的聚集,可能导致蛋白质的性质、功能发生改变,在组织与材料界面的相互作用中起着至关重要的作用。在蛋白质的吸附过程中,形成的蛋白质吸附层并不是均匀的,由于蛋白质分子的多样性及材料表面的非均匀性,即使是在同种蛋白质的溶液中,蛋白质也会以不同取向和不同结构存在于材料表面,这种不均匀性可能导致材料表面与蛋白质之间的附加相互作用,从而对细胞、细菌黏附和免疫排异反应等生物学行为产生影响[97]。

蛋白质的脱附是吸附的逆过程,已经结合的蛋白质分子可脱离材料表面回到组织液中。当发生脱附时,蛋白质与材料表面的所有接触必须同时断开,因此,蛋白质的吸附过程在很大程度上是不可逆的,对于较大的蛋白质,其与材料的键合十分紧密,要同时断开所有的连接界面十分困难。然而,吸附的蛋白质会不断地被同种或非同种蛋白质所替代,即蛋白质的竞争性吸附过程。目前的理论认为,在生理环境中材料表面的蛋白质吸附是一个竞争性的过程[98, 99],由于材料表面只能提供有限的位点与蛋白质结合,因此到达表面的蛋白质分子会竞争这些结合位点[100]。当材料表面暴露于组织液中时,某些蛋白质分子会优先吸附于表面,随后,它们会被组织液中体积较大的和不易溶解的疏水性蛋白质取代而发生脱附,当生物材料在组织液中长时间存在后,蛋白质的吸附和脱附会逐渐到达一个平衡状态,这种现象被称为 Vroman 效应[101]。例如,在多种蛋白质的混合溶液中进行的体外研究表明:白蛋白、球蛋白和纤维蛋白原在材料表面的吸附存在着竞争的关系,三种蛋白质在一定浓度范围内都能表现出等温吸附，而到达吸附平衡的时间并不取决于溶液中的蛋白质浓度，而是取决于蛋白质种类和材料表面的性质，三者之间存在动态替换过程，最终趋于平衡[102]。

3.2.2　影响蛋白质与表面作用的理化因素

当生物材料进入生理环境后，首先发生的便是体液和蛋白质的吸附，然后才是体液中细胞与材料的接触，通常而言，细胞并不是直接与材料发生相互作用，而是通过材料表面所吸附的蛋白质的介导附着到材料表面，从而进行黏附、铺展、增殖和分化[103, 104]。因此，蛋白质在生物陶瓷表面的吸附对于生物陶瓷的性能以及体内组织的修复效果具有极大影响，因此，研究蛋白质与生物陶瓷表面相互作用的影响因素对于调控材料的生物学性能具有十分重要的意义。材料表面的理化性能对于蛋白质的吸附数量、强度、构象等都具有重要的作用，是材料细胞相容性的决定性因素之一。

1. 生物陶瓷的表面成分

生物材料表面的化学成分对于蛋白质的黏附具有决定性的影响，其决定了材料表面与蛋白质分子相互作用的官能团，还决定了与蛋白质相互作用的分子间力的类型。生物陶瓷的表面会具有许多金属和非金属离子，由于蛋白质在材料表面的吸附主要来源于静电力的作用，生物陶瓷表面带电的离子或基团可以与蛋白质分子上带电的官能团进行键合，这些可以与蛋白质键合的离子和基团被称为蛋白质的吸附位点。在不同陶瓷的表面具有不同的带电离子，分布着不同的结合位点，因此不同陶瓷表面对于不同种类的蛋白质的吸附情况具有极大的差异。

蛋白质可以分为等电点（pI）小于 7 的酸性蛋白质和等电点大于 7 的碱性蛋白质，当在 pH≈7.4 的生理环境下，酸性和碱性蛋白质分别带有负电荷和正电荷，蛋白质的吸附过程会受到不同溶液中材料表面电荷以及蛋白质静电荷的影响。目前的研究表明，陶瓷表面倾向于吸附带有异种电荷的蛋白质分子，同时，其吸附能力与陶瓷表面的 ζ 电位成正比。例如，都具有表面负电荷的羟基磷灰石（HA）、双相磷酸钙（BCP）、β-磷酸三钙（β-TCP）对碱性蛋白溶菌酶（LYS）的吸附均强于对酸性蛋白质牛血清白蛋白（BSA）的吸附，这是由于它们之间的静电作用力更强。同时，具有更高 ζ 电位即拥有更多表面静电荷的 HA 则能够吸附更多的溶菌酶[105]。

除了不同成分 ζ 电位不同会影响蛋白质的吸附外，陶瓷表面的一些金属或非金属离子也会产生一定的影响。如有研究表明，陶瓷表面的硅离子（SiO_4^{4-}）会产生屏蔽效应，这是由 SiO_4^{4-} 过量负电荷产生的电荷排斥以及空间位阻所导致的[106]。

另外，在生物陶瓷中，锌离子或碳酸根离子的掺入会选择性地导致某些蛋白质的吸附量增加或降低[107-112]，这是由晶体的结构形态和成分变化引起的，这些由于陶瓷缺陷或发生取代而产生的蛋白质吸附能力差异归因于陶瓷表面吸附位点分布的差异以及表面电荷密度/电荷分布的差异[113]。

2. 生物陶瓷表面的亲疏水性

材料表面的亲疏水性会对细胞的黏附、铺展、增殖分化等行为产生影响，这从很大程度上取决于不同粗糙度的表面吸附蛋白质的能力。除了静电作用之外，疏水相互作用也是蛋白质吸附于材料表面的主要形式之一[96]，通常来说，蛋白质分子更倾向于吸附在疏水性表面[114]。这种现象从热力学方面来解释，具有两亲性结构的蛋白质上疏水性残基与疏水表面发生相互作用，从而使蛋白质分子链中的亲水性基团与水分子发生相互作用，这种行为破坏了水分子原本在材料表面的排列，增大了体系的熵值，在热力学上更为有利[115]。从动力学方面来解释，蛋白质表面的亲水基团会和其他亲水基团或水之间发生静电吸引，因此疏水基团被排开从而接近材料的表面发生吸附。Tanaka 等[116]和 Jeyachandran 等[117]对牛血清白蛋白（BSA）吸附的研究表明，BSA 吸附于材料表面并不主要依靠静电力的作用，而是疏水反应占主导地位，他们的研究结果表明 BSA 更倾向于吸附在疏水性的表面上。van Oss 等[118]的研究表明，和 SnO_2、ZrO_2 相比，更具亲水性的 SiO_2 对人血清白蛋白的吸附量最低。

强疏水表面虽然容易吸附大量的蛋白质，但是也有可能会破坏蛋白质的结构和重构能力，从而影响其功能[119]，Anand 等[120]研究了蛋白质在不同亲疏水表面的吸附情况，发现疏水性表面有利于降低蛋白质去折叠化的势垒，促进蛋白质的吸附，但是蛋白质的去折叠化可能导致蛋白质构象发生变化，从而使其功能降低或丧失。因此最理想、最适合蛋白质吸附的表面应当具有适当的亲疏水性。

3. 溶液环境的性质

对于蛋白质在材料表面的吸附，所处溶液的环境也是一个重要影响因素。溶液中的离子会在材料表面电荷的影响下进行重新分布，因此导致原本溶液的性质发生变化，相对地，溶液中离子也会影响材料表面电荷的分布，这些变化都有可能促进或抑制一些蛋白质在表面的吸附行为。

溶液 pH 是重要的因素之一，有研究表明溶液 pH 降低会导致酸性蛋白质的吸附数量和强度增加[121]。Demanèche 等[122]和 Bergers 等[123]的研究证明了蛋白质在材料表面的吸附是具有 pH 响应性的。同时，Sharp 等[124]比较了不同血清蛋白在磷酸盐陶瓷表面吸附的情况，发现铁传递蛋白的吸附与 pH 呈负相关。

此外，陶瓷在溶液中的溶解度也对蛋白质吸附具有一定影响，溶解度较高的陶瓷材料会在溶液中释放出更高浓度的 Ca^{2+}、PO_4^{3-} 等离子，而溶液中的高离子浓度会导致蛋白质在溶液中暴露更多极性离子残基，从而促进吸附作用。如溶解度较高的 BCP 陶瓷的蛋白质吸附能力会高于溶解度较低的 HA[125]。对于生物陶瓷而言，在生理溶液中的溶解度通常和陶瓷烧结温度有较大关系，较高的烧结温度往往导致陶瓷的结晶性较好，溶解度较低[126]。

　　总体而言，蛋白质更倾向于在带有异性结合位点、疏水性强、溶解度高的陶瓷表面进行吸附，当然，蛋白质的吸附与蛋白质本身的一些性质特征也是密切相关的。图 3.2 总结了蛋白质在材料表面吸附的影响因素。因此针对不同种类的蛋白质，设计材料时应使其具有合适的电荷分布、亲疏水性、溶解度，才能达到理想的蛋白质吸附状态。

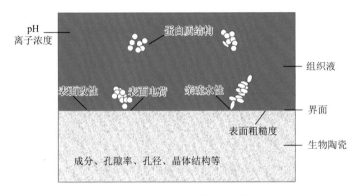

图 3.2　影响蛋白质吸附的因素

3.2.3　影响蛋白质与表面作用的形态结构因素

　　蛋白质与生物材料之间相互作用且相互影响，生物材料的表面形态结构决定了吸附蛋白质的种类、数量以及构象的改变，同时吸附的蛋白质也会反过来影响生物材料的表面结构和性质[127]。对两者相互作用的探索能够为我们了解生物材料如生物陶瓷的生物学性质奠定基础。

1. 材料表面的微结构

　　材料的表面形貌是蛋白质吸附的决定性因素之一，包括粗糙度、孔隙率、孔径和粒径等方面。根据单层吸附理论，在同等外界条件下，蛋白质的吸附量与材料表面积成正比，这是因为更大的表面积可以为蛋白质吸附提供更多的相互作用位点。已经有大量实验结果表明，表面积越大，蛋白质吸附量也就越高。因此，人们常常通过调节材料的粗糙度、孔隙率、孔径和粒径使其具有更大的表面积，从而促进蛋白质的吸附。以磷酸钙生物陶瓷为例，根据已有的研究成果，多孔态的磷酸钙陶瓷可以诱导骨组织形成，而致密的磷酸钙陶瓷不能。Zhang 等[128]认为磷酸钙陶瓷特殊的 3D 孔隙结构、生理环境下表面类骨磷灰石的形成以及富集特定信号因子如 BMP-2 的能力应该是其具有骨诱导性的主要原因。

虽然通常情况下，表面积与材料的粗糙度成正比，但是在纳米尺度上，粗糙度越大表面积就越大的规律可能是不成立的。Dos Santos 等[129]发现白蛋白和纤连蛋白在具有较低的纳米粗糙度[(32±6)nm]的 HA 表面上的吸附量要高于它们在 β-TCP 上的吸附量。可能的原因是纳米尺度的粗糙度变化相比于蛋白质分子的大小来说对吸附过程的影响并不明显。

孔隙率、孔径及其分布和粒径也能够通过调节表面积影响蛋白质吸附。孔隙的存在极大地增加了材料的表面积，并改善了蛋白质的吸附。Zhu 等[130]的工作表明在多孔 BCP 材料[HA/TCP = 7∶3（质量比）]上的总蛋白质吸附量远远超过在致密 BCP 上的蛋白质吸附量。因为在多孔 BCP 上存在着大量直径在 100～500 μm 的孔隙，在大孔孔壁上还分布着许多微孔。他们还指出，磷酸钙陶瓷颗粒的孔隙率和微孔尺寸对蛋白质吸附有显著影响，更高的孔隙率或更多的直径大于 20 nm 的微孔的存在能够使材料吸附更多的纤连蛋白和胰岛素[125]。这些孔的存在使得材料的表面积大幅增加，也就进一步增加了蛋白质吸附和细胞附着。其他研究也证明了这一点[131]。在多孔生物陶瓷上的蛋白质吸附过程是多层吸附，而在致密生物陶瓷上的蛋白质吸附过程是单层吸附，这是由于在多孔结构中存在蛋白质的滞留效应。此外，多孔结构对蛋白质吸附的作用已经被认为是生物陶瓷的骨诱导潜力的主要来源之一[131, 132]。

孔径是影响蛋白质吸附的另一个重要因素。如果孔径比蛋白质尺寸小，则蛋白质就不能被吸附在孔中，材料对蛋白质吸附的有效面积就会降低。相反，孔径大于蛋白质尺寸时，蛋白质就能够更容易地吸附在孔中。Suh 等[133]研究了硅颗粒表面微孔尺寸对 BSA 吸附的影响，他们发现 BSA 吸附量随着颗粒表面微孔尺寸的增加而大大增加，并且这种效应超过了颗粒比表面积对 BSA 吸附量的影响。现已知体细胞的平均尺寸约为 50 μm，因此具有孔径在 0～100 μm 的微孔的多孔生物陶瓷常常更有利于细胞黏附，具有孔径在 100～500 μm 内大孔的生物陶瓷会更有利于组织向内生长[131, 132]。

粒径作为能够影响蛋白质吸附的另一因素是由于它与 SSA 相关。SSA 即粉体的比表面积，是指单位质量（体积）的样品中所有颗粒的表面积之和。较小尺寸的颗粒具有更高的 SSA，这能够增强蛋白质吸附[105, 108]。Rouahi 等[126]的工作表明，与颗粒粒径为 1 μm 的 HA 粉末相比，颗粒粒径为 100 nm 的 HA 粉末对蛋白质的吸附量更高。这是由于与微米级 HA 相比，纳米级 HA 粉末的 SSA 更高。因此，粉体对蛋白质的吸附量与它们的 SSA 呈正相关。结合孔隙率的影响，可以说生物陶瓷的 SSA 越高，蛋白质吸附量越高；生物陶瓷的微孔孔隙率越低，蛋白质吸附量越低，初始细胞附着量也越低。

应该注意的是，增加 SSA 并不意味着颗粒的尺寸要尽可能减小。这是因为当颗粒尺寸在纳米级时，许多因素都可能会发生改变（如表面缺陷可能会与颗粒尺寸成反比，当颗粒粒径在一定范围内减小时，表面缺陷反而增加）[134]。因此纳米材料的某些特定效应可能会影响蛋白质的吸附。但截至目前关于纳米效应对生物陶瓷表面上蛋白质吸附的影响的研究还很少，需要进一步探索。

2. 材料表面的晶体结构

材料表面的晶体结构能够在超微尺度上影响蛋白质的吸附。一系列的生物大分子如合成高分子等可以通过螯合、静电作用等方式来调控材料的晶体成核、生长以及生长取向。除了生物大分子以外，也有研究表明可以利用小分子，如柠檬酸盐、EDTA 等选择性地吸附于晶体的特定晶面，以调控材料表面的超微结构，进而影响蛋白质的吸附。

以 HA 为例，天然骨晶体是超薄片状，并且最大暴露晶面是（100）面。文献显示 HA 超薄的晶体结构能够确保骨具有强而不脆、硬而柔韧的机械特性[135]。已有文献报道 HA 能够吸附许多蛋白质[136, 137]，并且蛋白质在 HA 晶面上的吸附具有各向异性。例如，对牙齿生长起重要作用的牙釉蛋白能够选择性地吸附在 HA 的（100）面而不是（001）面；骨粘连蛋白、骨钙素、磷蛋白等也会选择性地吸附在 HA 晶体的（100）面。Liu 等[138]合成了类骨的具有独特暴露晶面的超薄 HA 纳米片，并且通过实验验证了 FN（纤维粘连蛋白）在（100）晶面上的吸附高于（001）晶面，在一定程度上解释了天然骨组织选择具有（100）暴露晶面的片状 HA 作为骨组织的基本单元的原因。付亚康[139]使用水热法，采用不同浓度的小分子环己烷六羧酸作为调控剂，控制 HA 晶体成核、生长速率及晶体生长取向，制备出了带状、中空结构等不同结构的 HA 微粒。并且通过研究发现，带状结构有利于酸性蛋白质[牛血清白蛋白（BSA）]的吸附，中空结构对碱性蛋白质[溶菌酶（LYS）]具有较强的吸附作用。

3. 材料的表面改性

随着研究的深入，人们开始不单单通过调节基体材料的微结构来促进蛋白质吸附，而增加了采用表面改性方法对生物医用陶瓷表面的形态结构进行改变，更加显著地提高了材料对蛋白质的吸附量。

常用的表面改性方法种类繁多，机械方法、物理方法以及化学方法都可以用来改变生物医用陶瓷的表面结构，如刻蚀、涂覆、接枝、自组装等。通过表面改性，可以选择性提高生物材料对某种或某些蛋白质的吸附效果。EI-Ghannam 等[140]通过表面改性制备了表面沉积磷酸钙层的多孔生物活性玻璃，并比较了改性生物玻璃和 HA 对血清蛋白的吸附结果，结果发现虽然多孔 HA 吸附的血清蛋白总量最大，但是表面沉积磷酸钙层的多孔生物活性玻璃却能够比多孔 HA 吸附更多的纤连蛋白。Kandori 等[141]通过焦磷酸改性 HA，增加了吸附蛋白质的吸附位点，可以使牛血清白蛋白的吸附量提高 3 倍，溶菌酶的吸附量提高 9 倍。

通过表面改性处理，生物医用陶瓷的表层结构会更加多样化和复杂化。根据需要在表面上"嫁接"所需的结构，修饰生物医用陶瓷的表面结构形态，就能够改变它们的吸附能力[142]。在材料表面构建极为接近天然状态的结构，始终是研究者的努力方向，而目前与这一目标的距离正在逐渐缩短。

4. 蛋白质的形态结构

考虑到生物医用陶瓷的应用领域，研究中常采用的目标蛋白中酸性蛋白一般包括血清白蛋白、纤连蛋白、纤维蛋白原和骨相关磷蛋白，碱性蛋白主要包括溶菌酶和 TGF-β1。由于蛋白质吸附过程是材料表面与蛋白质相互作用的结果，蛋白质的形态结构也会对吸附产生影响。

蛋白质的结构特性与蛋白质的一级结构有关，也就是氨基酸序列能够影响蛋白质与表面的相互作用。蛋白质分子较大时，意味着它有更多的位点来与材料表面进行作用和结合，因此较大的蛋白质分子吸附在表面上的概率更大。但是，对于多组分体系，溶质分子到表面的传质速率与浓度有关，并且与其分子量成反比[143, 144]。因此，对于诸如血清的多蛋白质体系，浓度较高的、具有更大扩散速率以及更小的蛋白质会先吸附到表面上，之后则被更大的、与材料表面相互作用更强烈的蛋白质所取代，如图 3.3 所示，这就是 Vroman 效应[145, 146]。蛋白质吸附与蛋白质种类直接相关，不同种类的蛋白质在材料上的吸附情况存在着差异。

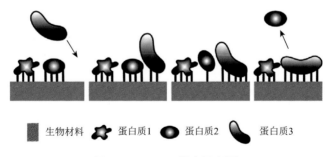

生物材料　★ 蛋白质1　● 蛋白质2　● 蛋白质3

图 3.3　Vroman 效应示意图

蛋白质结构的展开/扩散性质及其稳定性也会影响吸附。一般来说，蛋白质发生线性伸展时会暴露出更多的作用位点，从而增强与表面的相互作用。稳定性较差或者分子内交联较少的蛋白质可能会更多或更快地发生线性伸展。尽管亲水性和带电荷的氨基酸通常位于蛋白质分子的外部以及内部疏水残基上，但疏水性氨基酸也可能被暴露出来与表面发生相互作用[147]。

许多研究已经表明，当蛋白质被吸附到材料表面上时，蛋白质的构象将发生改变。吸附蛋白质的构象变化对生物材料的性能会产生较大的影响，因为细胞的相互作用在一定程度上取决于构象变化后蛋白质的性质[148]。Zeng 等[149]的研究表明，相比于 BSA 在钛（Ti）和锗（Ge）表面上的吸附量，BSA 在 CaP 生物陶瓷表面上的吸附量更多。他们通过测试发现，BSA 会由于吸附在材料表面上而失去它本身的 α 螺旋结构，并且这种结构变化在 CaP 生物陶瓷表面上发生得最多。Elangovan 等[111]研究了吸附在 HA 和 CHA（含碳酸根羟基磷灰石）上时酸性 PRP1 蛋白的构象变化。在溶液中时除了具有无规卷曲结构以外，大部分 PRP1 蛋白还具有水合聚脯氨酸 II 型（PP II）螺旋结构。然而吸附到 HA 和 CHA 后，PRP1 失去了相当大部分的水合 PP II 螺旋结构和无规卷曲结构。研究结果还表明，吸附在 HA 上的 PRP1 的构象变化大于其吸附在 CHA 上的构象变化，同时，在 HA 上的蛋白质吸附量要高于在 CHA 上的蛋白质吸附量。需要强调的是，并非所有的变化都有利于细胞附着，如变性的纤连蛋白将不再支持细胞的黏附和生长，这会大大影响生物陶瓷的生物活性[149]。

蛋白质吸附是非常复杂的问题，需要对有关吸附性质的机制进行更多的研究。除了材料本身的结构影响以外，蛋白质的形态结构也会影响吸附过程。相关因素如吸附蛋白质种类、蛋白质构象和蛋白质-蛋白质相互作用等都会影响生物材料的生物活性表达[150]。因此，深入地研究蛋白质形态结构与其在生物陶瓷表面的吸附之间的关联是非常必要的。

本节在阐述蛋白质在表面的吸附/脱附过程的基础上，从物理化学和形态结构两个方面介绍了能够影响蛋白质在表面吸附的诸多因素。但是，蛋白质在材料表面的吸附是一个复杂的过程，是各种因素综合作用的结果，目前还缺乏系统的关于蛋白质在生物陶瓷表面吸附机制的研究，尤其是关于不同种类的生物陶瓷的蛋白质吸附以及多组分蛋白质的吸附情况，需要研究者们更进一步的探索。

3.3　细胞对生物医用陶瓷的响应

3.3.1　表面对细胞增殖的影响

细胞在生物医用陶瓷表面上的黏附、迁移、增殖和分化的能力是决定材料植入组织缺损部位后能否促进组织再生的关键因素[151]。如果生物陶瓷材料被赋予能够调控细胞行为的生物活性，就有望进一步指导组织的再生[152]。已有研究表明，生物陶瓷的表面能够调控多种细胞行为，进而加快组织再生进程，其主要通过细胞与生物陶瓷材料表面之间的直接相互作用实现[153, 154]。陶瓷表面的化学修饰、软硬程度、粗糙度及表面图案化均会影响细胞的增殖。

细胞增殖在组织、器官的发育中起着重要的作用，细胞增殖失控可能导致疾病或组织退化，如癌症或神经退化。对生物陶瓷材料表面进行成分修饰可以通过激活细胞受体来促进细胞增殖。Wu 等发现生物陶瓷材料表面修饰聚多巴胺和氧化石墨烯等均可以促进细胞增殖[8, 155]。Cai 等发现 ECM 蛋白修饰能促进细胞增殖，使用间充质干细胞、真皮成纤维细胞和成骨细胞分泌的 ECM 进行材料表面修饰比人骨肉瘤细胞系分泌的 ECM 进行材料表面修饰可更高效地促进细胞增殖[156]。Garcia 等阐明了与纤连蛋白有亲和力的成分可以通过调节纤连蛋白的构象来调控细胞在增殖和分化之间的切换[157]。整合素 α5β1 通过激活 EGF 受体来促进纤连蛋白诱导的上皮细胞增殖[158]。Soria 等发现除了天然成分修饰以外，有机聚合物也具有调节细胞增殖的功能。有报道指出，具有适当疏水性的聚合物（如聚丙烯酸乙酯和聚丙烯酸羟乙酯）能促进细胞在体外的黏附和增殖[159]。Santos 等发现在材料表面修饰—COOH 和—HSO_3 基团能促进 HeLa 细胞增殖，修饰—NH_2 基团则有利于细胞迁移而不利于细胞增殖[160]。此外，在材料表面涂覆无机化合物也有利于细胞增殖。最近研究表明，在生物材料中引入 Ce^{3+}（可以激活酶活性）代替 Ce^{4+}，可以促进细胞的快速增殖[161]。

生物陶瓷表面的机械性能也就是陶瓷表面的软硬程度会通过激活有丝分裂信号通路调节细胞增殖。Chen 等发现 ECM 的硬度对细胞增殖有重要影响，与细胞增殖密切相关[162]。与整合素相结合，ECM 的机械性能主要通过机械转导进入细胞，进而激活细胞增殖的有丝分裂信号通路[163]。多种类型的细胞在硬度非常软的材料表面上的增殖能力减弱[164, 165]。例如，干细胞在较软材料（弹性模量为 10 Pa）上的增殖受到抑制，而在弹性模量不小于 100 Pa 的材料上正常增殖[165]。Ingber 等研究表明基底硬度与疾病的发展有直接关系。例如，癌症发展依赖于内在基因异常和外部微环境，这是因为细胞活性是由可收缩的细胞骨架和 ECM 的弹性阻力（刚度）之间的动态平衡所决定的[166]。肿瘤细胞在较软的基底材料表面（弹性模量为 1 kPa）表现出有限的增殖能力，而硬度较大的基底材料表面（弹性模量为 12 kPa）能显著促进细胞增殖，这可能是由于合适的基底硬度能够促进肌动蛋白应力纤维的形成[167-169]。

生物陶瓷材料表面的粗糙度对细胞增殖具有显著的影响。Smith 等发现，相比平滑的表面，较为粗糙的表面能够提高 MC3T3 类成骨细胞的增殖率[170]。Gentile 等探究了粗糙度（R_a）在 2～100 nm 范围内对细胞增殖的影响，结果表明，具有近似布朗分形维数的中等粗糙度（$R_a \approx 10\sim45$ nm）的表面可最大限度地提高细胞增殖率[171]。

生物陶瓷材料表面图案化也可以调控细胞增殖。例如，与表面光滑的支架材料相比，纳米纤维支架能更好地支持细胞黏附和增殖[172, 173]，这可能是因为纳米纤维可以激活 Rac 介导的信号转导，这是一个关键的细胞骨架的调控通路[174]。与平滑表面相比，随机取向和有序取向的表面都能促进细胞的黏附和增殖，这可能是通过激活黏着斑激酶（FAK）实现的，FAK 是促进细胞迁移[175]、细胞铺展[176]和细胞增殖[177, 178]的整合素中必不可少的组成之一。Park 等发现表面修饰间距为 15～20 nm 的二氧化钛纳米管能够促进细胞增殖，而间距大于 50 nm 的表面会严重抑制细胞黏附和铺展，当间距为 100 nm 时几乎完全抑制了整合素聚集和黏着斑复合物的形成，进而导致了细胞凋亡[179]。除了纳米图案外，细胞增殖也同样受微米图案的影响。例如，Tanaka 教授等发现材料表面线性图案的宽度为 10 μm、30 μm 和 50 μm 时能够促进大鼠嗜铬细胞瘤细胞（PC12 细胞）的黏附和增殖[180]。Hohmann 等发现 10～50 μm 间隔的材料表面微米图案能够促进类成骨细胞增殖[181]。具有表面微孔（5 μm）/介孔（10 nm）孔径多孔结构的钛基板能够促进 SaOS-2 细胞的增殖和生物矿化，表明了材料表面多级结构对细胞增殖具有协同促进作用[182]。

此外，3D 多孔结构也会影响细胞增殖。虽然 2D 模型允许在体外对细胞功能进行简单的研究，但 2D 模型可能不能真实地反映细胞在体内的生理行为[183]。天然 ECM 是一个相容的、复杂的和信息丰富的 3D 环境[184, 185]，其中几个因素与其他物理参数共同调控细胞和组织的生物活性[186, 187]。例如，相互连接的多孔结构有利于细胞在植入体中增殖。相比 200 μm 孔径的支架材料，100 μm 孔径的支架材料能够促进细胞长入和增殖[188]。进一步地，Chen 等发现具有纤维状几何形状的支架材料可以诱导细胞沿着纤维方向铺展，进而促进成骨细胞向 3D 结构内生长[188]。此外，孔形状也会影响细胞增殖。相比于有序圆柱孔，含有序立方孔的支架材料更能够促进干细胞的富集，进而促进骨再生[189]。

3.3.2　表面对干细胞分化的影响

间充质干细胞是一种多能干细胞，可分化为骨细胞、软骨细胞和脂肪细胞等。除了生物化学效应外，干细胞的命运还可以通过调节生物材料的表面性质来调控，包括其表面的化学组成、力学性能、2D 形貌和 3D 几何形状[190]。生物陶瓷材料表面化学修饰能诱导干细胞的特定分化。众所周知，骨形态发生蛋白 BMP-2 或 BMP-3、维生素 D₃、β-甘油磷酸酯和抗坏血酸盐是成骨分化的诱导因子[191]，而 BMP-13 能够促进成肌腱分化[192]。除了生长因子或化学信号外，各种 ECM 来源的蛋白质或多肽对细胞分化也有调控作用。如纤维粘连蛋白、层粘连蛋白、硫酸乙酰肝素、Ⅰ型胶原、Ⅳ型胶原和它们的组合可以被引入到陶瓷材料表面，以选择性地诱导成神经分化、成肌分化和成骨分化[193, 194]。材料表面修饰聚赖氨酸能促进广泛的神经胶质分化，同时抑制神经元分化。此外，材料表面还可以修饰氨基或磷酸基，以诱导人间充质干细胞成骨分化[195, 196]。除了有机分子外，无机元素也有助于诱导细胞分化。如 Ca-Si-Mg 生物陶瓷可以诱导成骨细胞的成骨分化[197]。生物活性羟基磷灰石和还原氧化石墨烯结合能协同促进成骨分化[191]。Wu 等发现在 β-TCP 生物陶瓷表面修饰氧化石墨烯（GO）能促进人骨髓间充质干细胞（hBMSCs）的成骨分化（图 3.4）[155]。

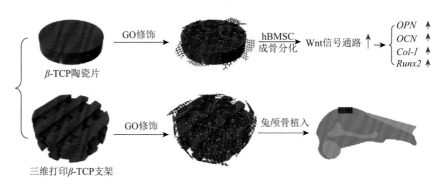

图 3.4　β-TCP 生物陶瓷表面修饰氧化石墨烯促进 hBMSCs 成骨分化的示意图[155]

　　干细胞在具有类组织硬度的材料表面上优先分化为相应的细胞系，细胞通过机械转导从 ECM 中感知机械信号，这涉及细胞内黏着斑的形成、细胞骨架的重构和分子马达的组装。这些复杂的动态过程调控了细胞形态和细胞命运，诱导了细胞表达新的物质进而重构 ECM[198-200]。综上所述，细胞与 ECM 的相互作用在调控细胞功能方面发挥着重要作用，包括细胞黏附、迁移和铺展。大量研究报道了如何通过优化生物材料的力学性能进而调控细胞分化，并认识到干细胞在与组织硬度类似的材料表面能优先分化成相应的细胞系[201-203]。如弹性模量为 30～35 kPa 的刚性材料有利于成骨，柔性材料（<1 kPa）有利于神经生成，而刚度适中（10 kPa）的材料有利于成肌或成脂分化[204]。分化的细胞可以通过肌动蛋白细胞骨架的等效牵引力重塑 ECM，进而加速组织再生。必须指出的是，尽管材料硬度是影响干细胞分化的一个关键因素，但是其分化特异性仍需进一步改善，如添加一些诱导因子[205]。

　　无序的材料表面形貌能促成骨分化，而有序的形貌有利于成神经/肌源性分化。纳米纤维材料具有提高干细胞谱系特异性和分化效率的功能。与随机排列的纳米纤维支架相比，排列有序的纳米纤维支架可以促进神经干细胞（NSCs）分化为不同的神经谱系。通过改变纳米纤维的直径，也可以很好地调节神经干细胞的分化特异性[206, 207]。例如，直径为 280 nm 的纳米纤维优先诱导成少突细胞分化，而较大直径的纤维（直径为 749 nm 和 1452 nm）促进成神经分化[208]。除了纳米纤维外，脊/槽纳米图案也可以诱导干细胞分化成神经元，但不是星形胶质细胞，这对于神经再生很重要，因为胶质细胞可能会诱导形成胶质瘢痕，从而阻碍中枢神经系统轴突的再生[209]。此外，纳米图案本身可以为神经再生提供良好的结构诱导环境[210]。有序的纳米纤维（直径 400~600 nm）在无诱导因子的情况下可以诱导成肌分化[211]。有趣的是，干细胞优先在无序的纳米结构上进行成骨分化，而不是在高度有序的纳米颗粒上。微米尺度的形貌特征也能够调控细胞骨架收缩和细胞内张力，以诱导干细胞分化。例如，小的微米结构（1000 μm^2）能诱导成脂肪细胞分化，而大的微米结构（5000 μm^2）能促进骨生成。增加材料表面图案的长宽比和边缘的锐度可以促进成骨，这是因为这些结构参数能使细胞以更伸展的方式铺展，这将增加它们的收缩性以激活 JNK、ERK1/2 和 Wnt 信号[212]。Yang 等利用光刻和腐蚀相结合的方法在硅基底上成功制备出有序微纳米图案化组合结构，通过对神经干细胞的调控结果发现有序微纳米图案化组合结构不仅可以引导细胞的取向生长，同时可以引导神经干细胞向神经分化[213]。多个纳米和微米结构的组合可能在调控细胞分化行为上存在协同作用[214]。在成骨分化中，微米和纳米结构起到不同的作用，当细胞附着在生物陶瓷上时，微纳米组合表面结构首先激活整合素，进一步激活 BMP-2 信号通路和 Cx43 相关的细胞-细胞间相互作用，BMP-2 也可以与 Cx43 相互作用以增强成骨分化。另外，被激活的 BMP-2 蛋白可以反过来调节整合素亚基和 Cx43 蛋白表达。因此，微纳组合结构在成骨分化中的协同效应也能够被解释：微米和纳米结构在激活整合素亚基和 BMP-2 受体中起到不同的作用，因此导致了组合结构的协同效应。此外，研究发现表面结构除了通过首先激活整合素以对成骨分化进行直接影响外，表面结构还可以通过增强纤连蛋白吸附来间接调控整合素，并促进随后的细胞黏附和成骨分化（图 3.5）[93]。

　　众所周知，2D 表面能够通过细胞铺展来增加细胞收缩性，进而促进成骨[194]。先进的材料制备技术促进了 3D 支架的发展，其成分均匀且结构可控，为研究几何因素对细胞行为的影响提供了理想的模型。例如，莲藕状仿生 3D 结构中的通道可以在组织修复中被用来运输细胞和营养物质，有助于促进成骨分化[29]。

3.3.3　表面对细胞黏附的影响

　　生物材料植入体内后，细胞在材料表面的黏附是细胞与材料作用的第一重要环节，其黏附的好坏直接影响到细胞在材料上的增殖、迁移和分化。由于细胞黏附是通过其表面整合素结合到细胞外基质蛋白（如胶原、纤连蛋白、玻璃连接蛋白）

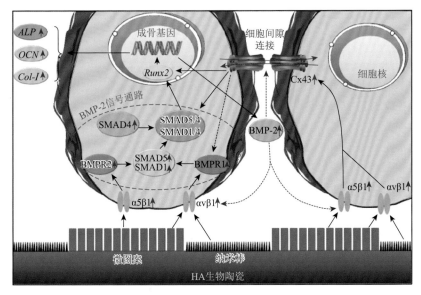

图 3.5　多级组合结构在成骨分化中的协同机制示意图[93]

来介导的，因此它依赖于吸附蛋白质的密度、构象、类型，基底材料表面的形貌、粗糙度、电荷及环境中离子浓度，以及支架材料的多孔结构等。

材料表面的微纳结构在调控细胞行为中起着重要的作用，其可以有效介导细胞的黏附、铺展，从而实现对细胞增殖、分化等的影响。Xia 等[215]以 α-磷酸三钙支架为前驱体，采用水热法得到具有纳米片、纳米棒和微/纳米棒混合结构的三种 HA 支架。相比于前两种支架，微纳多级结构的支架在促进细胞黏附、增殖及成骨分化等方面性能更优。支架表面在介导细胞黏附的同时，通过活化细胞外信号调节激酶（ERK）、丝裂原活化蛋白激酶（MAPK）信号通路调控间充质干细胞的成骨分化。Lin 等[216]进一步考察了血清蛋白在不同微纳结构 HA 表面的吸附，发现具有纳米片、纳米棒和微纳混合结构的三种表面，尤其是微纳混合结构表面，都能够促进纤连蛋白和玻璃连接蛋白在陶瓷表面的选择性吸附，从而促进成骨细胞的黏附与生长。Deng 等[217]将 3D 打印技术与水热法结合，在白硅钙石陶瓷支架表面制备得到纳米颗粒、纳米片及微米棒结构。支架通过活化软骨细胞表面的整合素受体 αvβ1 和 α5β1，促进软骨细胞的铺展与分化；通过整合素 α5β1 与 RhoA 的协同作用，促进间充质干细胞的成骨分化。体内研究表明，支架表面微纳结构显著促进了软骨及软骨下骨再生。材料表面的图案化也是常用于调控细胞黏附行为的手段之一[218-220]。微米图案有助于协调整合素介导的黏附，引导黏附细胞的形状和取向。Um 等[221]利用纳秒激光在羟基磷灰石表面上制备了可以促进细胞迁移的微沟槽图案，可以通过调整微沟槽宽度控制细胞的黏附和迁移速度。Holthaus 等[222]采用微成型技术在 HA 陶瓷表面上制备出不同宽度的沟槽结构,并观察了人成骨细胞在不同表面的线性排列情况。研究发现,宽度为 20 μm 的狭小沟槽比宽度为 60～100 μm 的沟槽更能促进细胞沿沟槽轴向线性排列。Barata 等[223]对细胞在沟槽宽度 1～80 μm 的图案化 HA 表面的黏附进行了考察,也得到了相同的结果。结合水热与模板法,Zhao 等[93]在 HA 陶瓷表面制备得到有序的微图案/纳米棒多级结构。细胞在通过整合素受体与材料表面作用介导黏附行为的同时,激活了 BMP-2 信号通路,该通路又反过来调控整合素和 Cx43 相关的细胞通信。

　　生物陶瓷表面粗糙度与其几何形貌和表面颗粒尺寸有关。目前关于纳米及微米粗糙度对细胞黏附的影响并没有统一的定论。在 Zhou 等[224]的研究中,相对表面粗糙度(R_a)为 54.2 nm 的 HA,BMSCs 在 R_a 值为 11.9 nm 的 HA 表面黏附性更好。然而,在 Dulgar-Tulloch 等[225]的报道中,BMSCs 反而在粒径为 50～100 nm 颗粒表面的黏附性较好,而在 200 nm 颗粒表面黏附性较差,且粒径大于 200 nm 的颗粒表面对细胞黏附没有影响。在亚微米/微米尺度下,Zhang 等[226]发现 BMSCs 在亚微米 β-TCP 表面(颗粒尺寸约 0.9 μm)的铺展比在微米 β-TCP 表面(颗粒尺寸约 3.4 μm)更好。而 Deligianni 等[227]使用 HA 材料培养细胞却得到相反的结论。Yang 等[228]采用不同型号的砂纸打磨 HA 表面(R_a 为 0.7～4.6 μm),相对于平滑表面,粗糙度的增加促进了细胞的黏附和铺展,且细胞沿沟槽方向伸长铺展。Machado 等[229]综合评价了表面粗糙度(R_a 在 0.9～1.7 μm 之间)和化学成分(不同比例的 HA/β-TCP)对人间充质干细胞的影响。HA 成分能促进细胞的黏附和增殖(尤其是 R_a 较低时),但细胞铺展面积随 β-TCP 含量的增加而增加。当 $R_a \approx 1.5$ μm 时,HA 具有更高的矿化活性,而 β-TCP 基质在 $R_a \approx 1.7$ μm 时刺激了更高的成骨性。这表明表面粗糙度对细胞黏附等的影响与材料表面化学性质相关。

　　生物陶瓷的结晶度和溶解性可以通过影响介质中离子的浓度和溶液的酸碱度,进而影响细胞的黏附。在 Hu 等[230]的研究中,相对于低结晶度磷酸钙颗粒表面,BMSCs 在相同尺寸的高结晶度 HA 颗粒表面黏附性更好。Berube 等[231]也发现,鼠颅骨成骨细胞在高结晶度 HA 表面的附着性优于低结晶度表面。John 等[232]将这种现象归咎于陶瓷材料表面的离子释放和再结晶过程。β-TCP 表面磷酸钙相的溶解导致溶液中磷酸盐浓度增大,同时 Ca 在材料表面的再结晶使得钙离子浓度偏低,这样的环境不适宜细胞的黏附和生长,从而导致细胞的死亡。相反,HA 表面离子浸出和再结晶缓慢,对细胞黏附的影响较小。相比于纯 β-TCP 材料,硅灰石(β-CaSiO$_3$,β-CS)具有更快的降解速率。然而在体外培养中,β-CaSiO$_3$ 通过硅离子的释放可有效刺激类成骨细胞的增殖与分化,同时表面类骨磷灰石的沉积支持和促进了细胞的黏附[233]。Wang 等[70]进一步比较了不同比例的 β-CS/β-TCP

陶瓷支架的临界骨缺损修复效果。结果表明，含 50 wt%和 80 wt% β-CaSiO$_3$ 的陶瓷支架在植入早期阶段刺激骨再生，表面沉积的骨组织延缓了材料的降解，支架降解速率与骨再生速率相匹配，显著地促进了新骨的形成；而纯 β-CaSiO$_3$ 支架由于降解太快，新骨形成较少。此外，材料表面电荷也可影响细胞黏附。据报道[53, 234]，相对于带正电荷的 HA 表面，HA 表面负电荷更有利于细胞的黏附以及细胞外基质的分泌、沉积与矿化。

相对于 2D 陶瓷表面，生物陶瓷支架对细胞黏附的调控，除依赖于材料表面性质外，还与材料的多孔结构，如大孔分布、孔隙率及贯通性等有关[235]。Malmström 等[236]将具有微孔和致密表面的 HA 支架分别植入兔胫骨，6 周后，表面含微孔的支架体现出更好的骨形成和骨结合能力。材料表面的微孔隙允许足够水平的特定蛋白质吸附（如骨形态发生蛋白），从而诱导骨生长。随着材料表面微孔孔隙率的增加，大量的蛋白质吸附于表面，增强了细胞与材料间的特异性相互作用[235, 237]。Mygind 等[238]比较了细胞在孔径 200 μm 和 500 μm 的珊瑚羟基磷灰石支架上的生长情况。1 天时，细胞在 500 μm 孔支架上黏附较多；静态培养 21 天后，500 μm 孔支架外侧和内部都黏附了较多的细胞；而在 200 μm 孔支架外侧仅有一层很薄的细胞，且中央细胞很少。Fu 等[239]进一步考察了多孔生物陶瓷支架上微结构取向对细胞黏附的影响，结果表明"柱状"微结构支架比"层状"微结构支架更能促进细胞的黏附和增殖，细胞沿孔壁向内迁移，6 天后支架孔壁被细胞完全覆盖。

3.3.4 表面对细胞迁移的影响

组织缺损修复的成功依赖于宿主干细胞或祖细胞在缺损部位的募集。细胞通过其表面受体分子、黏附分子和离子通道等感应外部微环境给予的非对称刺激后，激活胞内的一系列信号转导通路，调控基因转录，最终通过改变细胞骨架的排列及细胞的黏附特性等多个环节，发生细胞形态的极化及迁移。如何定向引导细胞迁移，实现调控细胞到病灶或缺损部位的定点募集，是目前再生医学和组织工程的研究热点[240]。生物陶瓷表面影响细胞迁移的主要因素有孔径、孔隙率、活性离子及细胞因子的释放等。

合适的孔径尺寸、高的孔隙率和贯通孔有利于细胞的迁移，组织、血管和神经的长入，营养物质的传输和代谢物的排泄。支架孔径小于 10 μm 抑制细胞的进入，15～50 μm 利于纤维血管的定植，50～150 μm 诱导类骨样组织的形成，而大于 150 μm 的孔可促进支架内部矿化骨的形成[241]。Lu 等[242]考察了支架贯通孔孔径对骨组织长入的影响。研究表明，直径 20 μm 的贯通孔仅允许成骨细胞的进入，20～50 μm 可诱导软骨组织形成，而孔内矿化骨的形成要求贯通孔孔径大于

50 μm，且贯通孔孔径的增大有利于陶瓷支架骨传导性能的提高。但由于孔隙率太大时支架面临强度较低的问题，因此为满足临床应用对支架植入初期力学性能的要求，一般支架孔隙率在 45%～55%。Bai 等[243]在贯通孔的研究基础上，利用冷冻铸造的方法制备了具有梯度贯通孔道结构的陶瓷支架，梯度孔道与细胞悬液接触之后产生的毛细管力促进了细胞向支架内部的迁移与黏附。这种支架模拟了天然骨组织的梯度多孔结构，可以使细胞快速均匀地浸润到骨支架中，促进骨再生。除了支架孔径外，支架宏观孔隙的几何形态也可调控细胞及组织的生长[244]。在 Chu 等[245]的研究中，发射状多孔支架可以加速细胞的迁移及组织的渗透，植入 9 周后新生骨长入植入物中心，与植入物形成完整的块体。

内皮细胞迁移是组织损伤愈合和组织再生的重要环节。Klenke 等[246]对孔径范围在 40～280 μm 的陶瓷支架的血管化和骨整合进行了考察，发现骨的沉积随孔径的增大而增多，而毛细血管的形成在孔径大于 140 μm 时才显著增强。Bai 等[247]制备了一系列具有可变孔径和可变贯通孔孔径的 β-TCP 支架，以评价大孔径和贯通性对生物陶瓷材料体内血管化的影响。结果表明，孔径大小的增加只导致生物陶瓷支架大孔中血管尺寸的增加，而贯通孔尺寸的增加使大孔中形成的血管的尺寸和数量都增加了。因此，作者认为与孔径大小相比，贯通孔的大小对于支架的血管化更为重要。为增强多孔支架内血管分支系统的形成，Wang 等[248]进一步在多孔 β-TCP 支架内引入贯通的通道，加速钙离子的释放和溶液的扩散。体外及半体外植入实验表明，多通道设计促进了细胞向支架内的迁移、浸润，增强了细胞迁移相关蛋白 α5 的表达。

元素掺杂是生物陶瓷材料学中一种常见的材料制备方法，其在改善陶瓷物化性能的同时，对陶瓷的生物活性也有一定程度的提高[249-251]。Zhou 等[252]通过在介孔生物活性玻璃中引入 Cu^{2+}，刺激 BMSCs 分泌 VEGF，同时诱导巨噬细胞的迁移和成血管相关基因的表达，从而促进内皮细胞的迁移、成管及体内血管再生。而在 Liu 等[253]的研究工作中，含锂生物材料通过释放锂离子促进 BMSCs 源外泌体中 miR-130a 的表达，从而增强内皮细胞的迁移和血管形成功能。Zhang 等[254]将支架多孔结构与元素掺杂结合，利用 3D 打印制备了 $Ca_7MgSi_4O_{16}$ 中空管支架（BRT-H）。与不含中空结构的 BRT 支架相比，BRT-H 中空管的设计促进了支架的降解和离子产物的释放，释放出的硅离子和镁离子上调内皮细胞中 Arp2/3 复合物的表达，同时下调其抑制蛋白 Arpin 表达，从而增强细胞肌动蛋白聚合，促进内皮细胞向支架内部的迁移和血管的形成。将支架植入兔桡骨缺损模型中 4 周后，BRT-H 支架促进了骨缺损部位组织的快速长入与血管化（图 3.6）。因此，制备具有特定活性离子掺杂的生物材料被认为是血管化骨再生的有前景的策略，这些材料在表现出良好的促成骨作用的同时，也增强了内皮细胞的促血管生成能力。

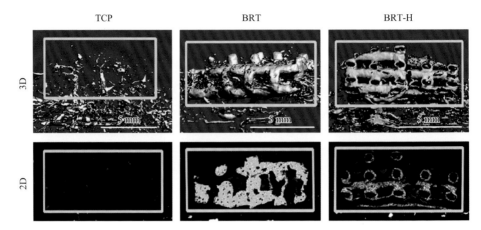

图 3.6　支架植入 4 周后 micro-CT 扫描的 3D 与 2D 图[254]

血管用 microfil 标记（红色），黄色代表缺损部位，BRT-H 支架内部显示有较多新生血管

　　基于细胞对可溶性信号分子及材料表面固定信号分子的趋化性，生物陶瓷所提供的化学梯度可对细胞迁移产生显著的影响。Zhang 等[255]通过在 HAP 支架中双携载地塞米松与基质细胞衍生因子，有效刺激了 BMSCs 向支架内部的迁移。体内研究表明，该支架体系在改善支架内部早期细胞招募和血管化的同时，加速了类骨质和矿化组织的形成，提高了支架的整体成骨性能。Heo 等[256]在 HA/β-TCP 支架中同时装载骨膜蛋白和脂肪干细胞（ASCs），显著增加了颅骨缺损处 CD31 阳性内皮细胞和 α-SMA 阳性小动脉的数量。骨膜蛋白增强了ASCs 的趋化性迁移、黏附和增殖。组织的愈合与早期炎性反应息息相关。Choi 等[257]在多级二氧化硅支架的介孔中载入炎性细胞因子，诱导宿主免疫细胞迁移至植入位点及支架大孔中，进而调控宿主免疫响应。关节软骨由于本身缺乏神经及血管支配，且所含细胞量极少，损伤后很难实现自我修复。而一旦软骨受到损伤，就会累及软骨下骨，进而导致骨-软骨缺损。根据软骨和软骨下骨生物学特性的差异，一体化的仿生多相梯度支架被设计用于实现骨-软骨的一体化再生修复[258, 259]。间充质干细胞（MSCs）适体可特异性识别并结合 MSCs，募集骨髓中的内源性间充质干细胞到缺损部位。Hu 等[260]设计了一种 MSCs 适体功能化的双层支架体系，上层由适体和刺激因子 Kartogenin（KGN）功能化的凝胶层组成，KGN 诱导骨髓间充质干细胞向软骨细胞分化，靶向修复软骨缺损，诱导软骨再生；下层由适体功能化的三维氧化石墨烯基 Ca-Si-P 生物矿化支架构成，3D 支架加速了间充质干细胞的迁移及向成骨细胞的分化，诱导软骨下骨缺损部位的骨再生。大鼠膝盖缺损模型表明，该支架能显著促进膝盖关节的缺损修复。

3.4　生物医用陶瓷与生物组织的相互作用

3.4.1　生物医用陶瓷在组织中的反应

在 20 世纪 50 年代，由于较好的化学稳定性、力学强度、耐腐蚀性且不会与人体组织发生化学作用，生物惰性陶瓷（氧化铝、氧化锆等）在临床上被广泛地应用于人工骨移植物来替代人体的受损部位[261]。然而，当时人们只关注于移植材料的生物相容性，当移植后，材料不发生骨结合行为，活体骨无法向材料内部生长，不可避免地导致磨损松动等问题[262]。如今，人们开始意识到，植入体和活组织之间的反应未必会对人体的健康产生影响。一些有利于骨诱导和骨生成的生物活性陶瓷，与周边组织产生有益的相互作用，因而在组织工程领域受到广泛的关注[69, 263]。

1. 生物医用陶瓷在骨组织中的反应

磷酸钙类生物陶瓷是一类良好的骨修复材料。磷酸钙陶瓷具有与天然骨类似的化学组成，降解释放的钙、磷离子是生命体中骨矿物质维持的关键因素，能提高生物体骨形成和骨吸收过程中的活性。HA 生物陶瓷由于具有良好的生物相容性、骨传导性等生物学特性，被广泛用于骨移植替代材料[264]。植入后，HA 生物陶瓷会释放钙、磷离子到体液中，发生一系列生化反应，在材料和骨之间的界面形成强的化学键合，从而增强骨矿化和再生能力[265]。但是，HA 陶瓷的化学性质稳定，降解缓慢，以至于在植入后长时间保持在体内。TCP 生物陶瓷除了具有 HA 良好的生物学性能外，还具有较高的降解速率，植入体内后会随时间延长逐渐降解，并逐渐被天然骨替代[266]。双相磷酸钙陶瓷（BCP）是由 HA 和 TCP 两相构成的生物活性陶瓷，其溶解性和降解性介于 HA 和 TCP 之间，并且也具有良好的生物活性。当将多孔 BCP 植入犬肌肉模型中，会发现植入材料能够异位成骨，而植入兔下颚骨缺损模型中后，材料与宿主新骨之间会产生紧密的结合[267]。可见，基于磷酸盐陶瓷的主要组成成分，其在与生物组织体相接触后，会尽可能地募集周边硬组织相关细胞，使材料钙化，从而与骨组织结合。

除了磷酸钙类生物陶瓷以外，硅酸盐生物陶瓷能够有效促进体内成骨和成血管化，也使得其在骨组织修复领域得到了广泛的关注[268]。Xu 等[269]将硅灰石（β-CS）生物陶瓷植入到兔颅骨缺损模型中，观察其体内的成骨能力。8 周和 16 周后组织切片结果表明，与 β-TCP 相比，β-CS 生成了更多的新生骨，并且在骨组织

和 β-CS 材料之间发现了一层类骨磷灰石层。在新骨形成过程中，诱导血管快速生长的能力是评价骨修复材料的另一重要特征。Zhai 等[270]首先对生物活性硅酸盐陶瓷镁黄长石（$Ca_2MgSi_2O_7$，AKT）的体内成血管能力做了探究。体内植入 8 周和 16 周后发现，AKT 生物陶瓷能够有效地诱导新骨的生长和促进体内血管的形成。Xia 等[271]将 AKT 制备成多孔支架植入具有骨质疏松的大鼠颅骨缺损模型中，发现与 β-TCP 生物陶瓷相比，AKT 释放出的钙、镁和硅离子有效地抑制了破骨细胞的活性，产生的新骨与血管面积百分比远高于 β-TCP。Xia 等[272]还设计了一种具有可控形态的 Si 取代 HA 纳米支架，并将其植入了大鼠颅骨缺损模型中。当材料掺入硅离子后，其诱导成骨分化、成血管分化和新骨产生的能力较 HA 得到了明显的提高。

尽管改善生物陶瓷与骨组织之间的相互作用，增强其成骨和成血管的能力，仍然是一个重大的挑战。但是，以目前的技术，通过调节生物陶瓷的微纳结构或利用其释放出的有益微量元素产生的独特生物活性来优化它们的体内生物学性能，将在骨组织修复中产生积极的作用。

2. 生物医用陶瓷在软骨组织中的反应

由骨关节炎或者运动造成的关节软骨损伤是目前临床上常见的疾病。近些年相关研究表明，除了软骨组织的损伤外，关节软骨缺损通常会深入到软骨下骨组织[273]。因此，同时修复软骨和软骨下骨组织对于软骨缺损的治疗具有重要意义。针对此问题，生物活性陶瓷被尝试用于软骨缺损的修复。

硅（Si）除了参与骨生长的矿化过程外[5, 6]，其对软骨细胞外基质的调节也具有积极影响，在健康结缔组织（如关节软骨）中起主要作用[7]。硅酸盐生物陶瓷不仅可以作为优良的骨植入体，还对延伸到软骨下骨层以外的关节软骨的修复具有积极的作用。Bunpetch 等[274]制造了硅基生物陶瓷（SiCP）支架用于兔的骨-软骨缺损修复。SiCP 生物陶瓷通过原位释放硅离子，显著促进了软骨缺损部位的修复，同时在软骨下空间也发现了更多新骨的形成，表明了硅酸盐生物陶瓷对骨-软骨维持和修复的积极作用。此外，含有多种生物活性离子的生物陶瓷对于骨-软骨缺损修复的作用也得到了研究。Chen 等[273]用溶胶-凝胶法合成了硅酸钙锂（$Li_2Ca_4Si_4O_{13}$，$L_2C_4S_4$），并通过 3D 打印制备了 $L_2C_4S_4$ 生物陶瓷支架以用于软骨缺损的修复。植入兔骨-软骨缺损 12 周后发现，相比纯的 β-TCP 支架，$L_2C_4S_4$ 生物陶瓷支架能够更有效地促进软骨和软骨下骨的再生，实现多离子联合作用，提高软骨和软骨下骨修复的效果。基于多种无机离子对骨-软骨缺损修复的作用，为了进一步实现对骨和软骨界面复杂微结构的修复，Deng 等[275]通过 3D 打印的方法制备了硅磷酸锶[$Sr_5(PO_4)_2SiO_4$，SPS]生物陶瓷支架以用于软骨缺损的修复。体内缺损修复实验结果表明，SPS 生物陶瓷支架对骨-软骨缺损的再生有明显的促进作用，并且软骨与软骨下骨之间复杂的界面结构得到明显重建（图 3.7）。其修复机制可能是 SPS 生物陶瓷释放出的 Sr^{2+} 和 SiO_4^{4-} 通过激活 HIF（缺氧诱导因子）途径促进软骨重建，并且通过激活 Wnt 信号通路促进软骨下骨再生。

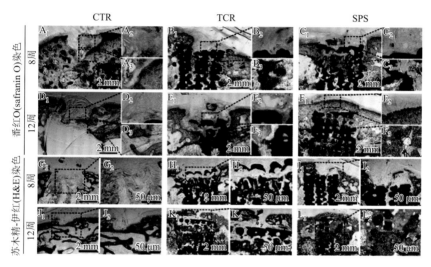

图 3.7　SPS 生物陶瓷支架对软骨及软骨下骨的修复作用[275]

总之，在骨-软骨修复组织工程中，传统生物陶瓷支架对于修复骨-软骨缺陷具有一定的局限性。然而，目前的多种研究已经证明硅离子在其中的益处，因此，研究其他多种离子协同硅离子共同促进骨-软骨一体化修复，寻找多种微量元素在适宜的浓度下协同促进骨-软骨组织间修复，将是未来的关键方向。

3. 生物医用陶瓷在软组织中的反应

基于其组成和独特的机械性能，生物陶瓷在临床中的应用总是被认为用于硬组织修复。然而，随着具有特定化学性质和结构特征的生物陶瓷也可能刺激血管生成的发现，近年来生物陶瓷用于软组织再生的潜在应用已引起更多关注[276, 277]。并且一些研究已证明生物活性玻璃（BG）能够加快皮肤伤口愈合[278, 279]。然而，一般而言，由于力学性能不匹配，生物陶瓷不适合大多数软组织应用。为了解决这个问题，研究者尝试制备各种具有生物聚合物的复合材料，其可以结合生物陶瓷的生物活性和适用于软组织应用的生物聚合物的优异机械性能。

为此目的，已将 BG 与琼脂糖-藻酸盐水凝胶组合来制备可注射水凝胶以作为伤口敷料，其可显著增强兔耳缺血性伤口模型中的血管和上皮形成[280]。最近的一项研究表明，成纤维细胞片可以通过含有钙、硅离子的 BG 的离子提取物活化，并用于皮肤组织工程[281]。体内结果表明，该激活细胞片可以大大增加血管形成，增加Ⅰ型胶原的产生，并刺激成纤维细胞分化成伤口部位的肌成纤维细胞，最终加速慢性伤口愈合。基于微图案电纺支架具有分层的微纳结构[282]和生物活性硅离子能够增强内皮细胞血管生成的发现，Xu等使用静电纺丝结合激光沉积技术制造了纳米级BG涂覆的微图案电纺支架[283]。支架创造了离子协同的微环境，其中微图案和纳米尺寸的纤维基质有利于细胞迁移和向内生长，并且从支架中释放的生物活性硅离子在刺激血管生成中起关键作用，并且最终通过结合结构和化学特征，使得材料的伤口愈合能力增强。除伤口愈合应用外，最近的一些研究表明，释放钙的生物陶瓷/PEG复合水凝胶与人间充质干细胞（hMSCs）相结合可促进血管形成与成熟化，这是实现缺血组织血运重建的新策略[284]，而掺杂铜的BG纳米复合材料可有效抑制革兰氏阴性菌并能够上调各种基因，包括VEGF、HIF-1a、VEGF受体2（KDR）和内皮型一氧化氮（eNO）来刺激人脐静脉内皮细胞（HUVEC）中的血管生成，形成了促进创面愈合与抗感染的多功能修复体系[285]。此外，还发现BG/胶原复合水凝胶能够上调人子宫内膜基质细胞、心肌和血管生成特异性基因的表达[286]。所有这些结果表明生物陶瓷基生物材料具有广泛的应用潜力，不仅适用于硬组织再生，还适用于软组织再生。

3.4.2　组织与生物医用陶瓷表面结合的类型

根据生物陶瓷与组织之间的相互作用，生物陶瓷可以分为生物惰性陶瓷和生物活性陶瓷[287]。一般来说，不同界面之间的结合类型主要有三种：机械结合、物理结合和化学键合[288]。其中，物理力（如磁力或引力）作用的结合，在生物陶瓷与生物组织界面之间几乎不会存在。生物组织与陶瓷表面之间的结合更多的是机械结合和化学键合。表3.1总结了不同生物陶瓷与组织结合的四种类型[275]。

表 3.1　生物陶瓷与组织结合的类型

生物陶瓷的类型	陶瓷与组织结合的类型	代表性陶瓷
致密、无孔的生物惰性陶瓷	骨不规则地生长在陶瓷表面	Al_2O_3（单晶或多晶）
多孔的生物惰性陶瓷	生长的骨机械附着在生物陶瓷上	Al_2O_3（多孔多晶）、HA涂覆的多孔金属
致密、无孔的表面生物活性陶瓷	生物陶瓷通过化学键合与骨结合在一起	HA、生物活性玻璃
致密的生物可吸收陶瓷	生物陶瓷逐渐降解，并被新生的骨替代	硫酸钙、磷酸三钙

1. 生物惰性陶瓷与组织的结合类型

早期生物材料的目标是"实现物理特性的合适组合，以匹配被替换组织的物理特性，并在宿主中产生最小的毒性反应"[289]。换句话说，就是研究者希望植入的生物惰性陶瓷假体具有足够的强度，材料表面与生物组织之间仅仅是单纯的机械结合，并不发生任何化学或是生物学反应[290]。致密的生物惰性陶瓷材料植入体内后，不与活体组织形成化学键，随着时间的推移，材料和组织表面会形成纤维结缔组织并将材料包裹起来。但是，这样的结合方式使得材料与周围组织常常不能形成良好的结合和力学匹配，容易造成植入体的松动和脱落，最终导致临床上的失败。对于多孔的生物惰性陶瓷，组织会长入材料表面或内部的孔道，使得植入陶瓷与组织间的界面面积增大，从而增大陶瓷在组织中移动的阻力。但是，如果在多孔植入物和组织的界面发生轻微相对运动，血液供应可能被切断，导致组织的死亡和炎症的发生，破坏界面稳定性[265]。

2. 生物活性陶瓷与组织的结合类型

从 20 世纪 80 年代开始，生物材料领域开始由无组织反应的机械结合，逐渐转变为实现组织间相互作用的生物学结合[291]。Hench 教授提出了"生物活性材料"的概念，即能在界面上发生一定的反应，使得组织与材料间形成键连接的材料[268, 288]。生物活性陶瓷又可细分为表面生物活性陶瓷和生物可吸收陶瓷。表面生物活性陶瓷与组织的结合过程，以生物活性玻璃为例（其与活组织结合的机制于 1971 年建立），共涉及 11 个反应步骤[288, 292]。前 6 个步骤发生在材料表面，如图 3.8 所示。首先，玻璃中的 Na^+ 与溶液中 H^+ 和 H_3O^+ 进行快速离子交换反应。

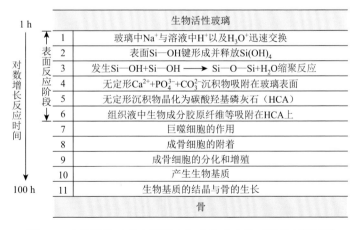

图 3.8　生物活性玻璃表面反应和生物响应的时间关系[288, 292]

离子交换之后是表面硅烷醇基（Si—OH）的缩聚反应，最后形成表面积非常高的二氧化硅（SiO_2）凝胶，其提供大量的位点，用于异质成核和结晶相当于骨的无机矿物相的生物活性羟基碳酸盐磷灰石（HCA）层。材料表面上生长的 HCA 层是细胞反应阶段的理想环境。随后，经过成骨细胞干细胞定植、增殖和分化等阶段，最终形成与植入物表面具有良好结合的新骨。

理想状态下，生物活性材料与生物组织之间应满足受控的化学分解，即材料的再吸收[289]。生物材料的再吸收似乎是界面问题的完美解决方案，因为异物最终被再生组织取代，植入部位和宿主组织之间最终没有可辨别的差异。生物可吸收陶瓷则可以很好地满足这一需求。β-TCP 就是其中一种典型的生物可吸收陶瓷。尽管关于 β-TCP 和骨组织之间的结合机理有许多报道，但是具体的结合机理仍然存在争议。根据以往关于生物活性陶瓷与骨结合机理的报道，生物活性玻璃和玻璃陶瓷的骨传导性是由于其植入骨缺损部位后会与周围体液发生化学反应，进而在其表面形成类骨羟基磷灰石。但是，β-TCP 陶瓷植入体内后却并没有被观察到与骨之间形成类骨磷灰石的情况[266]。Neo 等通过体内试验发现，致密烧结的 β-TCP 能够直接与骨结合，并观察到 β-TCP 由细胞介导降解的现象。因此，生物可吸收陶瓷和骨的结合机理被认为是不同于生物活性玻璃的[293]。

3.4.3　影响组织与生物医用陶瓷表面结合的因素

1. 生物陶瓷的化学成分对其与组织结合的影响

构成表面的化学成分决定了控制与蛋白质相互作用的分子间力的类型。生物陶瓷的化学组成会影响其理化性能和生物学效应，进而也会对生物陶瓷与组织间的结合产生影响。例如，在硅酸盐陶瓷中引入镁、锌、锶等离子，可以调控其生物活性。前面已经提及生物活性玻璃与骨组织结合的过程中，会经历形成硅凝胶层的阶段。但是，在修复过程中，并不希望产生厚的硅凝胶层，因为硅凝胶层的机械强度很低，会影响玻璃和骨之间的结合。在 CaO-SiO_2 生物玻璃陶瓷中引入 Mg，如 A-W 生物活性玻璃陶瓷，在植入体内后则不产生厚的硅凝胶层，从而促进与骨组织的结合[294]。

2. 生物陶瓷的力学性能对其与组织结合的影响

生物陶瓷的力学性能（抗压强度、弯曲强度、拉伸强度、断裂韧性以及弹性模量等）对其与组织表面的结合也有重要影响。如用于骨修复材料的生物陶瓷，需要面对体内复杂的应力情况，如果抗压强度较差，则难以用于承重骨组织的修复；弹性模量过高，在陶瓷/组织界面间又会产生应力屏蔽效应，从而不利于组织与生物陶瓷的结合。因此，最理想的状态是生物陶瓷能够具有与骨相匹配的力学性能，从而才能在植入体内后与宿主骨形成牢固的结合[268]。

3. 生物陶瓷的多孔结构对其与组织结合的影响

生物陶瓷的微孔和大孔结构对于陶瓷与组织间的结合也起着重要作用。研究发现，对于孔径不同的 HA 植入物，可以清晰地发现微孔结构中的骨向内生长，同时微孔孔隙率的增加导致在修复早期产生密集的骨骼集落[236, 295]。Diao 等[296]制备了不同微尺寸的 β-TCP 支架，并植入颅骨缺损的大鼠模型中，发现在较小孔径（100 μm）组中观察到更多成熟的骨组织形成。Feng 等[29]通过 3D 打印技术，构建了具有大孔（~300 μm）的多孔莲藕状仿生陶瓷支架。通过将材料植入大鼠肌肉模型 4 周后，发现没有孔道的支架并没有明显的血管样结构产生，多孔莲藕状仿生陶瓷支架的孔道中可以观察到大量长入的血管，表明支架中的孔道结构增强了组织再生早期的血管生成过程。同时，在兔颅骨缺损模型中也观察到，新形成的骨组织长入孔道结构，组织与材料之间更为紧密地结合在一起，展现出了更好的骨修复能力。由此可见，多孔生物陶瓷植入组织后，通常都会对组织修复产生积极的影响，尽管不同大小的孔径的作用功效可能会有一定的区别，但是可以肯定的是，这些孔道结构都将促进血管与新生组织长入，加快受损部位恢复的速率。

4. 生物陶瓷的表面微纳结构对其与组织结合的影响

表面结构是材料的重要物理特性，对于生物陶瓷材料而言，由于材料本身的硬度和脆性，精确控制生物陶瓷材料的表面微纳结构具有一定的挑战性。已经有研究在细胞和蛋白质的层面表明了控制生物陶瓷的精细结构，改变生物陶瓷的表面形貌，会有利于细胞增殖迁移、干细胞分化或蛋白质吸附沉积[18-20]。在此基础上，陶瓷表面微纳结构的体内生物学效应也得到了相应的研究。Ma 等[10]通过自组装的方法在 NAGEL 陶瓷（$Ca_7Si_2P_2O_{16}$）支架表面构筑了一层均匀微纳结构的 CaP/聚多巴胺纳米层。兔股骨缺损修复实验表明，材料可以和新生骨组织很好地结合在一起。相比于纯的 NAGEL 陶瓷，具有表面微纳结构的生物陶瓷能够诱导更多新生骨的形成，其原因可能是纳米层增加了材料表面的粗糙度和亲水性，聚多巴胺中的邻苯二酚基团可以促进蛋白质的吸附，并为磷灰石成核和矿化提供位点，进而促进体内骨组织的生长。

除了对生物陶瓷的多孔结构和表面结构进行探究以外，研究者还尝试通过调节材料的几何形状，如根据宏观结构特征（如骨骼和骨小梁取向）和微观结构特征（如胶原纤维及其取向结构）来探究材料结构对组织的影响[36]。Asran 等[297]通过静电纺丝制备了聚乙烯醇（PVA）/胶原（Col）/纳米羟基磷灰石（nano-HA）复合材料。将大量 HA 纳米棒平行于电纺 PVA/Col 纳米纤维，以此来模拟天然骨宏观与微观的排列结构。Xie 等[298]则模仿胶原纤维的结构组织制造了"取向到随机"电纺丝 PLGA 纳米纤维支架来模拟骨骼中胶原纤维的有序组织。该复杂结构的材料后续被研究者们广泛应用，进一步改性，并植入肌腱[299]、脊髓[300]等组织中，均发现了较好的组织修复效果。

总之，生物陶瓷材料的组成成分、力学性能和宏微观结构等均与材料植入生物组织后的结合程度有着密不可分的关系，是后续设计高性能生物陶瓷时所需考虑的重要因素。

3.4.4　存在界面间隙时的界面结合

作为组织植入物，生物活性陶瓷植入体内后，容易在体液中发生反应，并通过细胞活动与硬组织或软组织形成牢固的结合；然而，当材料表现为生物惰性（如生物惰性陶瓷、钛合金植入物、硅胶植入体等）时，就不可避免地会在组织/植入物界面处形成纤维囊[301]。由于这些生物惰性材料在特定情况下的应用需求，为了较好地解决组织/植入物界面问题，研究者们已经尝试了多种方式去解决这一问题。其中，用生物活性陶瓷作为表面涂层对材料进行改性，是相对有效的方式之一。

有研究者将生物玻璃以溶剂的方式涂覆在硅胶导管上，用作腹膜透析导管[302]。通过皮下植入大鼠来研究涂覆和未涂覆的管的生物相容性，可以清晰地发现未涂覆的样品没有黏附到周围组织，并且在界面处被薄的纤维囊分开。相反，涂层管通过促进胶原的黏附和细胞增殖，与周边软组织紧密结合在一起。此外，为了防止组织受细菌影响而产生感染导致植入物松动，研究者引入掺杂抗菌离子的生物活性陶瓷作为涂层涂覆在材料表面，提供低于毒性极限的长期离子释放，将在很大程度上改善骨整合的问题[303]。

当植入材料存在界面结合问题时，进行生物活性陶瓷改性是一种较好的处理方式。基于生物陶瓷中硅离子较好的生物活性，协同锶（Sr）、镁（Mg）等有利于细胞黏附或是与成骨细胞的整联蛋白相互作用的有益离子[304]，构建可降解的陶瓷涂层，释放这些有益成分，将更有效地刺激植入物骨整合的过程，消除材料与组织间结合界面的问题。

3.4.5　组织与表面结合的表征

为了更系统地观测生物陶瓷植入体内后的生物学性能，多种方法被用于进行组织与表面结合的表征，包括组织学分析、力学性能以及化学成分分析等的表征。

　　表征组织与生物陶瓷结合最直观也最普遍的方法是，对材料与组织界面处的切片进行组织学观察。以骨组织与生物陶瓷间的结合表征为例，对组织切片中的骨组织进行特定染色后，可以用光学显微镜来观察材料与骨组织是否为骨性连接，即骨组织是否和植入材料整合在一起，来表征组织与材料之间的界面结合。除了普通的光学显微镜外，SEM 和 TEM 也可以用于观测植入的生物陶瓷与骨组织之间是否新形成了有利于两者结合的羟基磷灰石层。相比于光学显微镜，SEM 可观察到更微观的陶瓷颗粒与骨组织之间的界面结合情况[305]。TEM 被用于观测植入的生物陶瓷与骨组织界面间的细胞以及胶原纤维的变化。宁丽等[306]通过 TEM 在锶磷灰石与骨组织界面处观察到了大量吞噬微晶颗粒的游走性巨噬细胞，为更进一步探究锶磷灰石与骨结合的机理提供了证据。

　　力学性能在骨的生长和重建过程中起着十分重要的作用。生物陶瓷对组织的修复作用除了需要实现生理功能的修复外，也希望可以尽可能达到修复组织的原始力学强度，从而为人体提供更好的机械保护。生物陶瓷修复后的骨组织的力学性能（如抗压强度、弯曲强度、抗剪切强度等），不仅可以体现材料与骨组织的结合情况，也能反映出材料的骨修复能力。例如，孟志兵等[307]将 HA 陶瓷圆片植入新西兰大白兔的双侧下颌骨洞穿性骨缺损中，12 周后测试了从骨植入材料区顶出植入材料所需的抗剪切强度，发现 HA 组的抗剪切强度达到（31.05±3.44）MPa，证明骨和材料良好地结合在了一起。

　　在植入的生物陶瓷和组织结合的过程中，必然会涉及离子的交换。为了表征各种离子在组织/材料界面处的分布情况，可以将能谱仪（EDS）配合 SEM 和 TEM 使用，从而对材料微区成分元素种类与含量进行分析[308]。此外，Jallot 等[309]还使用粒子 X 射线荧光分析（PIXE）的方法对植入不同时间的骨和双相磷灰石界面进行表征，从而可以动态了解界面上发生的陶瓷的生物降解或生物吸收。PIXE 方法具有比 EDX 更高的灵敏度，可以检测到微量元素；同时又克服了灵敏度高的其他物理化学技术（如原子吸收光谱）不允许在骨/种植体界面进行扫描的缺点。这类化学成分分析的方法不仅可以体现陶瓷与组织的结合情况，也有助于探究二者间结合的机理。

（撰稿人：吴成铁　周艳玲　常　江）

参考文献

[1]　Gurtner G C，Werner S，Barrandon Y，et al. Wound repair and regeneration[J]. Nature，2008，7193（453）：314-321.

[2]　Yan T，Ji L，Li J，et al. Tailoring surface wettability of TZP bioceramics by UV picosecond laser micro-fabrication[J]. Applied Physics A，2018，124（2）：97.

[3]　Riau A K，Mondal D，Setiawan M，et al. Functionalization of the polymeric surface with bioceramic nanoparticles

via a novel, nonthermal dip coating method[J]. ACS Applied Materials & Interfaces, 2016, 51 (8): 35565-35577.

[4] Thian E S, Ahmad Z, Huang J, et al. The role of surface wettability and surface charge of electrosprayed nanoapatites on the behaviour of osteoblasts[J]. Acta Biomaterialia, 2010, 3 (6): 750-755.

[5] Wang J Y, Wang K, Gu X, et al. Polymerization of hydrogel network on microfiber surface: Synthesis of hybrid water-absorbing matrices for biomedical applications[J]. ACS Biomaterials Science & Engineering, 2016, 6 (2): 887-892.

[6] Paital S R, Dahotre N B. Wettability and kinetics of hydroxyapatite precipitation on a laser-textured Ca-P bioceramic coating[J]. Acta Biomaterialia, 2009, 7 (5): 2763-2772.

[7] Wu C, Han P, Liu X, et al. Mussel-inspired bioceramics with self-assembled Ca-P/polydopamine composite nanolayer: Preparation, formation mechanism, improved cellular bioactivity and osteogenic differentiation of bone marrow stromal cells[J]. Acta Biomaterialia, 2014, 1 (10): 428-438.

[8] Xu M, Zhang Y, Zhai D, et al. Mussel-inspired bioactive ceramics with improved bioactivity, cell proliferation, differentiation and bone-related gene expression of MC3T3 cells[J]. Biomaterials Science, 2013, 9 (1): 933-941.

[9] Xu M, Zhai D, Chang J, et al. In vitro assessment of three-dimensionally plotted nagelschmidtite bioceramic scaffolds with varied macropore morphologies[J]. Acta Biomaterialia, 2014, 1 (10): 463-476.

[10] Ma H, Luo J, Sun Z, et al. 3D printing of biomaterials with mussel-inspired nanostructures for tumor therapy and tissue regeneration[J]. Biomaterials, 2016, 111: 138-148.

[11] Wang H, Lin C, Zhang X, et al. Mussel-inspired polydopamine coating: A general strategy to enhance osteogenic differentiation and osseointegration for diverse implants[J]. ACS Biomaterials Science & Engineering, 2019, 7 (11): 7615-7625.

[12] Nascimento R M, Ramos S M, Bechtold I H, et al. Wettability study on natural rubber surfaces for applications as biomembranes[J]. ACS Biomaterials Science & Engineering, 2018, 8 (4): 2784-2793.

[13] Lyasnikova A V, Dudareva O A, Lyasnikov V N, et al. Comparative analysis of plasma bioceramic coatings based on zinc-substituted hydroxyapatite and tricalcium phosphate[J]. Glass and Ceramics, 2018, 3-4 (75): 163-167.

[14] Li W, Yang X, Feng S, et al. The fabrication of biomineralized fiber-aligned PLGA scaffolds and their effect on enhancing osteogenic differentiation of UCMSC cells[J]. Journal of Materials Science: Materials in Medicine, 2018, 8 (29): 117.1-117.13.

[15] Serafim A, Cecoltan S, Lungu A, et al. Electrospun fish gelatin fibrous scaffolds with improved bio-interactions due to carboxylated nanodiamond loading[J]. RSC Advance, 2015, 116 (5): 95467-95477.

[16] Hutmacher D W. Scaffolds in tissue engineering bone and cartilage[J]. Biomaterials, 2000, 24 (21): 2529-2543.

[17] Hughes E A B, Cox S C, Cooke M E, et al. Interfacial mineral fusion and tubule entanglement as a means to harden a bone augmentation material[J]. Advanced Healthcare Materials, 2018, 7 (7): e1701166.

[18] Wu C, Luo Y, Cuniberti G, et al. Three-dimensional printing of hierarchical and tough mesoporous bioactive glass scaffolds with a controllable pore architecture, excellent mechanical strength and mineralization ability[J]. Acta Biomaterialia, 2011, 6 (7): 2644-2650.

[19] Wu C, Chen Z, Wu Q, et al. Clinoenstatite coatings have high bonding strength, bioactive ion release, and osteoimmunomodulatory effects that enhance in vivo osseointegration[J]. Biomaterials, 2015, 71: 35-47.

[20] Ye D, Tang W, Xu Z, et al. Application of MBG as a coating material on mechanically stronger but less degradable ceramic scaffolds for enhanced osteogenesis[J]. Materials Letters, 2018, 223: 105-108.

[21] Liu Z, Weng Z, Zhai Z F, et al. Hydration-induced nano-to micro-scale self-recovery of the tooth enamel of the giant panda[J]. Acta Biomaterialia, 2018, 81: 267-277.

[22] Ayoub G, Veljovic D, Zebic M L, et al. Composite nanostructured hydroxyapatite/yttrium stabilized zirconia dental inserts: The processing and application as dentin substitutes[J]. Ceramics International, 2018, 15 (44): 18200-18208.

[23] Das S, Doloi B, Bhattacharyya B. Fabrication of stepped hole on zirconia bioceramics by ultrasonic machining[J]. Machining Science and Technology, 2016, 4 (20): 681-700.

[24] Bock R M, McEntire B J, Bal B S, et al. Surface modulation of silicon nitride ceramics for orthopaedic applications[J]. Acta Biomaterialia, 2015, 26: 318-330.

[25] Fang Z, Feng Q L, Tan R W. In-situ grown hydroxyapatite whiskers reinforced porous HA bioceramic[J]. Ceramics International, 2013, 8 (39): 8847-8852.

[26] Yun H S, Park J W, Kim S H, et al. Effect of the pore structure of bioactive glass balls on biocompatibility in vitro and in vivo[J]. Acta Biomaterialia, 2011, 6 (7): 2651-2660.

[27] Lee S, Yun H S, Kim S H. The comparative effects of mesoporous silica nanoparticles and colloidal silica on inflammation and apoptosis[J]. Biomaterials, 2011, 35 (32): 9434-9443.

[28] Liu Y, Li T, Ma H, et al. 3D-printed scaffolds with bioactive elements-induced photothermal effect for bone tumor therapy[J]. Acta Biomaterialia, 2018, 73: 531-546.

[29] Feng C, Zhang W, Deng C, et al. 3D Printing of lotus root-like biomimetic materials for cell delivery and tissue regeneration[J]. Advanced Science, 2017, 12) (4): e1700401.

[30] Zhang Y, Xia L, Zhai D, et al. Mesoporous bioactive glass nanolayer-functionalized 3D-printed scaffolds for accelerating osteogenesis and angiogenesis[J]. Nanoscale, 2015, 45 (7): 19207-19221.

[31] Kim J A, Lim J, Naren R, et al. Effect of the biodegradation rate controlled by pore structures in magnesium phosphate ceramic scaffolds on bone tissue regeneration in vivo[J]. Acta Biomaterialia, 2016, 44: 155-167.

[32] Zhu H Y, Zhai D, Lin C C, et al. 3D plotting of highly uniform $Sr_5(PO_4)_2SiO_4$ bioceramic scaffolds for bone tissue engineering[J]. Journal of Materials Chemistry B, 2016, 37 (4): 6200-6212.

[33] Yang C, Huan Z G, Wang X Y, ey al. 3D printed Fe scaffolds with HA nanocoating for bone regeneration[J]. ACS Biomaterials Science & Engineering, 2018, 2 (4): 608-616.

[34] Liu B, Lin P H, Shen Y, et al. Porous bioceramics reinforced by coating gelatin[J]. Journal of Materials Science: Materials in Medicine, 2008, 3 (19): 1203-1207.

[35] Sultana R, Yang J Z, Hu X Z. Deposition of micro-porous hydroxyapatite/tri-calcium phosphate coating on zirconia-based substrate[J]. Journal of the American Ceramic Society, 2012, 4 (95): 1212-1215.

[36] Pazarlioglu S, Salman S. Effect of yttria on thermal stability, mechanical and in vitro bioactivity properties of hydroxyapatite/alumina composite[J]. Journal of Ceramic Processing Research, 2019, 1 (20): 99-112.

[37] Yunos D M, Bretcanu O, Boccaccini A R. Polymer-bioceramic composites for tissue engineering scaffolds. Journal of Materials Science, 2008, 43: 4433-4442.

[38] Hosseini Y, Emadi R, Kharaziha M, et al Reinforcement of electrospun poly (epsilon-caprolactone) scaffold using diopside nanopowder to promote biological and physical properties[J]. Journal of Applied Polymer Science, 2017, 6 (134): e44433.

[39] Shi Q, Li ZY, Liverani L, et al. Positive effect of wrapping poly caprolactone/polyethylene glycol fibrous films on the mechanical properties of 45S5 bioactive glass scaffolds[J]. International Journal of Applied Ceramic Technology, 2018, 4 (15): 921-929.

[40] Tang Y F, Wu C, Wu Z X, et al. Fabrication and in vitro biological properties of piezoelectric bioceramics for bone regeneration[J]. Scientific Reports, 2017, 7: e43360.

[41] Ribeiro C, Sencadas V, Correia D M, et al. Piezoelectric polymers as biomaterials for tissue engineering applications[J]. Colloid and Surfaces B-Biointerfaces, 2015, 136: 46-55.

[42] Shi G X, Zhang Z, Rouabhia M. The regulation of cell functions electrically using biodegradable polypyrrole-polylactide conductors[J]. Biomaterials, 2008, 28 (29): 3792-3798.

[43] Rowlands A S, Cooper-White J J. Directing phenotype of vascular smooth muscle cells using electrically stimulated conducting polymer[J]. Biomaterials, 2008, 34 (29): 4510-4520.

[44] Hammerick K E, Longaker M T, Prinz F B. *In vitro* effects of direct current electric fields on adipose-derived stromal cells[J]. Biochemical and Biophysical Research Communications, 2010, 1 (397): 12-17.

[45] Huo R, Ma Q L, Wu J J, et al. Noninvasive electromagnetic fields on keratinocyte growth and migration[J]. Journal of Surgical Research, 2010, 2 (162): 299-307.

[46] Singh S, Saha S. Electrical properties of bone: a review[J]. Clinical Orthopaedics and Related Research, 1984, 186: 249-271.

[47] Verma A S, Kumar D, Dubey A K. Dielectric and electrical response of hydroxyapatite-$Na_{0.5}K_{0.5}NbO_3$ bioceramic composite[J]. Ceramics International, 2019, 3 (45): 3297-3305.

[48] Jarcho M. Calcium-phosphate ceramics as hard tissue prosthetics[J]. Clinical Orthopaedics and Related Research, 1981, 157: 259-278.

[49] Yamashita K, Oikawa N, Umegaki T. Acceleration and deceleration of bone-like crystal growth on ceramic hydroxyapatite by electric poling[J]. Chemistry of Materials, 1996, 12 (8): 2697-2700.

[50] Mucalo M R. Special issue: Novel advances and approaches in biomedical materials based on calcium phosphates[J]. Materials, 2019, 3 (12): e405.

[51] Yamashita K, Horiuchi N, Wada N, et al. Fundamentals and applications of bioceramic electrets[C]. 14th International Symposium on Electrets, Montpellier, France. IEEE, 2011: 89-90.

[52] Nakamura M, Toyama T, Morita A, et al. Electric poling of cement composites of hydroxyapatite whiskers with chitosan and their chemical properties in simulated body fluid[J]. Journal of the Ceramic Society of Japan, 2013, 1418 (121): 895-900.

[53] Bodhak S, Bose S, Bandyopadhyay A. Role of surface charge and wettability on early stage mineralization and bone cell-materials interactions of polarized hydroxyapatite[J]. Acta Biomaterialia, 2009, 6 (5): 2178-2188.

[54] Malhotra A, Habibovic P. Calcium phosphates and angiogenesis: Implications and advances for bone regeneration[J]. Trends Biotechnol, 2016, 12 (34): 983-992.

[55] Jones J R. Review of bioactive glass: From Hench to hybrids[J]. Acta Biomaterialia, 2013, 1 (9): 4457-4486.

[56] Porter A E, Patel N, Skepper J N, et al. Comparison of *in vivo* dissolution processes in hydroxyapatite and silicon-substituted hydroxyapatite bioceramics[J]. Biomaterials, 2003, 25 (24): 4609-4620.

[57] Grover L. *In vitro* ageing of brushite calcium phosphate cement[J]. Biomaterials, 2003, 23 (24): 4133-4141.

[58] Ma J, Huang B X, Zhao X C, et al. *In vitro* degradability and apatite-formation ability of monticellite (CaMgSiO₄) bioceramic[J]. Ceramics International, 2019, 3 (45): 3754-3759.

[59] Hong Y, Fan H, Li B, et al. Fabrication, biological effects, and medical applications of calcium phosphate nanoceramics[J]. Materials Science and Engineering R, 2010, 3-6 (70): 225-242.

[60] Shepherd J H, Shepherd D V, Best S M. Substituted hydroxyapatites for bone repair[J]. Journal of Materials Science: Materials in Medicine, 2012, 10 (23): 2335-2347.

[61] Friederichs R J, Brooks R A, Ueda M, et al. *In vitro* osteoclast formation and resorption of silicon-substituted hydroxyapatite ceramics[J]. Journal of Biomedical Materials Research Part A, 2015, 10 (103): 3312-3322.

[62] Lee W H, Zavgorodniy A V, Loo C Y, et al. Synthesis and characterization of hydroxyapatite with different crystallinity: Effects on protein adsorption and release[J]. Journal of Biomedical Materials Research Part A, 2012, 6 (100): 1539-1549.

[63] Theiss F, Apelt D, Brand B, et al. Biocompatibility and resorption of a brushite calcium phosphate cement[J]. Biomaterials, 2005, 21 (26): 4383-4394.

[64] Habibovic P, Kruyt M C, Juhl M V, et al. Comparative *in vivo* study of six hydroxyapatite-based bone graft substitutes[J]. Journal of Orthopaedic Research, 2008, 10 (26): 1363-1370.

[65] Habibovic P, Yuan H, van der Valk C M, et al. 3D microenvironment as essential element for osteoinduction by biomaterials[J]. Biomaterials, 2005, 17 (26): 3565-3575.

[66] Gbureck U, Hölzel T, Klammert U, et al. Resorbable dicalcium phosphate bone substitutes prepared by 3D powder printing[J]. Advanced Functional Materials, 2007, 18 (17): 3940-3945.

[67] Bashoor-Zadeh M, Baroud G, Bohner M. Simulation of the *in vivo* resorption rate of β-tricalcium phosphate bone graft substitutes implanted in a sheep model[J]. Biomaterials, 2011, 27 (32): 6362-6373.

[68] Lu J, Descamps M, Dejou J, et al. The biodegradation mechanism of calcium phosphate biomaterials in bone[J]. Journal of Biomedical Materials Research, 2002, 4 (63): 408-412.

[69] Wu C, Chang J. A review of bioactive silicate ceramics[J]. Biomedical Materials, 2013, 3 (8): e032001.

[70] Wang C, Xue Y, Lin K, et al. The enhancement of bone regeneration by a combination of osteoconductivity and osteostimulation using β-CaSiO$_3$/β-Ca$_3$(PO$_4$)$_2$ composite bioceramics[J]. Acta Biomaterialia, 2012, 1 (8): 350-360.

[71] Xing M, Huan Z, Li Q, et al. Containerless processing of Ca-Sr-Si system bioactive materials: Thermophysical properties and ion release behaviors[J]. Ceramics International, 2017, 6 (43): 5156-5163.

[72] Song W, Wang Q, Wan C, et al. A novel alkali metals/strontium co-substituted calcium polyphosphate scaffolds in bone tissue engineering[J]. Journal of Biomedical Materials Research Prat B-Applied Biomaterials, 2011, 2 (98): 255-262.

[73] Poh P S P, Hutmacher D W, Holzapfel B M, et al. *In vitro* and *in vivo* bone formation potential of surface calcium phosphate-coated polycaprolactone and polycaprolactone/bioactive glass composite scaffolds[J]. Acta Biomaterialia, 2016, 30: 319-333.

[74] Li S, Li H, Lv G, et al. Influences of degradability, bioactivity, and biocompatibility of the calcium sulfate content on a calcium sulfate/poly (amino acid) biocomposite for orthopedic reconstruction[J]. Polymer Composites, 2016, 6 (37): 1886-1894.

[75] Zhou Y, Zhou Y, Gao L, et al. Synthesis of artificial dental enamel by an elastin-like polypeptide assisted biomimetic approach[J]. Journal of Materials Chemistry B, 2018, 5 (6): 844-853.

[76] Choudhary R, Venkatraman S K, Rana A, et al. *In vitro* bioactivity studies of larnite and larnite/chitin composites prepared from biowaste for biomedical applications[J]. Bulletin of Materials Science, 2016, 5 (39): 1213-1221.

[77] Fellah B H, Gauthier O, Weiss P, et al. Osteogenicity of biphasic calcium phosphate ceramics and bone autograft in a goat model[J]. Biomaterials, 2008, 9 (29): 1177-1188.

[78] Yao X, Peng R, Ding J D. Cell-material interactions revealed via material techniques of surface patterning[J]. Advanced Materials, 2013, 37 (25): 5257-5286.

[79] Curtis A S G, Gadegaard N, Dalby M J, et al. Cells react to nanoscale order and symmetry in their surroundings[J]. IEEE Transactions on Nanobioscience, 2004, 1 (3): 61-65.

[80] Stevens M M, George J H. Exploring and engineering the cell surface interface[J]. Science, 2005, 5751 (310): 1135-1138.

[81] Yim E K F，Reano R M，Pang S W，et al. Nanopattern-induced changes in morphology and motility of smooth muscle cells[J]. Biomaterials，2005，26（26）：5405-5413.

[82] Dalby M J，Gadegaard N，Tare R，et al. The control of human mesenchymal cell differentiation using nanoscale symmetry and disorder[J]. Nature Materials，2007，12（6）：997-1003.

[83] Yim E K F，Darling E M，Kulangara K，et al. Nanotopography-induced changes in focal adhesions，cytoskeletal organization，and mechanical properties of human mesenchymal stem cells[J]. Biomaterials，2010，6（31）：1299-1306.

[84] Park J K，Kim Y J，Yeom J，et al. The topographic effect of zinc oxide nanoflowers on osteoblast growth and osseointegration[J]. Advanced Materials，2010，22（43）：4857- 4861.

[85] Teo B K K，Wong S T，Lim C K，et al. Nanotopography modulates mechanotransduction of stem cells and induces differentiation through focal adhesion kinase[J]. ACS Nano，2013，6（7）：4785-4798.

[86] Alves N M，Pashkuleva I，Reis R L，et al. Controlling cell behavior through the design of polymer surfaces[J]. Small，2010，20（6）：2208-2220.

[87] Fox C B，Kim J，Schlesinger E B，et al. Fabrication of micropatterned polymeric nanowire arrays for high-resolution reagent localization and topographical cellular control[J]. Nano Letters，2015，3（15）：1540-1546.

[88] Lasgorceix M，Grenho L，Fernandes M H，et al. Femtosecond laser impact on calcium phosphate bioceramics assessed by micro-Raman spectroscopy and osteoblastic behaviour. Journal of the European Ceramic Society，2018，38（16）：5545-5553.

[89] Marin E，Horiguchi S，Zanocco M，et al. Bioglass functionalization of laser-patterned bioceramic surfaces and their enhanced bioactivity[J]. Heliyon，2018，12（4）：e01016.

[90] Lasgorceix M，Ott C，Boilet L，et al. Micropatterning of beta tricalcium phosphate bioceramic surfaces，by femtosecond laser，for bone marrow stem cells behavior assessment[J]. Materials Science & Engineering C-Materials for Biological Applications，2019，95：371-380.

[91] Tlotleng M，Akinlabi E，Shukla M，et al. Microstructural and mechanical evaluation of laser-assisted cold sprayed bio-ceramic coatings：Potential use for biomedical applications[J]. Journal of Thermal Spray Technology，2014，3（24）：423-435.

[92] Zhao C，Xia L，Zhai D，et al. Designing ordered micropatterned hydroxyapatite bioceramics to promote the growth and osteogenic differentiation of bone marrow stromal cells[J]. Journal of Materials Chemistry B，2015，6（3）：968-976.

[93] Zhao C C，Wang X Y，Gao L，et al. The role of the micro-pattern and nano-topography of hydroxyapatite bioceramics on stimulating osteogenic differentiation of mesenchymal stem cells[J]. Acta Biomaterialia，2018，73：509- 521 .

[94] Macritchie F. Proteins at Interfaces：An overview[M]. Amsterdam：Elsevier，1995.

[95] Hoffman A S. Blood biomaterial interactions：An overview[M]//Cooper S L. Biomaterials：Interfacial Phenomena and Applications，Vol. 199. Washington：American Chemical Society，1982：3-8.

[96] Rosengren A，Pavlovic E，Oscarsson S，et al. Plasma protein adsorption pattern on characterized ceramic biomaterials[J]. Biomaterials，2002，4（23）：1237-1247.

[97] Luo Q，Andrade J D. Cooperative adsorption of proteins onto hydroxyapatite[J]. Journal of Colloid and Interface Science，1998，1（200）：104-113.

[98] Lensen H G W，Breemhaar W，Smolders C A，et al. Competitive adsorption of plasma-proteins at solid liquid[J]. Journal of Chromatography，1986，376：191-198.

[99] Skarja G A，Brash J L，Bishop P，et al. Protein and platelet interactions with thermally denatured fibrinogen and cross-linked fibrin coated surfaces[J]. Biomaterials，1998，23（19）：2129-2138.

[100] 黄嘉，乐以伦，郑昌琼. 血浆蛋白质在生物材料表面吸附时的 Vroman 效应[J]. 生物医学工程学杂志，1999：371-376.

[101] Vroman L，Adams A L. Adsorption of proteins out of plasma and solutions in narrow spaces[J]. Journal of Colloid and Interface Science，1986，111：391-402.

[102] 王春仁. 生物材料表面血浆蛋白的吸附[J]. 国外医学生物医学工程分册，1995：334-339.

[103] Salmeron-Sanchez M，Rico P，Moratal D，et al. Role of material-driven fibronectin fibrillogenesis in cell differentiation[J]. Biomaterials，2011，8（32）：2099-2105.

[104] Yang D，Lu X，Hong Y，et al. The molecular mechanism of mediation of adsorbed serum proteins to endothelial cells adhesion and growth on biomaterials[J]. Biomaterials，2013，23（34）：5747-5758.

[105] Zhu X D，Fan H S，Zhao C Y，et al. Competitive adsorption of bovine serum albumin and lysozyme on characterized calcium phosphates by polyacrylamide gel electrophoresis method[J]. Journal of Materials Science：Materials in Medicine，2007，11（18）：2243-2249.

[106] Chen X，Wu T，Wang Q，et al. Shield effect of silicate on adsorption of proteins onto silicon-doped hydroxyapatite（100）surface[J]. Biomaterials，2008，15（29）：2423-2432.

[107] Fujii E，Ohkubo M，Tsuru K，et al. Selective protein adsorption property and characterization of nano-crystalline zinc-containing hydroxyapatite[J]. Acta Biomaterialia，2006，1（2）：69-74.

[108] Takemoto S，Kusudo Y，Tsuru K，et al. Selective protein adsorption and blood compatibility of hydroxy-carbonate apatites[J]. Journal of Biomedical Materials Research Part A，2004，69（3）：544-551.

[109] Webster T J，Ergun C，Doremus R H，et al. Hydroxylapatite with substituted magnesium，zinc，cadmium，and yttrium. Ⅱ. Mechanisms of osteoblast adhesion[J]. Journal of Biomedical Materials Research，2002，2（59）：312-317.

[110] Ergun C，Webster T J，Bizios R，et al. Hydroxylapatite with substituted magnesium，zinc，cadmium，and yttrium. Ⅰ. Structure and microstructure[J]. Journal of Biomedical Materials Research，2002，2（59）：305-311.

[111] Elangovan S，Margolis H C，Oppenheim F G，et al. Conformational changes in salivary proline-rich protein 1 upon adsorption to calcium phosphate crystals[J]. Langmuir，2007，22（23）：11200-11205.

[112] Kandori K，Saito M，Takebe T，et al. Adsorption of bovine serum albumin on synthetic carbonate calcium hydroxyapatite[J]. Journal of Colloid and Interface Science，1995，1（174）：124-129.

[113] Segvich S J，Smith H C，Kohn D H. The adsorption of preferential binding peptides to apatite-based materials[J]. Biomaterials，2009，7（30）：1287-1298.

[114] Malmsten M. Formation of adsorbed protein layers[J]. Journal of Colloid and Interface Science，1998，2（207）：186-199.

[115] Wertz C F，Santore M M. Effect of surface hydrophobicity on adsorption and relaxation kinetics of albumin and fibrinogen：Single-species and competitive behavior[J]. Langmuir，2001，10（17）：3006-3016.

[116] Tanaka M，Motomura T，Kawada M，et al. Blood compatible aspects of poly（2-methoxyethylacrylate）（PMEA）：Relationship between protein adsorption and platelet adhesion on PMEA surface[J]. Biomaterials，2000，14（21）：1471-1481.

[117] Jeyachandran Y L，Mielczarski J A，Mielczarski E，et al. Efficiency of blocking of non-specific interaction of different proteins by BSA adsorbed on hydrophobic and hydrophilic surfaces[J]. Journal of Colloid and Interface Science，2010，1（341）：136-142.

[118] van Oss C J，Wu W，Giese R F，et al. Interaction between proteins and inorganic oxides：Adsorption of albumin and its desorption with a complexing agent[J]. Colloids and Surfaces B：Biointerfaces，1995，4：185-189.

[119] Wilson C J，Clegg R E，Leavesley D I，et al. Mediation of biomaterial-cell interactions by adsorbed proteins[J]. Tissue Engineering，2005，11（1-2）：1-18.

[120] Anand G，Sharma S，Dutta A K，et al. Conformational transitions of adsorbed proteins on surfaces of varying polarity[J]. Langmuir，2010，26：10803-10811.

[121] Wassell D T H，Hall R C，Embery G，et al. Adsorption of bovine serum albumin onto hydroxyapatite[J]. Biomaterials，1995，16：697-702.

[122] Demanèche S，Chapel J P，Monrozier L J，et al. Dissimilar pH-dependent adsorption features of bovine serum albumin and α-chymotrypsin on mica probed by AFM[J]. Colloids and Surfaces B：Biointerfaces，2009，70：226-231.

[123] Bergers J J，Vingerhoeds M H，van Bloois L，et al. The role of protein charge in protein-lipid interactions. pH-Dependent changes of the electrophoretic mobility of liposomes through adsorption of water-soluble，globular proteins[J]. Biochemistry，1993，32：4641-4649.

[124] Sharpe J R，Sammons R L，Marquis P M，et al. Effect of pH on protein adsorption to hydroxyapatite and tricalcium phosphate ceramics[J]. Biomaterials，1997，18：471-476.

[125] Zhu X D，Zhang H J，Fan H S，et al. Effect of phase composition and microstructure of calcium phosphate ceramic particles on protein adsorption[J]. Acta Biomaterialia，2010，6：1536-1541.

[126] Rouahi M，Champion E，Gallet O，et al. Physico-chemical characteristics and protein adsorption potential of hydroxyapatite particles：Influence on *in vitro* biocompatibility of ceramics after sintering[J]. Colloids and Surfaces B：Biointerfaces，2006，47：10-19.

[127] Puleo D A，Nanci A，et al. Understanding and controlling the bone-implant interface[J]. Biomaterials，1999，20：2311-2321.

[128] Zhang X D，Yuan H P de Groot K. Calcium phosphate biomaterials with intrinstic osteoinductivity[C]. The 6 th World Biomaterials Congress，Hawaii，2000.

[129] Dos Santos E A，Farina M，Soares GA，et al. Surface energy of hydroxyapatite and β-tricalcium phosphate ceramics driving serum protein adsorption and osteoblast adhesion[J]. Journal of Materials Science：Materials in Medicine，2008，19：2307-2316.

[130] Zhu X D，Fan H S，Xiao Y M，et al. Effect of surface structure on protein adsorption to biphasic calcium-phosphate ceramics *in vitro* and *in vivo*[J]. Acta Biomaterialia，2009，5：1311-1318.

[131] Rouahi M，Gallet O，Champion E，et al. Influence of hydroxyapatite microstructure on human bone cell response[J]. Journal of Biomedical Materials Research Part A，2006，78：222-235.

[132] Yuan H P，Kurashina K，de Bruijn J D，et al. A preliminary study on osteoinduction of two kinds of calcium phosphate ceramics[J]. Biomaterials，1999，20：1799-1806.

[133] Suh C W，Kim M Y，Choo J B，et al. Analysis of protein adsorption characteristics to nano-pore silica particles by using confocal laser scanning microscopy[J]. Journal of Biotechnology，2004，112：267-277.

[134] Cao G. Nanostructures and Nanomaterials[M]. London：Imperial College Press，2004.

[135] Fratzl P，Gupta H S，Paschalis E P，et al. Structure and mechanical quality of the collagen-mineral nano-composite in bone[J]. Journal of Materials Chemistry，2004，14：2115-2123.

[136] Sawyer A A，Hennessy K M，Bellis S L，et al. The effect of adsorbed serum proteins，RGD and proteoglycan-binding peptides on the adhesion of mesenchymal stem cells to hydroxyapatite[J]. Biomaterials，2007，28：383-392.

[137] Matsumoto T，Okazaki M，Inoue M，et al. Hydroxyapatite particles as a controlled release carrier of protein[J]. Biomaterials，2004，25：3807-3812.

[138] Liu C L，Zhai H L，Zhang Z S，et al. Cells recognize and prefer bone-like hydroxyapatite：Biochemical understanding of ultrathin mineral platelets in bone[J]. ACS Applied Materials & Interfaces，2016，8：29997-30004.

[139] 付亚康. 羟基磷灰石微粒表面微纳结构与蛋白吸附及释放的关系[D]. 成都：西南交通大学，2014.

[140] El-Ghannam A，Ducheyne P，Shapiro I M，et al. Effect of serum proteins on osteoblast adhesion to surface-modified bioactive glass and hydroxyapatite[J]. Journal of Orthopaedic Research，1999，17：340-345.

[141] Kandori K，Tsuyama S，Tanaka H，et al. Protein adsorption characteristics of calcium hydroxyapatites modified with pyrophosphoric acids[J]. Colloids and Surfaces B：Biointerfaces，2007，58：98-104.

[142] 冯波，翁杰，屈树新，等. 骨植入材料表面生物化改性研究进展[C]. 第五届中国功能材料及其应用学术会议，秦皇岛，2004.

[143] Latour R A. Biomaterials：Protein-surface interactions[J]. Encyclopedia of Biomaterials and Biomedical Engineering，2005，1：270-278.

[144] Whalen D W，Ding Z，Fournier R L，et al. Method for measuring *in vivo* oxygen transport rates in a bioartificial organ[J]. Tissue Engineering，1999，5：81-89.

[145] Slack S M，Horbett T A. The Vroman effect：A critical review[J]. ACS Symposium Series，1995，602：112-128.

[146] Vroman L，Adams A L. Findings with recording ellipsometer suggesting rapid exchange of specific plasma proteins at liquid/solid interfaces[J]. Surface Science，1969，16：438-446.

[147] Dee K C，Puleo D A，Bizios R. An Introduction to Tissue-Biomaterial Interactions：Tissue-Biomaterial[M]. Hoboken：John Willey and Sons Inc，2002.

[148] Candiloros H，Muller S，Ziegler O，et al. Role of albumin glycation on the erythrocyte aggregation：An *in vitro* study[J]. Diabetic Medicine，1996，13：646-650.

[149] Zeng H T，Chittur K K，Lacefield W R，et al. Analysis of bovine serum albumin adsorption on calcium phosphate and titanium surfaces[J]. Biomaterials，1999，20：377-384.

[150] Wang K，Zhou C，Hong Y，et al. A review of protein adsorption on bioceramics[J]. Interface Focus，2012，2：259-277.

[151] Kasemo B. Biological surface science[J]. Surface Science，2002，500：656-577.

[152] Eisenstein M. Artificial organs：Honey，I shrunk the lungs[J]. Nature，2015，519：S16-S18.

[153] Roca-Cusachs P，Iskratsch T，Sheetz M P，et al. Finding the weakest link-exploring integrin-mediated mechanical molecular pathways[J]. Journal of Cell Science，2012，125：3025-3038.

[154] Zhang J，Ma X Y，Lin D，et al. Magnesium modification of a calcium phosphate cement alters bone marrow stromal cell behavior via an integrin-mediated mechanism[J]. Biomaterials，2015，53：251-264.

[155] Wu C T，Xia L G，Han P P，et al. Graphene-oxide-modified *β*-tricalcium phosphatebioceramics stimulate *in vitro* and *in vivo* osteogenesis[J]. Carbon，2015，93：116-129.

[156] Cai R，Kawazoe N，Chen G P，et al. Influence of surfaces modified with biomimetic extracellular matrices on adhesion and proliferation of mesenchymal stem cells and osteosarcoma cells[J]. Colloid and Surfaces B-Biointerfaces，2015，126：381-386.

[157] Garcia A J，Vega M D，Boettiger D，et al. Modulation of cell proliferation and differentiation through substrate-dependent changes in fibronectin conformation[J]. Molecular Biology of the Cell，1999，10：785-798.

[158] Kuwada S K，Li X F. Integrin α5/β1 mediates fibronectin-dependent epithelial cell proliferation through epidermal growth factor receptor activation[J]. Molecular Biology of the Cell，2000，11：2485-2496.

[159] Soria J M，Ramos C M，Bahamonde O，et al. Influence of the substrate's hydrophilicity on the *in vitro* Schwann cells viability[J]. Journal of Biomedical Materials Research Part A，2007，83：463-470.

[160] Santos P A，Rocha C S，Baptista M S，et al. Adhesion and proliferation of HeLa and fibroblast cells on chemically-modified gold surfaces[J]. Colloid and Surfaces B-Biointerfaces，2014，123：429-438.

[161] Naganuma T，Traversa E. The effect of cerium valence states at cerium oxide nanoparticle surfaces on cell proliferation[J]. Biomaterials，2014，35：4441-4453.

[162] Chen C S，Mrksich M，Huang S，et al. Geometric control of cell life and death[J]. Science，1997，276：1425-1428.

[163] Assoian R K，Klein E A. Growth control by intracellular tension and extracellular stiffness[J]. Trends in Cell Biology，2008，18：347-352.

[164] Georges P C，Janmey P A. Cell type-specific response to growth on soft materials[J]. Journal of Applied Physiology，2005，98：1547-1553.

[165] Guilak F，Cohen D M，Estes B T，et al. Control of stem cell fate by physical interactions with the extracellular matrix[J]. Cell Stem Cell，2009，5：17-26.

[166] Ingber D E. Can cancer be reversed by engineering the tumor microenvironment？[J]. Seminars in Cancer Biology，2008，18：356-364.

[167] Ulrich T A，Pardo E M D，Kumar S，The mechanical rigidity of the extracellular matrix regulates the structure，motility，and proliferation of glioma cells[J]. Cancer Research，2009，69：4167-4174.

[168] Levental K R，Yu H M，Kass L，et al. Matrix crosslinking forces tumor progression by enhancing integrin signaling[J]. Cell，2009，139：891-906.

[169] Schrader J，Gordon-Walker T T，Aucott R L，et al. Matrix stiffness modulates proliferation，chemotherapeutic response，and dormancy in hepatocellular carcinoma cells[J]. Hepatology，2011，53：1192-1205.

[170] Smith A M，Paxton J Z，Hung Y P，et al. Nanoscale crystallinity modulates cell proliferation on plasma sprayed surfaces[J]. Materials Science & Engineering C：Materials for Biological Applications，2015，48：5-10.

[171] Gentile F，Tirinato L，Battista E，et al. Cells preferentially grow on rough substrates[J]. Biomaterials，2010，31：7205-7212.

[172] Hoveizi E，Ebrahimi-Barough S，Tavakol S，et al. *In vitro* comparative survey of cell adhesion and proliferation of human induced pluripotent stem cells on surfaces of polymeric electrospun nanofibrous and solution-cast film scaffolds[J]. Journal of Biomedical Materials Research Part A，2015，103：2952-2958.

[173] Sahoo S，Ouyang H，Goh J C H，et al. Characterization of a novel polymeric scaffold for potential application in tendon/ligament tissue engineering[J]. Tissue Engineering，2006，12：91-99.

[174] Nur-E-Kamal A，Ahmed I，Kamal J，et al. Three dimensional nanofibrillar surfaces induce activation of Rac[J]. Biochemical and Biophysical Research Communications，2005，331：428-434.

[175] Sieg D J，Hauck C R，Ilic D，et al. FAK integrates growth-factor and integrin signals to promote cell migration[J]. Nature Cell Biology，2000，2：249-256.

[176] Owen J D，Ruest P J，Fry D W，et al. Induced focal adhesion kinase（FAK）expression in FAK-null cells enhances cell spreading and migration requiring both auto-and activation loop phosphorylation sites and inhibits adhesion-dependent tyrosine phosphorylation of Pyk2[J]. Molecular and Cellular Biology，1999，19：4806-4818.

[177] Zhao J H，Zheng C H，Guan J L，et al. Pyk2 and FAK differentially regulate progression of the cell cycle[J]. Journal of Cell Science，2000，113：3063-3072.

[178] Liu Y，Ji Y，Ghosh K，et al. Rafailovichz MH. Effects of fiber orientation and diameter on the behavior of human dermal fibroblasts on electrospun PMMA scaffolds[J]. Journal of Biomedical Materials Research Part A，2009，90：

1092-1106.

[179] Park J，Bauer S，von der Mark K，et al. Nanosize and vitality：TiO₂ nanotube diameter directs cell fate[J]. Nano Letters，2007，7：1686-1691.

[180] Tanaka T，Suzuki Y. Spatial control of cell attachment，proliferation，and differentiation using ion-beam induced thin films[J]. Applied Surface Science，2014，310：31-35.

[181] Hohmann J K，von Freymann G. Influence of direct laser written 3D topographies on proliferation and differentiation of osteoblast-like cells：Towards improved implant surfaces[J]. Advanced Functional Materials，2014，24：6573-6580.

[182] Han G，Muller W E G，Wang X H，et al. Porous titania surfaces on titanium with hierarchical macro-and mesoporosities for enhancing cell adhesion，proliferation and mineralization[J]. Materials Science & Engineering C：Materials for Biological Applications，2015，47：376-383.

[183] Baker B M，Chen C S. Deconstructing the third dimension-how 3D culture microenvironments alter cellular cues[J]. Journal of Cell Science，2012，125：3015-3024.

[184] Doyle A D，Petrie R J，Kutys M L，et al. Dimensions in cell migration[J]. Current Opinion in Cell Biology，2013，25：642-649.

[185] Greiner A M，Klein F，Gudzenko T，et al. Cell type-specific adaptation of cellular and nuclear volume in micro-engineered 3D environments[J]. Biomaterials，2015，69：121-132.

[186] Streichan S J，Hoerner C R，Schneidt T，et al. Spatial constraints control cell proliferation in tissues[J]. Proceedings of the National Academy of Sciences of the United States of America，2014，111：5586-5591.

[187] Neves S R，Tsokas P，Sarkar A，et al. Cell shape and negative links in regulatory motifs together control spatial information flow in signaling networks[J]. Cell，2008，133：666-680.

[188] Chen J B，Paetzell E，Zhou J，et al. Osteoblast-like cell ingrowth，adhesion and proliferation on porous Ti-6Al-4V with particulate and fiber scaffolds[J]. Materials Science & Engineering C：Materials for Biological Applications，2010，30：647-656.

[189] Ferlin K M，Prendergast M E，Miller M L，et al. Influence of 3D printed porous architecture on mesenchymal stem cell enrichment and differentiation[J]. Acta Biomaterialia，2016，32：161-169.

[190] Meirelles L D S，Chagastelles P C，Nardi N B，et al. Mesenchymal stem cells reside in virtually all post-natal organs and tissues[J]. Journal of Cell Science，2006，119：2204-2213.

[191] Lee J H，Shin Y C，Jin O S，et al. Reduced graphene oxide-coated hydroxyapatite composites stimulate spontaneous osteogenic differentiation of human mesenchymal stem cells[J]. Nanoscale，2015，7：11642-11651.

[192] Chai W，Ni M，Rui Y F，et al. Effect of growth and differentiation factor 6 on the tenogenic differentiation of bone marrow-derived mesenchymal stem cells[J]. Chinese Medical Journal，2013，126：1509-1516.

[193] Kothapalli C R，Kamm R D. 3D matrix microenvironment for targeted differentiation of embryonic stem cells into neural and glial lineages[J]. Biomaterials，2013，34：5995-6007.

[194] Lee J，Abdeen A A，Zhang D，et al. Directing stem cell fate on hydrogel substrates by controlling cell geometry，matrix mechanics and adhesion ligand composition[J]. Biomaterials，2013，34：8140-8148.

[195] Mwale F，Wang H T，Nelea V，et al. The effect of glow discharge plasma surface modification of polymers on the osteogenic differentiation of committed human mesenchymal stem cells[J]. Biomaterials，2006，27：2258-2264.

[196] Benoit D S W，Schwartz M P，Durney A R，et al. Small functional groups for controlled differentiation of hydrogel-encapsulated human mesenchymal stem cells[J]. Nature Materials，2008，7：816-823.

[197] Chen Y W，Yeh C H，Shie M Y，et al. Stimulatory effects of the fast setting and suitable degrading Ca-Si-Mg

cement on both cementogenesis and angiogenesis differentiation of human periodontal ligament cells[J]. Journal of Materials Chemistry B, 2015, 3: 7099-7108.

[198] Bershadsky A D, Balaban N Q, Geiger B, et al. Adhesion-dependent cell mechanosensitivity[J]. Annual Review of Cell and Developmental Biology, 2003, 19: 677-695.

[199] Ingber D E. Tensegrity-based mechanosensing from macro to micro[J]. Progress in Biophysics & Molecular Biology, 2008, 97: 163-179.

[200] Janmey P A. The cytoskeleton and cell signaling: Component localization and mechanical coupling[J]. Physiol Reviews, 1998, 78: 763-781.

[201] Kumar S, Weaver V. Mechanics, malignancy, and metastasis: The force journey of a tumor cell[J]. Cancer and Metastasis Reviews, 2009, 28: 113-127.

[202] Mammoto T, Ingber D E. Mechanical control of tissue and organ development[J]. Development, 2010, 137: 1407-1420.

[203] Mammoto A, Mammoto T, Ingber D E, et al. Mechanosensitive mechanisms in transcriptional regulation[J]. Journal of Cell Science, 2012, 125: 3061-3073.

[204] Engler A J, Sen S, Sweeney H L, et al. Matrix elasticity directs stem cell lineage specification[J]. Cell, 2006, 126: 677-689.

[205] Park J S, Chu J S, Tsou A D, et al. The effect of matrix stiffness on the differentiation of mesenchymal stem cells in response to TGF-β[J]. Biomaterials, 2011, 32: 3921-3930.

[206] Kijenska-Gawronska E, Prabhakaran M P, Swieszkowski W, et al. Electrospun bio-composite P (LLA-CL) / collagen I /collagen III scaffolds for nerve tissue engineering[J]. Journal of Biomedical Materials Research Part B-Applied Biomaterials, 2012, 100: 1093-1102.

[207] Xie J W, Willerth S M, Li X R, et al. The differentiation of embryonic stem cells seeded on electrospun nanofibers into neural lineages[J]. Biomaterials, 2009, 30: 354-362.

[208] Christopherson G T, Song H, Mao H Q, et al. The influence of fiber diameter of electrospun substrates on neural stem cell differentiation and proliferation[J]. Biomaterials, 2009, 30: 556-564.

[209] Chua K N, Chai C, Lee P C, et al. Functional nanofiber scaffolds with different spacers modulate adhesion and expansion of cryopreserved umbilical cord blood hematopoietic stem/progenitor cells[J]. Experimental Hematology, 2007, 35: 771-781.

[210] Gerardo-Nava J, Fuhrmann T, Klinkhammer K, et al. Human neural cell interactions with orientated electrospun nanofibers *in vitro*[J]. Nanomedicine, 2009, 4: 11-30.

[211] Dang J M, Leong K W. Myogenic induction of aligned mesenchymal stem cell sheets by culture on thermally responsive electrospun nanofibers[J]. Advanced Materials, 2007, 19 (19): 2775- 2779 .

[212] Higuchi A, Ling Q D, Chang Y, et al. Physical cues of biomaterials guide stem cell differentiation fate[J]. Chemical Reviews, 2013, 113: 3297-3328.

[213] Yang K, Jung H, Lee H R, et al. Multiscale, hierarchically patterned topography for directing human neural stem cells into functional neurons[J]. ACS Nano, 2014, 8: 7809-7822.

[214] Sreerekha P R, Menon D, Nair S V, et al. Fabrication of electrospun poly (lactide-*co*-glycolide)-fibrin multiscale scaffold for myocardial regeneration *in vitro*[J]. Tissue Engineering Part A, 2013, 19: 849-859.

[215] Xia L, Lin K, Jiang X, et al. Enhanced osteogenesis through nano-structured surface design of macroporous hydroxyapatite bioceramic scaffolds via activation of ERK and p38 MAPK signaling pathways[J]. Journal of Materials Chemistry B, 2013, 1: 5403-5416.

[216] Lin K，Xia L，Gan J，et al. Tailoring the nanostructured surfaces of hydroxyapatite bioceramics to promote protein adsorption，osteoblast growth，and osteogenic differentiation[J]. ACS Applied Materials & Interfaces，2013，5：8008-8017.

[217] Deng C，Lin R，Zhang M，et al. Micro/nanometer-structured scaffolds for regeneration of both cartilage and subchondral bone[J]. Advanced Functional Materials，2019，29：1806068.

[218] Zhou Q H，Castañeda Ocampo O E，Guimarães C F，et al. Screening platform for cell contact guidance based on inorganic biomaterial micro/nanotopographical gradients[J]. ACS Applied Materials & Interfaces，2017，9：31433-31445.

[219] Park C S，Choi K S，Park I W，et al. Autophagy in RAW264.7 cells treated with surface-functionalized graphene oxides[J]. Journal of Nanomaterials，2015，2015：704789.

[220] Parikh K S，Rao S S，Ansari H M，et al. Ceramic nanopatterned surfaces to explore the effects of nanotopography on cell attachment[J]. Materials Science & Engineering C：Materials for Biological Applications，2012，32：2469-2475.

[221] Um S H，Lee J，Song I S，et al. Regulation of cell locomotion by nanosecond-laser-induced hydroxyapatite patterning. Bioactive Materials，2021，6（10）：3608-3619.

[222] Holthaus M G，Stolle J，Treccani L，et al. Orientation of human osteoblasts on hydroxyapatite-based microchannels[J]. Acta Biomaterialia，2012，8：394-403.

[223] Barata D，Resmini A，Pereira D，et al. Surface micropatterning with zirconia and calcium phosphate ceramics by micromoulding in capillaries[J]. Journal of Materials Chemistry B，2016，4：1044-1055.

[224] Zhou G S，Su Z Y，Cai Y R，et al. Different effects of nanophase and conventional hydroxyapatite thin films on attachment，proliferation and osteogenic differentiation of bone marrow derived mesenchymal stem cells[J]. Bio-Medical Materials and Engineering，2007，17：387-395.

[225] Dulgar-Tulloch A J，Bizios R，Siegel R W，et al. Human mesenchymal stem cell adhesion and proliferation in response to ceramic chemistry and nanoscale topography[J]. Journal of Biomedical Materials Research Part A，2009，90：586-594.

[226] Zhang J，Dalbay M T，Luo X，et al. Topography of calcium phosphate ceramics regulates primary cilia length and TGF receptor recruitment associated with osteogenesis[J]. Acta Biomaterialia，2017，57：487-497.

[227] Deligianni D D，Katsala N D，Koutsoukos P G，et al. Effect of surface roughness of hydroxyapatite on human bone marrow cell adhesion，proliferation，differentiation and detachment strength[J]. Biomaterials，2001，22：87-96.

[228] Yang W，Han W，He W，et al. Surface topography of hydroxyapatite promotes osteogenic differentiation of human bone marrow mesenchymal stem cells[J]. Materials Science & Engineering C：Materials for Biological Applications，2016，60：45-53.

[229] Machado G C，García-Tuñón E，Bell R V，et al. Calcium phosphate substrates with emulsion-derived roughness：Processing，characterisation and interaction with human mesenchymal stem cells[J]. Journal of the European Ceramic Society，2018，38：949-961.

[230] Hu Q，Tan Z，Liu Y，et al. Effect of crystallinity of calcium phosphate nanoparticles on adhesion，proliferation，and differentiation of bone marrow mesenchymal stem cells[J]. Journal of Materials Chemistry，2007，17：4690-4698.

[231] Berube P，Yang Y，Carnes D L，et al. The effect of sputtered calcium phosphate coatings of different crystallinity on osteoblast differentiation[J]. Journal of Periodontology，2005，76：1697-1709.

[232] John A，Varma H K，Kumari T V，et al. Surface reactivity of calcium phosphate based ceramics in a cell culture system[J]. Journal of Biomaterials Applications，2003，18：63-78.

[233] Ni S，Chang J，Chou L，et al. Comparison of osteoblast-like cell responses to calcium silicate and tricalcium phosphate ceramics *in vitro*[J]. Journal of Biomedical Materials Research Part B-Applied Biomaterials，2007，80B：174-183.

[234] Nakamura M，Nagai A，Tanaka Y，et al. Polarized hydroxyapatite promotes spread and motility of osteoblastic cells[J]. Journal of Biomedical Materials Research Part A，2010，92：783-790.

[235] Perez R A，Mestres G. Role of pore size and morphology in musculo-skeletal tissue regeneration[J]. Materials Science & Engineering C：Materials for Biological Applications，2016，61：922-939.

[236] Malmström J，Adolfsson E，Arvidsson A，et al. Bone response inside free-form fabricated macroporous hydroxyapatite scaffolds with and without an open microporosity[J]. Clinical Implant Dentistry and Related Research，2007，9：79-88.

[237] Wang J，Zhang H，Zhu X，et al. Dynamic competitive adsorption of bone-related proteins on calcium phosphate ceramic particles with different phase composition and microstructure[J]. Journal of Biomedical Materials Research Part B-Applied Biomaterials，2013，101：1069-1077.

[238] Mygind T，Stiehler M，Baatrup A，et al. Mesenchymal stem cell ingrowth and differentiation on coralline hydroxyapatite scaffolds[J]. Biomaterials. 2007；28：1036-1047.

[239] Fu Q，Rahaman M N，Bal B S，et al. *In vitro* cellular response to hydroxyapatite scaffolds with oriented pore architectures[J]. Materials Science & Engineering C：Materials for Biological Applications，2009，29：2147-2153.

[240] Ko I K，Lee S J，Atala A，et al. *In situ* tissue regeneration through host stem cell recruitment[J]. Experimental & Molecular Medicine，2013，45：e57.

[241] Cerronia L，Filocamoa R，Fabbrib M，et al. Growth of osteoblast-like cells on porous hydroxyapatite ceramics：An *in vitro* study[J]. Biomolecular Engineering，2002，19：119-124.

[242] Lu J X，Flautre B，Anselme K，et al. Role of interconnections in porous bioceramics on bone recolonization *in vitro* and *in vivo*[J]. Journal of Materials Science：Materials in Medicine，1999，10：111-120.

[243] Bai H，Wang D，Delattre B，et al. Biomimetic gradient scaffold from ice-templating for self-seeding of cells with capillary effect[J]. Acta Biomaterialia，2015，20：113-119.

[244] Zadpoor A A. Bone tissue regeneration：The role of scaffold geometry[J]. Biomaterials Science，2015，3：231-245.

[245] Chu T M G，Ortone D G，Hollister S J，et al. Mechanical and *in vivo* performance of hydroxyapatite implants with controlled architectures[J]. Biomaterials，2002，23：1283-1293.

[246] Klenke F M，Liu Y，Yuan H，et al. Impact of pore size on the vascularization and osseointegration of ceramic bone substitutes *in vivo*[J]. Journal of Biomedical Materials Research Part A，2008，85：777-786.

[247] Bai F，Wang Z，Lu J，et al. The correlation between the internal structure and vascularization of controllable porous bioceramic materials *in vivo*：A quantitative study[J]. Tissue Engineering Part A，2010，16：3791-3803.

[248] Wang X，Lin M，Kang Y，et al. Engineering porous β-tricalcium phosphate（β-TCP）scaffolds with multiple channels to promote cell migration，proliferation，and angiogenesis[J]. ACS Applied Materials & Interfaces，2019，11：9223-9232.

[249] Yi M，Li H，Wang X，et al. Ion therapy：A novel strategy for acute myocardial infarction[J]. Advanced Science，2019，6：1801260.

[250] Kargozar S，Baino F，Hamzehlou S，et al. Bioactive glasses：Sprouting angiogenesis in tissue engineering[J]. Trends in Biotechnology，2018，36：430-444.

[251] Hoppe A，Guldal N S，Boccaccini A R，et al. A review of the biological response to ionic dissolution products from bioactive glasses and glass-ceramics[J]. Biomaterials，2011，32：2757-2774.

[252] Zhou Y，Han S，Xiao L，et al. Accelerated host angiogenesis and immune responses by ion release from mesoporous bioactive glass[J]. Journal of Materials Chemistry B，2018，6：3274-3284.

[253] Liu L，Liu Y，Feng C，et al. Lithium-containing biomaterials stimulate bone marrow stromal cell-derived exosomal miR-130a secretion to promote angiogenesis[J]. Biomaterials，2019，192：523-536.

[254] Zhang W，Feng C，Yang G，et al. 3D-printed scaffolds with synergistic effect of hollow-pipe structure and bioactive ions for vascularized bone regeneration[J]. Biomaterials，2017，135：85-95.

[255] Zhang B，Li H，He L，et al. Surface-decorated hydroxyapatite scaffold with on-demand delivery of dexamethasone and stromal cell derived factor-1 for enhanced osteogenesis[J]. Materials Science & Engineering C：Materials for Biological Applications，2018，89：355-370.

[256] Heo S C，Shin W C，Lee M J，et al. Periostin accelerates bone healing mediated by human mesenchymal stem cell-embedded hydroxyapatite/tricalcium phosphate scaffold[J]. PLoS One，2015，10：0116698.

[257] Choi Y，Jeong J H，Kim J，et al. Mechanically enhanced hierarchically porous scaffold composed of mesoporous silica for host immune cell recruitment[J]. Advanced Healthcare Materials，2017，6：1601160.

[258] Radhakrishnan J，Manigandan A，Chinnaswamy P，et al. Gradient nano-engineered in situ forming composite hydrogel for osteochondral regeneration[J]. Biomaterials，2018，162：82-98.

[259] Miao X，Sun D. Graded/gradient porous biomaterials[J]. Materials，2010，3：26-47.

[260] Hu X，Wang Y，Tan Y，et al. A difunctional regeneration scaffold for knee repair based on aptamer-directed cell recruitment[J]. Advanced Materials，2017，29：1605235.

[261] Vallet-Regi M，Colilla M，Gonzalez B，et al. Medical applications of organic-inorganic hybrid materials within the field of silica-based bioceramics[J]. Chemical Society Reviews，2011，40：596-607.

[262] Fischer H，Niedhart C，Kaltenborn N，et al. Bioactivation of inert alumina ceramics by hydroxylation[J]. Biomaterials，2005，26：6151-6157.

[263] Lin K，Wu C，Chang J，et al. Advances in synthesis of calcium phosphate crystals with controlled size and shape[J]. Acta Biomaterialia，2014，10：4071-4102.

[264] Shao R X，Quan R F，Zhang L，et al. Porous hydroxyapatite bioceramics in bone tissue engineering：Current uses and perspectives[J]. Journal of the Ceramic Society of Japan，2015，123：17-20.

[265] Hench L L. Bioceramics-from concept to clinic[J]. Journal of the American Ceramic Society，1991，74：1487-1510.

[266] Kamitakahara M，Ohtsuki C，Miyazaki T，et al. Review paper：Behavior of ceramic biomaterials derived from tricalcium phosphate in physiological condition[J]. Journal of Biomaterials Applications，2008，23：197-212.

[267] Li X F，Song T，Chen X N，et al. Osteoinductivity of porous biphasic calcium phosphate ceramic spheres with nanocrystalline and their efficacy in guiding bone regeneration[J]. ACS Applied Materials & Interfaces，2019，11：3722-3736.

[268] Wu C T，Chang J. Silicate bioceramics for bone tissue regeneration[J]. Journal of Inorganic Materials，2013，28：29-39.

[269] Xu S，Lin K，Wang Z，et al. Reconstruction of calvarial defect of rabbits using porous calcium silicate bioactive ceramics[J]. Biomaterials，2008，29：2588-2596.

[270] Zhai W，Lu H，Chen L，et al. Silicate bioceramics induce angiogenesis during bone regeneration[J]. Acta Biomaterialia，2012，8：341-349.

[271] Xia L，Yin Z，Mao L，et al. Akermanite bioceramics promote osteogenesis，angiogenesis and suppress

osteoclastogenesis for osteoporotic bone regeneration[J]. Scientific Reports，2016，6：22005.

[272] Xia L，Zhang N，Wang X，et al. The synergetic effect of nano-structures and silicon-substitution on the properties of hydroxyapatite scaffolds for bone regeneration[J]. Journal of Materials Chemistry B，2016，4：3313-3323.

[273] Chen L，Deng C J，Li J Y，et al. 3D printing of a lithium-calcium-silicate crystal bioscaffold with dual bioactivities for osteochondral interface reconstruction[J]. Biomaterials，2019，196：138-150.

[274] Bunpetch V，Zhang X，Li T，et al. Silicate-based bioceramic scaffolds for dual-lineage regeneration of osteochondral defect[J]. Biomaterials，2019，192：323-333.

[275] Deng C，Zhu H，Li J，et al. Bioactive scaffolds for regeneration of cartilage and subchondral bone interface[J]. Theranostics，2018，8：1940-1955.

[276] Li H，Chen J，Sheng D，et al. The improved distribution method of negentropy and performance evaluation of CCPPs based on the structure theory of thermoeconomics[J]. Applied Thermal Engineering，2016，96：64-75.

[277] Gillette R L，Swaim S F，Sartin E A，et al. Effects of a bioactive glass on healing of closed skin wounds in dogs[J]. American Journal of Veterinary Research，2001，62：1149-1153.

[278] Blaker J J，Nazhat S N，Boccaccini A R，et al. Development and characterisation of silver-doped bioactive glasscoated sutures for tissue engineering and wound healing applications[J]. Biomaterials，2004，25：1319-1329.

[279] Zhao S，Li L，Wang H，et al. Wound dressings composed of copper-doped borate bioactive glass microfibers stimulate angiogenesis and heal full-thickness skin defects in a rodent model[J]. Biomaterials，2015，53：379-391.

[280] Zeng Q，Han Y，Li H，et al. Design of a thermosensitive bioglass/agarose-alginate composite hydrogel for chronic wound healing[J]. Journal of Materials Chemistry B，2015，3：8856-8864.

[281] Yu H，Peng J，Xu Y，et al. Bioglass activated skin tissue engineering constructs for wound healing[J]. ACS Applied Materials & Interfaces，2016，8：703-715.

[282] Xu H，Li H，Ke Q，et al. An anisotropically and heterogeneously aligned patterned electrospun scaffold with tailored mechanical property and improved bioactivity for vascular tissue engineering[J]. ACS Applied Materials & Interfaces，2015，7：8706-8718.

[283] Xu H，Lv F，Zhang Y，et al. Hierarchically micro-patterned nanofibrous scaffolds with a nanosized bio-glass surface for accelerating wound healing[J]. Nanoscale，2015，7：18446-18452.

[284] Navarro-Requena C，Weaver J D，Clark A Y，et al. PEG hydrogel containing calcium-releasing particles and mesenchymal stromal cells promote vessel maturation[J]. Acta Biomaterialia，2018，67：53-65.

[285] Li J，Zhai D，Lv F，et al. Preparation of copper-containing bioactive glass/eggshell membrane nanocomposites for improving angiogenesis，antibacterial activity and wound healing[J]. Acta Biomaterialia，2016，36：254-266.

[286] Barabadi Z，Azami M，Sharifi E，et al. Fabrication of hydrogel based nanocomposite scaffold containing bioactive glass nanoparticles for myocardial tissue engineering[J]. Materials Science & Engineering C：Materials for Biological Applications，2016，69：1137-1146.

[287] Best S M，Porter A E，Thian E S，et al. Bioceramics：Past，present and for the future[J]. Journal of the European Ceramic Society，2008，28：1319-1327.

[288] Hench L L，Splinter R J M，Allen W C，et al. Bonding mechanism at interface of ceramic prosthetic materials[J]. Journal of Biomedical Materials Research Part A，1971，5：117-141.

[289] Hench L L. Biomaterials[J]. Science，1980，208：826-831.

[290] Hench L L，Thompson I. Twenty-first century challenges for biomaterials[J]. Journal of the Royal Society Interface，2010，7：S379-S391.

[291] Hench L L，Wilson J. Surface-active biomaterials[J]. Science，1984，226：630-636.

[292] Hench L L. Bioceramics[J]. Journal of the American Ceramic Society，1998，81：1705-1728.

[293] Neo M，Nakamura T，Ohtsuki C，et al. Apatite formation on 3 kinds of bioactive material at an early-stage *in-vivo*：A comparative-study by transmission electron-microscopy[J]. Journal of Biomedical Materials Research，1993，27：999-1006.

[294] Ohtsuki C，Kamitakahara M，Miyazaki T，et al. Bioactive ceramic-based materials with designed reactivity for bone tissue regeneration[J]. Journal of the Royal Society Interface，2009，6：S349-S360.

[295] Hing K A，Annaz B，Saeed S，et al. Microporosity enhances bioactivity of synthetic bone graft substitutes[J]. Journal of Materials Science：Materials in Medicine，2005，16：467-475.

[296] Diao J，OuYang J，Deng T，et al. 3D-plotted β-tricalcium phosphate scaffolds with smaller pore sizes improve *in vivo* bone regeneration and biomechanical properties in a critical-sized calvarial defect rat model[J]. Advanced Healthcare Materials，2018，7：1800441.

[297] Asran A S，Henning S，Michler G H，et al. Polyvinyl alcohol-collagen-hydroxyapatite biocomposite nanofibrous scaffold：Mimicking the key features of natural bone at the nanoscale level[J]. Polymer，2010，51：868-876.

[298] Xie J W，Li X R，Lipner J，et al. "Aligned-to-random" nanofiber scaffolds for mimicking the structure of the tendon-to-bone insertion site[J]. Nanoscale，2010，2：923-926.

[299] Ker D F E，Wang D，Behn A W，et al. Functionally graded，bone-and tendon-like polyurethane for rotator cuff repair[J]. Advanced Functional Materials，2018，28：1707107.

[300] Dumont C M，Carlson M A，Munsell M K，et al. Aligned hydrogel tubes guide regeneration following spinal cord injury[J]. Acta Biomaterialia，2019，86：312-322.

[301] Paital S R，Dahotre N B. Calcium phosphate coatings for bio-implant applications：Materials，performance factors，and methodologies[J]. Materials Science & Engineering R：Reports，2009，66：1-70.

[302] Ross E A，Batich C D，Clapp W L，et al. Tissue adhesion to bioactive glass-coated silicone tubing in a rat model of peritoneal dialysis catheters and catheter tunnels[J]. Kidney International，2003，63：702-708.

[303] Ke D X，Vu A A，Bandyopadhyay A，et al.Compositionally graded doped hydroxyapatite coating on titanium using laser and plasma spray deposition for bone implants[J]. Acta Biomaterialia，2019，84：414-423.

[304] Cao H L，Liu X Y. Plasma-sprayed ceramic coatings for osseointegration[J]. International Journal Applied Ceramic Technology，2013，10：1-10.

[305] Dai H，Li S，Yan Y，et al. Study on the interface between tissue and bioceramic implanted into bone[J]. Chinese Journal of Materials Research，2003，17：198-204.

[306] 宁丽，菊池正纪，青木秀希，等. 生物陶瓷骨种植及其与骨组织结合机理的探讨[J]. 口腔材料器械杂志，1996，（1）：21-24.

[307] 孟志兵，唐月军，郭军，等. 纳米增韧 HA-ZrO$_2$ 生物陶瓷与骨缺损断面的结合性能观察[J]. 口腔颌面外科杂志，2013，23：253-256.

[308] 马威，刘宝林，李德华，等. 表面陶瓷化钛种植体与骨组织结合的界面表征及机制探讨[J]. 实用口腔医学杂志，2008，24：17-20.

[309] Jallot E，Irigaray J L，Weber G，et al. *In vivo* characterization of the interface between cortical bone and biphasic calcium phosphate by the PIXE method[J]. Surface and Interface Analysis，1999，27：648-652.

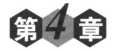

第4章

>>

生物医用陶瓷的组织诱导效应

传统观念认为，无生命的生物材料不可能诱导组织形成和器官再生。用无生命的物质诱导出有生命的组织和器官是对生物材料传统观念的质的颠覆。近年来，基于磷酸钙生物医用陶瓷诱导骨组织生成现象的发现和深入研究，国内外学者提出利用无生命的生物材料植入体内，诱导有生命的机体组织和器官再生或形成，也就是在不添加任何生物因子和活体细胞的前提下，通过优化材料的理化性质，协同介导免疫响应，优势富集特殊的蛋白或生长因子，刺激干细胞的增殖和向特定组织的分化，进而激活和调动机体自身再生与修复功能，直接诱导有生命的组织器官的再生，即材料诱导组织再生的概念。2018年，在国际生物材料科学与工程学会联合会主办的"2018生物材料定义共识会"上，基于生物医用陶瓷研究的领先基础，我国学者提出的"组织诱导生物材料"获得广泛认同，被列入"生物材料定义"新目录。这是首个由我国科学家提出的生物材料新定义。

4.1　材料组织诱导现象及历史

4.1.1　材料组织诱导现象及定义

材料组织诱导现象起源于多孔磷酸钙陶瓷的骨诱导性，即多孔磷酸钙陶瓷在不添加任何生长因子或活性细胞等活性成分的前提下，其植入非骨部位能够诱导正常骨组织生成。进一步研究表明，一些非骨组织诱导材料，其表面经过磷灰石材料修饰后也能在非骨部位诱导正常骨组织生成。近年来陆续发现一些水凝胶材料体系具有诱导软骨、血管和神经等生成的能力。基于材料诱导组织再生这一普遍存在的现象，2018年在国际生物材料科学与工程学会联合会主办的"2018生物材料定义共识会"上，学术界对"组织诱导生物材料"（tissue-inducing biomaterial）进行了正式定义。组织诱导生物材料定义为[1]：在不添加细胞和/或生物活性因子的情况下，一种设计用于诱导受损或缺失组织或器官再生的生物材料。

4.1.2　生物医用陶瓷组织诱导现象的发现及演化

1. 骨诱导现象

早在 1920 年，Albee 就利用可注射磷酸三钙激发骨生成修复实验兔的径向骨缺失[2]。后来越来越多的文献报道了钙磷盐材料系列用于骨缺失修复[3-6]。直到 1965 年，Urist 发现经盐酸脱钙脱细胞的骨基质（DBM）植入小鼠、大鼠、荷兰猪和兔等动物的肌内后能诱导新骨形成[7, 8]，随后证明这种异位诱导骨生成是源于骨基质中的一种蛋白，称为骨形态发生蛋白（bone morphogenetic protein，BMP）[9-11]，并将这种通过骨诱导形成新骨的过程定义为"由物理化学因素作用或与其他组织接触所致的干细胞向骨组织分化的机制"。1968 年 Friedenstein 提出了"骨诱导性"的概念，将其定义为：对未分化为成骨细胞的骨祖细胞的诱导[12]。在 1987 年，Wilson-Hench 定义骨诱导性为：骨组织被诱导发生的过程。后来普遍认为骨诱导性特指非骨组织或器官异位植入中的新骨形成[13]。

2. 材料诱导骨生成

在 Urist 发现 BMP 作为骨诱导因子的同时，完全由合成生物材料在不添加任何活性物质情况下触发的骨诱导现象也被报道。Selye 等在植入大鼠皮下的 Pyrex® 玻璃管中观察到骨、软骨和造血组织[14]。Winter 和 Simpson 在 1969 年报道，在植入猪皮下的聚甲基丙烯酸羟乙酯（poly-HEMA）泡沫材料中观察到新骨形成[15]，随后他们还报道了海绵植入大鼠皮下后先观察到钙化现象，继而出现骨形成[16]。de Groot 观察到肌腱和动脉肌层只有在先发生钙化沉积的情况下才会发生成骨[17]。种种研究结果表明，BMP 并非唯一的成骨诱导因素，磷酸钙可能也在骨诱导过程中发挥了重要作用。

20 世纪 90 年代初期，Yamasaki、Zhang、Ripamonti 等发现，将具有特定组成和结构的多孔磷酸钙陶瓷植入狗的皮下和肌内等非骨部位时能够诱导新骨生成[18-20]，随后针对磷酸钙陶瓷诱导成骨作用进行了大量研究，包括烧结后的磷酸钙陶瓷[21-29]、磷酸钙骨水泥[30-32]、磷酸钙涂层[33, 34]，以及珊瑚源性陶瓷[20, 35]。此外，羟基磷灰石/高分子复合物[36-38]、经表面改性的钛金属[39-41]和多孔生物玻璃[42-44]也被报道具有诱导异位骨形成的能力。一般来说，高分子聚合物和金属中只有寥寥数种具有骨诱导性，而多种磷酸钙陶瓷则显示出良好的骨诱导潜力，因此成为骨缺损修复替代材料研究中的热点领域。

决定磷酸钙陶瓷骨诱导性的材料学因素主要包括三个方面：化学组成和晶相结构[45-50]、宏观孔隙结构[51-53]以及材料表面微纳米孔隙和拓扑结构[54-60]等。此外，材料异位成骨现象还与动物模型及其植入部位密切相关[61, 62]，动物模型以犬非骨部位植入为主[63-66]，其他动物涉及羊、猪、狒狒、兔子和老鼠等[15, 31, 46, 67, 68]。从组织学、材料特性和材料-机体相互作用的角度，对磷酸钙陶瓷异位植入后骨组织形成过程进行了深入的研究，证明磷酸钙陶瓷材料骨诱导过程中的细胞、组织分化和成骨过程与天然骨再生或重建过程一致。这一发现改变了人们对无生命的生物材料不可能具有诱导组织再生的生物功能，只有活性生物物质才可能诱导组织形成的观点的认知，证明了无生物活性因子的人工材料可以通过控制自身物理化学和结构特性来调动人体组织自身修复功能，引导新骨形成，进而使诱导有生命的组织器官再生变成了现实。

4.2　组织诱导的材料学因素

迄今为止，所报道的在不添加生长因子和活体细胞的情况下，具有骨诱导性能的生物材料中以磷酸钙陶瓷为主[18-36]，而其他一些不含磷酸钙成分的材料，如钛金属[39-41]、二氧化钛[69-71]和聚甲基丙烯酸羟乙酯[15]等，在体内发生异位骨形成之前也被观察到钙化沉积。这些结果表明磷酸钙源的存在可能是发生异位骨形成的前提条件之一。事实上，磷酸钙陶瓷在骨原位环境中时，即被浸泡在模拟体液中时也会出现磷酸钙沉积，因此被认为在体内环境中也会有相似的钙化行为[72]。生物陶瓷表面沉积磷酸钙的能力被认为是其骨诱导性的先决条件，这种能力受到多重材料因素的影响，包括陶瓷的组成、钙磷比、微量元素种类及含量、多孔结构、孔隙尺寸和形态以及表面拓扑结构等材料学因素。初始原料和制备工艺参数是影响最终陶瓷产品特性的、不可忽视的重要因素，对其生物活性和骨组织诱导能力具有显著作用，而工艺参数的细节常常不会出现在骨诱导材料研究的文献报道中，从而出现不同研究团队报道的同一组成的磷酸钙陶瓷的骨诱导结果不同的现象。因此，要想总结那些赋予材料骨诱导性的特征条件，必须首先准确描述陶瓷的理化和结构特性。

4.2.1　组织诱导中陶瓷组分的作用

体外生物矿化实验是预先评估材料生物活性的有效方法，实验中将样品置于模拟体液中，在人体温度和 pH 条件下，考察样品表面在不同时间沉积类骨磷灰石的情况。大量研究结果表明，只有体外模拟体液中沉积类骨磷灰石层的材料才有可能在体内诱导新骨生长。因此，材料在模拟体液中沉积类骨能力是其具备骨组织诱导性的必要条件。

骨组织诱导性材料最主要的研究对象是磷钙系列陶瓷，主要涉及羟基磷灰石、磷酸三钙、磷酸八钙、磷酸氢钙、氟磷灰石、含碳酸根羟基磷灰石以及复合物如含羟基磷灰石和磷酸三钙的双相磷酸钙陶瓷（BCP）等。同一材料家族中不同类型材料的骨缺损修复能力可能差别极大[28, 29, 46-49, 73]。由于钙磷比和掺杂离子不同的磷酸钙陶瓷在体内具有不同的降解速率，其钙磷的溶解和再沉积情况各不相同，最终导致不同组分的磷酸钙陶瓷表现出不同的骨诱导能力[45, 74-77]。通过比较具有相似多孔结构的 HA 和 BCP 两种陶瓷的诱导成骨能力，发现 BCP 陶瓷由于含有 TCP 可以降解释放出更多的钙离子和磷酸根，进而其在非骨部位植入时可诱导更多的新骨形成[49]。当磷酸钙陶瓷植入体内后，其降解释放出的 Ca^{2+}、PO_4^{3-}、HPO_4^{2-} 等离子和基团使体液环境中陶瓷周围微环境出现局部的离子过饱和状态，进而在陶瓷表面形成含钙离子、磷酸根和其他离子（Mg^{2+}、Na^+、CO_3^{2-}）的类骨矿化层，同时也使蛋白质和其他有机物沉积其中，通过系列生物效应诱发新骨生成[45, 47, 78]。生物活性玻璃多孔支架是典型的可降解无机生物材料，在体内降解释放无机离子使其具有骨诱导能力[45, 79, 80]。

不含钙、磷成分的材料虽然没有钙离子和磷酸根的溶出过程，但是这类材料具有在含钙、磷离子的模拟体液中生物矿化沉积类骨磷灰石的能力，它们在植入体内后表面能够提供包含有机物的生物矿化层沉积的成核位点。金属钛经过特殊的化学处理后，其表面被赋予沉积类骨磷灰石的能力，从而表现出诱导成骨的能力[39-41]。其他材料如二氧化钛[69-71]和聚甲基丙烯酸羟乙酯[15]等也具有诱导类骨磷灰石沉积能力，表现出非骨部位诱导骨生成现象。此外，不具有骨诱导性的金属多孔支架涂覆磷酸钙涂层后，明显改善了其生物活性，展现出骨诱导特性[81-84]。

4.2.2 陶瓷孔隙结构在组织诱导中的作用

1. 宏观孔隙结构在组织诱导中的作用

宏观孔隙结构包括孔隙率、孔隙尺寸和形态、孔隙贯通性和孔隙分布等。宏观孔隙结构中的贯通孔为细胞迁移、营养物质传输以及周边组织长入提供必需的通道，它是决定血管和周边宿主组织是否可以成功长入支架内部的关键因素[85-87]。血管的长入为组织的生长提供足够的营养、氧气，并通过血液循环带来细胞，以及带走代谢物。支架贯通性较差会限制氧气和营养物质的传输并阻止代谢废物的排出。即使支架拥有极高的孔隙率，但较低的贯通性也会阻止细胞在支架内部的迁移及生长。骨组织诱导现象从未在致密的陶瓷材料中报道过，总是被发现于具有贯通孔的生物陶瓷中，证实了贯通的多孔结构对于生物陶瓷骨诱导现象的重要性[21, 53, 59]。Gosain 等[31]研究发现具有宏孔的 HA 陶瓷支架较不含宏孔的 HA 骨水泥更有利于异位骨形成，因此认为材料上宏孔的存在具有重要意义。Bai 等[88]采用模板去除法制备了贯通孔孔径可控的多孔 β-TCP 支架，将其植入大兔体内研究贯通孔孔径对诱导血管化形成的影响，研究结果发现，不仅新生血管的尺寸随着支架贯通孔孔径的提高而增加，新生血管的数量也同样随着贯通孔孔径的提高而增加。Hulbert 等发现贯通孔孔径在 15~40 μm 时，纤维组织可以长入多孔生物陶瓷支架内部；而贯通孔孔径在 40~100 μm 时，非矿化的骨样组织可以长入；当贯通孔孔径达到 150 μm 及以上时，骨组织能够长入[5]。Flautre 等[89]将宏孔孔径为 175~260 μm、贯通孔尺寸分别为 30 μm、60 μm、100 μm 和 130 μm 的四种多孔 HA 陶瓷植入大兔股骨缺损部位 12 周，探索贯通孔孔径对新骨组织形成的影响，研究结果显示贯通孔孔径对骨组织的形成有重要的影响，贯通孔孔径为 130 μm 时，多孔 HA 陶瓷最有利于诱导新骨组织生长。李金雨[90]制备了宏孔孔径为 750~900 μm，三种不同的贯通孔孔径（87 μm、228 μm、367 μm）的多孔 HA 支架，在骨背肌植入不同时间研究陶瓷支架贯通性对诱导成骨的影响，结果表明贯通孔孔径为 228 μm 的多孔 HA 支架最有利于诱导血管生长和新骨形成。

多孔支架的孔隙率用于表征组织能够长入支架内部的空间比例，对细胞迁移、血管长入和诱导骨形成具有重要作用[91]。通过调节支架的孔隙率可以优化其生物学功能，并调控新骨组织在支架内的形成能力。Kuboki 等[92]将分别载有 BMP-2 的多孔 HA 陶瓷及致密 HA 颗粒植入大鼠的非骨部位后发现，载有 BMP-2 的多孔 HA 陶瓷能成功诱导新骨的形成，而同样载有 BMP-2 的致密 HA 颗粒却没有观察到新骨的形成。多孔支架植入体内后，较高的孔隙率有利于骨组织和血管的形成。Yang 等[93]制备了孔隙梯度变化的 β-TCP 支架，中心区域孔隙尺寸为 600~800 μm，周边为 350~500 μm，同时制备了对应两种孔隙的均匀多孔支架，动物体内植入实验表明梯度支架的成骨量明显优于均匀多孔支架。Li 等[94]利用颗粒制孔工艺制备了两种梯度支架，一种中心区域孔隙尺寸为 1100~1250 μm，周边为 500~650 μm；另一种具有中心区域大孔而周边小孔的相反梯度多孔结构，动物犬体内非骨部位植入实验表明，两种不同梯度多孔结构明显影响血管长入，导致不同空间区域骨形成量的差异，中心区域小孔周边大孔梯度结构的骨形成情况明显优于相反梯度结构。Kruyt 等[95]将羊的骨髓干细胞分别与孔隙率为 60%和 70%的 HA 支架共培养 6 天，实验结果发现骨髓干细胞在孔隙率为 70%的支架上增殖能力强于孔隙率为 60%的支架。Ghanaati 等[96]将不同孔隙率的 β-TCP 骨替代材料植入 Wistar 大鼠体内，结果显示虽然具有更高的孔隙率的支架更利于细胞在支架的中心区域生长和渗透，但是随着孔隙率在体内由 80%降至 40%，支架内血管化的比率却在增加。植入体内 10 天后，结果发现拥有较低孔隙率的 β-TCP 支架的血管化明显高于拥有较高孔隙率的 β-TCP 支架。

孔隙尺寸在 100～200 μm 范围足以支持细胞的迁移，300～500 μm 孔隙则有利于血管的长入[45]。Bodde 等[97]研究表明不同孔隙尺寸的磷酸钙骨水泥植入狗的背部肌肉 90 天和 180 天，在孔隙尺寸大于 150 μm 的骨水泥支架中均观察到诱导的新骨形成。Hulbert 等[98]在研究中将孔径范围在 10～200 μm 以及孔隙率为 46%的铝酸钙圆柱形颗粒分别植入犬的大腿股骨缺损处，观察不同孔径对骨形成的影响，结果发现孔径大于 100 μm 的铝酸钙颗粒促进了新骨的生长及血管的形成，但是孔径范围在 75～100 μm 的铝酸钙颗粒内只有未矿化的类骨组织形成；此外，在植入 12 周后发现孔径小于 75 μm 的铝酸钙颗粒内只有纤维结缔组织的形成，未发现新骨的形成。Kuboki 等[99]和 Tsuruga 等[100]将孔径范围分别为 106～212 μm、212～300 μm、300～400 μm、400～500 μm 及 500～600 μm 的多孔 HA 支架植入大鼠体内，对比不同孔径的多孔支架对骨形成的影响，结果显示植入 4 周后孔径范围为 300～400 μm 的 HA 支架内的新骨形成量明显高于其他孔径的 HA 支架，并且低于 300～400 μm 孔径范围的支架内无毛细血管的形成。Gauthier 等[101]发现孔径为 565 μm 的磷酸三钙陶瓷内的新骨形成能力强于孔径为 300 μm 的磷酸三钙陶瓷。Kruyt 等[95]通过将孔径分别为 400 μm 及 800 μm 的多孔 HA 支架植入山羊体内异位诱导骨再生，研究多孔支架的孔径大小对新骨形成的影响，结果显示孔径为 800 μm 的 HA 支架在异位能诱导更多的新骨组织。Li 等[53]将糖球颗粒作为造孔剂成功制备了不同宏孔孔径（500～650 μm、750～900 μm 和 1100～1250 μm）的多孔 HA 支架，犬的背肌和腹腔植入实验表明，宏孔孔径为 750～900 μm 的多孔 HA 支架内部的新骨生成量和血管化程度明显高于宏孔孔径为 500～650 μm 和 1100～1250 μm 的多孔 HA 支架。

特定宏孔形态也是陶瓷具有骨诱导性的重要因素。Ripamonti 等将具有凹面的棒状及盘状 HA 陶瓷植入狒狒的肌肉后发现新骨总是从凹面开始生成，而在凸出的部位则未见生成，这表明某些几何形状可能更利于 BMP 富集和血管生成[67, 102]。Wang 等[25]研究了两种孔隙形态互补但成分和微结构相同的 HA 支架，即颗粒堆积支架和颗粒制孔支架，前者具有凸起的球形表面而后者具有凹入的球形表面，二者在植入犬的背肌和腹膜 3～6 个月后，其成骨量有显著差异，如图 4.1 所示。Perez 等[103]发现宏孔形态为规则的球形的多孔支架比宏孔形态为管状的多孔支架更能促进组织的生长。Rumpler 等[104]发现细胞对支架宏孔的孔径尺寸的应答远大于细胞自身的尺寸，体外细胞实验中将小鼠的类成骨细胞分别与具有不同形态宏孔（如三角形、正方形、六边形和圆形）的 HA 陶瓷共培养后发现，组织最初只在所有不同形态宏孔支架的角落区域形成，直到相邻角落组织生长连接形成圆形形态后，边缘区域的组织才开始继续生长。Fu等[105]采用单向冷冻法分别制备了宏孔结构为柱状及片状的多孔 HA 支架并研究其对细胞行为的影响，研究结果表明宏孔形态为柱状的 HA 支架比宏孔形态为片状的多孔 HA 支架更能促进细胞增殖和分化。Chu 等[106]研究发现在宏孔形态为发射状的多孔 HA 支架中组织渗透更加快速，并在支架中心部位趋于展现组织再生，但是宏孔形态为交叉排列状的多孔 HA 支架导致新骨和支架贯穿交叉排列。Sanzana 等[107]将宏孔形态为圆形的多孔磷酸盐陶瓷玻璃支架和宏孔为类棒状的多孔磷酸盐陶瓷玻璃支架植入兔子体内，发现宏孔形态为圆形的多孔支架更有利于新骨的生长。

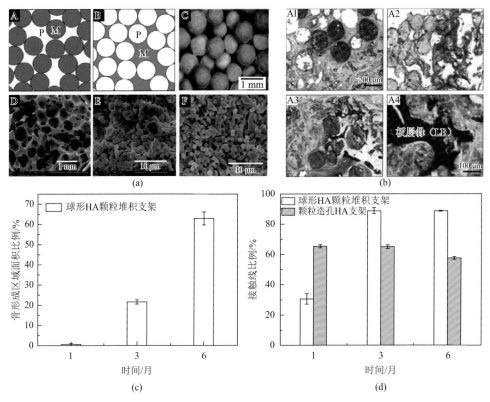

图 4.1 （a）具有不同宏孔形态的 HA 多孔支架异位植入诱导成骨（A～C 为颗粒堆积支架，D～F 为颗粒造孔支架；P 指孔隙结构，M 指材料）；（b）植入 1 个月（颗粒堆积支架 A1、颗粒造孔支架 A2）和植入 3 个月的颗粒堆积支架（A3、A4）的组织学切片；（c）颗粒堆积支架新骨量随时间的变化；（d）两种支架中新骨与材料的界面接触线比例随时间的变化，展示两种支架中新骨生成量的差异

2. 微观孔隙结构在组织诱导中的作用

除了化学成分和宏观结构特征外，宏观孔隙表面的微孔（孔径<50 μm）在促进陶瓷材料的组织诱导过程中起着至关重要的作用。微孔结构的存在能增加材料表面的比表面积，促进蛋白质吸附、离子交换及矿化组织形成。研究表明，微孔诱导的毛细作用能增强新生骨组织在支架宏孔内的均匀分布，从而加速骨组织再生[108, 109]。研究表明，具有相同化学成分、不同微孔结构的生物陶瓷异位植入后，得到不同的组织反应结果。例如，宏孔孔隙表面存在微孔的多孔 HA 陶瓷支架可以触发组织诱导过程的发生，而宏孔孔隙表面致密的无微孔的多孔 HA 陶瓷却未观察到这种现象[21, 64, 110, 111]。同时，实验证明宏孔壁上的微孔对低分子量蛋白质（如 TGF-β1）的吸附有积极作用，进而触发磷酸钙陶瓷材料的组织诱导过程[54, 112]。Chen 等[113]报道了 HA 表面的微孔结构可以上调早期的成骨细胞分化，而大孔结构有利于细胞增殖。此外，需要考虑的另一个重要参数是微孔的尺寸。当具有相似大孔结构、孔隙率的 TCP 陶瓷植入狗的肌肉组织时，具有亚微米孔径（0.3～1.0 μm）的 TCP 陶瓷可以诱导成骨，而具有微米尺寸（1.5～3.5 μm）的 TCP 陶瓷则没有骨组织形成[55, 114]。同样的现象存在于 BCP 生物陶瓷中[78]。因此，对于生物陶瓷的骨诱导性能，微孔尺寸也发挥着重要作用，且可能存在一个最佳的利于骨诱导发生的微孔尺寸。

此外，有研究表明生物陶瓷的骨诱导性在一定范围内随着微孔孔隙率的增加而增强[48, 115]。例如，微孔孔隙率为 17%的 BCP 支架植入山羊肌肉内能够诱导骨生成，但微孔孔隙率为 3%的支架内却没有观察到有新骨生成[115]。微孔孔隙率也会影响蛋白质及药物与支架的结合率及持续释放。当微孔孔隙率<10%时，蛋白质吸附量随着微孔孔隙率的增加而增加[116]，但孔隙率从 50%增加到60%时，生物因子的吸附总量并无显著差别[117]。因此，合理设计微孔孔隙率对陶瓷支架的骨诱导性起着重要的作用。

4.2.3 表面微纳结构在组织诱导中的作用

陶瓷材料的结构特征，除了孔隙结构外，材料表面的微纳结构对促进材料组织诱导也起着重要的作用。材料表面的微纳结构，包括结构尺寸及形貌等，都会影响细胞黏附增殖、基因表达及分化等行为。

为了研究材料表面微米结构对细胞行为的影响，人们常采用制备微图案的方法在陶瓷材料表面构建微米结构，如沟槽、孔洞及柱状等结构[118, 119]。材料表面的沟槽结构能引导细胞沿沟槽方向定向排列。Holthaus 等[120]采用微成型技术在 HA 陶瓷表面上成功制备出不同宽度（20～100 μm）的沟槽结构，研究发现宽度为 20 μm 的狭窄沟槽比宽度为 40～100 μm 的沟槽更能促进成骨细胞定向排列。这表明尺寸接近细胞大小的沟槽宽度可能更有利于引导细胞的排列取向。此外，研究发现，随着沟槽深度的增加，单个成骨细胞在材料表面的黏附力减弱[121]。因此，材料表面沟槽结构的尺寸（宽度和深度）对细胞取向及黏附都有重要影响。此外，体内试验也证实宏孔表面具有沟槽形貌的 HA 支架与无沟槽支架相比，无论是非骨部位还是骨内植入，带沟槽的支架具有比无沟槽的支架更优的促进血管生长和新骨再生的能力[66]。除了微米结构的尺寸对细胞生长有影响外，微米结构的形貌也会影响细胞行为。如细胞在沟槽结构表面沿沟槽方向拉伸铺展，在柱状结构表面呈放射状铺展，而在孔洞表面呈圆形铺展[122]。Kilian 等[59]报道，不同微图形（如不同长宽比的四边形，不同形式的五角形）可将干细胞控制为不同形状，进而指导其分化为不同比例的脂肪细胞和成骨细胞。因此，微米结构的尺寸及形貌能调控细胞形貌、取向及分化等行为。

随着纳米制备技术的快速发展，在材料表面制备各种纳米结构成为可能。材料表面纳米结构（<1 μm，尤其特指≤100 nm）能够影响吸附蛋白质的类型和构象，进而调节细胞与材料表面的相互作用。研究表明，相对片状纳米 HA 表面，棒状纳米 HA 表面更有利于纤连蛋白吸附，进而增强成骨细胞铺展、增殖及成骨分化[123]。相比于片状或线状纳米结构，HA 支架表面的球形纳米结构更能上调成骨基因（*ALP*、*OPN*）的表达[124]。Dalby 等[125]的研究显示，无序的纳米尺度的表面形貌可显著增强间充质干细胞的成骨分化，而对称的纳米尺度阵列则不具有骨诱导性能。

此外，多孔钛支架孔隙表面的微纳结构在诱导成骨中也具有重要作用。Fan 等[126]将孔径为 200～400 μm 的多孔钛通过阳极氧化制备了微纳复合结构多孔钛，动物体内试验表明微纳结构多孔钛加速了骨生长，提高了材料-骨界面结合强度；植入肌肉内的体内试验发现，微纳结构多孔钛能诱导血管长入，且能促进 BMP-2 表达。Xia 等[127]将表面为纳米管和微米孔的两种钛试样植入动物体内 2 周后，前者界面有更多成骨细胞聚集，显示出更强的胶原、骨钙素的阳性表达；而相对于光滑表面，纳米管表面和微孔钛表面有更多血管内皮细胞生长因子表达和毛细血管生成。

因此，材料表面微纳结构对细胞黏附、增殖及成骨分化具有重要影响。Xiao 等对磷酸钙材料表面微纳结构，包括尺寸、形貌及粗糙度，对细胞生长的影响进行了总结分析，如图 4.2 所示[128]。一方面，细胞的成骨分化行为并不单纯随微结构尺寸或粗糙度值（R_a）的增加而增强，而依赖于种植细胞能否感受到空间尺寸的细微变化。如沟槽宽度接近细胞大小更有利于引导细胞的排列取向；材料表面粗糙度值若超过了吸附蛋白质的尺寸，材料表面结构对蛋白质的吸附影响明显减弱，而此时材料成分对蛋白质吸附行为的影响更大。另一方面，越来越多的证据表明相比于单纯微米结构或纳米结构表面，同时具有微纳米多级结构的生物陶瓷表面更能促进干细胞的黏附、增殖及成骨分化[129, 130]。因此，多级微纳结构表面的构建是陶瓷材料设计中应该重点考虑的因素。

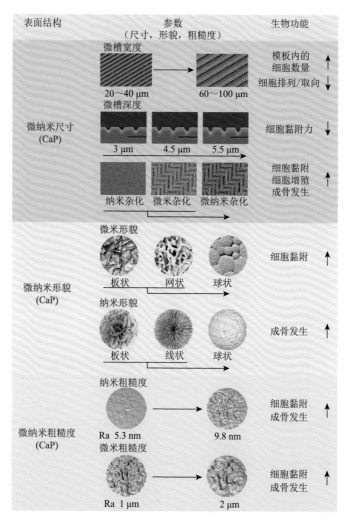

图 4.2 磷酸钙材料表面结构（包括结构尺寸、形貌及粗糙度）对细胞生长的影响[128]

综上可知，生物材料的骨诱导性可能受化学成分、宏观和微观孔隙结构以及表面微纳结构特征的影响。然而，这些材料特性与诱导骨形成信号通道的详细关系尚不清楚。

4.3　生物医用陶瓷诱导组织再生的材料学机制

经过最近几十年的发展，通过生物医用陶瓷的优化设计赋予其骨诱导性能已经成为可能，同时与骨诱导性能相关的材料学因素也被证实。但材料驱动的骨诱导机制仍未完全知晓。为了进一步揭示材料的理化因素和骨诱导之间的关系，一些学者提出了蛋白质吸附、钙、磷离子释放和生物矿化等理论，图 4.3 描述了生物医用陶瓷材料诱导骨形成的相关材料因素[72]，然而目前这些理论仍然不能完全解释在诱导骨形成过程中观察到的所有现象。

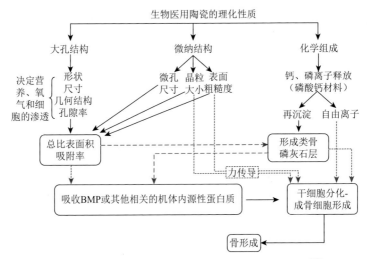

图 4.3　生物医用陶瓷材料诱导骨形成的机制示意图[72]

骨诱导生物材料的理化性质可直接或间接触发异位骨形成；微纳表面结构有利于与 BMP 和其他重要内源性蛋白质的相互作用，进而触发干细胞向成骨细胞分化；表面磷灰石层和无机离子释放也可能是成骨分化和骨形成过程的直接触发因素；特殊的表面拓扑结构通过力传导的方式作用于黏附细胞，直接触发骨诱导过程

4.3.1　磷酸钙富集内源性生长因子诱导成骨

Urist 首次观察到脱钙骨基质可以诱导骨形成，并确定脱钙骨基质中 BMP 与诱导骨形成有关[7]。材料富集内源性生长因子 BMP 被认为是材料骨诱导的一个潜在过程[60, 131]。磷酸钙陶瓷材料的特性是其对生长因子 BMP 具有高度的亲和力[132]，通过材料表面微纳结构和拓扑形态等表面性状，显著增强其植入体内后富集内源性 BMP 的能力，当材料富集内源性 BMP 达到诱导骨形成的浓度阈值时，便会触发骨诱导过程[133]。多孔结构的磷酸钙陶瓷材料的角色相当

于细胞外基质，为生长因子在其表面的吸附和累积提供位点。Urist 认为异位骨形成首先是在骨诱导材料上发生主动吸收，伴随钙离子释放，从而刺激血管化和干细胞向成骨分化[9]。de Groot 等提出了 BMP 浓缩器的合理设计和开发，该浓缩器可以浓缩和固定内源性 BMP 复合体，促进骨再生[134]。蛋白质吸附理论很好地解释了微孔 HA 陶瓷、亚微米表面结构 TCP 陶瓷中的骨诱导作用。然而，在 Duan 等的研究中，相对于具有骨诱导性能的 TCP-S 陶瓷，瑞士 Bio-Oss 骨粉具有更高的比表面积和蛋白质吸附率，但是没有观察到诱导骨组织形成[50]。其他研究也证实，由生物材料或生物活性因子（如 BMP 家族）所导致的异位骨形成具有明显的差异[72]。因此，材料蛋白富集诱导成骨不是决定骨诱导性的唯一因素。

4.3.2　钙、磷离子释放对诱导成骨的作用

由于骨诱导现象主要发生于磷酸钙陶瓷材料中，并且骨诱导性能随磷酸钙材料的化学成分和溶解性的变化而变化，因此钙、磷离子对于磷酸钙陶瓷材料引起的骨诱导具有重要意义[72]。在天然骨重建过程中，过饱和浓度的钙、磷离子对成骨细胞的增殖和分化，以及随后的骨形成有显著影响[135]。据报道，微环境中的钙、磷离子在体外可增强干细胞和成骨细胞的成骨分化[136]。与稳定的 HA 陶瓷相比，BCP 陶瓷中更易溶解的 TCP 相释放的钙、磷离子可能引起局部离子浓度升高，导致更多的钙和磷酸盐沉淀，从而促进蛋白质吸附和骨形成[78, 125]。然而，Duan 等报道，相对于具有骨诱导性能的 TCP-S 陶瓷，Vitoss 溶解度更高，可释放出更多的钙、磷离子，但不具有骨诱导性[50]。同时还需要注意到，在缺乏钙、磷离子的情况下，化学处理的钛多孔支架也可以诱导成骨[39]。这些研究报道对钙、磷离子释放在材料驱动的骨诱导中的基本作用提出了挑战。一种合理的推断是，钙、磷离子释放与生物材料的其他理化和结构特性的协同作用决定材料的骨诱导性能。

4.3.3　生物矿化类骨磷灰石层的作用

目前大量的研究表明，生物材料表面形成的类骨磷灰石层在骨诱导中起着重要作用，即使是经化学处理的多孔钛支架，在异位骨形成之前，也具有在体内经历生物矿化的过程，即在其表面形成类骨磷灰石层[39]。由于形成的磷灰石在组成和结构上与骨的无机基质相似，这种类骨磷灰石层的形成已成为评价材料生物活性的标准。生物材料上磷灰石层的形成包括成核、生长和结晶，其主要取决于钙、

磷离子浓度、pH、温度和表面特征[78]。材料的总表面积和化学成分影响其表面的溶解和再沉淀过程，进而导致类骨磷灰石层的形成[72]。最终吸附在类骨磷灰石层中的蛋白质可能会触发骨诱导发生。然而，值得注意的是，大多数磷酸钙陶瓷都可以诱导类骨磷灰石层的形成，但是仅有少部分磷酸钙陶瓷可以诱导成骨，而孔隙表面光滑致密的多孔磷灰石支架未曾观察到诱导成骨现象。可见生物矿化可能是骨诱导发生的必要条件，而非充分条件。

4.3.4 材料-细胞界面力传导

在不添加生长因子的前提下，生物材料的表面形貌（包括表面拓扑形貌和微孔隙形态）已经被证明可以通过力传导的方式，施加给干细胞不同的机械力，即通过材料表面和细胞之间力的相互作用，直接影响黏附细胞的行为[137]。Abaganale 等[58]报道了 15 μm 深的沟槽有利于间充质干细胞向脂肪系分化，而较浅的沟槽表面则有利于成骨方向分化；随机排列的凹槽表面形貌比有序排列的凹槽结构更有利于诱导骨髓间充质干细胞的成骨分化；除表面结构尺度外，表面结构形态对间充质干细胞的分化也有重要影响。Zhang 等发现 TCP 陶瓷亚微米尺度的表面形貌可增强 ALP 活性以及体外骨钙素和骨桥蛋白（OPN）的表达，并在异位植入后诱导骨组织形成，而微米尺度的表面形貌则为诱导新骨形成[114]。Kilian 等[59]发现星形的表面形貌促进了间充质干细胞的成骨分化，而花状结构促进了间充质干细胞向脂肪系分化。这一发现提供了另一种有趣的方法来进一步提高材料的骨诱导性。

此外，研究表明，肌动蛋白重排和由细胞骨架张力产生的机械力通过不同的信号途径转移到细胞核，进而改变基因转录[138]。Hippo 信号通路效应因子 YAP 在细胞应力纤维丝感应外应力作用中扮演着重要角色，生物材料微纳形貌能够促进细胞应力纤维丝的发育，增强细胞内应力，提高干细胞成骨分化的能力。Guo 等[139]通过二氧化钛纳米管调控细胞内应力纤维丝的发育，增加胞内应力。研究表明，二氧化钛纳米管能够促进 YAP 的核定位，当使用 Blebbistatin 抑制细胞内应力的增强时，则相应抑制了 YAP 的核定位，从而抑制了间充质干细胞的成骨分化；通过增加胞内应力，促进了细胞膜应力敏感蛋白 TRPV4 的表达和激活，从而使钙离子更多地流入细胞，从而引发了一系列的级联信号反应。其中钙调蛋白的激活提高了 NFATc1 的活性，从而增强 Wnt 3a 的表达，激活了 Wnt 信号通道，由此促进了成骨相关基因的转录，增强了干细胞的成骨分化能力，其作用通道如图 4.4 所示[140]。此外。材料表面的拓扑结构可能会影响黏附细胞的形状，然后通过机械传导触发一系列的生物反应，例如，在原发纤毛上吸附 TGF 受体并进行成骨分化，最终诱导异位骨形成[56]。

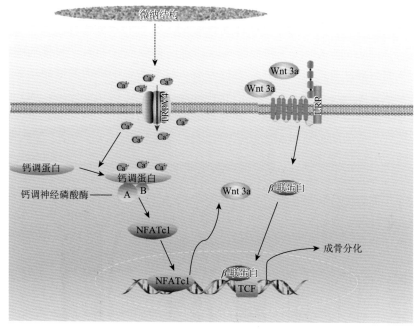

图 4.4　微纳结构调控 TRPV4 促成骨分化模式图

LRP. 亮氨酸反应调节蛋白；TCF. 转录因子

4.4　生物医用陶瓷诱导组织再生的生物学过程

在骨骼的发育过程中，最初是骨发生：由间充质细胞聚集并出现松散的间质组织构成骨的雏形。随后的骨形成是通过两种不同的机制成骨：膜内成骨和软骨内成骨。当有丰富的毛细血管向间质层长入时，细胞向成骨分化，成熟的成骨细胞不断沉积类骨质并发生钙化形成骨针，骨针生长、融合形成骨小梁。骨小梁增多、增大并相互连接形成编织骨。最后编织骨发生改建形成密质骨或松质骨（图4.5）。

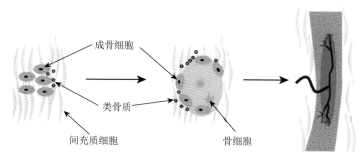

图 4.5　膜内成骨示意图[141]

在缺乏血供的环境中，间充质细胞形成的组织则向软骨细胞分化，形成软骨模板。随后血管长入软骨模板结构中，软骨细胞分化为肥大软骨细胞。肥大软骨细胞通过分泌VEGF-A型因子使血管长入，进而募集成骨细胞、破骨细胞和造血细胞，从而引导软骨模板中骨化中心的发育。这些骨化中心内的基质随后发生退化，肥大软骨细胞逐渐凋亡，凋亡的软骨细胞好似矿化的软骨支架，成为成骨细胞和破骨细胞进行骨构建的模板。募集来的成骨细胞替代了退化的软骨，在位于形成初级骨小梁的肥大软骨细胞柱状带之间的支架模板上发生分化，形成骨小梁，骨髓也随之形成（图 4.6）。

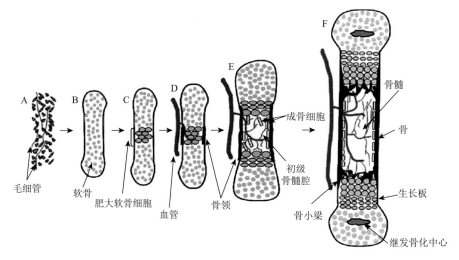

图 4.6　软骨内成骨示意图[142]

然而，目前对于生物材料骨诱导机制的理解仍不够充分。大量研究显示骨诱导发生与材料特性和材料植入机体后的生物过程相关。生物材料植入体内血管化组织中后发生损伤相关的宿主反应，包括炎性细胞渗入、急慢性炎性反应、肉芽组织形成和异物反应[143]。通常由中性粒细胞主导的炎性反应和单核细胞主导的慢性炎性反应在两周内消退。肉芽组织形成过程由单核细胞和巨噬细胞主导，异物反应是形成纤维囊还是巨噬细胞和异物巨细胞活化在很大程度上取决于植入物的化学成分和表面形貌特征。

多孔磷酸钙陶瓷异位诱导成骨的机制被认为是：多孔磷酸钙陶瓷植入非骨部位后将引发生理的宿主反应，通过蛋白质的竞争选择吸附，富集内源性骨生长因子，诱导间充质细胞趋化、归巢，向骨前体细胞转化；骨前体细胞自分泌BMP等生长因子，引起自身及相应细胞分化和增殖，并分泌包括Ⅰ型胶原的类骨质，然后钙化成天然骨。

4.4.1 材料诱导组织再生过程中激发的生物因子

事实上，材料植入体内后，骨再生修复过程类似于天然骨生长，涉及一系列事件，对应不同时序的蛋白质/生长因子表达，以及相关细胞响应，主要包括三个阶段：炎性反应、骨形成和骨重塑阶段。这一过程中涉及众多的蛋白或生长因子参与其中，最初材料与血液相互作用，包括血液中蛋白的吸附和解吸，触发血小板的聚集和形成过渡基质膜[144, 145]，随后进入炎性响应阶段，包括急性和慢性炎性阶段。纤连蛋白（FN）、Ⅰ型胶原和骨桥蛋白等均将协同调控骨发生的不同行为。此外，转化生长因子-β（TGF-β）、碱性成纤维细胞生长因子（bFGF）、血小板衍生生长因子（PDGF）、表皮生长因子（EGF）和血管内皮生长因子（VEGF）等多种因子都可能影响成骨细胞的活性，并协同调节其分化、增殖、迁移和基质合成等活动。例如，FN 的作用主要体现在细胞黏附阶段，碱性磷酸酶主要表达在细胞成骨分化阶段，而 VEGF 通常随其后呈现高表达。从成骨机制角度看，初始诱导期和其后的调节期分别涉及相应的生长因子参与并激活不同的信号分子。而不同阶段实际上也不能独立地分割开来，有的生长因子间也可能存在协同作用，上下级信号分子可能有因果关系。也有的生长因子能在较长时间持续地对组织再生/改建发挥作用，如 PDGF。

材料促进活性因子分泌诱导成骨假说认为材料具有诱导骨形成的能力是因为其能刺激生物活性因子分泌而非仅仅是能在表面蓄积这些因子。该假说提出骨诱导性陶瓷植入机体后引发的炎性反应是材料具有骨诱导性的原因。Le Nihouannen 等[146]观察到微孔磷酸钙陶瓷植入体内后，在引起组织炎性反应的同时释放出小于 5 μm 的颗粒。因此推断是这些颗粒引起了组织的特殊炎性反应，从而引起细胞因子释放，促进了血液循环中的干细胞分化成成骨细胞。此外，除了从植入物上释放的颗粒外，表面形貌和粗糙度也能影响巨噬细胞的活性。de Bruijn 等[147]研究显示，具有微粗糙表面的 HA 能够上调 PGE2 的表达，而 PGE2 是由生物材料植入后炎症期的巨噬细胞产生的因子，也是 hMSCs 的化学趋化因子，能刺激其骨向分化。基于这些发现，研究者认为异位成骨的过程是由植入导致的创伤引起的。材料植入造成的损伤引起炎性反应，从而使巨噬细胞浸润并产生炎症因子，包括 PGE2 在内，导致 MSCs 富集至植入体，最终分化形成骨组织[148, 149]。

迄今已经认识到，设计一种理想的生物材料不仅需有适于细胞黏附与增殖、组织生长的位点和三维空间，还应当能相应于组织再生阶段，实时、主动地释放或募集相关生物因子，以便调控且加速细胞附着并生长、成骨分化、微血管化及骨形成。简言之，在细胞生长微环境中，材料体系应能够负载多种信号因子并错时释放，主动发挥作用。

4.4.2 材料诱导组织再生中的细胞响应

生物材料植入体内后首先面临的是机体的免疫反应，即由内在的免疫系统启动的炎症级联响应，该过程将决定植入体的命运：排除、吸收、整合和包裹。在生物材料植入体内与血液相互作用完成蛋白质吸附/解吸和血小板聚集以及过渡膜形成后，材料激发的生理反应进入炎性反应阶段，嗜中性粒细胞进入植入部位并出现急性炎性反应，随之出现的是单核细胞、淋巴细胞、浆细胞和巨噬细胞等，它们启动慢性炎性过程。Chen 等[150]提出了骨免疫调节概念，认为生物材料调制的骨生成与免疫调节密切相关。在植入初期的急性炎性过程中，募集和活化的嗜中性粒细胞或多形核白细胞（PMN）释放蛋白水解酶和活性氧（ROS），导致材料表面腐蚀后降解。随后，多形核白细胞迅速凋亡后消失。肥大细胞也会积极参与急性炎性反应，其脱粒导致炎症增强细胞因子和组蛋白的释放，从而放大免疫反应[151]。单核细胞通过化学趋化物和活化细胞因子被募集到植入物中，随后分化成巨噬细胞。巨噬细胞一方面能吞噬几微米的颗粒，另一方面在遇到更大的植入体表面时将在 IL-4 和 IL-13 刺激驱动下聚结形成异物巨细胞[152]，导致材料的降解或包裹。组织诱导性材料具有多组分的理化性能和多级结构（尤其是表面结构），能够适度地激发免疫反应，通过材料与细胞间的相互作用，促进来自血管或参与循环的间质细胞或/和周细胞向材料部位迁移，通过骨向分化或激活 MSC 参与骨诱导性材料内的骨形成过程。

在骨免疫调节形成新骨的过程中，巨噬细胞表型 M1 和 M2 的作用至关重要。早期的急性炎性反应主要由 M1 表型决定，M1 及时有效地向 M2 表型的转化有利于成骨因子释放，促进新骨形成；但是，如果 M1 表型持续地延长作用，导致 M2 表型更多地释放纤维化增强细胞因子，其结果是将在植入材料中形成纤维包囊。将钴掺杂的 β-磷酸三钙支架植入大鼠股骨髁缺损处，由于过度炎性反应未观察到新骨形成，而出现大量纤维性包裹[153]。Davison 等[154]在亚微米磷酸钙陶瓷表面共培养单核细胞和巨噬细胞，结果发现，没有 RANKL 存在时也能诱发成骨分化，表明免疫细胞在表面亚微米结构的作用下能释放成骨因子诱导新骨形成。例如，纳米多孔阳极氧化铝的孔径结构及尺寸会影响巨噬细胞的黏附，激活自噬信号通路，导致抗炎反应发生并释放成骨相关因子，从而使得成骨信号通路在纳米孔介导的炎性环境中得以增强[155]。此外，微纳结构形貌也能诱导炎症因子分泌和基因表达。Joanna 等将成骨细胞（SaOS-2）与 RAW-CDHA 条件提取物孵育来评估对成骨的影响。结果表明，巨噬细胞对 CDHA 缺钙羟基磷灰石的结构特性敏感。针状纳米结构 CDHA 能够产生良好的骨免疫环境，调节巨噬细胞适时由 M1 型向 M2 型转变，以调节成骨细胞的分化和成骨。在炎性条件下，RAW 细胞与表面微纳结构较少的 CDHA 孵育会导致基因表达降低和促炎性细胞因子释放[156]。因此，陶瓷表面微纳结构不仅能直接影响成骨相关细胞的成骨分化行为，还能在材料植入体内前期通过调节免疫反应，释放炎症因子，激活成骨信号通路，从而促进骨组织生成。

研究发现生物材料的异位成骨通常是以膜内成骨的方式发生，而骨膜内成骨的过程需要在细胞周围有大量血管生成。伴随着诱导新骨组织的形成，观察到大量血管率先长入多孔磷酸钙支架内部[94, 148]。Yuan 等[49]和 Wang 等[25]报道了植入体内的陶瓷支架内壁与毛细血管紧靠，在血管周围与材料表面观察到大量多形核细胞的聚集，多形核细胞很可能是从血管中迁移至陶瓷支架的，随后这些聚集在材料表面的细胞发生了成骨分化。这说明细胞从血管移出、细胞聚集和细胞分化可能是相互关联的过程，这种变化引发了间质细胞和内皮细胞的增殖、分化和迁移。Sato 等[157]和 Urist 等[9]的研究证明来源于多形核细胞的周细胞能够向成骨细胞分化。Yang 等[26]提取了大鼠血管内壁上的周细胞进行成骨诱导，发现周细胞能表达 ALP 和骨钙素，在体外能形成矿化结节，并且其标志物染色也能在骨发育中的某些成骨细胞上观察到，研究表明在膜内成骨过程中周细胞也是成骨细胞的来源之一。Crisan 等[158]在血管壁中发现了间充质干细胞的前体细胞，其属于血管前体细胞的亚型，因此有可能在血管受损或发生炎症时被激活并释放出来，从而激发组织内在的损伤修复机制。

间充质干细胞的成骨分化是异位植入后材料诱导成骨的关键步骤，而材料的理化性质影响了间充质干细胞的成骨分化[78]。间充质干细胞可能不是唯一对材料特性有反应的细胞。例如，巨噬细胞被证明是由特定的表面形貌调节的。Fellah 等[159]观察到巨噬细胞的数量根据磷酸钙材料的粒径变化而变化。此外，Davison 等[160]表明具有亚微米尺寸表面结构的磷酸钙陶瓷可诱导巨噬细胞的炎性反应及其随后的破骨细胞的生成和骨形成，当用氯膦酸盐脂质体选择性去除小鼠模型中的巨噬细胞时，宏孔表面具有亚微米结构的 β-TCP 陶瓷支架的异位成骨能力被显著抑制。de Bruijn 等[147]提出生物陶瓷的骨诱导过程始于材料植入时的损伤，随后发生炎性反应和巨噬细胞聚集，进而刺激这些物质释放细胞因子，导致间充质干细胞趋化、成骨分化及异位骨形成。

4.4.3　材料骨诱导过程的信号通路

从生物材料植入体内、免疫反应启动到间充质干细胞募集、成骨分化，进而形成新骨，这一系列过程涉及许多不同的分子，包括形态发生素、激素、生长因子、细胞因子、转录因子及共调节蛋白等。利用这些分子传导信号，构成信号通路，进而调节细胞反应。与骨再生过程相关的常见信号通路有 BMP 信号通路、Hedgehog 信号通路、Notch 信号通路、Wnt 信号通路及 FGF 信号通路等，且这些信号通路可以相互作用促进骨形成。

其中 BMP 信号通路被证实在异位诱导成骨过程中起着关键作用。磷酸钙生物陶瓷能上调成骨相关基因，诱导异位成骨，这被证实与其能在体内刺激 BMP 蛋白（尤其是 BMP-2）分泌相关。因此，BMP 信号通路在磷酸钙生物陶瓷诱导成骨的机制中被广泛研究。Eyckmans 等[161]研究证实在体内诱导成骨过程中，磷酸钙和 BMP/Wnt 信号需同时存在，才能诱导骨形成；当去除磷酸钙材料或过表达拮抗剂 Noggin 和 Frzb 抑制内源性 BMP 和 Wnt 信号传导时，骨诱导作用均消失。另外，BMP/Smads 信号通路在诱导成骨过程中也起着重要作用，如图 4.7 所示[162]。Smad1/5/8 转录因子在 BMP 信号通路中起着重要作用，其能将分泌的 BMP 蛋白信号传导到细胞核，进而上调成骨转录因子（如 OSX、Runx2 和 Dlx5）。这些成骨转录因子的上调可进一步调节成骨相关基因（如 *OPN*、*OCN*、*BSP*、*Col-I* 等）及 BMP 蛋白表达，从而促进细胞成骨分化及骨形成。尤其是 BMP-2 蛋白能启动自分泌/旁分泌信号通路诱导其他 BMP 蛋白的表达。在不添加成骨诱导因子的培养基中，将具有骨诱导性的 HA 和 BCP 陶瓷与骨髓间充质干细胞共培养后发现，HA 和 BCP 能显著上调 Smad1、Smad4、Smad5 及 Dlx5 转录因子的表达，进而上调干细胞 BMP-2、BMP-4 mRNA 的表达，最终引起成骨相关转录因子 Runx2、OSX 和成骨分化基因 *OPN*、*OCN*、*BSP* 等的高表达[162]。这说明 HA 和 BCP 陶瓷能激活 BMP/Smads 信号通路，进而诱导成骨。生物陶瓷材料能刺激 BMP 蛋白分泌，与材料表面能吸附相关蛋白质有关。细胞黏附蛋白，如纤连蛋白和玻连蛋白，可以与细胞膜上的特定整合素结合，产生细胞锚，并启动细胞-细胞外基质相互作用，这已被证明可影响不同种类的细胞行为，如黏附、增殖，甚至成骨分化[163, 164]。这种结合的特异性和细胞行为的相关调节是由不同类型的整联蛋白控制的，与细胞信号网络相关联，用以启动下游信号级联，如 FAK、蛋白激酶 C（PKC）和 MAPK 途径[165]。研究发现磷酸钙陶瓷吸附的细胞黏附蛋白，如玻连蛋白，可以通过 FAK 磷酸化和细胞外信号调节激酶 1/2（ERK1/2）途径的激活来调节成骨细胞的分化[166-168]。最近的研究还发现 α2β1 整合素和 MAPK/ERK 信号通路参与了 BMP-2 自分泌环[169]对骨形态发生蛋白的骨传导调节。此外，Liu 等在研究纳米纤维 HA/壳聚糖支架的骨再生行为时发现，基于整合素和 BMP-2 受体之间的重构[170]，HA 通过整合素-BMP/Smad 信号通路来促进细胞黏附或扩散[171]。因此，生物陶瓷能通过吸附各种蛋白质，激活成骨相关信号通路，从而发挥骨诱导作用。

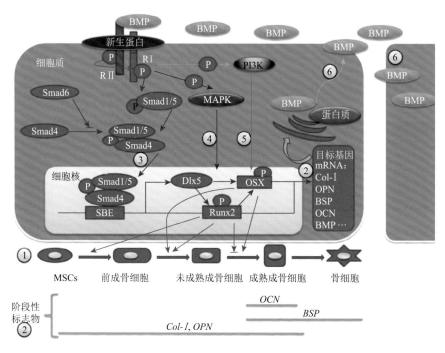

图 4.7　BMP 信号通路与成骨细胞分化示意图[162]

此外，钙离子作为最通用的生物信号，在细胞新陈代谢过程中起着重要作用。细胞外钙离子浓度梯度可作为趋化信号募集骨髓祖细胞或骨原细胞到骨吸收部位。高浓度钙离子还能促进祖细胞分化为成骨细胞，进而促进骨形成。Barradas等发现 L 型电压门控钙通道参与介导细胞外钙离子通道和 BMP-2 表达，因此提出钙离子可能是通过离子通道依次激活 PKC、EK1/2、ERK1/2 通路，最后通过 Fos表达和激活蛋白-1（AP-1）的形成进入细胞核上调 BMP-2 的表达[172]。因此，磷酸钙生物陶瓷释放的钙离子在募集骨髓间充质干细胞，促进成骨分化中起着重要作用。研究表明，HA 释放的钙离子能通过钙离子通道及钙敏感受体（CaSR）进入细胞，激活 CaMK2a/CAM 信号通路，进而通过 CREB（cAMP 反应元件结合蛋白）或细胞外信号调节 ERK1/2 信号通路，上调 BMP-2 表达，促进成骨分化[173, 174]。反之，阻断钙离子通道会导致 BMP-2 表达下调并抑制骨形成[175]。此外，Syed-Picard等[176]证明无定形磷酸钙通过增加局部钙浓度改变细胞功能和 3D 空间组织分化模式，进而调节间隙连接蛋白 Cx43 介导的细胞间缝隙连接，从而促进成骨分化。

类似地，磷离子也能通过激活 ERK1/2 信号通路上调成骨相关基因的表达。Beck 等[177, 178]的研究发现，较高浓度的磷酸盐可以通过激活 ERK1/2 和 PKC 依赖的途径，在 MC3T3-E1 细胞中诱导成骨相关基因，如基质 Gla 蛋白（*MGP*）和骨桥蛋白（*OPN*）的表达。Shih 等[179]证明从钙磷基质中释放的磷酸盐可以通过一种称为溶质载体家族 20 成员 1（SLC20a1）的磷酸盐转运蛋白进入细胞。然后，内化的磷酸盐参与 ATP 的合成，作为自分泌/旁分泌信号分子促进 hMSCs 向成骨细胞分化。但 Khoshniat 等[180]证实磷离子需要在钙离子存在的条件下，在细胞外形成磷酸钙沉淀才能激活 ERK1/2 信号通路。与钙离子相比，在促进成骨分化的过程中，磷离子所起作用次之。

磷酸钙生物陶瓷诱导骨组织生成，除了能够富集相关蛋白，释放钙、磷离子外，材料的物理或结构特征主要通过那些参与细胞骨架张力产生的分子，包括肌动蛋白、肌球蛋白 II、Rho、ROCK 和 Rho 调节剂，以机械敏感的方式发挥作用[181]。最近的一项研究表明，材料结构的几何特征影响了肌球蛋白的收缩性，收缩细胞通过增强 c-Jun 氨基端激酶和 ERK1/2 的激活以及增强的 Wnt 信号来促进成骨[59]。除了整合素和相关的细胞骨架细丝外，细胞还可以利用其他细胞表面分子来感知或传递机械应力，如钙黏附素和选择素，它们在细胞表面形成细胞间连接复合物或应力敏感离子通道[182-185]。此外，多孔陶瓷表面微纳米孔隙形成的凹陷可能会产生流体的剪切力，这些剪切力通过机械敏感的离子通道引导骨髓间充质干细胞分化[186]。凹陷还可作为保护性环境积聚释放 Ca^{2+} 和 PO_4^{3-}，从而招募和刺激 MSCs 分化[187-189]。将 BMSCs 与表面具有微纳米多级结构的 HA 支架共培养后发现，ERK 和 p38 MAPK 信号通路被激活。MAPK/ERK 信号通路的激活有利于促进细胞增殖及成骨分化。但当加入 ERK 和 p38 MAPK 的抑制剂后，干细胞的成骨分化行为明显减弱[129]。此外，材料表面微纳结构也能激活其他成骨相关信号通路，如 TGF-β/BMP 及 Wnt 信号通路。Mao 等[190]发现 HA 陶瓷表面的微纳米杂化结构能增强与经典 Wnt 信号通路相关的 LRP5 和 β-联蛋白基因的表达；当加入 Wnt 信号通路抑制剂时，成骨相关基因 ALP、OCN、Runx2 的表达均被抑制。

值得注意的是，在材料诱导成骨的过程中，参与的可能并不是单一的信号通路，往往是多条信号通路同时参与其中。一旦相关信号通路被阻断，材料的诱导成骨能力也将受到抑制。由此可见，生物陶瓷体内诱导骨形成离不开体内系列信号通路的参与。

（撰稿人：翁 杰 智 伟 肖冬琴 郭泰林 李金雨）

参 考 文 献

[1] Zhang X D，Williams D. Definitions of Biomaterials for the Twenty-First Century[M]. Amsterdam：Elsevier，2019.

[2] Albee F H. Studies in bone growth：Triple calcium phosphate as a stimulus to osteogenesis[J]. Annals of Surgery，1920，71：32-39.

[3] Beckham C A，Greenlee T K，Jr，Crebo A R. Bone formation at a ceramic implant interface[J]. Calcified Tissue

Research，1971，8：165-171.

[4] White E W，Weber J N，Roy D M，et al. Replamineform porous biomaterials for hard tissue implant applications[J]. Journal of Biomedical Materials Research Symposium，1975，6：23-27.

[5] Hulbert S F，Klawitter J J. Application of porous ceramics for attachment of load-bearing internal orthopedic application[J]. Journal of Biomedical Materials Research Symposium，1972，2：161-229.

[6] Holmes R E，Mooney R W，Bucholz R W，et al. A coralline hydroxyapatite bone graft substitute[J]. Clinical Orthopaedics and Related Research，1984，188：282-292.

[7] Urist M R. Bone：Formation by autoinduction[J]. Science，1965，150：893-899.

[8] van de Putte K A，Urist M R. Osteogenesis in the interior of intramuscular implants of decalcified bone matrix[J]. Clinical Orthopaedics and Related Research，1965，43：257-270.

[9] Urist M R，Silverman B F，Düring K，et al. The bone induction principle[J]. Clinical Orthopaedics and Related Research，1967，53：243-283.

[10] Urist M R，Hay P H，Dubuc F，et al. Osteogenetic competence[J]. Clinical Orthopaedics and Related Research，1969，64：194-220.

[11] Urist M R，Strates B S. Bone morphogenetic protein[J]. Journal of Dental Research，1971，50：1392-1406.

[12] Friedenstein A Y. Induction of bone tissue by transitional epithelium[J]. Clinical Orthopaedics and Related Research，1968，59：21-37.

[13] Wilson-Hench J. Osteoinduction [M]//Williams D F. Definitions in Biomaterials：Progress in Biomedical Engineering. Amsterdam：Elsevier，1987：29.

[14] Selye H，Lemire Y，Bajusz E. Induction of bone，cartilage and hemopoietic tissue by subcutaneously implanted tissue diaphragms[J]. Wilhelm Roux' Archiv für Entwicklungsmechanik der Organismen，1960，151（5）：572-585.

[15] Winter G D，Simpson B J. Heterotopic bone formed in a synthetic sponge in the skin of young pigs[J]. Nature，1969，223：88-90.

[16] Winter G D. Heterotopic bone formation in a synthetic sponge[J]. Proceedings of the Royal Society of Medicine，1970，63：1111-1115.

[17] de Groot K. Some considerations about bone-induction[J]. Calcified Tissue Research，1973，13（4）：335-337.

[18] Yamasaki H. Heterotopic bone formation around porous hydroxyapatite ceramics in the subcutis of dogs[J]. Journal of Oral Biology，1990，32：190-192.

[19] Zhang X D，Zou P，Wu C. A study of porous block HA ceramics and its osteogenesis[M]//Ravaglioli A，Krajewski A. Bioceramics and the Human Body. Amsterdam：Elsevier，1991：408-412.

[20] Ripamonti U. The Morphogenesis of bone in replicas of porous hydroxyapatite obtained from conversion of calcium-carbonate exoskeletons of coral[J]. Journal of Bone and Joint Surgery-American Volume，1991，73（5）：692-703.

[21] Klein C，de Groot K，Chen W，et al. Osseous substance formation induced in porous calcium phosphate ceramics in soft tissues[J]. Biomaterials，1994，15（1）：31-34.

[22] Ripamonti U. Osteoinduction in porous hydroxyapatite implanted in heterotopic sites of different animal models[J]. Biomaterials，1996，17（1）：31-35.

[23] Zhang C，Huang P，Weng J，et al. Histomorphological researches on large porous hydroxyapatite cylinder tubes with polylactic acid surface coating in different nonskeletal sites *in vivo*[J]. Journal of Biomedical Materials Research Part A，2012，100（5）：1203-1208.

[24] Zhi W，Zhang C，Duan K，et al. A novel porous bioceramics scaffold by accumulating hydroxyapatite spherulites

for large bone tissue engineering *in vivo*. II. Construct large volume of bone grafts[J]. Journal of Biomedical Materials Research Part A，2014，102（8）：2491-2501.

[25] Wang H，Zhi W，Lu X，et al. Comparative studies on ectopic bone formation in porous hydroxyapatite scaffolds with complementary pore structures[J]. Acta Biomaterialia，2013，9（9）：8413-8421.

[26] Yang Z，Yuan H，Tong W，et al. Osteogenesis in extraskeletally implanted porous calcium phosphate ceramics：Variability among different kinds of animals[J]. Biomaterials，1996，17（22）：2131-2137.

[27] Ebrahimi M，Botelho M G，Dorozhkin S V. Biphasic calcium phosphates bioceramics（HA/TCP）：Concept，physicochemical properties and the impact of standardization of study protocols in biomaterials research[J]. Materials Science & Engineering C：Materials for Biological Applications，2017，71：1293-1312.

[28] Yuan H，Bruijn J D De，Li Y，et al. Bone formation induced by calcium phosphate ceramics in soft tissue of dogs：A comparative study between porous α-TCP and β-TCP[J]. Journal of Materials Science：Materials in Medicine，2001，12（1）：7-13.

[29] Yuan H，Yang Z，de Bruijn J D，et al. Material-dependent bone induction by calcium phosphate ceramics：A 2.5-year study in dog[J]. Biomaterials，2001，22（19）：2617-2623.

[30] Yuan H，Li Y，de Bruijn J D，et al. Tissue responses of calcium phosphate cement：A study in dogs[J]. Biomaterials，2000，21（12）：1283-1290.

[31] Gosain A K，Song L，Riordan P，et al. A 1-year study of osteoinduction in hydroxyapatite-derived biomaterials in an adult sheep model：Part I [J]. Plastic and Reconstructive Surgery，2002，109（2）：619-630.

[32] Habibovic P，Gbureck U，Doillon C J，et al. Osteoconduction and osteoinduction of low-temperature 3D printed bioceramic implants[J]. Biomaterials，2008，29（7）：944-953.

[33] Barrere F，van der Valk C M，Dalmeijer R A J，et al. Osteogenecity of octacalcium phosphate coatings applied on porous metal implants[J]. Journal of Biomedical Materials Research Part A，2003，66（4）：779-788.

[34] Habibovic P，van der Valk C M，van Blitterswijk C A，et al. Influence of octacalcium phosphate coating on osteoinductive properties of biomaterials[J]. Journal of Materials Science：Materials in Medicine，2004，15（4）：373-380.

[35] Pollick S，Shors E C，Holmes R E，et al. Bone formation and implant degradation of coralline porous ceramics placed in bone and ectopic sites[J]. Journal of Oral and Maxillofacial Surgery，1995，53（8）：915-922.

[36] Hasegawa S，Neo M，Tamura J，et al. *In vivo* evaluation of a porous hydroxyapatite/poly-DL-lactide composite for bone tissue engineering[J]. Journal of Biomedical Materials Research Part A，2007，81（4）：930-938.

[37] Barbieri D，Renard A J，de Bruijn J D，et al. Heterotopic bone formation by nano-apatite containing poly（D，L-lactic）composite[J]. European Cells & Materials，2010，19：252-261.

[38] Kang Z，Zhang X，Chen Y，et al. Preparation of polymer/calcium phosphate porous composite as bone tissue scaffolds[J]. Materials Science & Engineering C：Materials for Biological Applications，2017，70：1125-1131.

[39] Fujibayashi S，Neo M，Kim H M，et al. Osteoinduction of porous bioactive titanium metal[J]. Biomaterials，2004，25：443-450.

[40] Takemoto M，Fujibayashi S，Neo M，et al. Osteoinductive porous titanium implants：Effect of sodium removal by dilute HCl treatment[J]. Biomaterials，2006，27（13）：2682-2691.

[41] Matsushita T，Fujibayashi S，Kokubo T. Metallic Foam Bone：Processing，Modification and Characterization and Properties[M]. Amsterdam：Elsevier，2017.

[42] Yuan H，de Bruijn J D，Zhang X，et al. Bone induction by porous glass ceramic made from Bioglass® （45S5）[J]. Journal of Biomedical Materials Research，2001，58（3）：270-276.

[43] Hench L L，Polak J M. Third-generation biomedical materials[J]. Science，2002，295：1014-1017.

[44] Cheng N，Wang Y，Zhang Y，et al. The osteogenic potential of mesoporous bioglasses/silk and non-mesoporous bioglasses/silk scaffolds in ovariectomized rats：*In vitro* and *in vivo* evaluation[J]. PLoS One，2013，8：e81014.

[45] LeGeros R Z. Calcium phosphate-based osteoinductive materials[J]. Chemical Reviews，2008，108（11）：4742-4753.

[46] Kurashina K，Kurita H，Wu Q，et al. Ectopic osteogenesis with biphasic ceramics of hydroxyapatite and tricalcium phosphate in rabbits[J]. Biomaterials，2002，23：407-412.

[47] Bose S，Tarafder S，Bandyopadhyay A. Effect of chemistry on osteogenesis and angiogenesis towards bone tissue engineering using 3D printed scaffolds[J]. Annals of Biomedical Engineering，2017，45（1）：261-272.

[48] Yuan H P，Fernande H，Habibovic P，et al. Osteoinductive ceramics as a synthetic alternative to autologous bone grafting[J]. Proceedings of the National Academy of Sciences of the United States of America，2010，107：13614-13619.

[49] Yuan H，van Blitterswijk C A，de Groot K，et al. A comparison of bone formation in biphasic calcium phosphate （BCP）and hydroxyapatite（HA）implanted in muscle and bone of dogs at different time periods[J]. Journal of Biomedical Materials Research Part A，2006，78：139-147.

[50] Duan R，Barbieri D，Luo X，et al. Variation of the bone forming ability with the physicochemical properties of calcium phosphate bone substitutes[J]. Biomaterials Science，2017，6：136-145.

[51] Jones A C，Arns C H，Hutmacher D W，et al. The correlation of pore morphology，interconnectivity and physical properties of 3D ceramic scaffolds with bone ingrowth[J]. Biomaterials，2009，30（7）：1440-1451.

[52] Mastrogiacomo M，Scaglione S，Martinetti R，et al. Role of scaffold internal structure on *in vivo* bone formation in macroporous calcium phosphate bioceramics[J]. Biomaterials，2006，27（17）：3230-3237.

[53] Li J Y，Zhi W，Xu T，et al. Ectopic osteogenesis and angiogenesis regulated by porous architecture of hydroxyapatite scaffolds with similar interconnecting structure *in vivo*[J]. Regenerative Biomaterials，2016，3（5）：285-297.

[54] Chan O，Coathup M J，Nesbitt A，et al. The effects of microporosity on osteoinduction of calcium phosphate bone graft substitute biomaterials[J]. Acta Biomaterialia，2012，8：2788-2794.

[55] Davison N L，Luo X，Schoenmaker T，et al. Submicron-scale surface architecture of tricalcium phosphate directs osteogenesis *in vitro* and *in vivo*[J]. European Cells & Materials，2014，27：281-297.

[56] Zhang J，Dalbay M T，Luo X，et al. Topography of calcium phosphate ceramics regulates primary cilia length and TGF receptor recruitment associated with osteogenesis[J]. Acta Biomaterialia，2017，57：487-497.

[57] McNamara L E，McMurray R J，Biggs M J，et al. Nanotopographical control of stem cell differentiation[J]. Journal of Tissue Engineering，2010，1（1）：120623.

[58] Abagnale G，Steger M，Nguyen V H，et al. Surface topography enhances differentiation of mesenchymal stem cells towards osteogenic and adipogenic lineages[J]. Biomaterials，2015，61：316-326.

[59] Kilian K，Bugarija B，Lahn B T，et al. Geometric cues for directing the differentiation of mesenchymal stem cells[J]. Proceedings of the National Academy of Sciences of the United States of America，2010，107：4872-4877.

[60] Duan R，van Dijk L A，Barbieri D，et al. Accelerated bone formation by biphasic calcium phosphate with a novel sub-micron surface topography[J]. European Cells & Materials，2019，37：60-73.

[61] Ripamonti U. Osteoinduction in porous hydroxyapatite implanted in heterotopic sites of different animal models[J]. Biomaterials，1996，17：31-35.

[62] Yang Z，Yuan H，Tong W，et al. Osteogenesis in extraskeletally implanted porous calcium phosphate ceramics：

Variability among different kinds of animals[J]. Biomaterials，1996，17：2131-2137.

[63] Yang Z J，Yuan H，Zou P，et al. Osteogenic responses to extraskeletally implanted synthetic porous calcium phosphate ceramics：An early stage histomorphological study in dogs[J]. Journal of Materials Science-Materials in Medicine，1997，8：697-701.

[64] Yamasaki H，Sakai H. Osteogenic response to porous hydroxyapatite ceramics under the skin of dogs[J]. Biomaterials，1992，13：308-312.

[65] Yuan H，Li Y，de Bruijn J D，et al. Tissue responses of calcium phosphate cement：A study in dogs[J]. Biomaterials，2000，21：1283-1290.

[66] Ren X H，Tuo Q，Tian K，et al. Enhancement of osteogenesis using a novel porous hydroxyapatite scaffold *in vivo* and *vitro*[J]. Ceramics International，2018，44：21656-21665.

[67] Ripamonti U，van den Heever B，van Wyk J. Expression of the osteogenic phenotype in porous hydroxyapatite implanted extraskeletally in baboons[J]. Matrix，1993，13：491-502.

[68] Eid K，Zelicof S，Perona B P，et al. Tissue reactions toparticles of bone-substitute materials in intraosseous and heterotopic sites in rats：Discrimination of osteoinduction，osteocompatibility，and inflammation[J]. Journal of Orthopaedic Research，2001，19（5）：962-969.

[69] Gulati K，Maher S，Findlay D M，et al. Titania nanotubes for orchestrating osteogenesis at the bone-implant interface[J]. Nanomedicine，2016，11：1847-1864.

[70] Vercellino M，Ceccarelli G，Cristofaro F，et al. Nanostructured TiO_2 surfaces promote human bone marrow mesenchymal stem cells differentiation to osteoblasts[J]. Nanomaterials，2016，6：124.

[71] Ehlert M，Roszek K，Jędrzejewski T，et al. Titania nanofiber scaffolds with enhanced biointegration activity-preliminary *in vitro* studies[J]. International Journal of Molecular Sciences，2019，20（22）：5642-5661.

[72] Barradas A M，Yuan H，van Blitterswijk C A，et al. Osteoinductive biomaterials：Current knowledge of properties，experimental models and biological mechanisms[J]. European Cells & Materials，2011，21：407-429.

[73] Tang Z，Tan Y，Ni Y，et al. Comparison of ectopic bone formation process induced by four calcium phosphate ceramics in mice[J]. Materials Science & Engineering C：Materials for Biological Applications，2017，70：1000-1010.

[74] Habibovic P，Woodfield T，de Groot K，et al. Predictive value of *in vitro* and *in vivo* assays in bone and cartilage repair：What do they really tell us about the clinical performance？[J]. Advances in Experimental Medicine and Biology，2006：327-360.

[75] Kurashina K，Kurita H，Wu Q，et al. Ectopic osteogenesis with biphasic ceramics of hydroxyapatite and tricalcium phosphate in rabbits[J]. Biomaterials，2002，23（2）：407-412.

[76] Porter A E，Patel N，Skepper J N，et al. Comparison of *in vivo* dissolution processes in hydroxyapatite and silicon-substituted hydroxyapatite bioceramics[J]. Biomaterials，2003，24：4609-4620.

[77] Ratnayake J T B，Mucalo M，Dias G J. Substituted hydroxyapatites for bone regeneration：a review of current trends[J]. Journal of Biomedical Materials Research Part B-Applied Biomaterials，2017，105：1285-1299.

[78] Habibovic P，Yuan H，van der Valk C M. 3D microenvironment as essential element for osteoinduction by biomaterials[J]. Biomaterials，2005，26（17）：3565-3575.

[79] Wu C，Zhou Y，Fan W，et al. Hypoxia-mimicking mesoporous bioactive glass scaffolds with controllable cobalt ion release for bone tissue engineering[J]. Biomaterials，2012，33：2076-2085.

[80] Fu Q，Saiz E，Rahaman M N，et al. Bioactive glass scaffolds for bone tissue engineering：State of the art and future perspectives[J]. Materials Science & Engineering C：Materials for Biological Applications，2011，31：1245-1256.

[81] Barrère F，van der Valk C M，Dalmeijer R A J，et al. Osteogenecity of octacalcium phosphate coatings applied on porous metal implants[J]. Journal of Biomedical Materials Research Part A，2003，66：779-788.

[82] Habibovic P，Li J P，van der Valk C M，et al. Biological performance of uncoated and octacalcium phosphate-coated Ti6A14V[J]. Biomaterials，2005，26：23-36.

[83] Chai Y C，Kerckhofs G，Roberts S J，et al. Ectopic bone formation by 3D porous calcium phosphate-Ti6Al4V hybrids produced by perfusion electrodeposition[J]. Biomaterials，2012，33：4044-4058.

[84] Lopez-Heredia M A，Sohier J，Gaillard C，et al. Rapid prototyped porous titanium coated with calcium phosphate as a scaffold for bone tissue engineering[J]. Biomaterials，2008，29：2608-2615.

[85] Kim K，Yeatts A，Dean D，et al. Stereolithographic bone scaffold design parameters：Osteogenic differentiation and signal expression[J]. Tissue Engineering Part B，Reviews，2010，16：523-539.

[86] Gomes M E，Sikavitsas V I，Behravesh E，et al. Effect of flow perfusion on the osteogenic differentiation of bone marrow stromal cells cultured on starch-based three-dimensional scaffolds[J]. Journal of Biomedical Materials Research Part A，2003，67：87-95.

[87] Uebersax L，Hagenmüller H，Hofmann S，et al. Effect of scaffold design on bone morphology *in vitro*[J]. Tissue Engineering，2006，12：3417-3429.

[88] Bai F，Wang Z，Lu J，et al. The correlation between the internal structure and vascularization of controllable porous bioceramic materials *in vivo*：A quantitative study[J]. Tissue Engineering Part A，2010，16：3791-3803.

[89] Flautre B，Descamps M，Delecourt C，et al. Porous HA ceramic for bone replacement：Role of the pores and interconnections-experimental study in the rabbit[J]. Journal of Materials Science：Materials in Medicine，2001，12：679-682.

[90] 李金雨. 利用羟基磷灰石支架孔隙结构调控血管生长和异位骨形成[D]. 成都：西南交通大学，2016.

[91] Kasten P，Beyen I，Niemeyer P，et al. Porosity and pore size of β-tricalcium phosphate scaffold can influence protein production and osteogenic differentiation of human mesenchymal stem cells：An *in vitro* and *in vivo* study[J]. Acta Biomaterialia，2008，4：1904-1915.

[92] Kuboki Y，Takita H，Kobayashi D，et al. BMP-induced osteogenesis on the surface of hydroxyapatite with geometrically feasible and nonfeasible structures：Topology of osteogenesis[J]. Journal of Biomedical Materials Research，1998，39：190-199.

[93] Yang J，Kang Y，Browne C，et al. Graded porous β-tricalcium phosphate scaffolds enhance bone regeneration in mandible augmentation[J]. Journal of Craniofacial Surgery，2015，26（2）：e148-e153.

[94] Li J Y，Xu T T，Hou W Q，et al. The response of host blood vessels to graded distribution of macro-pores size in the process of ectopic osteogenesis[J]. Materials Science & Engineering C：Materials for Biological Applications，2020，109：110641.

[95] Kruyt M，de Bruijn J，Wilson C，et al. Viable osteogenic cells are obligatory for tissue-engineered ectopic bone formation in goats[J]. Tissue Engineering，2003，9：327-336.

[96] Ghanaati S，Barbeck M，Orth C，et al. Influence of β-tricalcium phosphate granule size and morphology on tissue reaction *in vivo*[J]. Acta Biomaterialia，2010，6：4476-4487.

[97] Bodde E W，Cammaert C T，Wolke J G，et al. Investigation as to the osteoinductivity of macroporous calcium phosphate cement in goats[J]. Journal of Biomedical Materials Research Part B-Applied Biomaterials，2007，83：161-168.

[98] Hulbert S，Young F，Mathews R，et al. Potential of ceramic materials as permanently implantable skeletal prostheses[J]. Journal of Biomedical Materials Research，1970，4：433-456.

[99]   Kuboki Y，Jin Q，Takita H. Geometry of carriers controlling phenotypic expression in BMP-induced osteogenesis and chondrogenesis[J]. Journal of Bone and Joint Surgery，American Volume，2001，83：S105-S115.

[100]   Tsuruga E，Takita H，Itoh H，et al. Pore size of porous hydroxyapatite as the cell-substratum controls BMP-induced osteogenesis[J]. Journal of Biochemistry，1997，121：317-324.

[101]   Gauthier O，Bouler J M，Aguado E，et al. Macroporous biphasic calcium phosphate ceramics：Influence of macropore diameter and macroporosity percentage on bone ingrowth[J]. Biomaterials，1998，19：133-139.

[102]   Ripamonti U，Van Den Heever B，Crooks J，et al. Long-term evaluation of bone formation by osteogenic protein 1 in the baboon and relative efficacy of bone-derived bone morphogenetic proteins delivered by irradiated xenogenoic collagenous matrices[J]. Journal of Bone and Mineral Research，2000，15（9）：1798-1809.

[103]   Perez R A，Mestres G. Role of pore size and morphology in musculo-skeletal tissue regeneration[J]. Materials Science & Engineering C：Materials for Biological Applications，2016，61：922-939.

[104]   Rumpler M，Woesz A，Dunlop J W，et al. The effect of geometry on three-dimensional tissue growth[J]. Journal of the Royal Society Interface，2008，5：1173-1180.

[105]   Fu Q，Rahaman M N，Bal B S，et al. *In vitro* cellular response to hydroxyapatite scaffolds with oriented pore architectures[J]. Materials Science & Engineering C: Materials for Biological Applications，2009，29：2147-2153.

[106]   Chu M G，Orton D G，Hollister S J，et al. Mechanical and *in vivo* performance of hydroxyapatite implants with controlled architectures[J]. Biomaterials，2002，23：1283-1293.

[107]   Sanzana E S，Navarro M，Ginebra M P，et al. Role of porosity and pore architecture in the *in vivo* bone regeneration capacity of biodegradable glass scaffolds[J]. Journal of Biomedical Materials Research Part A，2014，102：1767-1773.

[108]   Polak S，Rustom L，Genin G，et al. A mechanism for effective cell-seeding in rigid，microporous substrates[J]. Acta Biomaterialia，2013，9：7977-7986.

[109]   Rustom L E，Boudou T，Lou S，et al. Micropore-induced capillarity enhances bone distribution *in vivo* in biphasic calcium phosphate scaffolds[J]. Acta Biomaterialia，2016，44：144-154.

[110]   Yuan H，Kurashina K，Bruijn J D De，et al. A preliminary study on osteoinduction of two kinds of calcium phosphate ceramics[J]. Biomaterials，1999，20：1799-1806.

[111]   Malmström J，Adolfsson E，Arvidsson A，et al. Bone response inside free-form fabricated macroporous hydroxyapatite scaffolds with and without an open microporosity[J]. Clinical Implant Dentistry and Related Research，2007，9：79-88.

[112]   Zhu X D，Fan H S，Xiao Y M，et al. Effect of surface structure on protein adsorption to biphasic calcium-phosphate ceramics *in vitro* and *in vivo*[J]. Acta Biomaterialia，2009，5：1311-1318.

[113]   Chen X N，Zhu X D，Fan H S，et al. Rat bone marrow cell responses on the surface of hydroxyapatite with different topography[J]. Bioceramics，2008，361-363：1107-1110.

[114]   Zhang J，Luo X，Barbieri D，et al. The size of surface microstructures as an osteogenic factor in calcium phosphate ceramics[J]. Acta Biomaterialia，2014，10：3254-3263.

[115]   Habibovic P，Yuan H，van den Doel M，et al. Relevance of osteoinductive biomaterials in critical-sized orthotopic defect[J]. Journal of Orthopaedic Research，2006，24：867-876.

[116]   Zhu X，Zhang H，Fan H，et al. Effect of phase composition and microstructure of calcium phosphate ceramic particles on protein adsorption[J]. Acta Biomaterialia，2010，6：1536-1541.

[117]   Polak S J，Lee J S，Murphy W L，et al. Microstructural control of modular peptide release from microporous biphasic calcium phosphate[J]. Materials Science & Engineering C：Materials for Biological Applications，2017，

72：268-277.

[118] Song R，Liang J，Lin L，et al. A facile construction of gradient micro-patterned OCP coatings on medical titanium for high throughput evaluation of biocompatibility[J]. Journal of Materials Chemistry B，2016，4：4017-4024.

[119] Klymov A，Song J，Cai X，et al. Increased acellular and cellular surface mineralization induced by nanogrooves in combination with a calcium-phosphate coating[J]. Acta Biomaterialia，2016，31：368-377.

[120] Holthaus M，Stolle J，Treccani L，et al. Orientation of human osteoblasts on hydroxyapatite-based microchannels[J]. Acta Biomaterialia，2012，8：394-403.

[121] Yang S P，Yang C Y，Lee T M，et al. Effects of calcium-phosphate topography on osteoblast mechanobiology determined using a cytodetacher[J]. Materials Science & Engineering C：Materials for Biological Applications，2012，32：254-262.

[122] Akasaka T，Miyaji H，Kaga N，et al. Adhesion of osteoblast-like cells（Saos-2）on micro-/submicro-patterned apatite scaffolds fabricated with apatite cement paste by micro-molding[J]. Nanobiomedicine，2016，8：112-122.

[123] Pang S，He Y，He P，et al. Fabrication of two distinct hydroxyapatite coatings and their effects on MC3T3-E1 cell behavior[J]. Colloids and Surface B，2018，171：40-48.

[124] Xiao D，Guo T，Yang F，et al. *In situ* formation of nanostructured calcium phosphate coatings on porous hydroxyapatite scaffolds using a hydrothermal method and the effect on mesenchymal stem cell behavior[J]. Ceramics International，2017，43：1588-1596.

[125] Dalby M J，Gadegaard N，Tare R，et al. The control of human mesenchymal cell differentiation using nanoscale symmetry and disorder[J]. Nature Materials，2007，6：997-1003.

[126] Fan X P，Feng B，Liu Z Y，et al. Fabrication of TiO$_2$ nanotubes on porous titanium scaffold and biocompatibility evaluation *in vitro* and *in vivo*[J]. Journal of Biomedical Materials Research Part A，2012，100：3422-3427.

[127] Xia L，Feng B，Wang P Z，et al. *In vitro* and *in vivo* studies of surface structured implants for bone formation[J]. International Journal of Nanomedicine，2012，7：4873-4881.

[128] Xiao D，Zhang J，Zhang C，et al. The role of calcium phosphate surface structure in osteogenesis and the mechanism involved[J]. Acta Biomaterialia，2020，106：22-23.

[129] Xia L，Lin K，Jiang X，et al. Enhanced osteogenesis through nano-structured surface design of macroporous hydroxyapatite bioceramic scaffolds via activation of ERK and p38 MAPK signaling pathways[J]. Journal of Materials Chemistry B，2013，1：5403-5416.

[130] Zhao C，Wang X，Gao L，et al. The role of the micro-pattern and nano-topography of hydroxyapatite bioceramics on stimulating osteogenic differentiation of mesenchymal stem cells[J]. Acta Biomaterialia，2018，73：509-521.

[131] Boix T，Gómez-Morales J，Torrent-Burgués J，et al. Adsorption of recombinant human bone morphogenetic protein rhBMP-2m onto hydroxyapatite[J]. Journal of Inorganic Biochemistry，2005，99：1043-1050.

[132] Yu X H，Biedrzycki A H，Khalil A S，et al. Nanostructured mineral coatings stabilize proteins for therapeutic delivery[J]. Advanced Materials，2017，29：1701255.

[133] Ripamonti U，Crooks J，Kirkbride A N. Sintered porous hydroxyapatites with intrinsic osteoinductive activity：Geometric induction of bone formation[J]. South African Journal of Science，1999，95（8）：335-343.

[134] de Groot J. Carriers that concentrate native bone morphogenetic protein *in vivo*[J]. Tissue Engineering，1998，4：337-341.

[135] Chai Y C，Carlier A，Bolander J，et al. Current views on calcium phosphate osteogenicity and the translation into effective bone regeneration strategies[J]. Acta Biomaterialia，2012，8：3876-3887.

[136] Nakamura S，Matsumoto T，Sasaki J I，et al. Effect of calcium ion concentrations on osteogenic differentiation

and hematopoietic stem cell niche-related protein expression in osteoblasts[J]. Tissue Engineering Part A，2010，16: 2467-2473.

[137] Zhong Z，Zeng X L，Ni J H，et al. Comparison of the biological response of osteoblasts after tension and compression[J]. European Journal of Orthodontics，2013，35（1）: 59-65.

[138] Dupont S，Morsut L，Aragona M，et al. Role of YAP/TAZ in mechanotransduction[J]. Nature，2011，474: 179-183.

[139] Liu X，Hou W Q，He L，et al. AMOT130/YAP pathway in topography-induced BMSC osteoblastic differentiation[J]. Colloids and Surface B，2019，182: 110332.

[140] Hou W Q，Fu H，Liu X，et al. Cation channel TRPV4 mediates topography-induced osteoblastic differentiation of bone marrow stem cell[J]. ACS Biomaterials Science & Engineering，2019，5: 6520-6529.

[141] Wojcicka A，Bassett J H，Williams G R. Mechanisms of action of thyroid hormones in the skeleton[J]. Biochimica et Biophysica Acta，2013，1830（7）: 3979-3986.

[142] Kanczler J M，Oreffo R O C. Osteogenesis and angiogenesis: The potential for engineering bone[J]. European Cells & Materials，2008，15: 100-114.

[143] Packer L，Hänninen O O P，Sen C K. Handbook of Oxidants and Antioxidants in Exercise[M]. Amsterdam: Elsevier，2000: 995-1020.

[144] Anderson J M，Rodriguez A，Chang D T. Foreign body reaction to biomaterials[J]. Seminars in Immunology，2008，20: 86-100.

[145] Chester D，Brown A C. The role of biophysical properties of provisional matrix proteins in would repair[J]. Matrix Biology，2016，60-61: 124-140.

[146] Le Nihouannen D，Saffarzadeh A，Gauthier O，et al. Bone tissue formation in sheep muscles induced by a biphasic calcium phosphate ceramic and fibrin glue composite[J]. Journal of Materials Science: Materials in Medicine，2008，19（2）: 667-675.

[147] de Bruijn J，Shankar K，Yuan H，et al. Osteoinduction and its evaluation[J]. Bioceramics and Their Clinical Applications，2008: 199-219.

[148] Refai A K，Textor M，Brunette D M，et al. Effect of titanium surface topography on macrophage activation and secretion of proinflammatory cytokines and chemokines[J]. Journal of Biomedical Materials Research Part A，2004，70（2）: 194-205.

[149] Thomsen P，Gretzer C. Macrophage interactions with modified material surfaces[J]. Current Opinion in Solid State & Materials Science，2001，5（2-3）: 163-176.

[150] Chen Z，KleinT，Murray R Z，et al. Osteoimmunomodulation for the development of advanced bone biomaterials[J]. Materials Today，2016，19: 304-321.

[151] Tang L，Jennings T A，Eaton J W. Mast cells mediate acute inflammatory responses to implanted biomaterials[J]. Proceedings of the National Academy of Sciences of the United States of America，1998，95（15）: 8841-8846.

[152] Hart P H，Bonder C S，Balogh J，et al. Differential responses of human monocytes and macrophages to IL-4 and IL-13[J]. Journal of Leukocyte Biology，1999，66（4）: 575-578.

[153] Chen Z，Yuen J，Crawford R，et al. The effect of osteoimmunomodulation on the osteogenic effects of cobalt incorporated β-tricalcium phosphate[J]. Biomaterials，2015，61: 126-138.

[154] Davison N，Luo X，Schoenmaker T，et al. Submicron-scale surface architecture of tricalcium phosphate directs osteogenesis *in vitro* and *in vivo*[J]. European Cells & Materials，2014，27: 281-297.

[155] Chen Z，Ni S，Han S，et al. Nanoporous microstructures mediate osteogenesis by modulating the osteo-immune

response of macrophages[J]. Nanoscale，2017，9：706-718.

[156] Sadowska J M，Wei F，Guo J，et al. Effect of nano-structural properties of biomimetic hydroxyapatite on osteoimmunomodulation[J]. Biomaterials，2018，181：318-332.

[157] Sato K，Urist M R. Induced regeneration of calvaria by bone morphogenetic protein（BMP）in dogs[J]. Clinical Orthopaedics and Related Research，1985，197：301-311.

[158] Crisan M，Yap S，Casteilla L，et al. A perivascular origin for mesenchymal stem cells in multiple human organs[J]. Cell Stem Cell，2008，3（3）：301-313.

[159] Fellah B H，Delorme B，Sohier J，et al. Macrophage and osteoblast responses to biphasic calcium phosphate microparticles[J]. Journal of Biomedical Materials Research Part A，2010，93：1588-1595.

[160] Davison N L，Gamblin A L，Layrolle P，et al. Liposomal clodronate inhibition of osteoclastogenesis and osteoinduction by submicrostructured β-tricalcium phosphate[J]. Biomaterials，2014，35：5088-5097.

[161] Eyckmans J，Roberts S J，Schrooten J，et al. A clinically relevant model of osteoinduction：A process requiring calcium phosphate and BMP/Wnt signalling[J]. Journal of Cellular and Molecular Medicine，2010，14：1845-1856.

[162] Tang Z，Wang Z，Qing F，et al. Bone morphogenetic protein Smads signaling in mesenchymal stem cells affected by osteoinductive calcium phosphate ceramics[J]. Journal of Biomedical Materials Research Part A，2015，103（3）：1001-1010.

[163] Giancotti F G，Ruoslahti E. Integrin signaling[J]. Science，1999，285：1028-1033.

[164] Chen X，Wang J，Chen Y，et al. Roles of calcium phosphate-mediated integrin expression and MAPK signaling pathways in the osteoblastic differentiation of mesenchymal stem cells[J]. Journal of Materials Chemistry B，2016，4：2280-2289.

[165] Shekaran A，Garcia A J. Extracellular matrix-mimetic adhesive biomaterials for bone repair[J]. Journal of Biomedical Materials Research Part A，2011，96：261-272.

[166] Kilpadi K L，Chang P L，Bellis S L. Hydroxylapatite binds more serum proteins，purified integrins，and osteoblast precursor cells than titanium or steel[J]. Journal of Biomedical Materials Research，2001，57：258-267.

[167] Marino G，Rosso F，Cafiero G，et al. β-Tricalcium phosphate 3D scaffold promote alone osteogenic differentiation of human adipose stem cells：In vitro study[J]. Journal of Materials Science：Materials in Medicine，2010，21：353-363.

[168] Salasznyk R M，Klees R F，Williams W A，et al. Focal adhesion kinase signaling pathways regulate the osteogenic differentiation of human mesenchymal stem cells[J]. Experimental Cell Research，2007，313：22-37.

[169] Lu Z，Zreiqat H. The osteoconductivity of biomaterials is regulated by bone morphogenetic protein 2 autocrine loop involving α2β1 integrin and mitogen-activated protein kinase/extracellular related kinase signaling pathways[J]. Tissue Engineering Part A，2010，16：3075-3084.

[170] Lai C F，Cheng S L. αvβ Integrins play an essential role in BMP-2 induction of osteoblast differentiation[J]. Journal of Bone and Mineral Research，2005，20：330-340.

[171] Liu H，Peng H，Wu Y，et al. The promotion of bone regeneration by nanofibrous hydroxyapatite/chitosan scaffolds by effects on integrin-BMP/Smad signaling pathway in BMSCs[J]. Biomaterials，2013，34：4404-4417.

[172] Barradas A M，Fernandes H A，Groen N，et al. A calcium-induced signaling cascade leading to osteogenic differentiation of human bone marrow-derived mesenchymal stromal cells[J]. Biomaterials，2012，33：3205-3215.

[173] Jung G Y，Park Y J，Han J S. Effects of HA released calcium ion on osteoblast differentiation[J]. Journal of Materials Science：Materials in Medicine，2010，21：1649-1654.

[174] Zayzafoon M，Fulzele K，McDonald J M. Calmodulin and calmodulin-dependent kinase IIα regulate osteoblast

differentiation by controlling *c-fos* expression[J]. Journal of Biological Chemistry，2005，280：7049-7059.

[175] Klar R M，Duarte R，Dix-Peek T，et al. Calcium ions and osteoclastogenesis initiate the induction of bone formation by coral-derived macroporous constructs[J]. Journal of Cellular and Molecular Medicine，2013，17：1444-1457.

[176] Syed-Picard F N，Jayaraman T，Lam R S，et al. Osteoinductivity of calcium phosphate mediated by connexin 43[J]. Biomaterials，2013，34：3763-3774.

[177] Beck G R，Zerler B，Moran E. Phosphate is a specific signal for induction of osteopontin gene expression[J]. Proceedings of the National Academy of Sciences of the United States of America，2000，97：8352-8357.

[178] Beck G R，Knecht N. Osteopontin regulation by inorganic phosphate is ERK1/2-，protein kinase C-，and proteasome-dependent[J]. Journal of Biological Chemistry，2003，278：4192-4199.

[179] Shih Y，Hwang Y，Phadke A，et al. Calcium phosphate-bearing matrices induce osteogenic differentiation of stem cells through adenosine signaling[J]. Proceedings of the National Academy of Sciences of the United States of America，2014，111：990-995.

[180] Khoshniat S，Bourgine A，Julien M，et al. Phosphate-dependent stimulation of MGP and OPN expression in osteoblasts via the ERK1/2 pathway is modulated by calcium[J]. Bone，2011，48：894-902.

[181] Mammoto T，Ingber D E. Mechanical control of tissue and organ development[J]. Development，2010，137：1407-1420.

[182] Ingber D E. Cellular mechanotransduction：Putting all the pieces together again[J]. Faseb Journal，2006，20：811-827.

[183] Ko K S，Arora P D，McCulloch C A. Cadherins mediate intercellular mechanical signaling in fibroblasts by activation of stretch-sensitive calcium-permeable channels[J]. Journal of Biological Chemistry，2001，276：35967-35977.

[184] Maroto R，Raso A，Wood T G，et al. TRPC1 forms the stretch-activated cation channel in vertebrate cells[J]. Nature Cell Biology，2005，7：179-185.

[185] Sukharev S，Corey D P. Mechanosensitive channels：Multiplicity of families and gating paradigms[J]. Science Signaling，2004，2004（219）：re4.

[186] Tanaka S M，Sun H B，Roeder R K，et al. Osteoblast responses one hour after load-induced fluid flow in a three-dimensional porous matrix[J]. Calcified Tissue International，2005，76：261-271.

[187] Zayzafoon M. Calcium/calmodulin signaling controls osteoblast growth and differentiation[J]. Journal of Cellular Biochemistry，2006，97：56-70.

[188] Ripamonti U，Roden L C，Ferretti C，et al. Biomimetic matrices self-initiating the induction of bone formation[J]. Journal of Craniofacial Surgery，2011，22：1859-1870.

[189] Ohgushi H，Dohi Y，Tamai S，et al. Osteogenic differentiation of marrow stromal stem cells in porous hydroxyapatite ceramics[J]. Journal of Biomedical Materials Research，1993，27：1401-1407.

[190] Mao L，Liu J，Zhao J，et al. Effect of micro-nano-hybrid structured hydroxyapatite bioceramics on osteogenic and cementogenic differentiation of human periodontal ligament stem cell via Wnt signaling pathway[J]. International Journal of Nanomedicine，2015，10：7031-7044.

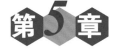

第5章

生物医用陶瓷的制备

5.1 ▶ 陶瓷粉体合成

5.1.1 湿化学合成法

1. 直接沉淀法

直接沉淀法是制备超细微粒广泛采用的一种方法，其原理是在金属盐溶液中加入沉淀剂，在一定条件下生成沉淀析出，沉淀经洗涤、热分解等处理工艺后得到超细产物。采用不同的沉淀剂可以得到不同的沉淀产物，常见的沉淀剂为 $NH_3 \cdot H_2O$、$NaOH$、$(NH_4)_2CO_3$、Na_2CO_3、$(NH_4)_2C_2O_4$ 等。

直接沉淀法操作简单易行，对设备、技术要求不高，不易引入杂质，产品纯度很高，有良好的化学计量性，成本较低。缺点是原溶液中的阴离子较难洗涤，得到的粒子粒径分布较宽，分散性较差。

例如，采用分析纯 $Ca(OH)_2$ 和 H_3PO_4 作原料合成羟基磷灰石（HA），其工艺流程为：$Ca(OH)_2 + H_3PO_4 \longrightarrow$ 搅拌 $\longrightarrow$ 调 pH $\longrightarrow$ 静置 $\longrightarrow$ 抽滤 $\longrightarrow$ 干燥 $\longrightarrow$ 煅烧 $\longrightarrow$ 结晶质 HA（相关表征结果见图 5.1）。采用分析纯的氯氧化锆（$ZrOCl_2 \cdot 8H_2O$）、氨水、氯化铵、盐酸，通过沉淀法制备氧化锆（ZrO_2）超细粉。其工艺流程为：氨水-氯化铵缓冲溶液 $+ ZrOCl_2 \cdot 8H_2O \longrightarrow$ 搅拌 $\longrightarrow$ 静置沉淀 $\longrightarrow$ 抽滤 $\longrightarrow$ 水洗 $\longrightarrow$ 醇洗 $\longrightarrow$ 干燥 $\longrightarrow$ 煅烧 $\longrightarrow ZrO_2$ 超细粉（相关表征结果见图 5.2）[1]。

2. 均匀沉淀法

一般的沉淀过程是不平衡的，但如果控制溶液中的沉淀剂浓度，使之缓慢地增加，则使溶液中的沉淀处于平衡状态，且沉淀能在整个溶液中均匀地出现。通常为了克服直接沉淀法的缺点，可以改变沉淀剂的加入方式，即不是从外部加入，

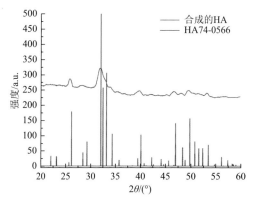
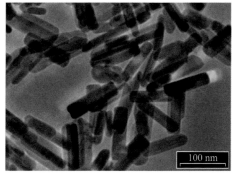

图 5.1　HA 微粉的 XRD 谱图及 TEM 图[2]

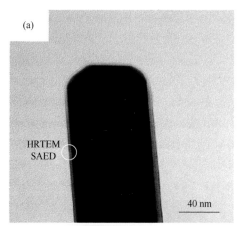
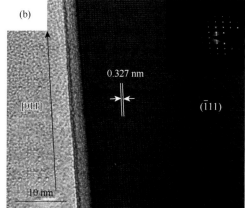
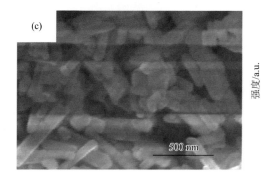
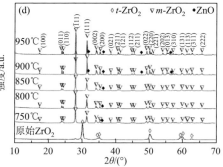

图 5.2　ZrO$_2$ 超细粉的 TEM 图[（a）、（b）]、SEM 图（c）及不同温度下的 XRD 谱图（d）[3]

而是在溶液内部缓慢均匀生成，从而消除沉淀剂的不均匀性，这种沉淀方法就是均匀沉淀法。这种方法的特点是不外加沉淀剂，而是利用某一化学反应使溶液内生成沉淀剂。在金属盐溶液中加入沉淀剂溶液时，即使沉淀剂的含量很低，不断搅拌，沉淀剂的浓度在局部溶液中也会变得很高。均匀沉淀法使沉淀剂在溶液内缓慢地生成，消除了沉淀剂的局部不均匀性。例如，将尿素水溶液加热到 70℃ 左右，就发生如下水解反应[4]：

$$(NH_2)_2CO + 3H_2O \longrightarrow 2NH_4OH + CO_2 \uparrow$$

在溶液内部生成沉淀剂 NH_4OH，并立即将其消耗掉，所以其浓度经常保持在很低的状态。因此沉淀剂的纯度很高，沉淀颗粒均匀致密，容易进行过滤、清洗。除尿素水解后能与 Fe、Al、Sn、Ga、Th、Zr 等生成氢氧化物或碱式盐沉淀物外，利用这种方法还能使磷酸盐、草酸盐、硫酸盐、碳酸盐均匀沉淀。

一种通过均匀沉淀法制备多孔羟基磷灰石（HA）球晶的过程如下：向 $Ca(OH)_2$ 中加去离子水搅拌形成 0.2 mol/L 的悬浮液。向 H_3PO_4 中加去离子水配制成 0.12 mol/L 的溶液。搅拌下将 H_3PO_4 溶液滴入 $Ca(OH)_2$ 悬浮液中[Ca/P（摩尔比）= 1.67]，向混合液中加入硝酸至沉淀溶解，溶液澄清。再加入 0.3～1.0 mmol/L 的 EDTANa$_2$ 和 6 g 尿素。将烧杯置于 90℃ 的水浴中，恒温、常压下反应 10 min，得到 HA 微球。将沉淀过滤，用蒸馏水和乙醇反复洗涤，120℃ 干燥。结果表征如图 5.3 和图 5.4 所示[5]。

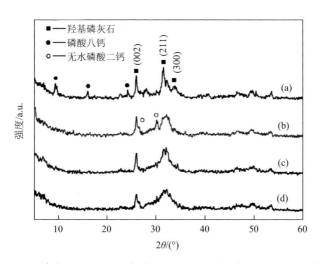

图 5.3　不同 EDTANa$_2$ 浓度[0.3 mmol/L（a）、0.5 mmol/L（b）、0.7 mmol/L（c）、1.0 mmol/L（d）]下 HA 微球样品的 XRD 谱图

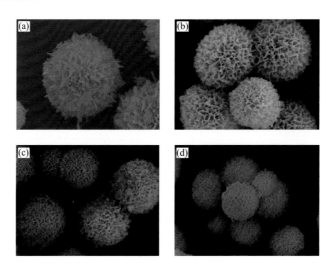

图 5.4　不同 EDTANa$_2$ 浓度[0.3 mmol/L（a）、0.5 mmol/L（b）、0.7 mmol/L（c）、1.0 mmol/L（d）]下 HA 微球样品的 SEM 照片

3. 共沉淀法

工业上几乎所有固体催化剂在制备时都离不开沉淀操作，它们大多是在金属盐的水溶液中加入沉淀剂，从而制成水合氧化物或难溶和微溶的金属盐类的结晶或凝胶，从溶液中沉淀、分离，再经洗涤、干燥、焙烧等工序处理后制成。即使是浸渍法制备的负载型催化剂，无论是采用天然产物作为载体，还是用人工合成物作载体，在其过程中的某处也会使用沉淀操作。一般希望在催化剂制备时能严格控制实验条件，尤其是避免高温，沉淀法容易实现这一点。

通常所讲的沉淀法是指单组分沉淀法，它是一种借助于沉淀剂与一种金属盐溶液作用制备单组分催化剂或载体的方法。因为沉淀物只含单种组分，所以操作比较简单，条件容易控制。共沉淀法是借助于沉淀剂与两种以上金属盐溶液作用，经共同沉淀后制得固体产品的方法，它一次可以使几种组分同时沉淀，而且各组分的分布也比较均匀。共沉淀法常用于制备多组分催化剂，是一种或多种活性组分负载于载体上的方法。

在氨性介质中，Ca(NO$_3$)$_2$ 与 (NH$_4$)$_2$HPO$_4$ 可按以下两式反应：

$$10Ca(NO_3)_2 + 6(NH_4)HPO_4 + 8NH_3 \cdot H_2O \longrightarrow Ca_{10}(OH)_2(PO_4)_6 + 20NH_4NO_3 + 6H_2O$$

$$3Ca(NO_3)_2 + 2(NH_4)_2HPO_4 + 2NH_3 \cdot H_2O \longrightarrow Ca_3(PO_4)_2 + 6NH_4NO_3 + 2H_2O$$

用 (NH$_4$)$_2$HPO$_4$ 和 Ca(NO$_3$)$_2$ 以 Ca/P = 1.67 的化学计量进行混合，在不同的 pH 下发现相的转变：在 pH = 7～8 时，主要生成 β-TCP；在 pH = 8～9 时，发现有 β-TCP 到 HA 的过渡态；在 pH = 10.5 时，完全生成 HA。在 pH = 7 时，于 60℃下将 (NH$_4$)$_2$HPO$_4$ 滴加到 Ca(NO$_3$)$_2$ 中，保温 2 h，得到了纯相 β-TCP；在 pH = 10 时，

于 60℃ 下滴加反应物，然后沸腾 2 h，得到了纯相的 HA。可见，在 Ca(NO$_3$)$_2$ 和 (NH$_4$)$_2$HPO$_4$ 反应体系中，只要条件适当，通过在 pH = 7～10 间调节反应液的 pH，就可能得到不同 HA 和 β-TCP 比例的双相粉末[6]。

4. 溶剂蒸发法

采用溶剂蒸发法制备粉体不必使用沉淀剂，因而可以避免杂质的引入（图 5.5）。这种方法的特点是使溶液呈小液滴迅速蒸发，溶液多为金属盐。根据喷雾方式和处理温度的不同，可以分为冷冻干燥法、喷雾干燥法和喷雾热分解法。

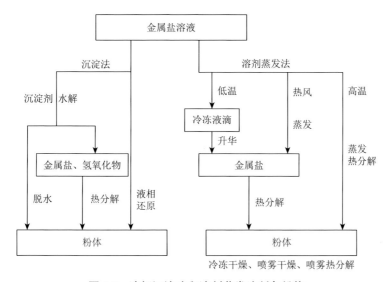

图 5.5 液相沉淀法和溶剂蒸发法制备粉体

冷冻干燥法是使喷出的液滴迅速冷冻并在低温低压下升华和脱水得到粉末的方法。喷雾干燥法是采用热风来干燥雾滴，而喷雾热分解法是将液滴喷入高温气氛中，使得金属盐同时完成分解和干燥的过程。应用这些方法可以合成复杂的多成分氧化物粉末，并可以得到均匀的、表面积大的球形粉体[7]，其过程如图 5.5 右侧部分所示。

5. 溶胶-凝胶法

溶胶-凝胶法是 20 世纪 60 年代发展起来的方法，近年来多用于制备纳米颗粒和薄膜。它是将金属氧化物或氢氧化物浓的溶胶转变为凝胶，再将凝胶干燥后进行煅烧，然后制得氧化物的方法。这种方法曾作为核燃料中的锕系元素氧化物的合成法而进行研究，用于能形成浓的溶胶且可以转变为凝胶的氧化物系。用这种方法制得的 ThO$_2$ 烧结性良好，可在 1150℃ 下进行烧结。所得制品的密度为理论密度的 99%，可见致密程度相当高。总之，溶胶-凝胶法具有以下优点：①在溶液中进行反应，均匀度高；②化学计量准确，易于改性掺杂；③烧结温度可大幅降低；④制得的粉料粒径小，分布均匀，纯度高。在生物医用陶瓷粉末制备中也广泛涉及此方法，举例如下。

以六水硝酸镁[$Mg(NO_3)_2 \cdot 6H_2O$]和胶体二氧化硅（SiO_2）为前驱体，初始 MgO/SiO_2 摩尔比为 2，采用溶胶-凝胶法制备镁硅石（Mg_2SiO_4）粉体。将前驱体在室温下剧烈搅拌 3 h，然后将得到的乳白色混合物陈化 24 h，放入 60℃烘干炉过夜，促进凝胶化。湿凝胶在 120℃下干燥 48 h，得到的干凝胶研磨 24 h，过 300 目筛，在 1100～1300℃不同温度下煅烧 3 h，即得到镁硅石粉体[8]。

6. 水解析出法

水解析出法也是得到共沉淀物的常用方法。选择某种金属化合物与添加剂共同在水中溶解，再加入反应剂，经化合反应后生成沉淀物，再经过滤、水洗、干燥和加热煅烧后得到所需粉体。可以通过金属醇盐水解直接得到单一或复合的氧化物粉末，或通过金属醇盐水解生成氧化物或水合氧化物，再进行热分解得到氧化物粉末。

5.1.2　水热法

水热法制备纳米氧化物超微粒子是近几年发展的。该法是在特殊反应器（高压釜）内以水溶液作为反应体系，通过将反应体系加热至临界温度或近临界温度，并在高压环境下进行的无机合成的有效方法。在水热法中，水是液态或气态下传递压力的媒介，在高压下绝大多数反应物均能全部或部分溶解于水，促使反应在液相或气相中进行，因此可获得纯度高、晶形好、单分散、形状及大小可控的纳米粒子。

水热法与其他方法的不同点主要在于：①水热法直接从溶液中制备出粉体；②可通过调节水热温度制得无水、晶化或完整晶形粉体；③可通过调节水热温度控制粒径；④可通过起始物质（前驱体）控制粉体的粒形和晶相；⑤能控制化学组成及化学计量；⑥制得的粉体具有高温活性；⑦通常无需煅烧和研磨过程，工艺比较简单。

水热法也有缺点：①反应周期长，反应过程在封闭的系统中进行，对反应过程不能进行直接观察，只能根据晶体的形态变化和表面结构获得晶体生长的信息；②目前水热法一般只限于制备氧化物粉体，制备非氧化物的还很少；③水热法有许多理论目前还没得到满意的解释；④水热法要求有高温高压条件，使其对生产设备的依赖性比较强，这也影响和阻碍了水热法的发展。

水热法依据水热反应类型的不同可分为以下几种[10]。

1. 水热沉淀

水热沉淀法是水热法中最常用的方法。制粉过程是通过在高压釜中的可溶性盐或其他非盐类化合物与加入的各种沉淀剂反应，形成不溶性氧化物和含氧盐的沉淀。用水热沉淀法已制备出的粉体有简单氧化物，如 ZrO_2、SiO_2、Cr_2O_3、CrO_2、Fe_2O_3、MnO_2、MoO_3、TiO_2 和 Al_2O_3 等，混合氧化物，如 $ZrO_2\text{-}SiO_2$、$UO_2\text{-}ThO_2$ 及复合氧化物 $BaFe_{12}O_{19}$、$BaZrO_3$ 和 $CaSiO_3$ 等。水热沉淀法操作方式可以是间歇的，也可以是连续的；制粉过程可以在氧化、还原或惰性气氛中进行。

（1）取 $ZrOCl_2\cdot8H_2O$[含 36%（质量分数）ZrO_2]和 $Y(NO_3)_3\cdot6H_2O$[含 62.7%（质量分数）$Y(NO_3)_3$]，按化学计量比 $Zr_{1-x}Y_xO_{2-0.5x}$（x = 0、0.03、0.05、0.07、0.10、0.13）分别配制 Zr 和 Y 的盐溶液。

（2）用恒温磁力搅拌器搅拌混合盐溶液，使其混合均匀，待均匀后，边搅拌边缓慢滴加氨水，反应生成白色凝胶。

（3）真空抽滤并用去离子水反复洗涤钇掺杂氧化锆凝胶至滤液中没有 Cl^-，再用无水乙醇洗 3 次。

（4）将洗涤过的钇掺杂氧化锆凝胶用去离子水溶解，继续搅拌，滴加硝酸和氨水调节水热反应前驱液的 pH，并继续搅拌 30 min，得到化学组分均匀的前驱液。

（5）将前驱液倒入高压釜中，放入鼓风干燥箱中进行水热反应，过滤反应所得产物用去离子水反复洗涤至无 Cl^-，再用无水乙醇洗 3 次，然后在 70℃下烘干得到 $Zr_{1-x}Y_xO_{2-0.5x}$ 粉体[11]。所制备样品的 XRD 谱图和 SEM 照片分别见图 5.6 和图 5.7。

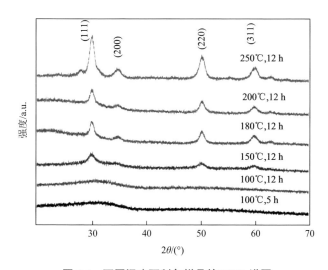

图 5.6 不同温度下制备样品的 XRD 谱图

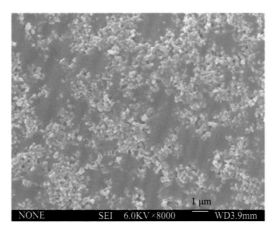

图 5.7　样品的 SEM 照片

2. 水热氧化

采用金属单质为前驱体，经水热反应得到相应的金属氧化物粉体。典型反应可用下式表示：$m\text{M} + n\text{H}_2\text{O} \longrightarrow \text{M}_m\text{O}_n + n\text{H}_2$，其中 M 可为铬、铁及合金等。

3. 水热还原

一些金属的氧化物、氢氧化物、碳酸盐或复盐用水调浆，无需或只需极少量试剂，控制适当温度和氧分压等条件，即可制得超细金属微粉。

4. 水热合成

通过数种组分在水热条件下直接化合或者经过中间态化合反应，可以合成各种单晶或多晶材料。例如

$$\text{CaO} \cdot n\text{Al}_2\text{O}_3 + \text{H}_3\text{PO}_4 \longrightarrow \text{Ca}_5(\text{PO}_4)_3\text{OH} + \text{AlPO}_4$$

$$\text{FeTiO}_3 + \text{KOH} \longrightarrow \text{K}_2\text{O} \cdot n\text{TiO}_2 + \text{Fe(OH)}_2 \ (n = 4, 6)$$

5. 水热分解

对某些化合物在水热条件下分解生成的化合物进行分离，可得到单一化合物微粉。

$$n\text{FeTiO}_3 + \text{K}_2\text{O} \longrightarrow \text{K}_2\text{O} \cdot n\text{TiO}_2 + n\text{FeO} \ (n = 4, 6)$$

$$\text{ZrSiO}_4 + 2\text{NaOH} \longrightarrow \text{ZrO}_2 + \text{Na}_2\text{SiO}_3 + \text{H}_2\text{O}$$

氢氧化物或含氧盐在碱溶液中、水热条件下分解形成氧化物粉体，或氧化物在酸或碱溶液中再分散为细粉的过程称为水热分解。

6. 水热结晶

水热结晶指在水热条件下使溶胶或者凝胶等非晶态物质晶化的反应。采用无定形前驱体，经水热反应形成晶粒，如水热法制备 ZrO_2 晶粒时，以 $ZrOCl_2$ 水溶液中加沉淀剂（氨水、尿素等）得到的 $Zr(OH)_4$ 胶体为前驱体，然后经过水热反应获得纳米 ZrO_2：$Zr(OH)_4 \longrightarrow ZrO_2 + 2H_2O$。

水热结晶法是以非晶态氢氧化物、氧化物或水凝胶作为前驱体，在水热条件下结晶形成新的氧化物晶粒。这种方法可以避免沉淀-煅烧和溶胶-凝胶法制得的无定形纳米粉体的团聚，也可作为用这两种方法或其他方法制备的粉体解团聚的后续处理的重要手段。

7. 水热机械化学反应

水热机械化学反应是一种在水热条件下，通过安装在高压釜上的搅拌棒搅拌放置于高压釜中的球体和溶媒，并同时实现化学反应生成微粉粒子的方法。借助机械搅拌可以防止生成的微晶过分长大。

8. 水热水解反应

水热水解反应是指在水热条件下某些化合物加水分解的反应。水解过程很复杂，因条件不同而异，无机物水解的生成物也很复杂。

通过水热法可以一步制备出不同晶型的纳米 TiO_2 粉体。以硫酸钛为原料采用水热法制备金红石型 TiO_2 纳米颗粒的制备工艺如下：

$$Ti(SO_4)_2 + H_2O \longrightarrow TiOSO_4 + H_2SO_4$$
$$\text{脱除硫酸根离子：} SO_4^{2-} + Ba^{2+} \longrightarrow BaSO_4 \downarrow$$
$$Ti^{4+}\text{水解反应：} Ti^{4+} + H_2O + 2Cl^- \longrightarrow TiOCl_2 + 2H^+$$
$$TiOCl_2 + 2H_2O \longrightarrow H_2TiO_3 + 2H^+ + 2Cl^-$$
$$\text{生成 } TiO_2\text{：} TiO_2 \cdot xH_2O \longrightarrow TiO_2 + xH_2O$$

辅助作用化学反应式（利用氨水平衡反应体系的 pH）：

$$NH_3 \cdot H_2O \longrightarrow NH_4^+ + OH^-$$

5.1.3 固相反应法

1. 机械粉碎法

机械粉碎并进行筛选分级是制备均匀粉末原料最简单的方法。对于少量的样品，可以在刚玉或玛瑙研钵内研磨和过筛得到所需粒径的粉体。对于较多的样品，可以使用球磨机。球磨筒腔体内装有一定数量的磨球，不同尺寸磨球的数目有确定的比例。根据被粉碎物料的硬度选用不同材质的磨球，如钢球、刚玉球、玛瑙球或与待粉碎物同材质的磨球。这些磨球与待粉碎的样品在球磨机内一起高速旋转，球磨机的转速与球磨筒直径的平方根成反比，经一定时间后可以得到大小均匀的粉料。由于采用机械粉碎需要的时间较长，而球磨时间过长又会因磨球间及磨球与粉碎机内壁间的磨损而使待粉碎粉体受到污染，对于硬度很高的颗粒和对粉体纯度要求较高时，应尽量避免采用这种方法[7]。

2. 化学固相反应法

化学固相反应法一般具有以下反应方程式：

$$A(s) + B(s) \longrightarrow C(s) + D(g)$$

两种或两种以上的粉末，经混合后在一定的热力学条件和气氛下反应而得到复合物粉末，同时伴有一些气体逸出。

实验通过高温固相反应制取 β-TCP，发生的化学反应如下：

$$2CaHPO_4 \cdot 2H_2O + CaCO_3 \longrightarrow Ca_3(PO_4)_2 + 5H_2O + CO_2$$

实验中以摩尔比 2：1 准确称取分析纯二水磷酸氢钙和碳酸钙，按固液质量比 1：1.5 加入蒸馏水，以 40 r/min 的转速球磨 60 h，在 80℃下干燥。将干燥粉末加热至 850℃，保温 2 h 后随炉冷却以备用[12]。图 5.8 为 β-TCP 粉末的 XRD 谱图和 SEM 照片。

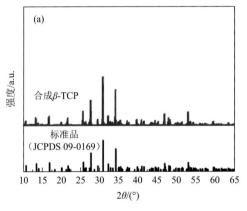
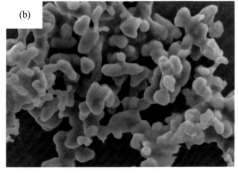

图 5.8　β-TCP 粉末的 XRD 谱图（a）和 SEM 照片（b）

3. 热分解法

热分解法是采用母盐晶体热分解得到金属氧化物的方法，通常通过热分解得到的产物与母盐的原子排列在本质上是相同的，它们的晶格在三维空间具有一定的结晶学关系的改变，这种现象称为共格化。生成粒子的形核数与反应速率有关，如果反应速率很快，生成核的数目也多。如果反应速率非常快，生成物可以是微粒子。如果保持高温，晶体的扩散过程不断加快，晶粒不断长大，也可实现烧结。如果在此过程中生成核的数目增加，那么粉体的表面积也增大。可以通过热分解方法来增加粉体表面积和得到活性物质[7]，如对于 ZrO_2 粉体的制备，通过 $Zr(OH)_4$ 的热分解过程及其相变，发现 $Zr(OH)_4$ 脱水后得到无定形 ZrO_2，随初始原料的组成变化，后者可以转化成亚稳态四方 ZrO_2 或单斜 ZrO_2。图 5.9 和图 5.10 为相关表征结果[13]。

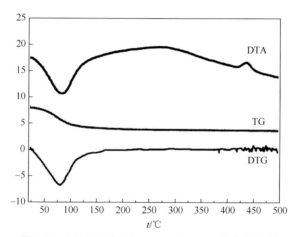

图 5.9 $Zr(OH)_4$ 的 TG、DTG 和 DTA 热分析曲线

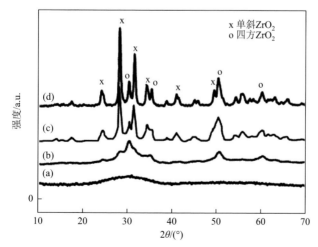

图 5.10 $Zr(OH)_4$ 在不同温度下焙烧分解后所得样品的 XRD 谱图

（a）$Zr(OH)_4$；（b）ZrO_2，300℃；（c）ZrO_2，600℃；（d）ZrO_2，800℃

5.2　陶瓷的烧结工艺

5.2.1　制粉、成型工艺

1. 陶瓷的制粉工艺

纳米生物陶瓷粉体的制备方法多种多样，通常包括固相法、液相法和气相法。本节主要就这些广泛应用的陶瓷粉体的制备方法进行介绍。

1）固相法

固相法就是以固体物质为原料来制备粉末的方法，包括固相化合反应法、热分解法、氧化还原法以及自蔓燃法等。下面对这些方法做简要介绍。

a. 固相化合反应法

高温下使两种以上的金属氧化物或盐类的混合物发生反应而制备粉体的方法就是固相化合反应法。发生固相化合反应时，如图 5.11 所示，在反应物 A 和 B 的接触面开始反应，反应靠产物 C 中的离子扩散进行[14]。

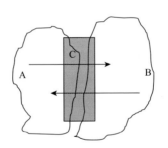

图 5.11　固相化合反应原理示意图

固相化合反应法属于非均相反应，原料中的原子、离子必须通过缓慢地扩散、靠近才能发生反应，因此合成温度高、反应时间长。

b. 热分解法

热分解法是加热分解氢氧化物、草酸盐、硫酸盐而获得氧化物固体粉料的方法。热分解的温度和时间对粉体的晶粒生长和烧结性有很大影响，为了获得超细粉体，希望在低温和短时间内进行热分解。

c. 氧化还原法

在现代工业生产中，非氧化物陶瓷的原料粉末一般采用氧化物还原方法制备。例如，特种陶瓷 SiC、Si_3N_4 的原料粉在工业上分别经还原碳化和还原氮化制备。

d. 自蔓燃法

自蔓燃法全称是自蔓延高温燃烧合成法，即 SHS 法。它是一种利用物质反应热的自传导作用，使不同物质之间发生化学反应，在极短的瞬间形成化合物的高温合成方法。自蔓燃法的主要优点有：节约时间，充分利用能源；设备、工艺简单，便于从实验室到工厂的扩大生产；产品纯度高、产量高等。

2）液相法

液相法又称湿化学法，是从均相溶液出发，通过各种途径使溶质和溶剂分离，溶质形成一定形状和大小的颗粒，从而得到所需粉体前驱体的方法。液相法包括溶胶-凝胶法、沉淀法、液热法、醇盐水解法、溶剂蒸发法等。

a. 溶胶-凝胶法

溶胶-凝胶法又称为凝聚相合成法，是一种在水溶液中加入有机配体与金属离子形成配合物，通过控制 pH、反应温度等条件使其水解、聚合，经溶胶转变为凝胶而形成一种空间骨架结构，再脱水焙烧得到目的产物的方法。此法在制备复合纳米生物陶瓷材料时具有很大的优越性。

b. 沉淀法

沉淀法是指在原料中添加适当的沉淀剂，经化学反应生成不溶性的氢氧化物、碳酸盐、硫酸盐或乙酸盐等，然后经过过滤、洗涤、干燥，最后将沉淀物加热分解得到所需要的化合物粉末。它可以分为直接沉淀法、均匀沉淀法、共沉淀法等。

c. 液热法

液热法是一种在密封的压力容器中制备材料的方法。通常以水作为溶剂，所以常被称为水热法。当然如果以有机溶剂取代水，就称为溶剂热法。液热法制备出来的粉体有许多传统方法所不具备的优点，如可以获得特殊氧化态的化合物；可以用来制备所谓"低温相"或"亚稳相"化合物；粉体纯度高、粒径小、晶粒发育好、团聚程度低等，可以避免因高温煅烧或者球磨等后续处理引起的杂质或结构缺陷。

d. 醇盐水解法

这种方法制备纳米粉体是利用一些金属有机醇盐能溶于有机溶剂并可发生水解而生成沉淀的特性。该法能获得同一组成的微粒。

e. 溶剂蒸发法

有关这方面的制备方法很多，应用比较广泛的制备高活性纳米粒的方法是冻结干燥法。冻结干燥法分冻结、干燥、焙烧三个过程。它是将金属盐的溶液雾化成微小液滴，并快速冷却成固体，然后加热使这种冻结的液滴中的水分升华，从而形成了溶质的无机盐，经焙烧合成纳米粒。

3）气相法

气相法是指直接利用气体，或者通过各种手段将反应物质变成气体，使之在气相条件下形成离子或原子，然后逐步长大生成所需的粉体。该法容易获得粒径小、粒径分布窄、纯度高的粉体，具体包括化学气相沉积法（CVD）、等离子化学气相沉积法（PCVD）、激光诱导化学气相沉积法（LICVD）等方法。这种方法一般需有特殊专用设备，设备成本高，操作条件苛刻，大规模地应用于工业生产有一定难度。

a. 化学气相沉积法

化学气相沉积法（CVD），又称热化学气相反应法，通过此法制备陶瓷粉体的工艺是一个进行热化学气相反应和形核生长的过程。在远高于热力学计算临界反应温度条件下，反应产物蒸气形成很高的过饱和蒸气压，使反应产物自动凝聚形成大量的核，这些核在加热区不断长大聚集成颗粒，在适宜的温度下晶化成微晶，随着载气气流的输运，反应产物迅速离开加热区进入低温区，颗粒生长、聚集、晶化过程停止，就可获得所需的陶瓷粉体。

b. 等离子化学气相沉积法

等离子化学气相沉积法（PCVD）具有高温、急剧升温、快速冷却、等离子弧纯净、不会带入外来污染物的特点，因此是合成高纯、均匀、粒径小的超微细氧化物、氮化物、碳化物系列粉末的最有效和独特的手段。此法按等离子体产生的方式可分为直流电弧等离子体法、高频等离子体法和复合等离子体法。

c. 激光诱导化学气相沉积法

激光诱导化学气相沉积法（LICVD）是利用反应气体分子对特定波长激光束的吸收而产热分解或发生化学反应，经形核生长形成粉体。整个过程基本上是一个进行热化学反应和形核生长的过程。实验中最常用的是连续波 CO_2 激光器，加热速率可达 $10^6 \sim 10^8 ℃/s$，加热时间约为 $10^{-4}s$。加热快，高温驻留时间短，冷却迅速，可以获得均匀超细的粉体。同时，由于反应中心区域与反应器之间被原料气隔离，污染小，能够获得质量稳定的陶瓷粉体。

LICVD 法制备陶瓷粉体具有能量密度高，粉末生成速度极快，表面洁净，粒径小而均匀可控的特点，但是激光器效率较低，电能消耗较大，难以实现大规模工业化，如使用功率为 $50 \sim 700 W$ 的 CO_2 激光器，产量一般不超过 $100 g/h$。

2. 陶瓷的成型工艺

粉末成型是陶瓷材料或制品制备过程中的重要环节。粉末成型的目的是使坯体内部结构均匀、致密，它是提高陶瓷产品可靠性的关键步骤。成型过程就是将分散体系（粉料、塑性物料、浆料）转变为具有一定几何形状和强度的块体，也称素坯。粉末的成型方法很多，如胶态成型、固体无模成型、陶瓷胶态注射成型等。其选择主要取决于制品的形状和性能要求及粉末自身的性质。不同形态的物料应用不同的成型方法。究竟选择哪一种成型方法取决于对制品各方面的要求和粉料的自身性质。

陶瓷材料的成型除将粉末压成一定形状外，还可以外加压力，使粉末颗粒之间相互作用，并减小孔隙率，使颗粒之间的接触点产生残余应力。这种残余应力在烧结过程中是固相扩散物质迁移致密化的驱动力。坯体成型的方法有很多,本节主要就这些成型方法进行简要介绍。

1) 料浆成型

a. 注浆成型

注浆成型适用于制备大型的、形状复杂的、薄壁的陶瓷产品。注浆成型的方法有空心注浆和实心注浆。为提高注浆速度和坯体质量,可采用压力注浆、离心注浆和真空注浆等新方法。注浆成型工艺成本低、过程简单、易于操作和控制,但成型形状粗糙,注浆时间较长,坯体密度、强度也不高。

b. 热压铸成型

热压铸成型是在坯料中混入石蜡,利用石蜡的热流特性,在压力下使用金属模具进行成型,冷凝后获得坯体的方法。

热压铸成型的工作原理如下:先将定量石蜡熔化为蜡液,再与烘干的陶瓷粉混合,凝固后制成蜡板,再将蜡板置于热压铸机筒内,加热熔化成浆料,通过吸铸口压入模腔,保压、去压、冷却成型,然后脱模取出坯体,热压铸形成的坯体在烧结之前需经排蜡处理。该工艺适合形状复杂、精度要求高的中小型产品的生产,设备简单、操作方便、劳动强度小、生产效率高,在特种陶瓷生产中经常被采用。但该工艺工序比较复杂、耗能大、工期长,对于大而长的薄壁制品,由于其不易充满模具型腔而不太适用。

2) 可塑法成型

a. 挤压成型

将粉料、黏结剂、润滑剂等与水均匀混合得到塑性物料,然后将塑性物料挤压出刚性模具即可得到管状、柱状、板状以及多孔柱状成型体。其缺点主要是物料强度低,容易变形,并可能产生表面凹坑和起泡、开裂以及内部裂纹等缺陷。

b. 轧膜成型

将准备好的坯料伴以一定量的有机黏结剂置于两辊之间进行辊轧,然后将轧好的坯片经冲切工序制成所需的坯件。轧膜成型时坯料只是在厚度和前进方向上受到碾压,宽度方向受力较小。因此,坯料和黏结剂会出现定向排列。干燥烧结时横向收缩大,易出现变形和开裂,坯体性能会出现各向异性。

3) 压力成型

压力成型是以固体颗粒为原料在一定压力下进行成型,也称模压成型[15]。在特种陶瓷生产中常常采用干压成型和等静压成型。

a. 干压成型

干压成型通过施压将陶瓷粉料压制成一定形状的坯体。主要生产轻量型、高刚性的扁平形状陶瓷制品,生产效率高,适合大量生产,成本低,材料利用率高,剪切性及回收性良好。

①干压成型工艺原理

干压成型（图 5.12）的实质是在外力作用下，颗粒在模具内相互靠近，并借助内摩擦力牢固地结合在一起，保持一定形状。这种内摩擦力作用在相互靠近的颗粒外围结合剂薄层上。随着压力的增大，坯料将改变外形，相互滑动，间隙减小，逐步加大接触，相互贴紧。由于颗粒进一步靠近，胶体分子与颗粒间的作用力加强，因此坯体具有一定的机械强度。

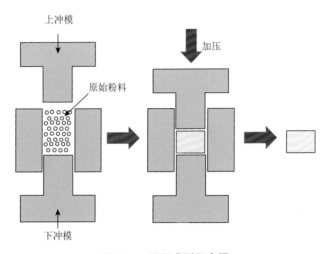

图 5.12　干压成型示意图

②干压成型的特点

干压成型的优点在于工艺简单，操作方便，周期短，效率高，便于进行自动化生产。坯体密度大，尺寸精确，收缩小，机械强度高，电性能好。其缺点在于对大型坯体的生产有困难，模具磨损严重、加工复杂、成本高。加压时只能上下加压，压力分布不均匀，致密度不均匀，收缩不均匀，会产生开裂、分层等现象（图 5.13）。但随着现代化成型方法的发展，这一缺陷逐渐为等静压成型所克服。

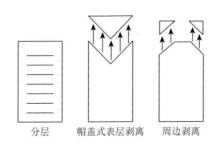

图 5.13　干压成型坯体中常见的缺陷

b. 等静压成型

等静压成型[16]又称静水压成型。它是一种利用液体介质的不可压缩性和均匀传递压力性能的成型方法，即处于高压容器中的试样所受到的压力如同处于同一深度的静水中所受到的压力情况，所以称静水压或等静压。

等静压技术按其成型和固结时温度的高低，一般可分为三种：冷等静压（CIP）、温等静压（WIP）和热等静压（HIP）。根据等静压时温度的差别，三种等静压技术分别采用了相应的设备、压力介质和包套模具材料，如表 5.1 所示。

表 5.1　等静压技术分类

等静压技术	设备	压制温度/℃	压力介质	包套材料
冷等静压	冷等静压机	室温	水乳液	橡胶、塑料
温等静压	温等静压机	80～120	油	橡胶、塑料
热等静压	热等静压机	1000～2000	气体	金属、玻璃

冷等静压又分为湿袋法和干袋法两种方式。湿袋法等静压是将粉料先放入成型模具（即包套）内，经密封后再置于高压缸中进行压制。

在干袋法等静压成型过程中，加压橡胶模是事先放入缸体内的，工作时不取出。粉料装入成型橡胶模后，一起放进加压橡胶模内，或将粉料通过进料斗送至加压橡胶模中，成型橡胶模是与液体介质不相接触的，因此称为干袋法。干袋法等静压的模具及坯料的放置方式如图 5.14 所示。

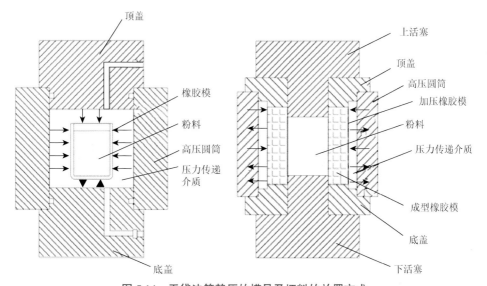

图 5.14　干袋法等静压的模具及坯料的放置方式

当粉料在室温下难成型时，可选用温等静压。温等静压一般在 80~120℃下进行，也有在 250℃甚至在 450℃下进行的。在一般温度（80~120℃）下用油作压力传递介质。介质可在供油罐中加热，当要求精确控制温度时，也可在高压缸内用发热体加热，并可根据工艺要求进行升温和降温。

热等静压是指在高温、高压的同时作用下，物料经受等静压的工艺过程。通常采用惰性气体或氮气作压力传递介质，也可采用液体金属或固体颗粒作压力传递介质。

4）注射成型

粉末注射成型（PIM）是一种新的金属、陶瓷零部件制备技术。它是将聚合物注射成型技术引入粉末冶金领域而形成的一种全新零部件加工技术。该技术应用塑料工业中注射成型的原理，将金属、陶瓷粉末和聚合物黏结剂混炼成均匀的具有黏塑性的流体，经注射机注入模具成型，再脱除黏结剂后烧结全致密化而制得各种零部件。

5）流延成型

流延成型是将粉料与塑化剂混合得到流动的黏稠浆料，然后将浆料均匀地涂到转动着的基带上，或用刀片均匀地刷到支撑面上，形成浆膜，干燥后得到一层薄膜，薄膜厚度一般为 0.01~1 mm。流延法用于铁电材料的浇注成型。此外，它还被广泛用于多层陶瓷、电子电路基板、压电陶瓷等器件的生产中。

流延成型的工艺流程如图 5.15 所示。首先将陶瓷粉体与分散剂加至溶剂（水或有机溶剂）中，通过球磨或超声波振荡打开团聚颗粒，并使溶剂润湿粉体，再加入黏结剂和增塑剂，通过二次球磨得到稳定、均一的浆料；再将浆料在流延机上进行成型得到素坯；然后进行干燥，使溶剂蒸发，黏结剂在陶瓷粉末之间形成网状结构，得到素坯膜；接着对素坯膜进行机加工，得到所需的特定形状；最后通过排胶和烧结处理得到所需的成品。

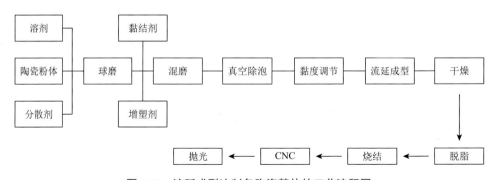

图 5.15　流延成型法制备陶瓷基片的工艺流程图

CNC. 计算机数控

5.2.2　烧结工艺

烧结是一种在高温下（不高于熔点），陶瓷生坯固体颗粒相互键联，晶粒长大，空隙（气孔）和晶界渐趋减少，并通过物质的传递，使其总体积收缩，密度增加，最后成为具有某种显微结构的致密化过程。烧结的目的是把粉状材料转变为块体材料，并赋予材料特有的性能。烧结得到的块体材料是一种多晶材料，其显微结构由晶体、玻璃体和气孔组成。烧结直接影响显微结构中晶粒尺寸和分布、气孔大小形状和分布及晶界的体积分数等。从材料动力学角度看，烧结过程的进行依赖于基本动力学过程——扩散，这是因为所有的传质过程都依赖于质点的迁移。

对于不同的粉末系统，应用不同的烧结技术，烧结过程也不同。一般来讲，烧结可以分为两大类：不施加外压力的烧结和施加外压力的烧结。不加压烧结包括固相烧结和液相烧结。固相烧结是指将松散的粉末或经压制的具有一定形状的粉末压坯置于不超过其熔点的设定温度环境中，在一定气氛保护下保温一段时间的操作过程。液相烧结是二元系或多元系粉末烧结过程，但烧结温度超过某一组元的熔点，因而形成液相。加压烧结包括热压烧结、热煅烧结、热等静压烧结等。

不加压烧结的推动力是由系统表面能提供的，这就决定了其致密化是有一定限度的，常规条件下坯体的密度很难达到理论密度值。为了适应生物医用陶瓷材料对性能的要求，相应产生了一些有别于传统烧结的烧结工艺。这些烧结过程除了常规烧结中由系统表面能提供的驱动力外，通过特殊工艺条件也增加了系统烧结的驱动力，因此提高了坯体的烧结速率，大大增加了坯体的致密化程度。下面简单介绍几种烧结工艺。

1. 无压烧结

无压烧结是陶瓷制备工艺中最基本的烧结方法，具有简单易行、成本低、适用于大尺寸和复杂形状样品批量化制备等优点。无压烧结的原理是：在无外界压力的条件下，将具有一定形状的坯体放在一定温度和气氛条件下，经过物理化学过程变成致密、体积稳定、具有一定性能的块体的过程。无压烧结通过粉末颗粒间的黏结完成致密化过程，其驱动力主要是孔隙表面自由能的降低。

2. 热压烧结

热压烧结法是成型和烧结同时完成的烧结方法。图 5.16 为热压烧结炉的结构示意图。

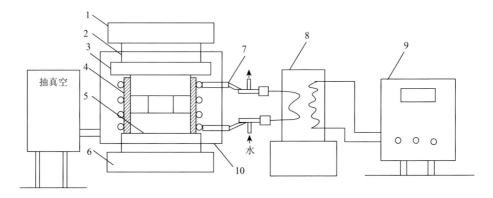

图 5.16   热压烧结炉的结构示意图

1. 压机缸体；2. 压机活塞；3. 耐火绝缘板；4. 耐火发热体；5. 模具；6. 压机工作台；7. 感应圈；8. 中频变压器；9. 中频电源；10. 炉子

热压烧结工艺对陶瓷材料的宏观物理特性、电性能以及微观结构都会造成很大的影响。热压烧结与传统固相烧结相比，烧结时间相对较短，烧结温度相对较低。在热压烧结工艺中，加压情况、烧结温度和保温时间对陶瓷材料的性能影响很大。

在热压烧结过程中，先用与需要烧结的陶瓷样品成分相同的粉料填充到大小合适的模具中将样品盖住，然后在烧结过程中沿着轴向同时加压，让粉料处于热塑性状态，使得各原料之间的接触变得更为紧密。这样烧结过程中被内部闭气孔抵消的表面张力便很好地利用外部压力补偿了。所以晶粒间的晶界扩散与体扩散得到加强，加速了物料间流动传质的过程。

3. 热等静压烧结

热等静压烧结结合了热压烧结和无压烧结的优点，既可以促进烧结致密化，抑制晶粒生长，又适合大尺寸、复杂形状样品的批量化制备，已经被成功应用于多种陶瓷材料的烧结。

热等静压设备由气体压缩系统、带加热炉的高压容器、电气控制系统和粉料容器组成。高压容器是用高强度钢制备的空心圆筒。加热炉由加热元件、隔热屏和热电偶组成，工作温度在 1700℃ 以上的加热元件采用石墨、钼丝或钨丝，1200℃以下可用 Fe-Cr-Al-Co 电热丝。

热等静压烧结工艺分为两类：一种是将陶瓷粉末成型封装或者直接封装后进行热等静压烧结；另一种是陶瓷粉末经过成型烧结后再进行热等静压处理。其中，第二种方法更适用于陶瓷的制备，主要用于消除陶瓷内部的残余气孔和愈合缺陷。它要求处理前的陶瓷内部基本不含开口气孔，即样品的相对密度达到理论密度的 95% 以上。

4. 放电等离子烧结

放电等离子烧结（spark plasma sintering，SPS）是近十年发展起来的一种新的烧结技术，可以在相对较低的温度下，在较短时间内实现粉末的致密化烧结。SPS 方法起源于 20 世纪 60 年代的电火花烧结技术，在 80 年代末期经过改良形成。由于 SPS 技术具有烧结速度快、烧结温度低、晶粒细小等优点，在国内外材料研究中已引起特别关注，并取得大量的研究进展[17]。

1）SPS 装置结构

SPS 装置如图 5.17 所示[18]。SPS 装置系统主要包括以下几个部分：脉冲电流发生器、轴向压力装置、上下压头、烧结腔体、石墨模具、水冷控制系统、温度测量系统、气氛（真空、氩气）控制系统、压头位移控制系统等。

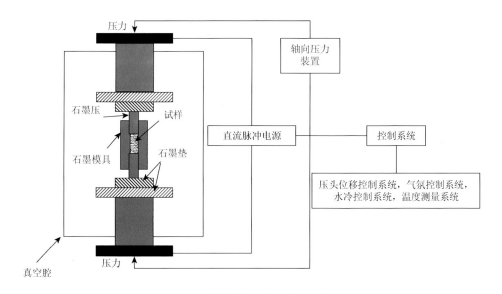

图 5.17　放电等离子烧结装置示意图

SPS 技术与传统烧结方法制备样品的工艺过程相似，只是在加热方式上存在差异。SPS 设备通过石墨模具两端的上下压头施加脉冲电流，在粉末的空隙间会产生瞬间等离子体，促使粉末颗粒表面被高度活化和净化，而且在这些颗粒之间会产生自发热现象，可以使传热与物质传递过程在极短的时间内完成。但传统的无压烧结和热压烧结等烧结方法则需要高的烧结温度和较长的保温时间，有的还需要施加高的压力，才能使材料致密化烧结。因此，SPS 所拥有的特殊烧结方式，使其具有其他烧结方式所无法比拟的优势。

2）SPS 烧结的特点

传统固相烧结时，颗粒表面具有惰性膜，且颗粒间没用主动作用力，这是因为烧结温度高、烧结时间比较长。与传统烧结相比，SPS 烧结则克服了上述缺点，并具有如下的烧结特点：一是烧结温度低，烧结时间短，可获得细小均匀的组织，并能保持原始材料的自然状态；二是能获得高致密度烧结体；三是通过控制烧结组分与工艺，能烧结梯度材料及大型工件等复杂材料。此外，SPS 技术的原理是用脉冲大电流通过施加了压力的粉体，使粉体颗粒产生等离子体活化颗粒表面，然后再通电加热到烧结温度，整个过程一般在 10 min 左右即可完成。

与热压烧结和热等静压烧结相比，SPS 装置操作简单快捷，烧结温度可降低100～200℃。采用 SPS 技术制备陶瓷样品时，还可以省去传统烧结方法需要对原料粉末进行预成型的过程，只需将已混合均匀的原料粉末直接装入石墨模具即可，比较方便省时。而且采用 SPS 技术制备样品时，保温时间通常在 5～20 min 范围内，其升温和冷却速率可达 100℃/min 以上，如此短的烧结时间既可以节约能源，又利于环保，因此其在新材料的开发及新产品的制备方面具有极大的应用潜力[19]。

5. 微波烧结

微波烧结是利用微波具有的特殊频段与材料的基本细微结构耦合而产生热量，材料在电磁场中的介质损耗使材料整体加热至烧结温度而实现致密化的方法。微波烧结的技术特点如下。

（1）微波与材料直接耦合导致整体加热。由于微波的体积加热，得以实现材料中大区域的零温度梯度均匀加热，使材料内部热应力减小，从而减小开裂和变形倾向。

（2）微波烧结升温快，烧结时间短。某些材料的温度高于临界温度后，其损耗因子迅速增大，导致升温极快。

（3）安全无污染。微波烧结的快速烧结特点使得在烧结过程中作为烧结气氛的气体用量大大降低，这不仅降低了成本，也使烧结过程中的废气、废热的排放得到降低。

（4）能实现空间的选择性烧结。对于多相混合材料，由于不同材料的介电损耗不同，产生的耗散功率也不同，热效应也不同。可以利用这一点来对复合材料进行选择性烧结，研究新的材料产品以获得更佳的材料性能。

6. 电场辅助烧结

电场辅助烧结的设备构造及原理如图 5.18 所示。电场辅助烧结技术（field assisted sintering technology，FAST）是制备功能材料的一种全新技术。该技术通过对装置上下电极施加脉冲电流来对石墨模具加热，使烧结体内部各个颗粒均匀地产生焦耳热，从而达到目标温度。当样品为导电物质时，脉冲电流可直接经过样品对其进行加热，当样品为不导电物质时，主要通过石墨模具对样品进行加热。在 1000℃以下采用热电偶进行测温，1000℃以上采用外置红外测温仪进行测温。

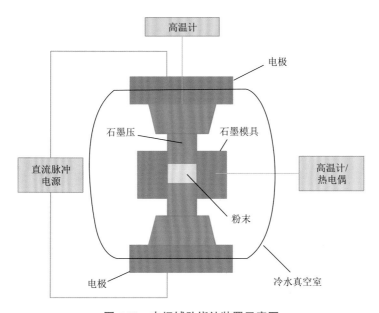

图 5.18　电场辅助烧结装置示意图

5.3　多孔陶瓷的制备

5.3.1　气体制孔工艺

1. 气体制孔工艺简介

1）直接发泡技术

直接发泡技术是指通过掺入空气或气体而发泡的陶瓷悬浮液被稳定和干燥，随后被烧结以获得制品的固化技术。

2）添加气体发泡剂形成多孔结构

该方法是通过向陶瓷组分中添加有机或者无机化学物质，在加热处理时形成挥发性气体，从而产生泡沫，经干燥和烧结后制得多孔生物陶瓷。泡沫的产生及固定是发泡工艺中最为关键的一步，泡沫可以通过机械起泡、化学反应释放气体起泡、发泡剂分解起泡等方式来实现。

3）添加本身含有气体的配料

通过在原料中直接添加含有气体的配料是一种非常简洁的制备多孔陶瓷的方法，常用来制备多孔陶瓷的本身具有丰富孔隙的原料有陶粒、珍珠岩、粉煤灰、烟尘、飞灰（微孔 SiO_2）、硅藻土、硅酸钙、多孔硅质岩、轻质蛋白石、多孔凝灰岩等。

2. 难点及解决办法

泡沫由于液膜排液、泡沫聚集、奥氏熟化等现象变得十分不稳定，因此在用发泡法制备多孔陶瓷时必须要让泡沫浆料在较短时间内固化成拥有较高强度的陶瓷坯体。实现泡沫稳定化最常用的方法之一是使用可降低气液界面的界面能的表面活性剂。所产生的多孔体的孔径范围从 50 μm 到 1 mm[20-22]，这取决于所用表面活性剂的有效性。用于稳定化的表面活性剂分为以下几种类型，包括非离子型表面活性剂、离子型表面活性剂（包括阴离子型表面活性剂、阳离子型表面活性剂）、两性表面活性剂、复配表面活性剂和其他表面活性剂等。目前已经开发了多种有效的表面活性剂用于多孔陶瓷的直接发泡。

目前固化泡沫的发展经历了如下几个阶段：第一阶段，使用天然高分子以60～180℃进行加热处理来固化泡沫。第二阶段，凝胶注模，它是利用有机单体原位聚合形成三维网络凝胶，并使陶瓷浆料迅速固化成高强度的多孔陶瓷坯体，但生产成本高且会对环境造成一定的污染。第三阶段，采用新型凝胶体系，此方法有效地减少了凝胶注模法对环境的污染，但是价格较为昂贵。

Barg 等[20, 23]开发了一种新的直接发泡方法，其是在稳定的含水粉末悬浮液中乳化均匀分散的烷烃或空气相。与传统的直接发泡方法相反，这里通过蒸发乳化的烷烃液滴进行发泡，导致新出现的泡沫在模具中逐渐膨胀。可以实现具有 0.5～3 mm 的孔尺寸和孔隙率高达 97.5%的互连结构。这种自动发泡工艺还允许在具有梯度结构和复杂成型需求的陶瓷部件的生产中具有高度灵活性。所得的发泡生坯具有紧密的圆柱形状。图 5.19 显示了乳化氧化铝粉末悬浮液发泡过程中典型的三个阶段：①粉末悬浮液中的烷烃乳液[图 5.19（a）]；②乳液转变为湿泡沫[图 5.19（b）]；③形成多面体结构（向稳定泡沫的过渡）[图 5.19（c）]。当顶部区域中的烷烃液滴蒸发和生长时，新液滴同时在下部开始发泡过程，直到乳液全部转化成稳定的泡沫。

3. 发泡剂加入时机

发泡剂可以在制备的浆料中加入，也可以直接在粉料中加入，当成型后的粉末烧结时，发泡剂在熔融体内发生放气反应，从而得到多孔陶瓷。

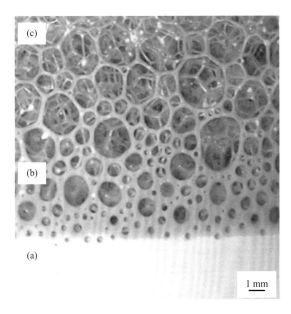

图 5.19　乳化氧化铝粉末悬浮液发泡过程的三个阶段

4. 优缺点

该工艺比较容易控制产品的形状、成分和密度，并且可制备不同孔径大小和形状的多孔陶瓷，特别适合生产闭气孔的多孔陶瓷制品；该工艺成本低且易于生产高度多孔的陶瓷材料，孔隙率高达 95% 以上。但是采用这种方法来制备多孔陶瓷，工艺比较复杂，同时整个制备过程不能进行精确的量化控制，多数情况下都是依靠经验来调节，从而难以保证产品规格的一致性。在陶瓷粉料中加入适当的陶瓷纤维，可改善这一工艺，有效增加胚体在烧结过程中的强度，避免粉化和坍塌。

5. 常用发泡剂的发泡温度区间

各种发泡剂具有不同的发泡温度，此温度一般具有一定的范围，当发泡剂细度减小时，发泡温度将降低，见表 5.2。

表 5.2　常用发泡剂的发泡温度区间

发泡剂	发泡原理	发泡温度区间/℃
黏土矿物	脱除结晶水	560～780
火山玻璃	脱除化学结合水	350～750

续表

发泡剂	发泡原理	发泡温度区间/℃
纯碱	$Na_2CO_3 \longrightarrow Na_2O + CO_2$ $Na_2CO_3 + SiO_2 \longrightarrow Na_2SiO_3 + CO_2$	849～852 700～900
石灰石	$CaCO_3 \longrightarrow CaO + CO_2$ $CaCO_3 + SiO_2 \longrightarrow CaSiO_3 + CO_2$	800～900 600～920
菱铁矿	$FeCO_3 \longrightarrow FeO + CO_2$	850～950
菱镁矿	$MgCO_3 \longrightarrow MgO + CO_2$	600～650
白云石	$MgCO_3 + SiO_2 \longrightarrow MgSiO_3 + CO_2$ $Ca(CO_3)_2 \longrightarrow CaO + CO_2$	450～700 700～950
硫酸钠	$Na_2SO_4 \longrightarrow Na_2O + SO_3$	1200～1350
硬石膏	$CaSO_4 \longrightarrow CaO + SO_3$	1200～1350
软锰矿	$4MnO_2 + C \longrightarrow 4MnO + O_2 + CO_2$	1000～1200
赤铁矿	$4Fe_2O_3 + C \longrightarrow 8FeO + O_2 + CO_2$	1000～1350
炭黑	$C + SO_3 \longrightarrow S^{2-} + O_2 + CO_2$	500～850
碳化硅	$SiC + 2O_2 \longrightarrow SiO_2 + CO_2$	800～1140
白云母	脱水膨胀	850～890
黑云母	脱水收缩	1075～1150

6. 分类及其应用实例

通常，泡沫陶瓷可根据其微观结构，分为开孔和闭孔两类，这使得它们适用于各种应用。开孔陶瓷可用于航空航天、污水处理、核废料储存、熔融金属过滤、热气过滤、电极传感、太阳能热电转换[24]等；闭孔泡沫陶瓷适用于烧结炉衬里等隔热材料、防震减震材料等。此外，多孔陶瓷也可用于生物医学材料，如可穿戴复合材料。

当然，很多时候采用单一的工艺可能无法制备具有优良性能的多孔陶瓷，因此在实际的生产过程中一般会联合其他的工艺方法制备所需要的陶瓷。例如，直接发泡和凝胶注模工艺共同使用已经证明在制备具有复杂几何形状和高孔隙率的大规模多孔陶瓷方面非常成功；微波加热可以优先均匀地加热反应物，从而降低反应温度，加速反应[25]。Lei 等[26]首次提出采用泡沫-凝胶注模和微波氮化法（FMN），在相对低温下制备高强度、高孔隙率的 Si_3N_4 多孔陶瓷。在 1373 K 下

氮化 20 min 制得的多孔样品的孔隙率高达 68.9%，弯曲强度和抗压强度分别高达
（8.1±0.3）MPa 和（20.8±0.5）MPa。此外，此 Si_3N_4 多孔陶瓷在 1073 K 下的相
对低的热导率为 1.697 W/(m·K)。Wu 等[27]开发了泡沫-凝胶注模-冷冻干燥法，制
备了多孔 Y_2SiO_5 陶瓷，其具有 92.2%～95.8%的超高孔隙率和各向同性的多孔结
构。制备的多孔样品在脱模和干燥过程中具有极低收缩率（0.8%～1.9%）、低密
度（0.19～0.35 g/cm^3）和低热导率[0.054～0.089 W/(m·K)]。

5.3.2　颗粒去除制孔工艺

1. 颗粒去除制孔工艺简介

1）盐析法

盐析法工艺是通过把食盐和生物陶瓷粉以及黏结剂混合在一起，然后成型烧
结制得含均匀分布的食盐的生物陶瓷块，再放在沸水中溶去食盐组分，从而获得
多孔生物陶瓷。

该方法工艺简单，但是由于孤立和深层的食盐颗粒难以溶出，保留在多孔陶
瓷内很可能为其应用造成隐患，故不适合制备闭气孔或大块体多孔陶瓷。

2）添加造孔剂法

造孔剂又被称为增孔剂或成孔剂，是指既能在坯体内占据一定的体积，又能
够在烧成、加工后除去，使其占据的体积成为气孔的物质。造孔剂加入的目的是
提高制品的气孔率，因此其必须满足以下几个条件：在加热过程中易于排除；排
除后在基体中无有害的残留物质；不与基体发生有害的反应。

该方法具有以下特点：①陶瓷粗粒黏结、堆积后形成的多孔结构的气孔率
低；而加入造孔剂以后可以大大地提高气孔率。②普通的陶瓷烧结工艺中，通
过调整烧结温度和时间可以调节烧结制品的气孔率和强度，但对于多孔陶瓷，
烧结温度太高会使部分气孔消失或者封闭；烧结温度过低，则制品的强度低，
无法兼顾气孔率和强度。但是添加造孔剂以后，烧结制品既具有较高的气孔率，
又具有很好的强度。③制备工艺与普通陶瓷的制备方法类似，工艺的关键在于
造孔剂的种类、用量以及大小和均匀程度。这种方法可以通过控制造孔剂的大
小、形状和分布来控制制品中孔的大小、形状以及分布情况，因而操作简单易
行。利用这种方法可以制得形状复杂、气孔结构各异的材料，但气孔分布的均
匀性较差。

2. 使用造孔剂制造多孔陶瓷的简单示意图以及造孔剂的分类

使用造孔剂制造多孔陶瓷的简单示意图见图 5.20。通常，造孔剂可分为：

①合成有机物（聚合物珠、有机纤维等）；②天然有机物（马铃薯淀粉、纤维素、棉等）；③金属和无机物（镍、碳、飞灰、玻璃颗粒等）及液体（水、乳液等）。

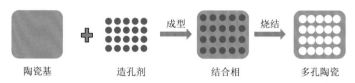

陶瓷基　　　　造孔剂　　　　结合相　　　　多孔陶瓷

图 5.20　使用造孔剂制造多孔陶瓷的简单示意图

当然也可以根据去除造孔剂的不同方式将造孔剂分为以下两类。一类造孔剂在远低于基体陶瓷烧结温度下分解或挥发干净，这类造孔剂可以分为有机和无机两类。有机造孔剂主要是一些天然纤维、高分子聚合物和有机酸等，如锯末、淀粉及聚乙烯醇、聚甲基丙烯酸甲酯、聚氯乙烯、聚苯乙烯等。无机造孔剂有碳酸铵、碳酸氢铵、氯化铵等高温可分解盐类，以及其他可分解化合物，如 Si_3N_4，或无机碳，如煤粉、碳粉等。但由于是较低温度下形成的孔，因此很有可能有一小部分，特别是比较小的孔，会在以后的高温烧结时封闭，造成透过性能的降低。

另一类造孔剂则是在基体烧成后利用水、酸或碱溶液浸出造孔剂而成为多孔陶瓷。这类造孔剂是熔点较高而又可溶于水、酸或碱溶液的各种无机盐或其他化合物，同时在陶瓷烧结温度下不熔化、不分解、不烧结、不与基体陶瓷反应。这类造孔剂特别适用于玻璃质较多的多孔陶瓷或者多孔玻璃的制造。

3. 影响因素

1）造孔剂的形状和大小

造孔剂颗粒的大小和形状决定了多孔陶瓷的大小和形状。造孔剂的粒径对多孔陶瓷的气孔率和孔径大小及分布略有影响。加入粒径较小的造孔剂所制备的多孔陶瓷的气孔率略大于加入粒径较大的造孔剂的气孔率，且粒径分布变小。这是因为相同质量的造孔剂，粒径越小，比表面积越大，粒子数越多，在与粉粒混合时，相对混合均匀程度和相对的表观体积更大。

2）造孔剂与原料混合的均匀程度

为使多孔陶瓷制品的气孔分布均匀，混料的均匀性非常重要。一般造孔剂的密度小于陶瓷原料的密度，因此，难以使其很均匀地混合。

目前文献报道有两种方法可以解决上述问题。如果陶瓷粉末很细，而造孔剂的颗粒较粗或造孔剂溶于黏结剂中，可以先将陶瓷粉末与黏结剂混合造粒后，再与造孔剂混合。另一种方法是将造孔剂和陶瓷粉末分别制成悬浊液，再将两种料浆按照一定的比例喷雾干燥混合。

4. 制备实例

为实现绿色发展,具有较高 SiO_2 含量的农业废弃物,尤其是单子叶植物,引起了研究人员的浓厚兴趣[28, 29]。结合低成本、易于处理和商业利润高等方面来看,这些材料被认为是开发具有适当孔隙几何形状和形态的多孔陶瓷系统的成孔候选物。Guo 等[30]利用稻壳作为造孔剂和补充 SiO_2 源,制备了孔隙率为42.4%~45.02 % 的多孔堇青石陶瓷。Xu 等[31]成功研制出了多孔 Al_2TiO_5-莫来石(AT-M)复合陶瓷,其以玉米淀粉为造孔剂。

除了单纯地使用淀粉作为造孔剂外,Chen 等[32]通过使用冰浴结合淀粉固结和生物发泡来改善孔隙分布,制备了具有可控分层孔结构的大孔 Al_2TiO_5 陶瓷。通过调节酵母、陶瓷粉末和淀粉的含量,可以控制大孔 AT-M 陶瓷的孔隙率、抗压强度和孔结构。陶瓷粉末和淀粉含量显著影响样品的孔径。最终获得孔径为200~400 μm 的大孔 AT-M 陶瓷,孔隙率为 58.77%~76.74%,抗压强度为 3.2~13.98 MPa。另外,也确定了多孔陶瓷的成孔机理,如图 5.21 所示。

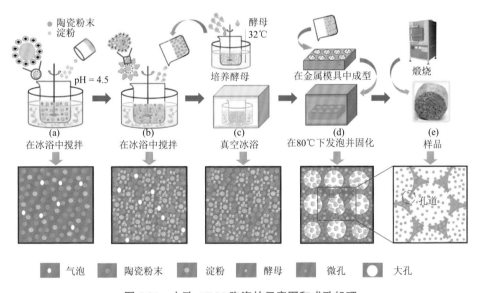

图 5.21　大孔 AT-M 陶瓷的示意图和成孔机理

5.3.3　泡沫模板工艺

1. 泡沫模板工艺简介

1960 年,Schwartzwalder 和 Somers 首先以有机泡沫为模板,把有机泡沫浸泡到陶瓷浆料中，干燥后进行高温处理使有机泡沫分解，制备出了不同孔径、孔隙率及化学组成的多孔陶瓷。此后，有机泡沫浸渍法逐渐发展成为工业上制备大孔陶瓷最常用和最广泛的方法。

泡沫模板法的原理在于采用可燃尽的多孔有机材料作为模板，通过特定的工艺将陶瓷浆料或者前驱体溶液浸渍或者涂覆到模板上，干燥后再在高温下烧尽模板材料而形成孔隙结构，从而得到与模板多孔结构相似的多孔陶瓷材料。因为经常使用的模板为有机泡沫，所以此法常被称为有机泡沫浸渍法，也称前驱体法。

2. 主要流程

采用泡沫模板法制备多孔陶瓷一般有如下三种途径：①将陶瓷浆料附着在有机聚合物泡沫的表面上形成涂层后干燥烧成；②将溶胶-凝胶或胶体溶液涂覆在聚合物泡沫的表面上形成涂层，然后干燥烧成；③热解聚合物泡沫使之形成多孔碳骨架，然后通过化学气相渗透（chemical vapor infiltration，CVI）技术在多孔骨架上通过反应或者沉积得到孔结构与模板几乎一致的多孔陶瓷。

泡沫模板法的工艺流程主要包括如下几个部分：有机泡沫准备，加工成制品形状，原料准备，浆料调制，料浆浸涂，残余成分去除，干燥烧结。

有机泡沫的选择需考虑如下几个因素：①孔径大小，泡沫模板的孔径大小直接决定制品的孔径尺寸；②易于浆料附着；③软化温度低，且烧成过程中应力小，以免陶瓷在烧制过程中发生开裂；④气化温度低于陶瓷的烧结温度。模板的种类包括表面活性剂、嵌段共聚物、有机小分子、细菌、乳液和微乳液等。部分情况下，还需对有机泡沫进行预处理。若模板网络间膜过多，在浸渍时易残留多余浆料而产生堵孔现象，可将其浸入一定浓度的氢氧化钠溶液中水解处理后洗净晾干再使用。

在陶瓷浆料制备方面，为获得适合浸渍成型的浆料，需加入一定量的由黏结剂、流变剂、分散剂、表面活性剂、反泡沫剂、絮凝剂等组成的添加剂。黏结剂主要用于提高干坯的强度，防止材料在有机泡沫气化过程中坍塌。常用的黏结剂类型有硅酸盐、磷酸盐、硼酸盐、$Al(OH)_3$ 胶体和 SiO_2 胶体等。流变剂主要用于提高浆料的触变性，以便浆料浸渍涂抹在泡沫模板网上后有足够的黏度保持在泡沫中，常用的流变剂主要为天然黏土。分散剂可提高浆料的稳定性和固含量。表面活性剂可改善有机泡沫模板与水基陶瓷浆料之间的润湿性，避免因泡沫结构不同部位附着的浆料厚度不同而导致的烧结过程中的开裂。反泡沫剂则可防止浆料在浸渍和多余量挤出时产生气泡而影响制品性能。絮凝剂可用于改善浆料与有机泡沫之间的黏结性。

浆料浸渍或涂覆的目的在于排出泡沫模板中的空气并代之以浆料，为达到所需密度需多次重复。多余的浆料可通过两块模板挤压浸涂了浆料的泡沫而去除，大批量生产过程中可通过离心机或辊轧机等设备实现。

挤出多余浆料后获得的多孔素坯需干燥至水分含量低于 1.0%后才可入窑烧成，干燥方式可为阴干、烘干或微波炉干燥。烧成包括低温和高温两个阶段。低温阶段应缓慢升温使有机泡沫缓慢挥发、充分排除，升温制度需根据泡沫模板的热重曲线分析确定，且多采用氧化气氛使有机物氧化分解。

3. 影响因素

泡沫模板法制得的多孔陶瓷的结构和性能受多种因素的影响，如有机泡沫模板的种类和结构、浆料的调制配方、烧制的升温制度等。

在泡沫模板的选择方面，若有机泡沫与浆料之间的润湿性差，浸渍浆料过程中易出现泡沫结构交叉部分附着的浆料厚而桥部和棱线部分浆料薄的情况，严重时易导致烧结过程中坯体开裂，从而导致多孔陶瓷的强度急剧降低。

在浆料的调制配方方面，对于较大制品，为了防止坯体在烧成过程中开裂，可以通过调节浆料配方优化浆料性能，增加浆料在泡沫模板上的厚度来解决，如选择合适的黏结剂可提高坯体的高温烧结强度。

在烧制的升温制度方面，烧成低温阶段若升温过快，有机物会在短时间内剧烈氧化产生大量气体而导致坯体开裂和分化。

4. 优缺点

此工艺可用于制备高气孔率（70%～90%）、气孔开口的多孔陶瓷，制得的陶瓷气孔分布均匀、相互贯通，且工艺简单、成本低廉，适用于工业化大批量生产。

同时此工艺也存在一定的局限性：①制备出的多孔陶瓷结构受泡沫塑料结构的影响很大。虽然海绵或泡沫本身的结构比较好，但采用泡沫浸渍法制备出的多孔陶瓷结构却是泡沫的一次反型。②制备过程中泡沫塑料的强度和弹性对多孔陶瓷的结构和性能有很大的影响。如果泡沫材料的强度比较低或弹性小，那么多孔陶瓷材料的强度和结构均匀性就会显著降低。③用有机泡沫材料作中间体，易产生烧结残留物，泡沫在烧结过程中变为有害气体，对环境造成污染。④此法得到的多孔陶瓷最小孔径一般局限在 200 μm 左右，因为过小的孔径会导致浸渍过程中浆料难以渗透。⑤有机泡沫排出后在孔筋中会形成三角形的中空结构，在受热过程中会软化并放出大量气体，破坏陶瓷基体。

5.3.4　冷冻铸造工艺

1. 冷冻铸造工艺简介

冷冻铸造（freeze casting），又称冷冻干燥（freeze drying），于 2001 年由日本

学者 Fukasawa 等[33]提出，其原理在于将浆料冷冻使溶剂从液相变为固相，得到凝固的坯体后，在低压下进行干燥，使固相直接升华为气相而被排除留下孔隙，将此生坯进行烧结即可制得多孔陶瓷。冷冻铸造工艺是一种广义上的相分离工艺。

冷冻铸造制得的含特殊孔结构的材料具备高渗透性、高比强度、大比表面积、优异的吸附性能、良好的耐化学性和绝热性，故被广泛应用于热学和声学绝缘体、过滤器、气体分布器、活性物质递送、压电材料、催化剂等领域[34, 35]。

2. 主要流程

冷冻铸造的流程主要包括浆料调制、冷冻固化、低压干燥、坯体烧结四个步骤（图 5.22）[36]，其工艺原理及相关材料结构如图 5.23 所示[37]。

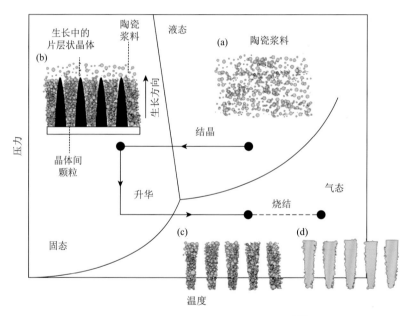

图 5.22　冷冻铸造的四个步骤示意图[36]

浆料调制的方法与其他传统陶瓷制备的方法基本一致，需加入分散剂和塑化剂等使陶瓷粉末均匀分散在液体溶剂中。配制浆料的溶剂即冷冻媒介，其选择需遵循以下原则：凝固点适中、凝固过程体积变化率小、液态黏度较小、固态时表面蒸气压高、无毒无害、成本较低等[38]，目前水、莰烯（camphene）、叔丁醇（tert-butyl alcohol）等被作为溶剂得到广泛研究。为丰富冷冻液相的种类，获得更丰富形态的孔结构，满足更多应用场景的使用需求，学者们开始将研究目标转向复合溶剂。2016 年，Tang 等[39]使用不同质量分数的叔丁醇/水的混合溶液配制陶瓷浆料，系

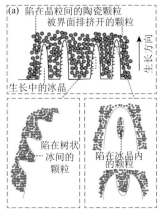
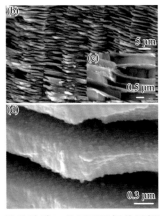
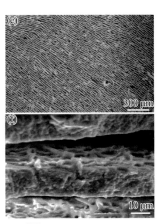

图 5.23 冷冻铸造工艺原理及相关材料结构图[37]

（a）工艺原理；（b）、（c）天然珍珠具有的砖-砂浆-桥梁微结构，无机碳酸钙层通过有机蛋白质"胶水"黏合在一起；（d）无机壁的粗糙度是影响珍珠机械性能的关键因素；（e）Al₂O₃/Al-Si 复合材料的层状结构，类似于珍珠；（f）夹在冰棱晶间的颗粒在薄片上产生粗糙度，模拟珍珠的无机成分

统研究了在不同单一温度场下叔丁醇/水结晶体的形状、尺寸和分布规律，总结出叔丁醇/水为冷冻媒介在温度场下冷冻干燥制备多孔陶瓷的孔结构控制理论。2018 年，该团队[40]选取二苯甲烷/水为冷冻媒介配制陶瓷浆料，研究了在多步冷冻工艺下结晶体的形状、尺寸和分布规律，总结出以乳浊液配制的陶瓷浆料在温度场下冷冻干燥制备双孔型陶瓷的孔结构控制理论。通过向浆料配方中掺入合适的添加剂可改变冷冻铸造的参数，如溶剂的相变点、溶剂的黏度、固液界面能的各向异性、粒子间作用力、过冷度、浆料的凝固点和体系的体积变化率等。常用的添加剂包括甘油（glycerol）、聚乙二醇（polyethylene glycol，PEG）、聚乙烯醇（polyvinyl alcohol，PVA）、明胶（gelatin）、乙醇（alcohol）等。

　　冷冻的方式可决定孔隙结构，一种常用的冷冻方式为将配制好的浆料倒入柱形容器中，此柱形容器由热导率高的金属底部及热导率低的聚合物侧面组成，保持容器底部浸入冷冻池中由–50℃乙醇构成的冷冻剂内，容器顶部敞开，以使浆料的上表面暴露于室温大气中（图 5.24）。这种冷冻方式可保证冰晶在垂直方向上宏

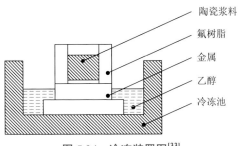

图 5.24 冷冻装置图[33]

观生长的同时形成树枝状内部显微结构。浆料的冷冻固化过程是冷冻铸造工艺中最重要的步骤，冷冻得到的晶体形貌直接决定了产物的多孔微观结构，且相变引起的体积改变会严重影响材料的整体性。

待浆料完全冷冻后将其置于低温低压下干燥，使凝固的溶剂升华为气体而被排出并留下孔隙，得到多孔生坯。此多孔生坯是凝固溶剂结构的直接复型。当使用水作为溶剂时，传统的冷冻干燥机即可实现干燥。以莰烯为溶剂时，1.3 kPa 蒸气压下便足以在室温完成干燥且不需要其他特殊仪器。

溶剂完全去除后得到的干燥生坯通过传统烧结技术进行烧结即可成为多孔陶瓷材料。烧结过程中，陶瓷层壁上的微孔将被去除，而溶剂晶体升华留下的大孔得以保留。

3. 影响因素

浆料组成（固含量、颗粒尺寸、溶剂种类、添加剂组成等）、冷冻条件（温度、时间、速率、方式等）、烧结参数（温度、时间等）均会对多孔材料的孔结构产生一定的影响。

固含量越高，溶剂含量越低，孔隙率越低，多孔材料密度越大。浆料的固含量还会影响孔隙微观结构的均匀性。对于较高固含量的样品，冰晶对边缘固体颗粒的排斥受到拥挤颗粒的阻碍，孔道的形成便受到抑制。此外，过多的固体颗粒还会为冰晶提供大量异质成核位点，从而影响孔隙结构。颗粒尺寸影响冰晶的异质成核，颗粒越小，总表面积越大，表面曲率越高，成核位点越多，小孔数量越多；大尺寸颗粒则会导致较少大孔的形成（图 5.25）。

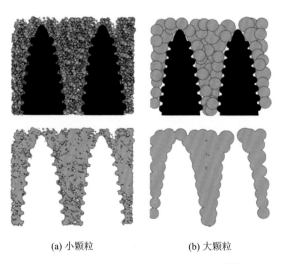

(a) 小颗粒　　　　　　　　(b) 大颗粒

图 5.25　颗粒尺寸对孔隙形貌的影响[36]

通过改变冷冻条件可调节材料的微孔结构的均匀性、孔隙的形貌等。冷冻温度越低，孔隙尺寸越小（图 5.26）。Deville 等[41]研究了冷冻速率与孔的结构波长之间的关系，发现结构波长随冷冻速率的改变呈现幂指数变化趋势，冷冻速率越快，冰晶结构越细小，多孔陶瓷的孔道结构也越小，其装置如图 5.27 所示。哈尔

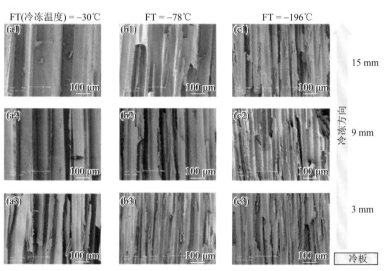

图 5.26　不同冷冻温度下距冷板不同距离[15 mm：a1、b1 和 c1；9 mm：a2、b2 和 c2；3 mm：a3、b3 和 c3）]处多孔 YSZ（氧化钇稳定氧化锆）陶瓷单向排列孔道的微观结构[44]

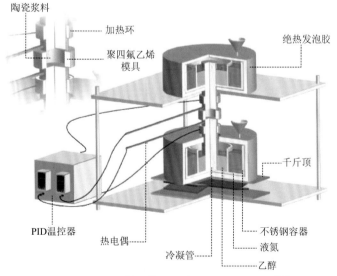

图 5.27　Deville 等调节定向冷冻速率的装置图[41]

将陶瓷浆料倒入聚四氟乙烯（PTFE）模具中，其上下各有一个由液氮控温的加热环

滨工业大学韩杰才课题组[42]为探讨静电场对冰晶成核生长的影响，通过在冷冻过程中施加静电场制备了梯度孔结构的多孔陶瓷。Deville 等[43]于 2011 年提出了双面冷冻这一新型冷冻方式，改善了由于单面冷冻造成的多孔结构的不均匀性。

4. 优缺点

冷冻铸造工艺具有诸多优点：①可调性高，孔隙率范围宽（30%～99%），通过调节工艺参数可实现制备密实型、蜂窝状、片层状、取向性等多种复杂孔隙结构和微观结构的材料；②采用水制备浆料，冰升华的产物水蒸气对环境无任何污染，是一种环境友好的多孔陶瓷制备工艺；③通过升华作用将凝固的溶剂转化为孔隙，能有效减缓干燥过程中坯体的收缩和龟裂，使坯体保持稳定的多孔结构，并实现坯体的近净尺寸成型；④仪器设备简单，成本低廉，溶剂去除后不引入杂质，故无需进一步纯化，且可应用于多种不同类型材料的制备。

然而，由于陶瓷浆料组成及溶剂结晶动力学的复杂性，晶体生长过程难以精确控制，冷冻铸造工艺还需进一步发展，以更好地控制其产品的稳定性。

5.4 自组装及仿生制备

5.4.1 自组装原理

纳米结构科学与技术已经成为这个时代最引人入胜的研究领域之一，它涉及学科多，在未来几年将会有新兴的应用。纳米结构材料是指具有纳米尺度的材料。纳米结构材料主要以层状膜、原子团簇、线状结构等形式存在，生物医用陶瓷的制备主要利用纳米管、纳米纤维、纳米线、球形泡等纳米结构。纳米材料具有非常特殊的性能，如高强度，以及优异的电学、光学和力学性能，它们表现出介于经典研究和量子研究之间的中间行为。它们还具有非凡的灵活性，最重要的是它们的催化行为。由于这些引人注目的特性，纳米结构材料在医药领域表现突出。纳米材料的合成主要采用自上而下和自下而上两种方法。自组装是指在没有明显外部干预的情况下，各组分自发组装形成复杂的纳米结构。自组装有分子间自组装和分子内自组装两种类型。自组装非常有用，因为它为结构的聚合提供了路径，这些结构非常小，可以单独组装成有组织的模式，这些模式通常为材料提供各种功能。

自组装是弱相互作用的结果，如氢键、静电相互作用、π-π 堆积、疏水相互作用、范德瓦耳斯力和偶极-偶极相互作用等。这些作用单独存在时是弱的，但它们的综合作用可以导致自组装。在有序结构的形成中，基本结构单元通过自组装可以在不同的尺度上自我排列，这带来了不同的性质，在生物学中维持它们的相容关系。这种制造方法用于生产具有所需特性的材料，如由纳米材料的尺寸、形状、组成、结构和界面决定的独特的机械、光学、电子或化学特性。

5.4.2　成分仿生

仿生对于以"取代、修复活组织"为目的的生物医用材料来说尤为重要。成分仿生是最简单的仿生，只要按照骨组织的主要成分来进行材料制备即可。目前，在这个水平上的骨仿生已经做了大量的工作，有相当一部分材料还进入了临床应用。

最简单的骨仿生就是成分仿生。人体骨的主要构成是以羟基磷灰石为主的磷酸钙成分，因此很自然会想到的一个仿生思想就是制造以羟基磷灰石为主的骨修复和替代材料。Hideki 和 Jarcho 首先实现了这个构想，在 1972 年分别独立合成了羟基磷灰石，它的化学式是 $Ca_{10}(PO_4)_6(OH)_2$。由于优异的生物相容性，羟基磷灰石迅速在骨修复材料领域占据了一席之地。但由于它的力学性能较差，特别是脆性太大，限制了它在负重骨修复和替代领域的应用。

骨是由羟基磷灰石和碳酸钙等无机成分和有机成分 I 型胶原等，以及水组成的复杂的生物矿化系统。

骨具有复杂的无机相体系——磷酸钙系统。其复杂性主要体现在以下几方面：①构成骨的无机相体系具有多型性。骨中最主要的无机成分是羟基磷灰石，同时有较高含量的碳酸根离子，此外还有 Na^+、Mg^{2+} 等杂质离子。作为羟基磷灰石的前体相存在，骨中还存在非晶磷酸钙、磷酸八钙、二水磷酸氢钙、磷酸氢钙等多种矿物相。②构成骨的无机相体系——磷酸钙各个相之间具有非常接近的晶体衍射峰，为相的鉴别带来困难。

由于骨的主要组成是羟基磷灰石和胶原，因此骨的成分仿生是围绕着羟基磷灰石基材料来进行的。目前主要有以下几类骨成分仿生材料：①纯羟基磷灰石材料，主要是羟基磷灰石陶瓷，包括羟基磷灰石粉末、羟基磷灰石晶须、致密羟基磷灰石陶瓷及多孔羟基磷灰石陶瓷。②羟基磷灰石无机复合材料，复合相主要有 CaO、TCP、生物活性玻璃、ZrO_2、Al_2O_3 等。③羟基磷灰石薄膜，基底主要是金属，包括 Ti 及 Ti 合金等。④羟基磷灰石基有机复合材料，常用的有机物有聚乙烯、聚甲基丙烯酸甲酯、胶原。

在上述仿生的基础上，更高一级的仿生骨就是结构仿生骨了。近年来，有研究者在以往胶原-钙磷酸盐复合材料的基础上，制备了一类新型的纳米复合材料，即矿化胶原基骨框架材料，用于骨缺损修复。此材料在微结构和成分两方面都与天然骨有相似性：纳米级的羟基磷灰石为主要矿物相，含有碳酸根，结晶度低；矿物与胶原分子自组装成周期排列结构；框架材料的多孔性与松质骨相同；分级结构与天然骨相同，组成上以胶原和羟基磷灰石为主。制备时采用两类材料作为框架，一类是高分子聚合物，另一类是海藻酸盐。这两类材料有望成为骨组织工程的优选材料。

5.4.3 生物过程仿生制备

1. 结构仿生

目前，结构仿生生物材料主要分为无机结构仿生生物材料[45]、有机结构仿生生物材料[46]、复合结构仿生生物材料。金属材料具有硬度大、耐磨损、外观好看等优点[47]，但缺点为不耐酸碱腐蚀，在植入人体后，易被腐蚀，产生对人体有害的金属离子[48]。有机材料则具有强度低、硬度差、耐久性差及有毒副作用等缺点。

骨是坚硬的结缔组织，由细胞、纤维和基质组成。骨基质中，无机盐（骨盐）的质量占了骨组织质量的 60%，有机质占了 40%，无机物决定骨的硬度，有机物决定骨的弹性和韧性。羟基磷灰石（HA）和胶体磷酸钙是骨盐的主要组成部分，二者密集且有序地排列在胶原纤维上[49]，如图 5.28 所示。其中，结晶的 HA 多为细棒状，其长度在 40～60 nm 之间，宽度在 20 nm 左右，厚度在 3～5 nm 之间。为了实现结构的整体性与稳定性，HA 的结晶方向沿胶原纤维的长轴方向，二者的长轴方向平行。有机质中的主要成分是骨胶纤维，由三组相互交错的骨胶原组成，具有三重螺旋结构。

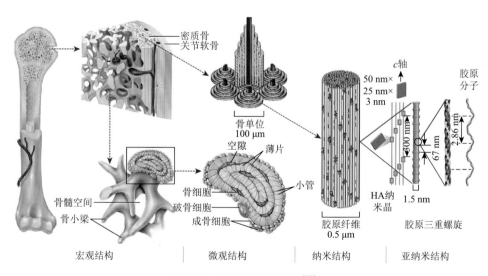

图 5.28　骨的结构示意图[50]

有机质和无机质的有机结合，形成了骨基质相互连通的多孔网络状结构，为细胞的生长、增殖、分化提供了良好的环境，也为矿物质的沉积提供了模板。大的比表面积有利于细胞的附着和生长[51]，也有利于细胞的寄宿和传递足够多的细胞来供组织修复，促进新生组织的长入和本体表面形成有力的键合[52]。同时，高孔隙率的骨架也有利于营养物质传递、代谢产物的排泄和血管形成。这不仅实现了结构的稳定，也实现了正常的生物吸收与交换。

　　骨骼是人体重要的组织器官，作为人体的支架，保护内脏器官，提供坚固的运动链和肌肉附着点，使肌肉和身体得以协调、和谐地活动；同时，骨的内部分布有大量的神经，也有很多血管存在，因此，它可以通过控制血液中电解质（包括 Ca^{2+}、H^+、HPO_4^{2-}）来维持体内矿物质的动态平衡，即具有为骨髓造血、钙磷存储和代谢的功能。

　　对骨骼结构的仿生，Bond 等[53]提出以下几个应考虑的问题：①骨骼中的 HA 片厚仅 4 nm，而通常用于环氧树脂增强的玻纤直径为 10 μm，相差甚大；②骨中羟基磷灰石层片相互平行，含量占总体积的 40%；③羟基磷灰石层片之间由骨胶原很好地连接，它可能比一般复合体系（如聚合物与玻纤）的结合力强得多。

　　天然衍生材料作为骨组织工程的支架材料，其优点是生物相容性好，能够形成与人骨类似的多孔结构，且其降解产物易于被吸收而不产生炎性反应。但缺点是难以加工成型、力学性能差、加工过程复杂且劳动量大、加工以后高分子基质中残留的粒子难以去除、降解速率与成骨速率不匹配，以及不同时期、不同批次的产品质量不统一等，因而限制了其在临床上的应用。

　　目前，结构仿生人体骨骼材料主要有生物陶瓷材料、金属涂层材料等。其中生物陶瓷材料具有良好的生物相容性和生物活性、理化性质稳定、对人体无毒副作用等优点，但其粉体具有的颗粒较小、易堆积、烧结后易板结等问题至今尚未解决。金属涂层材料虽具有硬度大、耐磨损等优点，但其缺点为易腐蚀、使用时间短及金属离子进入人体后会对人体造成毒副作用。

　　三维多孔支架具有支撑细胞的增殖与分化、诱导组织再生等作用，从某种程度上决定了组织再生与修复的成败。孔径尺寸大小、孔隙密度高低及孔与孔之间的连通状态，都影响着细胞的黏附、生长及细胞外基质的成型，氧气和营养的传输，代谢物的排泄，以及血管和神经的内生长。

　　1）无机结构仿生生物材料及存在的问题

　　目前，无机结构仿生生物材料主要为羟基磷灰石类生物陶瓷材料，如人工牙齿、人工骨骼等。羟基磷灰石类生物陶瓷的化学成分和结构与天然生物骨组织中的磷酸钙盐相似，具有良好的生物相容性及生物活性，且与生物组织具有相似的结构和化学组成（人体骨骼中的主要无机成分是羟基磷灰石）。有人制备了羟基磷灰石类结构仿生生物材料，通过细胞培养发现，羟基磷灰石材料有利于成骨细胞在其上的黏附和增殖。虽然与对照组的细胞形态相比并没有明显的变化，但羟基磷灰石类结构仿生材料可以有效地提高细胞的增殖能力。

无机结构仿生生物材料存在的主要问题分为以下几个方面。

（1）无机结构仿生生物材料粉体显现出易堆积，且烧结后易形成无序结构，与人体骨骼材料的多孔有序结构相差较大，结构仿生性差。

（2）无机结构仿生生物材料具有韧性较差、易断裂和弯曲强度低等缺点，因此在人体中无法应用于支撑部位，难以满足临床医学的要求。

（3）无机结构仿生生物材料的弹性模量与人体骨骼材料相差较大，力学适配性差，受力后容易造成断裂。

无机结构仿生生物材料存在上述缺点，这严重影响了无机结构仿生生物材料在临床医学等方面的应用和发展。而如何克服这些缺点，开发出生物活性好、生物相容性高且力学性能达到要求的仿生生物材料，一直是需要大家努力解决的问题。

2）有机结构仿生生物材料及存在的问题

有机结构仿生生物材料具有与天然生物大分子材料相似的结构，同时具有良好的生物相容性、利于细胞的增殖和分化等优点。而有机生物材料的稳定性、生物降解速率对其应用尤为重要。根据结构仿生学原理，目前设计合成新型有机结构仿生生物材料，模仿天然生物材料的结构、性能、行为及其相互作用的研究已经越来越多地引起了广大科研人员的关注，并已经成为化学、材料、物理、生物等多学科交叉的研究方向之一。

目前，有机结构仿生生物材料不断发展，但其存在的固有问题限制了其在临床医学等领域的应用和发展。有机结构仿生生物材料存在的主要问题分为以下几个方面。

（1）一些高分子基质的有机结构仿生生物材料力学性能较差，难以加工成型。

（2）有机结构仿生生物材料的降解速率与成骨速率不匹配，在加工过程中的劳动强度大，制备过程使用的毒性高及挥发时间长的溶剂，易对人体造成巨大的伤害。

（3）有机结构仿生生物材料在加工过程中，高分子基质存在残留粒子，且某些成分难以除去，用于人体后难以降解或降解后再次对人体造成伤害。

3）复合结构仿生生物材料及存在的问题

现有的单一组分或者单一结构的仿生生物材料，往往无法满足人们对材料结构与功能多样性的要求。传统的医用金属材料与人体组织不能牢固结合，在植入人体后，受到人体内环境的影响，易被腐蚀，导致金属离子进入人体，对人体造成伤害。生物陶瓷材料具有良好的生物相容性及化学稳定性、耐磨耐腐蚀的优点，但其脆性大、韧性差，受到外力作用时，易造成脆断。而对于复合材料，可按照人们的需要设计出满足不同需求的复合结构仿生生物材料。目前，植入人体的复合结构仿生生物材料需满足以下条件。

（1）要具有良好的生物相容性和细胞活性。植入人体后能够替代原生物体或增强原生物体的性能而不会发生排异反应。

（2）理化性质的稳定性。在植入人体后，材料不会发生物理化学反应，进而腐蚀材料或影响材料功能。

（3）应有适当的强度、硬度和韧性。既要满足材料与生物体组织之间弹性模量的要求，又要满足对硬度、耐磨性、韧性的要求，能够抵挡突发的外力作用。

目前复合结构仿生生物材料也存在着诸多问题，如机械强度过高、弹性模量与人体骨骼匹配度不高，以及细胞相容性和细胞活性差等缺点。因此，研究新型复合结构仿生生物材料仍十分必要，具有巨大的经济价值和研究意义。

2. 功能仿生

1）骨的力学性能

与大部分多孔材料一样，网状多孔结构骨质的应力-应变曲线具有表征所有多孔材料特征的两个明显区间[54]：①弹性区。这是一个应力随应变增减而成比例增减的阶段。②塑性区。应力超过骨的弹性极限，网状骨质被致密化，使得形变不能恢复。

骨的力学性能与大多数的多孔网状结构材料的力学性能又有很大区别。例如，骨的力学性能具有一定的功能适应性，即功能要求不同，骨的力学性能也不一样。活体骨组织要求适应其所在的载荷环境，即不同的人及不同位置的骨表现出不同的力学性能。以弹性模量作为骨的力学性能指标[55]，研究发现人体骨的力学性能随着年龄、骨的位置等的不同而变化。目前植入体和骨之间的力学性能（主要是弹性模量）总是不能很好地匹配。具有良好生物活性的多孔材料的力学性能较差，不能满足人体骨对机械性能的要求。而钛合金、玻璃陶瓷等大多数常见的种植材料的机械强度要大于人骨[56, 57]。由 Wolff 定律可知，如果因植入体内的种植体承受了负荷，而使周围骨组织受到的负荷显著减小，则周围的骨组织会萎缩或疏松，这个现象称为应力屏蔽。若由于植入体的形态和材料性质造成在某些局部区域应力特别大，超过骨组织正常生理状态的许可值，会使骨组织产生病理性吸收，这种现象称为应力集中。应力屏蔽和应力集中都会严重影响植入体的寿命。目前，大量的研究集中在通过优化结构形态来减小应力屏蔽作用，但这不是最根本的解决办法，应力集中和应力屏蔽作用产生的根本原因在于植入体和骨之间的力学性能（主要是弹性模量）的不匹配。因此，解决问题的最根本办法是制备出一种与骨力学性能匹配的植入材料。

2）骨的电学性能

骨胶原是压电效应的主要来源[58]，胶原的晶体样结构的机械变形引起电偶极矩变化，将导致局部电场的电子移位，产生压电电流。当压力保持不变时，电子不再移位，压电电流变为零；当释放压力，其晶格转回原有形态时，发生电子的返流。

在骨组织中，具有压电性的骨胶原在机械应力作用下，能产生与应力大小成正比的压电电流。一方面，所形成的电势差能造成组织氧张力减小，从而诱导骨原细胞分化为成骨细胞。这一诱导过程中，所在部位的 pH 升高，提高了碱性磷酸酶的活性，从而促进了骨质的沉积和新骨的形成[59]；另一方面，胶原、离子以及活细胞等都带有极性，这些极性的物质在压电效应产生的微电流作用下，定向移动、有序排列。例如，成骨细胞在电场力作用下以更强的黏附力定向黏附在支架材料上，为骨细胞的进一步分化、增殖奠定了良好的基础；钙离子向局部电场的负极侧泳动并有规律地沿胶原纤维的长轴排列，促使骨质有序钙化。成骨细胞在电学活性诱导下所形成的一系列有序的状态，符合骨骼的正常结构，提高了骨质的质量，也加速了修复的速度。

3）骨的功能仿生

基于天然骨的以上特点，理想的细胞外基质材料应满足的要求有[60]：①良好的生物相容性。无毒性、不引起炎性反应是生物医用材料的最基本要求，同时，生物医用材料还要求有利于种子细胞的黏附、增殖和分化。②要具有三维多孔结构和较高的比表面积，可为细胞提供宽大的表面积和空间，利于血管和神经长入。研究表明，孔隙率达 90%以上的支架材料最适宜于细胞的生长和组织修复。③合适的机械强度。支架起着为新生组织提供支撑的作用，所以生物支架要保持一定时间直至新生组织具有自身的生物力学特性。就弹性模量而言，要求材料的杨氏模量可在 10~30 GPa 间可控变动，抗压强度应大于 5 MPa。④生物电活性。微电流的存在可增加成骨细胞在生物支架上的黏附率，促进 BMP、TGF-β、IGF-Ⅱ的合成，调控细胞的生长、增殖与分化，从而刺激新骨生成，加速骨愈合。⑤材料表面微环境的可调控性。材料表面应具有良好的生物相容性和生物活性，不仅要有利于细胞黏附、增殖与分化，还要有识别细胞、激活特异性基因表达，维持细胞正常功能与形态等功能。细胞在材料上的黏附过程是细胞增殖与分化的基础，而这一黏附过程主要由细胞表面的配体和支架材料表面的生物活性基团之间的相互作用控制。将生物活性基团，如羟基、羧基、氨基等，引入支架材料的表面后将增强细胞与材料的黏附[45]。

4）骨的力学性能仿生

骨替代材料的力学相容性即种植材料与所替代的天然骨的力学性能相同或相近。骨替代材料的力学性能只有与骨一致，才会与活体骨起到相同的力学作用。若种植材料与所替代的天然骨的弹性模量不匹配，一方面，在应力作用下，承受应力的种植体和天然骨将产生不同的应变，因而在种植体和天然骨的接触界面处出现相对位移，影响种植体的功能；另一方面，种植体和天然骨力学性能的不匹配使得载荷不能由种植体很好地传递到相邻骨组织，出现应力屏蔽现象[61]，从而导致种植体周围发生骨吸收，最终引起种植体松动或断裂，造成种植失败。当种植材料的模量太小，则起不到必需的载荷作用[47]；当种植体的模量太大，由于应力遮挡效应，种植体承担了大部分载荷。这使得愈合或生长的骨缺乏应力刺激，新骨难以长入种植体的内部孔隙，导致骨组织的功能退化或吸收，最终引起植入体松动或自体骨断裂。目前，常用的植入体只有 10~15 年的寿命，不能满足长期使用的要求。因此，发展与骨组织弹性模量匹配的多孔支架材料是刺激骨组织长入孔隙内部增强骨替代材料固定的方法之一。

5）骨的电学性能仿生

由生物活性陶瓷和压电性的生物材料组成的复合材料在生物相容性和力学相容性方面有更加优越的性能。王鹏等将工业压电陶瓷与天然骨的压电效应相类似的特性引入生物材料，新型无铅压电陶瓷铌酸锂钠钾（LNK）分别与生物陶瓷 HA 和 β-TCP 复合，制备成含量组成不同的生物压电陶瓷。通过对材料压电效应和成骨特性的检测，研究了与骨组织电学性能相匹配的生物材料。研究发现，TCP 与 LNK 之比为 1/10 时，其负极面表现出更好的生物活性。因此，材料的负极面对体液中离子的定向诱导吸附能力是生物压电陶瓷诱导形成类骨磷灰石的主要原因，而且 LNK 相负极表面通过吸附外界的正电荷，形成正电荷集中位，吸附体液中各种带负电荷的成分，从而促进了蛋白质吸附层的形成和细胞的黏附聚集。

3. 生物矿物材料的自组装分级结构

生物矿化是生物体系统中广泛存在的现象，它在生物体中起到了硬化和强化特定生物组织、承受重力、感受听觉、临时储存各种离子以及利用地球磁场导航等多种作用。生物矿化的发生可以追溯到 35 亿年前，从单细胞原核生物到植物、无脊椎动物和脊椎动物，都有生物矿化的存在。生物矿化是指在生物体中的特定部位，加上细胞与有机基质的参与，无机元素在一定的条件下以多种方式从环境中选择性地在有机基质上成核、生长和相变，从而转变为具有高度有序结构的生物矿物的过程。生物矿化材料提供的不仅仅是结构支撑和力学强度，而是一种组织器官，其复杂的分级结构必须在生物体内作为整个机体的一部分而整合，发挥特殊作用。其中骨骼就是一个典型的例子，它作为脊椎动物的主要支撑结构，承担了承重、保护内脏器官、支撑肌肉组织和调节体内 Ca^{2+} 浓度平衡等作用，保证机体的正常运作。

针对生物矿化的研究，磷酸钙是一类重要的矿物，它是哺乳动物硬骨组织最重要的无机成分，其组成离子与天然骨含有的矿物一致。与生物相关的磷酸钙矿物有二水磷酸氢钙、磷酸八钙（OCP）、磷酸三钙、羟基磷灰石、氟磷灰石等（表 5.3）。

表 5.3　与生物相关的磷酸钙矿物

名称	化学式	钙磷比	晶体特点	溶度积（lg K_{sp}）
二水磷酸氢钙	$CaHPO_4 \cdot 2H_2O$	1.0	单斜晶系，$C2/c$ 空间群	6.4
磷酸八钙	$Ca_8H_2(PO_4)_6 \cdot 5H_2O$	1.33	三斜晶系，$P1$ 空间群	46.9
磷酸三钙	$\alpha\text{-}Ca_3(PO_4)_2$ 和 $\beta\text{-}Ca_3(PO_4)_2$	1.5	对于 $\beta\text{-}Ca_3(PO_4)_2$，三方晶系，$R3c$ 空间群	29.5
羟基磷灰石	$Ca_{10}(PO_4)_6(OH)_2$	1.67	六方晶系，$P6_3/m$ 空间群	114.0
氟磷灰石	$Ca_{10}(PO_4)_6F_2$	1.67	六方晶系，$P6_3/m$ 空间群	118.0

其中羟基磷灰石作为人体骨骼与牙齿的主要无机成分，其化学性质是各种磷酸钙盐中最稳定的，具有良好的生物学特性。通过仿生制备羟基磷灰石的研究，可以更加深入地认识生物矿化过程的发生。

在生物体多种组织器官中，矿化组织具有显著的分级结构，这使其获得特定功能。生物矿化组织是由一定的有机基质与无机组分复合而成的，有机相在调控矿化组织结构的形成中有重要作用。充分理解生物体多尺度软硬相的复杂整合及其对应的特性，是材料化学知识的重要内容。同时，生物矿化的机理可为人工合成生物复合材料提供一些实用性的策略。随着生物矿化研究的不断发展与深入，体外模拟矿化系统的成果可用于修复软硬骨组织的损伤，显著提高人类的生活水平。

5.5　3D 打印工艺

5.5.1　3D 打印原理

1. 立体光刻成型

"stereolithography"（立体光刻）一词源自描述三维过程的术语"立体"和"平版印刷术"，意思是将凸起或凹陷结构印刷到平面上[62]。立体光刻（SL）技术是在 1981 年由 Hideo Kodama 发明的一种快速制造技术[63]，后由 Griffith 和 Halloran 将这种技术引入制备陶瓷的领域中[64]。它的原理如图 5.30 所示。光敏树脂陶瓷悬浮液（液体固化悬浮液）在刮刀和重力的作用下形成薄层，基于该层 CAD（计算机辅助设计）模型的切片数据，扫描系统或动态掩模将光源（紫外激光或 LED 紫外光）投射到光敏树脂陶瓷悬浮液的薄层上，选择性地触发光敏树脂陶瓷悬浮液中的树脂单体或预聚体发生聚合反应而固化，得到这一层的分层二维实体薄层，接着主平台上移或下移一层的距离，并重复上述过程，通过层层循环，直至三维实体被构建完成。基于紫外激光的矢量扫描技术是由点到线，再由线到面，面到立体的过程（图 5.29）。而基于面光源的动态掩模技术是直接由面到立体，因此它相对于前一种技术成型速度要快得多，但受动态掩模的影响，成型尺寸相对较小，根据光源的位置不同可分为上置式和下置式[65]，如图 5.30 所示。

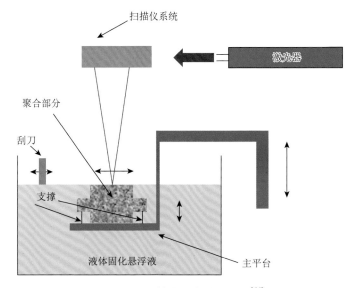

图 5.29 立体光刻成型原理图[66]

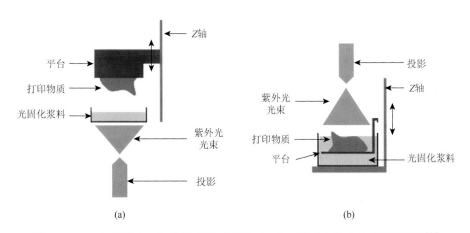

(a)　　　　　　　　　　　　　　　(b)

图 5.30 （a）下置式立体光刻成型原理图；（b）上置式立体光刻成型原理图[67]

2. 激光选区烧结

激光选区烧结（selective laser sintering，SLS）是由得克萨斯大学 Carl R. Deckard 和 Joseph J. Beaman 于 20 世纪 80 年代开发的一种基于粉末床的增材制造技术[62, 68]。它的原理如下：粉料在刮刀的作用下平铺在粉末床上，厚度一般小于 100 μm，高能激光根据 CAM（计算机辅助制造）/CAD 模型的切片数据选择性烧结/熔化相应区域的粉体，得到零件截面，一层完成后，工作台下降一个层厚，再进行后一层的粉烧结，经过层层循环后，最终形成零件[62, 65, 69, 70]，如图 5.31 所示。

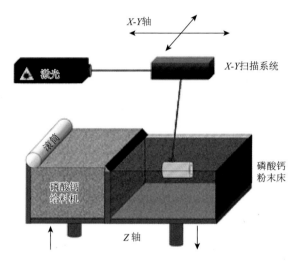

图 5.31　激光选区烧结原理图[71]

3. 三维打印

三维打印（three-dimensional printing，3DP）是麻省理工学院的研究人员 Sachs 于 1992 年发明的，最初是用来制造原型和金属铸造用的模具[62, 65]。3DP 大多是基于喷墨打印技术，可分为直接三维打印技术和间接三维打印技术，其中间接三维打印技术是运用更广的打印技术[62, 65]。直接打印技术是通过喷嘴喷出直接沉积分散良好的陶瓷浆料[65]，它又可分为连续喷墨和非连续（按需）喷墨[72]。连续喷墨系统连续产生液滴沉积到基板上，并收集多余的液滴以重复使用，而非连续喷墨系统只在需要时产生液滴并沉积到基板上[62, 72]。直接三维打印技术是一种可以制造拥有从纳米到毫米特征材料的打印技术，具有快速高效的特点。它拥有打印多种材料的能力，因此可以打印功能梯度材料，并且它无需打印后处理，具有很高的精度，易于生产具有空腔和悬臂特征的零件[62, 65]。

间接三维打印技术不同于直接三维打印技术喷射陶瓷浆料，而是根据模型切片数据将黏结剂选择性地喷射到铺平的、松散的陶瓷粉体上，黏结起来的陶瓷粉体就形成该层坯体[65]，如图 5.32 所示。间接三维打印技术可以像 SLS 一样在没有支撑的情况下打印出复杂几何形状的部件，包括悬臂机构和内部孔隙结构。间接三维打印技术拥有很快的打印速度，打印精度与粉体特性（颗粒尺寸、流动性、润湿性能）和工艺参数有关[62]。

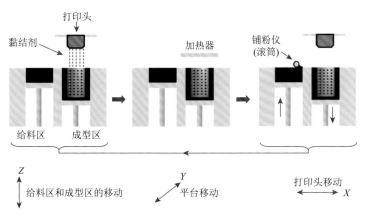

图 5.32　间接三维打印原理图[73]

4. 挤出自由成型

与挤出自由成型制造（EFF）类似的称呼有直接墨水书写（DIW）、浆料沉积、点胶打印、冷冻挤出制造/冷冻形式挤出制造（FEF）、直写组装（robocasting）等[62, 74]。这里主要介绍由 Cesarano 和 Calvert 开发，并由 Lewis 改进的名为"robocasting"的实体自由成型制造（SFF）技术。该技术将一种特定黏弹性的胶体凝胶陶瓷膏体在气压或螺杆的作用下以丝状形式连续挤出，逐条逐层构建所需陶瓷部件。挤出自由成型原理如图 5.33 所示。

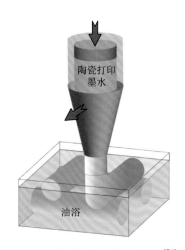

图 5.33　挤出自由成型原理图[74]

5.5.2　3D 打印制备生物陶瓷原料与工艺

1. 立体光刻成型生物陶瓷原料与工艺

立体光刻成型一般用光敏树脂陶瓷悬浮液作为打印原料，这种光敏树脂陶瓷悬浮液包含陶瓷粉体、光引发剂、光敏树脂、分散剂、助剂（阻聚剂、吸收剂、流平剂、消泡剂等）[64, 75-77]。陶瓷悬浮液应满足以下几个条件[78]。

（1）固含量至少为 50 vol%，以避免去除黏结剂过程中的变形和开裂，并减小收缩。对于纳米陶瓷粉体，固含量可放宽至 40 vol%。

（2）在刮板运动的剪切速率下，黏度应小于 5 Pa·s，以确保完全平坦的涂覆层，并减少所需的时间[78]。但是高黏度的膏体也被用于这一技术，低剪切速率下黏度大于 100 Pa·s[79-81]，但需要采用特殊的刮板来涂抹这种膏体。

（3）悬浮液必须是可紫外光固化的，具有适合的深度和分辨率，固化深度必须足够高，以避免过多的制造时间。

陶瓷粉体的加入使得体系的黏度增加，大大增加了打印的难度，并且陶瓷粉体和树脂的折射率差异导致激光的散射，降低了固化深度和分辨率[82]。使用陶瓷前体聚合物可以缩小陶瓷粉体与树脂的折射率差异，提高分辨率[83]。

表 5.4 总结了部分采用立体光刻成型制备生物陶瓷的原料。Bian 等利用立体光刻（SL）技术设计并制造了具有用于血管植入的预设通道的新型植入物，抗压强度为 23.54 MPa，用于治疗股骨头坏死[84]。Bian 等将 SL 与凝胶注模技术相结合，制备了 β-TCP/Ⅰ型胶原三层支架用于骨软骨缺损修复，支架孔径为 700～900 μm，孔隙尺寸为 200～500 μm，孔隙率为 50%～65%，完全互连，抗压强度约为 12 MPa。通过仿生过渡结构产生的物理锁定实现了软骨相和陶瓷相之间的高效结合。细胞评估结果令人满意[85]。Thavornyutikarn 等基于 SL 制备了立方八面体（CBO）、截头八面体（TCO）、菱形八面体（RhCO）和类金刚石（DM）结构的四种 45S5 玻璃支架，每种结构的设计孔隙率约为 80%，且具有相互连通的孔结构，结果表明只有 DM 结构具有清晰、均匀的孔分布和孔道连通性。他们还制备了不同孔径（870 μm、700 μm、550 μm 和 435 μm）的 DM 结构支架，最小孔径的 DM 结构支架呈现出很多封闭孔隙，抗压强度随孔径的减小而增加[86]。Felzmann 等使用高性能 LED 作为光源和具有 1920×1080 像素的数字微镜器件（DMD）作为动态掩模的面投影微立体光刻技术准备了 β-TCP 和 45S5 玻璃陶瓷，三点弯曲试验显示 β-TCP 每个方向的最终弯曲强度约为 20 MPa，45S5 双轴弯曲强度为 40 MPa，该方法可以非常好地控制支架的孔隙率，并且可以容易地获得大于 300 μm 的孔径，该孔径与骨小梁的范围相同[87]。

表 5.4　立体光刻成型制备生物陶瓷的原料

陶瓷粉体	树脂	分散剂	光引发剂	助剂	参考文献
β-TCP	丙烯酰胺（AM）、N, N'-亚甲基双丙烯酰胺（MBAM）	聚甲基丙烯酸钠	1173	—	[84]
45S5	丙烯酸酯基光聚合物树脂（DSM Somos，DSM Desotech Inc.）	含酸性基团的聚酯基共聚物	—	—	[86]

续表

陶瓷粉体	树脂	分散剂	光引发剂	助剂	参考文献
SiHA	胺改性的聚酯丙烯酸酯树脂、反应性稀释剂	—	2,2-二甲氧基-1,2-二苯乙酮	—	[88]
HA	丙烯酰胺（AM）、N,N'-亚甲基双丙烯酰胺（MBAM）	聚丙烯酸铵	1173	去离子水	[89]

立体光刻成型制备生物陶瓷的基本工艺如下[90]：

（1）光敏树脂陶瓷悬浮液的配制。将陶瓷粉体、光引发剂、光敏树脂、分散剂、助剂（阻聚剂、吸收剂、流平剂、消泡剂等）按一定顺序和比例加入球磨机中，球磨一段时间后将各组分分散均匀，得到陶瓷悬浮液。

（2）素坯成型。将陶瓷悬浮液加入料槽中或平台上，用刮刀以一定的速率带动悬浮液运动并获得平整的薄层，紫外光选择性地固化以获得该层的物理实体。这里需要多次测试以获得合适的层厚、扫描速率、激光功率或曝光时间。经过层层制造后得到所需素坯。

（3）清洗和后固化。打印后要去除未固化的悬浮液，通常用乙醇清洗。将素坯在紫外固化箱中固化一段时间，后固化可提高坯体强度和坯体层间的黏结力。

（4）干燥和脱脂。要去除坯体中有毒的有机组分和多余的水分等，必须要经过干燥和脱脂过程，坯体收缩主要就发生在这一过程，因此必须格外小心，升温速率要尽可能小，以保证陶瓷素坯不变形和开裂。

（5）烧结。烧结是为了使坯体有一定的强度，对于承重部位的致密陶瓷，便是使其致密化。

2. 激光选区烧结生物陶瓷原料与工艺

采用 SLS 生产的第一个零件是塑料部件，但随后研究人员把它扩展到金属和陶瓷。这种技术特别适用于热塑性树脂和低熔点金属，由于它们在制备过程中会局部熔化，因此 SLS 又被称为 SLM（激光选区熔融）[62, 65]，也有学者把使用更高能量的 Nd：YAG 激光器的技术称为激光选区熔融[69, 70]。然而，这种技术在应用于高熔点的金属和陶瓷时存在诸多挑战，这是因为打印这些材料时黏结过程不再受液相控制，而主要受扩散控制，扩散过程比液相烧结过程要慢得多，而激光扫描的速率又极快，使得粉料来不及黏结，导致打印出来的零件往往强度很低。另外，打印过程中存在高的热梯度和热应力，容易导致部件开裂，因此直接 SLS运用得较少。不过，可以通过预热粉体，使用球形粉料或陶瓷浆料，压实粉末床，使用更高能的激光器来提高打印件的强度[62, 69]，也可以使用高表面活性（粒径<

10 μm）的粉料，但这样会牺牲流动性[83]。有些陶瓷包含低熔点的第二相，可以在很大程度上促进陶瓷的致密化[62]。

然而不是所有的陶瓷都含有低熔点的第二相，可以添加这样的第二相。采用这种办法，粉体不是直接黏合在一起的，而是通过黏结剂黏合，因此被称为间接SLS[62]。这些黏结剂有无机黏结剂和有机黏结剂两种。有机黏结剂主要是热塑性树脂，如聚酰胺、聚丙烯和PVA等，这些黏结剂在随后的热处理过程中被除去。无机黏结剂通常是磷酸盐、硅酸盐、硼化物，无机黏结剂不能在热处理中被除去，因此会成为最终产品的第二相，会对产品的性能造成影响，但适合陶瓷-玻璃复合材料和陶瓷-聚合物复合材料[62, 65]。SLS领域的最新发展是将生产部件的分辨率从大约100 μm提高到几十微米[62]。SLS可以成型出结构非常复杂的部件，且无需添加支撑[62, 65]。此外，SLS表现出比3DP更好的打印精度[91]，可以实现陶瓷的"一步制造"。表5.5总结了部分采用激光选区烧结制备生物陶瓷的原料。

表 5.5　激光选区烧结制备生物陶瓷的原料

	陶瓷粉体	黏结剂	参考文献
直接 SLS	纳米 HA		[92-94]
	TCP/HA		[95]
	45S5 生物玻璃		[96]
间接 SLS	13-93 玻璃	硬脂酸	[97, 98]
	β-磷酸三钙（β-TCP）	聚 D, L-丙交酯（PDLLA）	[99]
	HA	二氧化硅溶胶	[100, 101]

采用纳米羟基磷灰石可通过直接SLS制备羟基磷灰石多孔支架，当激光功率为50 W，扫描速率在200～300 mm/min之间时羟基磷灰石颗粒仍保持纳米级结构，但已由最初的针状变成近似球状，且随着激光能量密度的增加，晶粒尺寸和机械强度也在增加，模拟体液浸泡实验显示支架具有良好的磷灰石沉积能力[93, 94]。直接SLS还被用来打印不同质量比（0/100、10/90、30/70、50/50、70/30和100/0）的TCP/HA多孔磷酸钙支架，结果显示TCP/HA质量比为30/70时，烧结的支架具有最佳的机械和生物学性质[95]。直接SLS在结合常温烧结工艺下可制备纳米羟基磷灰石陶瓷多孔支架，随着热处理的温度从1050℃增加到1250℃，机械强度先增加后减小。最佳断裂韧性、抗压强度和刚度分别为1.69 MPa·m$^{1/2}$、18.68 MPa和245.79 MPa。在最佳点，热处理温度为1100℃，晶粒尺寸为60 nm，相对密度为97.6%[92]。间接SLS很好地调节了支架的孔径和孔隙结构，烧结支架具有相互连接的孔隙，孔径范围为300～800 μm，表观孔隙率为50%，平均抗压强度为

20.4 MPa，相对于传统的晶格结构，细胞在模仿骨小梁结构的支架上增殖更显著[97, 98]。采用二氧化硅溶胶作为黏结剂，以间接 SLS 制备羟基磷灰石-二氧化硅支架，体外细胞实验显示，当细胞培养到第 4 天，支架的烧结温度为 1200℃时，有更多的活细胞[101]。

激光选区烧结制备生物陶瓷的基本工艺如下。

（1）粉体配制。粒径小的粉体有利于烧结，但由于易于团聚而难以铺平，通常需要与黏结剂一起造粒以提高流动性和打印性。

（2）打印。粉料在刮刀的作用下铺展开，高能激光根据 CAM/CAD 模型的切片数据选择性烧结/熔化相应区域的粉体，得到零件截面，一层完成后，工作台下降一个层厚，再进行后一层的铺粉烧结，经过层层循环后，最终形成零件。

（3）用高压气枪清除孔内残留的粉体。

（4）烧结。一般地，间接 SLS 打印成型的多孔陶瓷都需要后续热处理，以去除黏结剂，提高强度。

3. 三维打印生物陶瓷原料与工艺

三维打印（3DP）生物陶瓷的原料主要包括粉体和黏结剂[102]两部分。

3DP 技术可用于陶瓷领域，但对粉体有一定的要求，对于间接 3DP 技术，陶瓷粉体应是大颗粒（＞20 μm）、球形粉体，这是因为粉体的尺寸和形状会显著影响粉料的流动性，较大的颗粒可以降低铺料的难度，但由于其较小的表面积而不利于烧结；对于直接 3DP 打印技术，则可以使用超细（＜5 μm）、形貌不规则的粉体。

黏结剂有两种类型：有机和无机黏结剂。有机黏结剂通过固化过程结合粉末，而无机黏结剂通过形成凝胶结合粉末。

早在 2005 年 Seitz 等就基于 3DP 技术制备了羟基磷灰石陶瓷支架，支架内部是完全互连互通的网络结构，孔径低至 450 μm，壁厚低至 330 μm，机械强度达到 22 MPa[103]，在随后的静态和动态体外试验中显示，细胞在支架上增殖良好[104]。仿人体骨结构的羟基磷灰石支架也通过 3DP 的打印方式被成功制备，支架具有大于 320μm 的互连孔径和少量的纳米孔隙，体外细胞实验显示了支架良好的细胞相容性[105]。无机黏结剂也被用于通过 3DP 的方式制备 β-TCP 支架，结果显示支架具有良好的打印分辨率和机械强度[106]。结合喷雾干燥法制备的 β-TCP-BG 复合球形颗粒可以很好地用于 3DP 来制造基于 CT 数据的骨植入物。采用 3DP 也实现了具有设计孔隙率（27%、35%和41%）和孔径（500 μm、750 μm 和 1000 μm）的 β-TCP 支架的制备，在结合微波烧结的情况下，其最大抗压强度达到(10.95±1.28) MPa[107]，另外在支架中加入 SrO 和 MgO 可提高机械强度并加速成骨，促进早期愈合[108, 109]。但是由于分辨率的限制和难以去除小孔中多余的粉体，采用 3DP 不能打印小孔（<500 μm）[83]。表 5.6 总结了部分通过间接 3DP 制备生物陶瓷的原料。

表 5.6　间接 3DP 制备生物陶瓷的原料

陶瓷粉体	黏结剂	参考文献
β-TCP 和类 45S5 生物玻璃	正磷酸、焦磷酸、蒸馏水和异丙醇	[110]
碳酸钙、TCP	磷酸	[111]
HA	聚乙烯醇、蒸馏水	[112]
HA	水基聚合物黏结剂溶液	[105]
TTCP 或 TCP	磷酸和 NaH₂PO₄	[113]
TCP	磷酸	[114]
HA	水溶性聚合物混合物（Schelofix，Germany）	[103, 104]
β-TCP	水基黏结剂（ExOne LLC，Irwin，PA，USA）	[107-109]
TCP 和 TTCP	磷酸和柠檬酸	[106]
HA、β-TCP、CaSiO₄	水基黏结剂（ZB7，Z Corporation，UK）	[115]
聚甲基硅倍半氧烷（silres MK polymer，Wacker Chemie，Germany）、CaCO₃ 和 AP40 玻璃	1-己醇和乙酸乙酯（Voxeljet，Germany）	[116]

采用 3DP 技术制备生物陶瓷的基本工艺如下：①材料准备；②打印，直接喷射陶瓷浆料或喷射黏结剂黏接粉料；③后处理，去除多余粉料；④烧结，去除黏结剂，提高强度。

4. 挤出自由成型生物陶瓷原料与工艺

挤出自由成型需要一种特定黏弹性的胶体凝胶陶瓷膏体，膏体以丝状形式连续挤出，逐层构建所需陶瓷部件，由于膏体含有较少的有机物质[1%～2%（体积分数）]，干燥后可快速加热[117]。该膏体最重要的性质是流变行为，其可影响形状保持性和可挤出性，其在沉积过程中表现出剪切稀化行为，伴随着显著的屈服应力（<1000 Pa），在挤出过程中黏度范围为 10～100 Pa·s，而剪切弹性模量范围在 0.1～1 MPa 之间，它们具有黏弹性且可以描述为 Herschel-Bulkley 流体[62]。这种方法适用于 3D 周期性支架的直接写入组装，并且成本低，因此广泛用于组织工程支架的构建。采用这种方法也可打印具有亚微米特征的 3D 陶瓷结构[118]。

实体自由成型制造（SFF）技术制造的由格子图案的杆组成的 HA 支架都含有大孔；其中一些也含有微孔[(5.2±2.0) μm]。将重组人骨形态发生蛋白-2（rhBMP-2）加入到一些微孔支架中，并将支架植入山羊的掌骨和距骨中，结果显示与没有 rhBMP-2 的微孔支架相比，含有 rhBMP-2 的支架导致填充骨组织的体积分数增加，表面的微孔没有显著促进骨愈合[119]。基于挤出自由成型，采用 PVA 作为黏结剂，在低温下热处理后得到了具有可控孔结构的多功能介孔生物活性玻璃（MBG）复合支架，其具有约 200 倍于传统聚氨酯泡沫模板化 MBG 支架的高机械强度、优异的磷灰石矿化能力和持续的药物递送性质[120]。Xu 等基于挤出成型工艺制备了不同宏孔结构（方形、三角形和平行四边形）的 $Ca_7Si_2P_2O_{16}$ 陶瓷支架，系统研究了生物陶瓷的大孔形态对支架的物理化学和生物学特性的影响[121]。Roohani-Esfahani 等设计了一种新型六角形结构的挤出自由成型玻璃陶瓷支架，六角形设计的支架与传统结构相比具有高抗疲劳性、失效可靠性、弯曲强度（30 MPa）及抗压强度（110 MPa）[122]。Eqtesadi 等基于常温挤出成型工艺开发了具有定制的外部几何形状和优化的孔结构的 45S5 玻璃支架，其强度高于采用传统方法制备的 45S5 生物玻璃支架[123]。Habibovic 等采用常温挤出成型工艺生产了具有不同几何形状（开孔和闭孔）的透钙磷石和三斜磷钙石植入物[124]。Shao 等通过挤出自由成型工艺开发了具有高强度的 Mg 掺杂硅灰石/β-TCP 复合支架。复合支架在 Tris 缓冲液中长时间（6 周）浸泡后保持可观的强度（超过 50 MPa）[125]。Zhao 等制造了具有受控复杂结构和可调节孔径及 HA/β-TCP 比例的复合支架。结果表明，与纯 HA 或纯 β-TCP 支架相比，双相磷酸钙陶瓷支架显示出更高的压缩强度、弹性模量、接种效率，以及细胞增殖和分化能力[126]。

5.6　生物衍生陶瓷制备

5.6.1　生物来源材料的结构与特征

生物陶瓷在生物材料领域应用广泛，如骨移植替代物、缓释药物递送和蛋白质纯化等[127]。而用于制备生物陶瓷的原料也是多种多样。采用生物来源材料所制备的陶瓷相比于人工合成陶瓷在应用上由于结构上的特征具备一定的优势。例如，使用牛骨[128]和珊瑚[129]所制备的骨移植替代物中，由于材料具备连通孔结构，在植入后有利于新骨的长入和营养物质的输送，拥有良好的生物相容性和骨传导性能，受到了研究者们的关注。用于生物陶瓷制备的天然材料来源广泛，如采用鱼骨[130]、牡蛎壳[131]、蛋壳[132]等所制备的陶瓷继承了原料的一些性质，如孔隙结构和碳酸盐含量。1974 年 Roy 和 Linnehan 首次使用珊瑚通过水热法转化合成了 HA[129]。然而由于珊瑚的过度开采，一些珊瑚已经面临灭绝的危险，这对生态环境造成了严重的影响。因此，迫切需要探索可再生、低价且易于获取的替代材料。禽类蛋壳具有类似于珊瑚的矿物成分，且易于获得，目前已应用于颌面和颅面手术中，是一种潜在的骨移植替代物[132]。以鸡蛋壳为例，蛋壳占鸡蛋总质量的 11%，蛋壳主要由碳酸钙（94%）、磷酸钙（1%）、碳酸镁（1%）和有机物组成，还含有少量其他的元素，如 Na 和 Sr，它们也存在于人体骨骼中[133]。这些蛋壳由于含有大量的钙和磷，偶尔会用作肥料，但大部分会作为废物丢弃。由天然生物来源的蛋壳所制备的 HA 会具有类似于人骨的晶体结构和组成，对植入后骨生理功能的修复具有一定的促进作用[134]。生物来源的材料种类繁多，利用它们所制备的一些材料可拥有某些生物体所特有的优点，因此探索生物来源材料的结构与特征，对生物材料的设计与制备具有一定的借鉴意义。

5.6.2　珊瑚的转化工艺

1. 珊瑚与珊瑚骨材料

与天然材料相比，人工合成的传统无机材料虽然在物理性质上表现优异，但往往成分单一，生物活性有限，难以对骨再生起到良好的促进作用。并且骨骼包含宏观和微观的孔隙，它们相互连接，以保证细胞生长所必需的物质运输，使骨骼具有极其复杂的结构。许多研究者试图模仿骨头的独特特性，但事实证明，要完全复制或模仿天然骨结构是较为困难的。人工合成骨材料的设计需要考虑很多因素，如材料理化性质、形态结构、孔隙类型、孔隙率、界面状态和降解速率等。

在过去的几十年中，人们发现一些海洋物种在其解剖结构中产生了类似于人类骨骼的矿化结构[135]。这类物种的例子包括海绵（多孔类）、红藻（横纹肌）、珊瑚虫（腔肠动物）和一系列其他生物，如蜗牛（软体动物）、海星（棘皮动物）等。在这些海洋生物材料中，珊瑚是骨组织工程领域研究最多的生物材料之一。珊瑚骨可以在非承重骨骼位置再生以替代人类骨骼。珊瑚内部多尺度、相互连接的孔隙和通道，以及高生物活性的表面，使其成为受损骨的重要替代品。目前，珊瑚养殖和自组装无机化学方面的技术进步正在帮助改造天然珊瑚，制造合成珊瑚，使其与宿主能更好地整合并加速骨骼再生，适应最新的外科技术，用于治疗固有的骨骼畸形和缺损[135]。

自然条件下，珊瑚是由腔肠动物门生物珊瑚虫在生命活动中分泌的大量碳酸钙多年累积而来的，其组成（文石或方解石）多为多孔结构（150～500 μm），与松质骨相似，是为数不多的能在体内与骨和软组织形成化学键的材料之一。研究表明，良好的孔隙大小和微结构组成是促进宿主纤维血管组织或骨生长的重要因素。当涉及血管和其他骨修复相关软组织生长时，孔径大小是最重要的因素，Kuhne 等[136]的研究表明，平均孔径为 260 μm 左右的种植体对骨再生的促进效果最好。因此，在寻找珊瑚类可替代物时，除理化性质外，珊瑚本身的结构特征尤为重要，选材前应加以筛选。

目前而言，珊瑚人工骨的研发主要集中在两方面：一是通过水热或其他技术使得天然珊瑚在特殊钙磷氛围下发生离子交换，原有的碳酸钙逐步被羟基磷灰石取代，形成类骨质成分与结构；二是通过组织工程或是细胞生物学技术，在珊瑚表面构建具有生物活性的分子、蛋白或细胞层，以起到促进血管化、神经化以及骨再生的作用。

2. 珊瑚骨材料的转化工艺

由于钙磷盐具有与人骨相似的化学成分，因此常被用于骨替换领域。然而传统无机材料不具有骨的特异性孔结构，难以满足对损伤处促血管化的生物学要求。珊瑚类材料虽具有适宜的三维结构，但其组成以碳酸盐为主，与人骨存在一定的差距。因此 Roy 等[129]通过在磷酸盐溶液中水热处理珊瑚，使得其内部碳酸钙发生离子交换，生成羟基磷灰石。

$$10CaCO_3(文石) + 6(NH_4)_2HPO_4 + 2H_2O \longrightarrow Ca_{10}(PO_4)_6(OH)_2 + 6(NH_4)_2CO_3 + 4H_2CO_3$$

$$CaCO_3(文石) \longrightarrow CaCO_3(方解石)$$

$$3CaCO_3(方解石) + 2(NH_4)_2HPO_4 \longrightarrow Ca_3(PO_4)_2(白磷钙石) + 2(NH_4)_2CO_3 + H_2CO_3$$

$$10Ca_3(PO_4)_2(白磷钙石) + 6H_2O \longrightarrow 3Ca_{10}(PO_4)_6(OH)_2 + 2H_3PO_4$$

在反应初期，部分文石直接反应，生成了羟基磷灰石，然而由于方解石在热力学上较文石更为稳定，在水热条件下部分文石发生相变，产生的方解石与磷酸盐溶液交换离子，生成白磷钙石。随着反应继续进行，白磷钙石进一步水解，在 2～3 周内转变为羟基磷灰石。此外，部分文献表明，通过调控水热参数以及引入矿化剂可抑制文石向方解石的转变。

3. 珊瑚骨材料生物学改性技术

珊瑚骨材料生物学改性技术可以分为三个层次——分子、细胞和组织。由于珊瑚天然的多通道结构，材料内部存在大量孔隙以供所需活性物质引入。Ripamonti 等[137]就曾向转化完成的珊瑚基羟基磷灰石上包被了一层合成多肽 P15，结果表明，多肽可明显提高材料中细胞 BMP-7 和 IV 型胶原 mRNA 表达，对组织在材料上的黏附生长起到了较为积极的作用。Geiger 等[138]则通过向体系中引入载有血管内皮生长因子（VEGF）质粒的骨髓间充质干细胞，以期起到促进血管化以及骨再生的目的。16 周后，其 X 射线成像结果表明，载有骨髓间充质干细胞以及 VEGF-DNA 组的血管再生效果明显优于其他对照组。

除了向材料内部添加分子或细胞外，Dong 等[139, 140]采取了更为激进的做法。在材料使用前，将材料预植入动静脉环（AVL）间，使得材料在异体内完成血管化工作，再植入时可有效缩短创伤处血管系统重建的时间。图 5.34、图 5.35 分别为珊瑚预植入手术展示图以及术后 AVL 侵入血管结构图，在图中可以清晰地看到部分血管从 AVL 主环侵入了材料中。

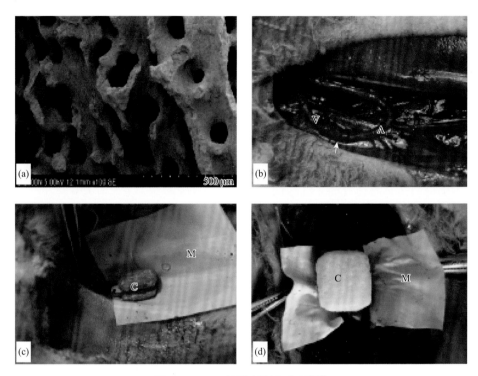

图 5.34　AVL 预植材料示意图[140]

（a）珊瑚多孔结构 SEM 照片；（b）动静脉分流环在腘动脉（A）和股静脉（V）之间吻合，箭头表示吻合口；
（c）AVL 放置在珊瑚的圆形凹槽中，复合物将用 ePTFE（M）包裹（C 为动静脉蒂）；（d）动静脉束（AVB）
放置在珊瑚一侧，同样用 ePTFE（M）包裹

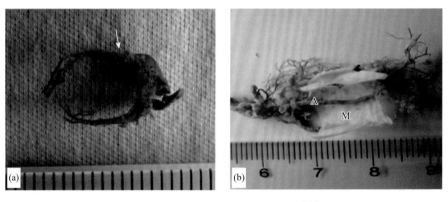

图 5.35　血管化 8 周后材料腐蚀图[140]

（a）材料组，AVL 环上可看到大量新生血管（箭头表示相对较长的动脉与较短的静脉之间的吻合口）；（b）对
照组，AVL 环 M（ePTFE 膜）处表面光滑，无血管生成，只有一条孤立的动脉（A）

目前来说，纯粹的珊瑚-羟基磷灰石转化工艺已较为成熟，已有 Pro Osteo™（Former Interpore，Biomet，USA）以及 Biocoral®（Inoteb，Saint-Gonnery，France）等多种完成市场化的材料。但针对珊瑚材料表面修饰，生物活化及血管化等方面仍具有较大的研究前景。

5.6.3 煅烧骨

骨缺损是指骨的结构完整性遭到破坏。临床上由于创伤、感染、肿瘤、骨髓炎手术清创以及各种先天性疾病等导致骨缺损的现象十分常见。通常小范围的骨缺损通过临床上及时的药物治疗可以自行修复，但当骨缺损达到一定程度时则需要外科手术的介入治疗。大段骨缺损一直是骨科医生面临的棘手问题，目前临床上常用骨移植术来对损伤部位实现组织形态和功能的重建，以此来实现缩短治疗周期和缺损部位顺利愈合的目的。骨移植用于临床修复骨缺损已有 300 多年的历史，骨移植材料主要包括自体骨（45%）、同种异体骨和脱钙骨基质（40%）以及人工合成骨（15%）等。自体骨作为骨缺损修复材料中的"金标准"，其修复疗效毋庸置疑。但自体骨主要来自患者的肋骨和腓骨等健康部位，且额外的手术在增加并发症（感染、失血）的同时也增加了患者的创伤和痛苦，因此不易被患者接受。同种异体骨的来源虽然相对丰富，但也受限于传统观念的影响，在我国供体数量相对较少，且存在免疫原性和缺乏骨诱导生物活性等缺点，因而在临床上得不到广泛的应用。随着骨组织工程技术的发展与进步，种类繁多的人工骨开始成为研究人员关注的热点，人工骨研究中的主要问题包括人工骨的生物相容性和骨诱导活性。

煅烧骨（true bone ceramic，TBC）是属于磷酸钙系统的生物材料，其主要成分是高纯度的羟基磷灰石，成分接近于天然骨，具有良好的生物相容性和降解性[141]。煅烧骨可以通过在高温下烧结牛松质骨等方式获得。煅烧过程对异种骨原有的三维结构和力学强度的影响较小，因而其可以保持具有类似天然骨的连续微孔结构，在修复的过程中有利于新骨的长入。然而，较差的生物活性和低骨诱导能力限制了煅烧骨在骨缺损修复中的应用，对其进行结构和功能上的改性使其能够更好地应用也成了众多学者的研究方向。

改变材料的表面结构和化学性质是改善骨修复材料生物活性的有效方式。纳米形貌的表面不但能促进成骨细胞的黏附、增殖和成骨分化，而且可以增强骨植入物的骨诱导潜力。为了开发理想的纳米结构修饰的骨移植物，学者们应用类似于骨基质的无机成分的纳米羟基磷灰石（nHA），以 nHA 颗粒的形式将其涂覆在骨植入物基质上以提高其生物活性。图 5.36 为 TBC 和使用溶胶-凝胶法制备的纳米羟基磷灰石包覆 TBC（nHA-TBC）的扫描电镜照片。

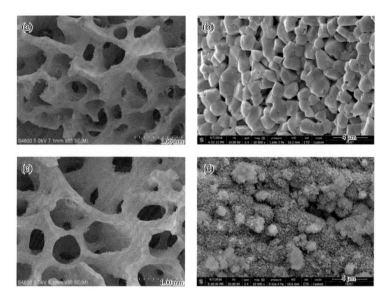

图 5.36 TBC 和 nHA-TBC 的表面形貌[142]

(a) TBC（×35）； (b) TBC（×10000）； (c) nHA-TBC（×35）； (d) nHA-TBC（×10000）

　　建立负载生物活性分子的支架，使其在损伤部位持续有效释放，提升材料的骨诱导能力是骨修复支架构建的一种方式。甲状旁腺激素（PTH）是一种由 84 个氨基酸组成的肽激素，在钙调节和骨重建中起着重要的调节作用。一般情况下，长期和高剂量的 PTH 会造成骨吸收的增加，而间歇给药或低剂量的 PTH 会促进骨形成。除了在治疗骨质疏松症中的普遍应用外，研究发现间歇性给予 PTH 可显著刺激骨缺损再生。武汉大学的研究人员以 TBC 为基材，以 PTH 衍生肽（PTHdP）、纳米羟基磷灰石和壳聚糖（CS）为原料，制备了 CS/nHA/TBC/PTHdP 复合支架，实现了 PTHdP 的高负载率和可控持续释放，并在兔子的骨缺损模型修复中显著促进了骨的再生（图 5.37）[143]。第四军医大学利用基因重组技术将 BMP-2 的骨诱导活性的核心基因序列（KIPKA SSVPT ELSAI STLYL）与具有特异性和低结晶 HA 结合的寡肽(AspSerSer)$_6$基因序列相结合，构建出具有骨靶向性的多肽[KIPKA SSVPT ELSAI STLYL(AspSerSer)$_6$]，通过体外细胞学实验验证其可促成骨活性后，利用物理浸泡吸附真空冻干的方法将骨靶向多肽与 TBC 相结合[144]。术后 4 周和 8 周 Micro-CT 扫描重建与定量分析结果（图 5.38，表 5.7）表明：TBC/rhBMP-2 组骨体积分数（BV/TV）最高，4 周时为(39.6±2.6)%，8 周时为(63.1±4.1)%；TBC/骨靶向多肽组，4 周为(40.8±2.1)%，8 周为(60.2±1.9)%，与 TBC/rhBMP-2 组无显著差异；TBC/多肽组，4 周为(25.7±1.4)%，8 周为(34.9±2.4)%，成骨量低于 TBC/rhBMP-2 组和 TBC/骨靶向多肽组，而高于单纯 TBC 组；TBC 组，4 周为(18.4±1.2)%，8 周为(20.5±1.6)%，成骨量为 4 组中最低的。骨靶向多肽在体外具有明显的促成骨作用，与 TBC 复合后具有良好的生物相容性和异位骨诱导活性，作为植骨材料，可以促进大鼠颅骨骨缺损和兔股骨髁骨缺损的修复。TBC 良好的生物相容性和骨传导能力，以及特有的连通孔结构，使其成为自体骨替代物中不可或缺的一类。

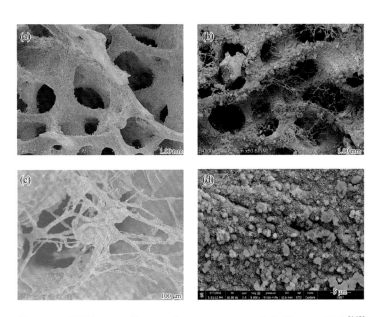

图 5.37　涂覆有 nHA 的 TBC 和 CS/nHA/TBC 支架的 SEM 照片[143]

（a）nHA/TBC（×35）；　（b）CS/nHA/TBC（×50）；　（c）CS 结构（×500）；　（d）CS/nHA/TBC（×5000）

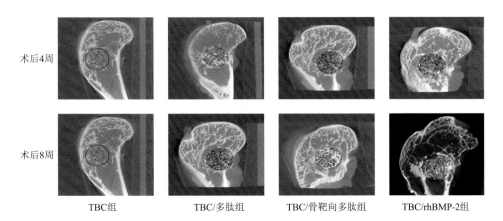

术后4周

术后8周

TBC组　　　　　TBC/多肽组　　　　TBC/骨靶向多肽组　　　TBC/rhBMP-2组

图 5.38　术后 4 周和 8 周 Micro-CT 扫描和重建图[144]

表 5.7 大鼠颅骨缺损（5 mm）术后 4 周和 8 周 Micro-CT 扫描定量分析[144]

分组	BV/TV（±s）/%	
	4 周	8 周
TBC 组	18.4±1.2	20.5±1.6
TBC/多肽组	25.7±1.4	34.9±2.4
TBC/骨靶向多肽组	40.8±2.1	60.2±1.9
TBC/rhBMP-2 组	39.6±2.6	63.1±4.1

注：BV. 骨组织体积；TV. 组织体积。

（撰稿人：戴红莲　魏雯颖）

参 考 文 献

[1] 黄传勇，孙淑珍，张中太. 生物陶瓷复合材料的研究[J]. 中国生物医学工程学报，2000，19（3）：281-287.

[2] Hassan M N，Mahmoud M M，El-Fattah A A，et al. Microwave-assisted preparation of nano-hydroxyapatite for bone substitutes[J]. Ceramics International，2016，42（3）：3725-3744.

[3] Fang Y H，Zhao X R，Zhang M X，et al. Preparation and characterization of monoclinic rod-shaped ZrO_2 whiskers via sulfate flux[J]. Ceramics International，2018，44（9）：10094-10098.

[4] 毕见强，赵萍，邵明梁. 特种陶瓷工艺与性能[M]. 哈尔滨：哈尔滨工业大学出版社，2008.

[5] 王萍，李国昌. 均匀沉淀法制备多孔羟基磷灰石球晶[J]. 中国有色金属学报，2013，23（12）：3394-3400.

[6] 季金ström，冉均国，苟立，等. 共沉淀法制备 HA/β-TCP 双相生物陶瓷粉末新工艺研究[J]. 功能材料，2003，34（5）：597-599.

[7] 何贤昶. 陶瓷材料概论[M]. 上海：上海科学普及出版社，2005.

[8] Siyu N，Lee C，Jiang C. Preparation and characterization of forsterite（Mg_2SiO_4）bioceramics[J]. Ceramics International，2007，33（1）：83-88.

[9] Tan Y M，Tan C Y，Ramesh S，et al. Effect of attritor milling on synthesis and sintering of forsterite ceramics[J]. International Journal of Applied Ceramic Technology，2016，13（4）：726-735.

[10] 曾令可，李秀艳. 纳米陶瓷技术[M]. 广州：华南理工大学出版社，2006.

[11] 徐高峰，宋红章，杨德林. 水热法制备稳定氧化锆纳米粉体[J]. 表面技术，2017，46（9）：95-100.

[12] 张士华，熊党生. β-磷酸三钙多孔生物陶瓷的制备与表征[J]. 南京理工大学学报（自然科学版），2005，29（2）：231-235.

[13] 金明善，张宝华，刘克增，等. Zr(OH)$_4$ 的热分解及 ZrO_2 的相变过程[J]. 化学研究，2008，19（3）：27-31.

[14] 吴晓波. 氧化物陶瓷粉体的凝胶固相法制备及其性能表征[D]. 上海：上海师范大学，2012.

[15] 刘军. 粉末冶金与陶瓷成型技术[M]. 北京：化学工业出版社，2005.

[16] 王树海. 先进陶瓷的现代制备技术[M]. 北京：化学工业出版社，2007.

[17] Belmonte M，Osendi M I，Miranzo P. Modeling the effect of pulsing on the spark plasma sintering of silicon nitride materials[J]. Scripta Materialia，2011，65（3）：273-276.

[18] Ceja-Cardenasa L，Lemus-Ruiz J，Jaramillo-Vigueras D，et al. Spark plasma sintering of α-Si_3N_4 ceramics with

Al_2O_3 and Y_2O_3 as additives and its morphology transformation[J]. Journal of Alloys & Compounds, 2010, 501 (2): 345-351.

[19] Hu C, Sakka Y, Tanaka H, et al. Microstructure and properties of ZrB-SiC composites prepared by spark plasma sintering using TaSi as sintering additive[J]. Journal of the European Ceramic Society, 2010, 30 (12): 2625-2631.

[20] Barg S, Soltmann C, Andrade M, et al. Cellular ceramics by direct foaming of emulsified ceramic powder suspensions[J]. Journal of the American Ceramic Society, 2010, 91 (9): 2823-2829.

[21] Barg S, Koch D, Grathwohl G. Processing and properties of graded ceramic filters[J]. Journal of the American Ceramic Society, 2010, 92 (12): 2854-2860.

[22] Oh J K, Lee J K, Kim H S, et al. TiO_2 branched nanostructure electrodes synthesized by seeding method for dye-sensitized solar cells[J]. Chemistry of Materials, 2010, 22 (3): 1114-1118.

[23] Ohji T, Fukushima M. Macro-porous ceramics: Processing and properties[J]. International Materials Reviews, 2012, 57 (2): 115-131.

[24] Mey-Cloutier S, Caliot C, Kribus A, et al. Experimental study of ceramic foams used as high temperature volumetric solar absorber[J]. Solar Energy, 2016, 136: 226-235.

[25] Liu J, Zhong H, Huo C, et al. Low-temperature rapid synthesis of rod-like ZrB_2 powders by molten-salt and microwave Co-assisted carbothermal reduction[J]. Journal of the American Ceramic Society, 2016, 99 (9): 2895-2898.

[26] Han L, Li F L, Huang L, et al. Preparation of Si_3N_4 porous ceramics via foam-gelcasting and microwave-nitridation method[J]. Ceramics International, 2018, 44 (15): 17675-17680.

[27] Wu Z, Sun L C, Pan J J, et al. Highly porous Y_2SiO_5 ceramic with extremely low thermal conductivity prepared by foam-gelcasting-freeze drying method[J]. Journal of the American Ceramic Society, 2018, 101 (3): 1042-1047.

[28] Currie H A, Perry C C. Silica in plants: Biological, biochemical and chemical studies[J]. Annals of Botany, 2007, 100 (7): 1383-1389.

[29] Ma J F, Yamaji N. Silicon uptake and accumulation in higher plants[J]. Trends in Plant Science, 2006, 11 (8): 392-397.

[30] Guo W, Hongbin L U, Feng C. Influence of La_2O_3 on preparation and performance of porous cordierite from rice husk[J]. Journal of Rare Earths, 2010, 28 (4): 614-617.

[31] Xu G, Chen Z, Zhang X, et al. Preparation of porous Al_2TiO_5-mullite ceramic by starch consolidation casting and its corrosion resistance characterization[J]. Ceramics International, 2016, 42 (12): 14107-14112.

[32] Chen Z, Xu G, Gui H, et al. Preparation of hierarchical porous Al_2TiO_5-mullite ceramics by biological foaming and its microstructural characterization[J]. Ceramics International, 2019, 45 (6): 8049-8053.

[33] Fukasawa T, Ando M, Ohji T, et al. Synthesis of porous ceramics with complex pore structure by freeze-dry processing[J]. Journal of the American Ceramic Society, 2001, 84 (1): 230-232.

[34] Liu R, Xu T, Wang C A. A review of fabrication strategies and applications of porous ceramics prepared by freeze-casting method[J]. Ceramics International, 2016, 42 (2): 2907-2925.

[35] Scotti K L, Dunang D C. Freeze casting: A review of processing, microstructure and properties via the open data repository, FreezeCasting.net[J]. Progress in Materials Science, 2018, 94: 243-305.

[36] Debille S. Freeze-casting of porous ceramics: A review of current achievements and issues[J]. Advanced Engineering Materials, 2008, 10 (3): 155-169.

[37] Deville S. Freezing as a path to build complex composites[J]. Science, 2006, 311 (5760): 515-518.

[38] 程喆. 冷冻干燥技术制备多孔陶瓷的现状与展望[J]. 人工晶体学报, 2018, 47 (2): 452-456.

[39] Tang Y，Qiu S，Wu C，et al. Freeze cast fabrication of porous ceramics using *tert*-butyl alcohol-water crystals as template[J]. Journal of the European Ceramic Society，2016，36（6）：1513-1518.

[40] Tang Y，Mao M，Qiu S，et al. Fabrication of porous ceramics with double-pore structure by stepwise freeze casting using water/diphenyl methane emulsion[J]. Ceramics International，2018，44（1）：1187-1192.

[41] Deville S，Saiz E，Tomsia A P. Ice-templated porous alumina structures[J]. Acta Materialia，2007，55（6）：1965-1974.

[42] Zhang Y，Hu L，Han J. Preparation of a dense/porous bilayered ceramic by applying an electric field during freeze Casting[J]. Journal of the American Ceramic Society，2009，92（8）：1874-1876.

[43] Deville S，Bernard-Granger G. Influence of surface tension，osmotic pressure and pores morphology on the densification of ice-templated ceramics[J]. Journal of the European Ceramic Society，2011，31（6）：983-987.

[44] Hu L，Wang C A，Huang Y，et al. Control of pore channel size during freeze casting of porous YSZ ceramics with unidirectionally aligned channels using different freezing temperatures[J]. Journal of the European Ceramic Society，2010，30（16）：3389-3396.

[45] Bassett C A L，Becker R O. Generation of electric potentials by bone in response to mechanical stress[J]. Science，1962，137（3535）：1063-1064.

[46] Yamashita K，Watanabe T，Yoshizaki T，et al. Buckling control of silicon dioxide diaphragms by lateral stress enhancement for sensitivity improvement of piezoelectric ultrasonic microsensors[J]. Sensors and Actuators A：Physical，2011，165（1）：54-58.

[47] Hornez J C，Chai F，Monchau F，et al. Biological and physico-chemical assessment of hydroxyapatite（HA）with different porosity[J]. Biomolecular Engineering，2007，24（5）：505-509.

[48] 陈光兴，杨柳. 骨组织工程中细胞与细胞外基质材料间的相互作用[J]. 中国临床康复，2003，（26）：3630-3632.

[49] Johnson A J W，Herschler B A. A review of the mechanical behavior of CaP and CaP/polymer composites for applications in bone replacement and repair[J]. Acta Biomaterialia，2011，7（1）：16-30.

[50] Wang X，Xu S，Zhou S，et al. Topological design and additive manufacturing of porous metals for bone scaffolds and orthopaedic implants：A review[J]. Biomaterials，2016，83：127-141.

[51] Elder S，Gottipati A，Zelenka H，et al. Attachment，proliferation，and chondroinduction of mesenchymal stem cells on porous chitosan-calcium phosphate scaffolds[J]. Open Orthopaedics Journal，2013，7（1）：275-281.

[52] 高志，潘红良. 表面科学与工程[M]. 上海：华东理工大学出版社，2006.

[53] Bond G M，Richman R H，McNaughton W P. Mimicry of natural material designs and processes[J]. Journal of Materials Engineering & Performance，1995，4（3）：334-345.

[54] Kampen C L，van Gibbons D F. Effect of implant surface chemistry upon arterial thrombosis[J]. Journal of Biomedical Materials Research Part A，2010，13（4）：517-541.

[55] Richari H A，Sander M. Fundamentals of Fracture Mechanics[M]. London：John Wiley & Sons，Ltd，1973.

[56] 段旭明. 基于RPM-CVI碳/碳复合材料人工骨成型技术研究[D]. 大连：大连理工大学，2004.

[57] Burstein A H，Reilly D T，Martens M. Aging of bone tissue：Mechanical properties[J]. Journal of Bone & Joint Surgery-American Volume，1976，58（1）：82-86.

[58] Schileo E，Taddei F，Malandrino A，et al. Subject-specific finite element models can accurately predict strain levels in long bones[J]. Journal of Biomechanics，2007，40（13）：2982-2989.

[59] Hao Y，Li S，Sun S，et al. Elastic deformation behaviour of Ti-24Nb-4Zr-7.9Sn for biomedical applications[J]. Acta Biomaterialia，2007，3（2）：277-286.

[60] 郑磊，王前，裴国献. 可降解聚合物在骨组织工程中的应用进展[J]. 中国修复重建外科杂志，2000，14（3）：

175-180.

[61] Jarcho M，Kay J F，Gumaer K I，et al. Tissue，cellular and subcellular events at a bone-ceramic hydroxylapatite interface[J]. Journal of Bioengineering，1977，1（2）：79-92.

[62] Travitzky N，Bonet A，Dermeik B，et al. Additive manufacturing of ceramic-based materials[J]. Advanced Engineering Materials，2014，16（6）：729-754.

[63] Ambrosi A，Pumera M. 3D-printing technologies for electrochemical applications[J]. Chemical Society Reviews，2016，45（10）：2740-2755.

[64] Griffith M L，Halloran J W. Freeform fabrication of ceramics via stereolithography[J]. Journal of the American Ceramic Society，2010，79（10）：2601-2608.

[65] Tay B Y，Evans J R G，Edirisinghe M J. Solid freeform fabrication of ceramics[J]. International Materials Rebiews，2003，48（6）：341-370.

[66] Ortmann C，Oberbach T，Richter H，et al. Stereolithography process：Influence of the rheology of silica suspensions and of the medium on polymerization kinetics—Cured depth and width[J]. Journal of the European Ceramic Society，2012，32（8）：1625-1634.

[67] Santoliquido O，Colonabo P，Ortona A. Additive manufacturing of ceramic components by digital light processing：A comparison between the "bottom-up" and the "top-down" approaches[J]. Journal of the European Ceramic Society，2019，39（6）：2140-2148.

[68] Gao W，Zhang Y，Ramanujan D，et al. The status，challenges，and future of additive manufacturing in engineering[J]. Compurter-Aided Design，2015，69：65-89.

[69] Hagedorn Y C，Wilkes J，Meiners W，et al. Net shaped high performance oxide ceramic parts by selective laser melting[J]. Physics Procedia，2010，5：587-594.

[70] Yap C Y，Chua C K，Dong Z L，et al. Review of selective laser melting：Materials and applications[J]. Applied Physics Reviews，2015，2（4）：041101.

[71] Trombetta R，Inzana J A，Schwarz E M，et al. 3D printing of calcium Phosphate ceramics for bone tissue engineering and drug delivery[J]. Annals of Biomedical Engineering，2017，45（1）：23-44.

[72] Hon K K B，Li L，Hutchings I M. Direct writing technology：Advances and developments[J]. CIRP Annals-Manufacturing Technology，2008，57（2）：601-620.

[73] Bose S，Tarafder S，et al. SrO- and MgO-doped microwave sintered 3D printed tricalcium phosphate scaffolds：Mechanical properties and in vivo osteogenesis in a rabbit model[J]. Journal of Biomedical Materials Research Part B-Applied Biomaterials，2015，103（3）：679-690.

[74] Miranda P，Pajares A，Saiz E，et al. Fracture modes under uniaxial compression in hydroxyapatite scaffolds fabricated by robocasting[J]. Journal of Biomedical Materials Research Part A，2007，83（3）：646-655.

[75] Champion E，Magnaudeix A，Pascaud-Mathieu P，et al. Advanced processing techniques for customized ceramic medical devices[J]. Advances in Ceramic Biomaterials，2017：433-468.

[76] Tomeckova V，Halloran J W. Predictive models for the photopolymerization of ceramic suspensions[J]. Journal of the European Ceramic Society，2010，30（14）：2833-2840.

[77] Tomeckova V，Halloran J W. Cure depth for photopolymerization of ceramic suspensions[J]. Journal of the European Ceramic Society，2010，30（15）：3023-3033.

[78] Bártolo P J. Stereolithography：Materials，Processes and Applications[M]. Leiria：Springer，2011.

[79] Chartier T，Chaput C，Doreau F，et al. Stereolithography of structural complex ceramic parts[J]. Journal of Materials Science，2002，37（15）：3141-3147.

[80] Doreau F，Chaput C，Chartier T. Stereolithography for manufacturing ceramic parts[J]. Advanced Engineering Materials，2010，2（8）：493-496.

[81] He L，Song X. Supportability of a high-yield-stress slurry in a new stereolithography-based ceramic fabrication process[J]. JOM，2018，70（3）：407-412.

[82] Hwa L C，Rajoo S，Noor A M，et al. Recent advances in 3D printing of porous ceramics：A review[J]. Current Opinion in Solid State and Materials Science，2017，21（6）：323-347.

[83] Zocca A，Colombo P，Gomes C M，et al. Additive manufacturing of ceramics：Issues，potentialities，and opportunities[J]. Journal of the American Ceramic Society，2015，98（7）：1983-2001.

[84] Bian W，L D，Lian Q，et al. Design and fabrication of a novel porous implant with pre-set channels based on ceramic stereolithography for vascular implantation[J]. Biofabrication，2011，3：034103.

[85] Bian W，Li D，Lian Q，et al. Fabrication of a bio-inspired beta-tricalcium phosphate/collagen scaffold based on ceramic stereolithography and gel casting for osteochondral tissue engineering[J]. Rapid Prototyping Journal，2012，18（1）：68-80.

[86] Thavornyutikarn B，Tesavibul P，Sitthiseripratip K，et al. Porous 45S5 Bioglass®-based scaffolds using stereolithography：Effect of partial pre-sintering on structural and mechanical properties of scaffolds[J]. Materials Science & Engineering C：Materials for Biological Applications，2017，75：1281-1288.

[87] Felzmann R，Gruber S，Miteramskogler G，et al. Lithography-based additive manufacturing of cellular ceramic structures[J]. Advanced Engineering Materials，2012，14（12）：1052-1058.

[88] Lasgorceix M，Champion E，Chartier T. Shaping by microstereolithography and sintering of macro-micro-porous silicon substituted hydroxyapatite[J]. Journal of the European Ceramic Society，2016，36（4）：1091-1101.

[89] Wang Z，Huang C，Wang J，et al. Development of a novel aqueous hydroxyapatite suspension for stereolithography applied to bone tissue engineering[J]. Ceramics International，2019，45（3）：3902-3909.

[90] 周伟召，李涤尘，周鑫南，等. 基于光固化的直接陶瓷成形工艺[J]. 塑性工程学报，2009，（3）：198-201.

[91] Silva D N，de Oliveira M G，Meurer E，et al. Dimensional error in selective laser sintering and 3D-printing of models for craniomaxillary anatomy reconstruction[J]. Journal of Cranio-Maxillofacial Surgery，2008，36（8）：443-449.

[92] Feng P，Niu M，Gao C，et al. A novel two-step sintering for nano-hydroxyapatite scaffolds for bone tissue engineering[J]. Scientific Reports，2014，4：5599.

[93] Shuai C，Feng P，Cao C，et al. Processing and characterization of laser sintered hydroxyapatite scaffold for tissue engineering[J]. Biotechnology and Bioprocess Engineering，2013，18（3）：520-527.

[94] Shuai C，Gao C，Nie Y，et al. Structure and properties of nano-hydroxypatite scaffolds for bone tissue engineering with a selective laser sintering system[J]. Nanotechnology，2011，22（28）：285703.

[95] Shuai C，Li P，Liu J，et al. Optimization of TCP/HAP ratio for better properties of calcium phosphate scaffold via selective laser sintering[J]. Materials Characterization，2013，77：23-31.

[96] Lusquiños F，del Val J，Arias-González F，et al. Bioceramic 3D implants produced by laser assisted additive manufacturing[J]. Physics Procedia，2014，56：309-316.

[97] Kolan K C R，Leu M C，Hilmas G E，et al. Fabrication of 13-93 bioactive glass scaffolds for bone tissue engineering using indirect selective laser sintering[J]. Biofabrication，2011，3（2）：025004.

[98] Kolan K C R，Thomas A，Leu M C，et al. *In vitro* assessment of laser sintered bioactive glass scaffolds with different pore geometries[J]. Rapid Prototyping Journal，2015，21（2）：152-158.

[99] Lindner M，Hoeges S，Meiners W，et al. Manufacturing of individual biodegradable bone substitute implants using

selective laser melting technique[J]. Journal of Biomedical Materials Research Part A，2011，97（4）：466-471.

[100] Liu F H. Synthesis of bioceramic scaffolds for bone tissue engineering by rapid prototyping technique[J]. Journal of Sol-Gel Science and Technology，2012，64（3）：704-710.

[101] Liu F H，Shen Y K，Lee J L. Selective laser sintering of a hydroxyapatite-silica scaffold on cultured MG63 osteoblasts *in vitro*[J]. International Journal of Precision Engineering and Manufacturing，2012，13（3）：439-444.

[102] Bose S，Ke D，Sahasrabudhe H，et al. Additive manufacturing of biomaterials[J]. Progress in Materials Science，2018，93：45-111.

[103] Seitz H，Rieder W，Irsen S，et al. Three-dimensional printing of porous ceramic scaffolds for bone tissue engineering[J]. Journal of Biomedical Materials Research Part B-Applied Biomaterials，2005，74（2）：782-788.

[104] Leukers B，Gulkan H，Irsen S H，et al. Hydroxyapatite scaffolds for bone tissue engineering made by 3D printing[J]. Journal of Materials Science：Materials in Medicine，2005，16（12）：1121-1124.

[105] Fierz F C，Beckmann F，Huser M，et al. The morphology of anisotropic 3D-printed hydroxyapatite scaffolds[J]. Biomaterials，2008，29（28）：3799-3806.

[106] Vorndran E，Klarner M，Klammert U，et al. 3D powder printing of *β*-tricalcium phosphate ceramics using different strategies[J]. Advanced Engineering Materials，2008，10（12）：B67-B71.

[107] Tarafder S，Balla V K，Davies N M，et al. Microwave-sintered 3D printed tricalcium phosphate scaffolds for bone tissue engineering[J]. Journal of Tissue Engineering and Regenerative Medicine，2013，7（8）：631-641.

[108] Tarafder S，Davies N M，Bandyopadhyay A，et al. 3D printed tricalcium phosphate bone tissue engineering scaffolds：Effect of SrO and MgO doping on *in vivo* osteogenesis in a rat distal femoral defect model[J]. Biomaterials Science，2013，1（12）：1250-1259.

[109] Bose S，Tarafder S. Calcium phosphate ceramic systems in growth factor and drug delivery for bone tissue engineering：A review [J]. Acta Biomaterilia，2012，8（4）：1401-1421.

[110] Bergmann C，Lindner M，Zhang W，et al. 3D printing of bone substitute implants using calcium phosphate and bioactive glasses[J]. Journal of the European Ceramic Society，2010，30（12）：2563-2567.

[111] Castilho M，Moseke C，Ewald A，et al. Direct 3D powder printing of biphasic calcium phosphate scaffolds for substitution of complex bone defects[J]. Biofabrication，2014，6：0150061.

[112] Cox S C，Thornby J A，Gibbons G J，et al. 3D printing of porous hydroxyapatite scaffolds intended for use in bone tissue engineering applications[J]. Materials Science & Engineering C：Materials for Biological Applications，2015，47：237-247.

[113] Gbureck U，Hoelzel T，Doillon C J，et al. Direct printing of bioceramic implants with spatially localized angiogenic factors[J]. Advanced Materials，2007，19（6）：795-800.

[114] Klammert U，Reuther T，Jahn C，et al. Cytocompatibility of brushite and monetite cell culture scaffolds made by three-dimensional powder printing[J]. Acta Biomaterialia，2009，5（2）：727-734.

[115] Zhou Z，Buchanan F，Mitchell C，et al. Printability of calcium phosphate：Calcium sulfate powders for the application of tissue engineered bone scaffolds using the 3D printing technique[J]. Materials Science & Engineering C：Materials for Biological Applications，2014，38：1-10.

[116] Zocca A，Elsayed H，Bernardo E，et al. 3D-printed silicate porous bioceramics using a non-sacrificial preceramic polymer binder[J]. Biofabrication，2015，7（2）：025008.

[117] Simon J L，Michna S，Lewis J A，et al. *In vivo* bone response to 3D periodic hydroxyapatite scaffolds assembled by direct ink writing[J]. Journal of Biomedical Materials Research Part A，2007，83（3）：747-758.

[118] Lewis J A，Smay J E，Stuecker J，et al. Direct ink writing of three-dimensional ceramic structures[J]. Journal of the

American Ceramic Society，2006，89（12）：3599-3609.

[119] Dellinger J G，Eurell J A C，Jamison R D. Bone response to 3D periodic hydroxyapatite scaffolds with and without tailored microporosity to deliver bone morphogenetic protein 2[J]. Journal of Biomedical Materials Research Part A，2006，76（2）：366-376.

[120] Wu C，Luo Y，Cuniberti G，et al. Three-dimensional printing of hierarchical and tough mesoporous bioactive glass scaffolds with a controllable pore architecture，excellent mechanical strength and mineralization ability[J]. Acta Biomaterialia，2011，7（6）：2644-2650.

[121] Xu M，Zhai D，Chang J，et al. *In vitro* assessment of three-dimensionally plotted nagelschmidtite bioceramic scaffolds with varied macropore morphologies[J]. Acta Biomaterialia，2014，10（1）：463-476.

[122] Roohani-Esfahani S I，Newman P，Zreiqat H. Design and fabrication of 3D printed scaffolds with a mechanical strength comparable to cortical bone to repair large bone defects[J]. Scientific Reports，2016，6：19468.

[123] Eqtesadi S，Moteallfh A，Miranda P，et al. Robocasting of 45S5 bioactive glass scaffolds for bone tissue engineering[J]. Journal of the European Ceramic Society，2014，34（1）：113-124.

[124] Habibovic P，Gbureck U，Doillon C J，et al. Osteoconduction and osteoinduction of low-temperature 3D printed bioceramic implants[J]. Biomaterials，2008，29（7）：944-953.

[125] Shao H，He Y，Fu J，et al. 3D printing magnesium-doped wollastonite/β-TCP bioceramics scaffolds with high strength and adjustable degradation[J]. Journal of the European Ceramic Society，2016，36（6）：1495-1503.

[126] Zhao N，Wang Y，Qin L，et al. Effect of composition and macropore percentage on mechanical and *in vitro* cell proliferation and differentiation properties of 3D printed HA/β-TCP scaffolds[J]. RSC Advances，2017，7（68）：43186-43196.

[127] Laurencin C T，Attawia M A，Lu L Q，et al. Poly（lactide-*co*-glycolide）/hydroxyapatite delivery of BMP-2-producing cells：A regional gene therapy approach to bone regeneration[J]. Biomaterials，2001，22（11）：1271-1277.

[128] Ozyegin L S，Oktar F N，Goller G，et al. Plasma-sprayed bovine hydroxyapatite coatings[J]. Materials Letters，2004，58（21）：2605-2609.

[129] Roy D M，Linnehan S K. Hydroxyapatite formed from coral skeletal carbonate by hydrothermal exchange[J]. Nature，1974，247（5438）：220-222.

[130] Ozawa M，Suzuki S. Microstructural development of natural hydroxyapatite originated from fish-bone waste through heat treatment[J]. Journal of the American Ceramic Society，2002，85（5）：1315-1317.

[131] Wu S C，Hsu H C，Wu Y N，et al. Hydroxyapatite synthesized from oyster shell powders by ball milling and heat treatment[J]. Materials Characterization，2011，62（12）：1180-1187.

[132] Park J W，Bae S R，Suh J Y，et al. Evaluation of bone healing with eggshell-derived bone graft substitutes in rat calvaria：A pilot study[J]. Journal of Biomedical Materials Research Part A，2008，87（1）：203-214.

[133] Ummartyotin S，Tangnorawich B. Utilization of eggshell waste as raw material for synthesis of hydroxyapatite[J]. Colloid and Polymer Science，2015，293（9）：2477-2483.

[134] Siddharthan A，Kumar T S S，Seshadri S K. Synthesis and characterization of nanocrystalline apatites from eggshells at different Ca/P ratios[J]. Biomedical Materials，2009，4（4）：045010.

[135] Clarke S A，Walsh P，Maggs C A，et al. Designs from the deep：Marine organisms for bone tissue engineering[J]. Biotechnology Advances，2011，29（6）：610-617.

[136] Kuhne J H，Bartl R，Frisch B，et al. Bone formation in coralline hydroxyapatite. Effects of pore size studied in rabbits[J]. Acta Orthopaedica Scandinavica，1994，65（3）：246-252.

[137] Ripamonti U，Crooks J，Khoah L，et al. The induction of bone formation by coral-derived calcium carbonate/hydroxyapatite constructs[J]. Biomaterials，2009，30（7）：1428-1439.

[138] Geiger F，Lorenz H，Xu W，et al. VEGF producing bone marrow stromal cells（BMSC）enhance vascularization and resorption of a natural coral bone substitute[J]. Bone，2007，41（4）：516-522.

[139] Dong Q S，Lin C，Shang H T，et al. Modified approach to construct a vascularized coral bone in rabbit using an arteriovenous loop[J]. Journal of Reconstructive Microsurgery，2010，26（2）：95-102.

[140] Dong Q S，Shang H T，Wu W，et al. Prefabrication of axial vascularized tissue engineering coral bone by an arteriovenous loop：A better model[J]. Materials Science & Engineering C：Materials for Biological Applications，2012，32（6）：1536-1541.

[141] Lin F H，Liao C J，Chen K S，et al. Preparation of a biphasic porous bioceramic by heating bovine cancellous bone with $Na_4P_2O_7 \cdot 10H_2O$ addition[J]. Biomaterials，1999，20（5）：475-484.

[142] Li J，Yang L，Guo X，et al. Osteogenesis effects of strontium-substituted hydroxyapatite coatings on true bone ceramic surfaces *in vitro* and *in vivo*[J]. Biomedical Materials，2017，13（1）：015018.

[143] Yang L，Huang J，Yang S，et al. Bone regeneration induced by local delivery of a modified PTH-derived peptide from nanohydroxyapatite/chitosan coated true bone ceramics[J]. ACS Biomaterials Science & Engineering，2018，4（9）：3246-3258.

[144] 李矛. 骨靶向多肽复合煅烧骨支架修复骨缺损的实验研究[D]. 西安：第四军医大学，2017.

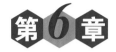

第6章

生物医用陶瓷表面工程技术

表面工程技术是经过预处理后，通过表面改性、表面涂覆或多种表面技术复合处理，改变固体金属表面或非金属表面的形态、化学成分、组织结构和应力状态，以获得表面所需性能的系统工程[1, 2]。表面工程技术的发展已有很长的历史，我国早在战国时期就对钢进行淬火处理，使其表面更加坚硬。但表面工程技术真正的发展则始于19世纪的工业革命，尤其是最近几十年的发展更为迅速[3]。在表面工程技术中，使用的基材可以是金属材料、无机非金属材料，也可以是有机高分子材料以及复合材料。而采用的表面改性技术也是多种多样，改性所用的涂覆材料或者改性所生成的材料也是包含了金属、陶瓷、高分子以及复合材料等[4-6]。因此，表面工程技术应用十分广泛，可用于耐磨、耐腐蚀、耐高温、光、电、热以及生物化学和医学等多个领域。

生物医用陶瓷表面工程技术则是由生物医用陶瓷和现代表面工程技术交叉派生而成的边缘学科，是指通过表面工程技术在基材表面涂覆或者生成生物医用陶瓷材料，从而使其表面具有特定的所需性能的技术[7-9]。例如，Xu 和 Liu 通过微弧氧化（MAO）的方法，在生物医用 NiTi 合金表面制备了 Al_2O_3、TiO_2 和 Ni_2O_3 复合陶瓷涂层，增强了其结合强度及耐腐蚀性[10]，Khor 和 Gu[11]采用等离子喷涂技术在 Ti 及其合金表面涂覆 HA，用于增强其生物活性及生物相容性。生物医用陶瓷材料包括生物惰性材料（如 Al_2O_3、ZrO_2 及 Si_3N_4 等）和生物活性材料（如 TiO_2、HA 等）[12, 13]。除了医用陶瓷材料外，还有医用金属材料、医用高分子材料以及一些医用复合材料，但医用陶瓷材料具有其他材料不可比拟的优点，如硬度高、化学稳定性好、耐磨耐腐蚀、耐高温氧化、生物相容性好。这些性能主要与陶瓷自身的结构有关，因为陶瓷材料主要由共价键和离子键构成，其结合能比金属键和范德瓦耳斯力大得多，所以与金属材料和高分子材料相比，它们的硬度更高，稳定性更好。

生物医用陶瓷表面工程技术是继一系列表面工程技术的开发以及许多生物医用陶瓷发现后而发展起来的。在国内外，当各种各样的表面工程技术迅速发展起来并横跨材料学、物理学、化学和生物医学等众多学科领域后，科学家们进行了大量的研究并发现，很多生物医用陶瓷像磷酸钙、硅酸钙以及氧化锆、氧化铝等氧化陶瓷具有很多特殊的性能，如良好的耐磨、耐腐蚀性以及生物相容性。如果将其涂覆到金属材料以及高分子材料或者其他复合材料后具有其他材料不可比拟的优异性能，可用于骨组织治疗、修复和再生。于是，生物医用陶瓷表面工程技术得到大力发展，并成为生物材料以及生物医学领域的研究热点。

6.1 构建陶瓷涂层的工艺技术概述

传统的陶瓷主要指陶瓷器、玻璃、水泥和耐水材料，化学组成均为硅酸盐类，因此也称为硅酸盐材料。广义的陶瓷则包括人工单晶、非晶态、陶瓷、半导体、耐火材料以及水泥，也称为无机非金属材料。陶瓷材料种类繁多，但按其功能及用途主要分为功能陶瓷（又称电子陶瓷）、结构陶瓷和生物陶瓷三大类。功能陶瓷是指那些利用其电、磁、声、光、热、弹等性质或其耦合效应，以实现某种使用功能的先进陶瓷，其特点是品种多、产量大、价格低、应用广、功能全、更新快。其以民用为主，也可用于高新技术和军用技术，如水声、光电子、红外技术等。结构陶瓷则是指发挥其机械、热、化学等功能的用于各种结构部件的先进陶瓷，主要用于要求耐高温、耐腐蚀、耐磨损的部件，如机械密封件、陶瓷轴承、球阀、缸套、刀具等。20 世纪 80 年代世界陶瓷热的兴起推动了结构陶瓷的发展。而生物陶瓷则指发挥其生物和化学等功能的先进陶瓷，主要用于人造骨、人工关节、固定酶载体、催化剂等，与金属材料和高分子材料相比，生物陶瓷具有更好的生物相容性和化学稳定性[14-17]。

陶瓷因为具有很多优异的性能，被广泛地用于航天、汽车、海洋、医疗以及制造业等多个领域。然而由于陶瓷材料种类很多，不同类型的陶瓷处理方式不一样。另外，陶瓷的脆性很大，不宜加工，容易产生微裂纹，这些缺陷使得陶瓷材料的加工方式与金属材料以及高分子材料的处理方式也是不同的。因此构建陶瓷涂层的方法在很大程度上取决于陶瓷自身的结构性能以及现有的工艺技术。

自表面工程技术发展起来后，构建陶瓷涂层的技术也得到大力发展。表 6.1 列出了目前构建陶瓷涂层的工艺技术及其应用。这些工艺技术主要分为以下几大类：热喷涂、电化学沉积、生物矿化沉积以及其他涂层技术（如气相沉积、电泳沉积等）。当然除了表中所列的构建陶瓷涂层的工艺技术外，还有很多其他的工艺技术，如二次喷涂技术、二次改性技术以及将多种工艺技术结合的涂层技术等[18]。

表 6.1 构建陶瓷涂层的工艺技术

分类	工艺技术	陶瓷涂层实例	参考文献
热喷涂	等离子喷涂	HA、ZrO_2/SiO_2	[19]、[20]
	氧-乙炔火焰喷涂	TiC-Ni、Al-SiC	[21]、[22]
	激光熔覆喷涂	Al_2O_3、TiC	[23]、[24]
	电弧喷涂	TiB_2	[25]
电化学沉积	阳极氧化	TiO_2、HA	[26]、[27]
	微弧氧化	Al_2O_3	[28]
生物矿化沉积	生物矿化涂层	CaP 以及硅酸盐陶瓷	[29]
其他涂层技术	物理气相沉积	Y_2O_3 稳定的 ZrO_2	[30]
	溶胶-凝胶法	HA	[31]
	电泳沉积	TiO_2	[32]
	离子束溅射法	$Ca_3(PO_4)_2$	[33]

6.1.1 陶瓷涂层的概念

陶瓷材料十分广泛，其应用历史也相当悠久，因而传统意义上的陶瓷涂层是指涂层材料为陶瓷的喷涂层。而广义的陶瓷涂层则是指加涂在金属、陶瓷、高分子或者其他复合材料等基材表面上或者通过化学反应在其表面生成的组成成分属于陶瓷范畴的表面膜的统称[34]。它不但能够改变基底材料表面的组成、结构和形貌，而且能够改变基底材料的某些方面的性能，如拉伸强度、断裂韧性等，最终赋予基底-涂层材料复合体新的使用性能，并在相应的环境中满足所需的功能。例如，Mangal Roy 等通过等离子喷涂法在金属钛表面制备了 HA 纳米涂层，并用于骨科和牙科植入体，体内试验发现，HA 的涂覆改善了钛金属的生物相容性，有助于植入体-组织之间的整合[35]。同时，也有相关研究报道，等离子喷涂制备的含 ZrO_2 和 TiO_2 的硅灰石复合涂层能够降低 $CaSiO_3$ 的分解速率，大大改善了它的力学性能[36]。目前，在我们的生活、工业以及很多商业用品中，有许许多多表面涂覆了陶瓷的材料，可按照组成成分、涂层方法和功能应用对陶瓷涂层分类：①根据组成成分：可分为硅酸盐系涂层、钙磷系涂层、氧化物涂层、非氧化物涂层（碳化物、氮化物、硼化物等）和其他复合材料（金属-TiB_2）。②根据涂层方法：可分为热喷涂涂层（激光熔覆喷涂、等离子喷涂、电弧喷涂、冷喷涂以及高速火焰喷涂）、电化学涂层（微弧氧化和阳极氧化）、气相沉积涂层（物理气相沉积和化学气相沉积）、溶胶-凝胶法涂层、生物矿化涂层以及其他复合工艺涂层。③根据功能应用：可分为耐热涂层、耐磨涂层、耐腐蚀涂层、热控涂层、电导涂层以及一些具有特殊功能性的涂层（如防原子辐射和吸收电磁波涂层）。

6.1.2 陶瓷涂层制备技术的特点

如前所述，因为陶瓷涂层一般具有耐磨损、耐腐蚀、耐高温、防粘、较高的硬度和良好的生物相容性等特点，所以被广泛地用于航空、航海、工业、制造以及医疗等领域。然而，陶瓷涂层无论在结构组成上还是在功能应用上，很大程度上都取决于相关的陶瓷涂层制备技术。不同的陶瓷涂层制备技术，其各自的特点也是不同的。如表 6.2 所示，由热喷涂、气相沉积、电化学沉积、溶胶-凝胶法以及生物矿化沉积等方法制备的陶瓷涂层各有各的优点。其中，等离子喷涂是热喷涂的一种方式，其因为操作简单、沉积速度快、基底温度低以及结合强度高，在陶瓷涂层技术中很受欢迎，但它也存在一些不足，如高温易造成相转变，易形成亚稳定相，涂层厚度及黏附不均匀，涂层结晶度不高以及涂层中存在杂相物质等。这些缺陷在很大程度上限制了等离子喷涂技术的应用[37, 38]。

表 6.2 陶瓷涂层制备技术的类型及优缺点

涂层技术	优点	缺点	参考文献
热喷涂	喷涂材料不限 基底温度低 基底材料形状不限 涂层厚度范围宽，从微米到毫米级 喷涂设备简单易操作 喷涂速度快、效率高	涂层厚度不均匀（等离子喷涂） 涂层厚度不易控制 喷涂作业环境差，粉尘污染重 喷涂材料利用率低，热效率低 难制备厚度较大的覆层材料	[39]
气相沉积	化学气相沉积（CVD）：形成的涂层包括金属、合金、陶瓷等多种材料 晶体结构和结晶方向可控制 涂层密度及纯度可控 可获得化学成分变化的梯度或者混合涂层 涂层基底材料形状不限 涂层均匀，结构致密 纯度高，与金属基底结合强度高 物理气相沉积（PVD）：涂层均匀致密，与基底材料结合牢固	CVD 和 PVD 都存在涂层制备速度慢、效率低、涂层薄等缺陷	[40]～[42]
电化学沉积	操作简单，处理方便 易于制备多孔结构的陶瓷涂层 可明显改善基材的表面性能，如耐磨性、耐腐蚀性以及生物相容性 涂层与基材的结合强度良好 涂层厚度以及孔分布均匀	涂层厚度不易控制	[43]、[44]

涂层技术	优点	缺点	参考文献
溶胶-凝胶法	反应温度较低 涂层纯度高 涂层均匀性可达分子水平 成分可用化学计量法控制 所需设备简单，操作方便	涂层较薄 涂层对基底的附着力低 难获得无微观结构缺陷的涂层 涂层易被基底污染 涂层不致密	[45]～[48]
生物矿化沉积	制备过程简单 生物相容性好 涂层致密均匀	与基底材料结合强度低 涂层厚度薄 力学性能差，多孔易降解	[49]～[52]

6.1.3　陶瓷涂层的结构

陶瓷涂层的功能和应用不仅与陶瓷本身的化学组成相关，还与其结构息息相关。陶瓷涂层结构复杂多样，观察其结构变化时，我们主要看颗粒的分布情况、是否有裂纹及孔状结构、涂层结晶度以及与基底材料的结合情况等。因此，本小节将分别从陶瓷涂层的表面形态和横截面形态两个方面阐述陶瓷涂层的结构。陶瓷涂层的表面形态可根据是否致密、是否有孔洞生成分为致密型、疏松多孔型、三维多孔结构型、中空管状型[如碳纳米管（CNT）][53]和纤维网状结构型。根据其表面球形颗粒的分布状况、有无裂纹又可分为平滑型和粗糙型。而从横截面形态看，根据其是否分层可以分为单一结构、层状结构和板状结构。根据横截面裂纹及孔洞的生成状况又可将其分为致密型和疏松多孔型。影响陶瓷涂层结构的因素有很多。首先，涂层材料、基底材料和涂层技术是三个主要的因素。涂层材料的种类、涂层材料颗粒的大小以及形状都会影响涂层材料的结构。最近，Anantha 和 Shanmugam 发现，采用电泳沉积制备含 Si 的 β-TCP 陶瓷涂层时，随着 Si 含量的增加，涂层结构由均匀多孔状变为球形颗粒结构[54]。其次，基底材料的种类、形状和尺寸也是影响涂层结构的重要因素。相关研究发现，采用电泳沉积在块状和编织状的 SiC 材料表面制备 Y_2SiO_7 陶瓷涂层时，涂层的结构形态区别很大[55]。最后，不同的涂层技术以及同一种涂层技术采用不同的工业参数对陶瓷涂层结构的影响也是相当大的。如有文献报道[56]采用溶胶-凝胶法制的 HA 层是致密均匀、比较平坦的，而采用等离子喷涂技术制备的 HA 层则多是粗糙不均匀的，表面含有很多球形颗粒[57,58]。另外，对材料表面进行微弧氧化时，处理时间不同，涂层的厚度不同，涂层表面的微孔数量也会不同。

6.1.4　陶瓷涂层与基底的结合及其表征方法

不同的陶瓷涂层和不同的基底材料，其结合情况是不同的。甚至相同的陶瓷涂层和相同的基底材料，采用不同的喷涂工艺技术，它们之间的结合强度也是不同的。陶瓷涂层与基底的结合情况对于基底-陶瓷涂层复合体的应用至关重要，尤其是对于医用金属材料和生物医用陶瓷涂层。如采用溶胶-凝胶法制备的陶瓷涂层常常因为其与基底的结合强度太差而不能用于临床，而等离子喷涂制备的陶瓷涂层与基底之间的结合良好，被广泛使用。为了更好地了解陶瓷涂层的结构以及相关性能，很多仪器以及技术方法被使用。如很多研究者[59-63]使用场发射扫描电子显微镜观察陶瓷涂层的表面及横截面形态，用 XRD 表征陶瓷涂层的物相组成及其结晶情况，用 XPS 分析其表面元素组成、价态及含量，用傅里叶变换红外光谱（FTIR）检测涂层表面的官能团或者基团，电化学工作站被用来表征陶瓷涂层的耐腐蚀性。而陶瓷涂层与基底的结合情况则可以通过万能试验机、硬度试验和耐磨性试验等方法表征，如 Sathish 等采用硬度试验和耐磨性试验检测纳米结构涂层氧化锆对生物医用金属基底 Ti13Nb13Zr 合金的黏附情况及耐磨性[64]。Wang 等则用万能试验机对生物玻璃陶瓷涂层与 Ti6Al4V 合金界面的拉伸强度进行了测试[65]。除了上述几种方法外，还有其他的一些方法，如采用显微硬度仪等表征陶瓷涂层与基底之间的结合情况。

6.2 热喷涂涂层

6.2.1 热喷涂涂层原理

热喷涂技术的历史悠久，最早产生于 1882 年。当时，德国人使用一种很简单的装置将熔融态金属喷射成粉体形态，之后，瑞士的 Schoop 博士于 1910 年发明了固定式坩埚熔融喷射装置，标志着真正的热喷涂技术的产生[66]。此后，经过科学家们的不断研发和改良，电弧喷涂、火焰喷涂、等离子喷涂、爆炸喷涂、冷喷涂、低压等离子喷涂-薄涂层技术相继出现，热喷涂技术得到大力发展。随着喷涂工艺技术的优化，喷涂材料以及喷涂过程参数控制等迅速发展，逐步形成了从喷涂设备、喷涂材料到喷涂工艺三位一体的相对完整的工业体系。

热喷涂是材料科学、工程力学和生物医学等领域内重要的表面强化和表面改性技术。它是利用某种热源如电弧、等离子弧、激光或者燃烧火焰等将粉末状或者丝状的金属、非金属或者复合材料加热，使之呈熔融或者半熔融状态，再通过本身的流动火焰或者压缩空气，将其以一定的速度喷射到相应的基底材料表面，经沉积而形成涂层的方法。具体来说，热喷涂是指一系列的过程，在这些过程中，细微而分散的金属或非金属的涂层材料，以一种熔融或半熔融状态，沉积到一种经过预处理的基底表面，形成某种喷涂沉积层。其中，涂层材料可以是粉状、带状、丝状或棒状。热喷涂枪由燃料气、电弧或等离子弧提供必需的热量，将热喷涂材料加热到塑态或熔融态，再经受压缩空气的加速，使受约束的颗粒束流冲击到基底表面上。冲击到表面的颗粒因受冲压而变形，形成叠层薄片，黏附在所制备的基底表面，随之冷却并不断堆积，最终形成一种层状的涂层[67]。根据涂层材料的不同，基底表面获得的涂层可具有耐磨、耐蚀、耐高温、抗氧化、防辐射、吸收电磁波、良好的生物相容性等各种性能。

在热喷涂技术中，陶瓷的热喷涂发展最好。它是建立在金属热喷涂的基础上，以陶瓷作为喷涂材料的热喷涂方式。陶瓷材料具有高熔点、高刚度、高化学稳定性、高绝缘绝热能力、线胀系数小、摩擦系数小等其他材料没有的性能；但其塑性变形能力差、对应力集中和对裂纹敏感；机械加工材料时，其可靠性比金属材料差，机械加工困难，成本高。因而采用热喷涂技术特别是等离子喷涂技术，在金属表面上制备陶瓷涂层，可把陶瓷材料的特点和金属材料的特点有机地结合起来，获得复合材料结构。由于这种复合材料结构具有异常优越的综合性能，热喷涂技术迅速从高尖领域扩展应用到能源、交通、冶金、轻纺、石化、机械等民用工业领域。

6.2.2 热喷涂工艺过程

热喷涂涂层与基底材料结合的好坏，在很大程度上取决于热喷涂工艺过程。热喷涂工艺过程主要包括工件表面预处理、加热、喷涂和工件涂层后处理等四个方面，其工艺流程图如图 6.1 所示。

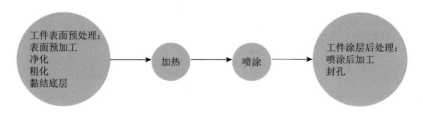

图 6.1 热喷涂工艺流程图

工件表面预处理的目的主要是增强涂层材料与基底表面的结合，去除基底材料表面的一些杂质相以满足喷涂工艺相应的需求。其主要包括表面预加工、净化、粗化和黏结底层等几个步骤。表面预加工是指在喷涂之前对基底表面进行车削、磨削等处理，以去除表面存在的涂层或者其他处理层，从而获得适合的工件表面。例如，很多研究者采用 SiC 砂纸对金属钛表面进行抛光打磨，以去除其表面的氧化膜层。净化则是去掉工件表面的污染物，如油脂或锈迹等。而去除表面污染物的物质一般有石油醚、丙酮、乙醇以及二次蒸馏水，Chen 等[68]就用这几种物质清洗镁金属表面。粗化处理的目的是增加基底材料与涂层之间的接触面，从而增强它们之间的机械结合，改变涂层中的残余应力分布。粗化的方法有喷砂、机械加工、电拉毛和宏观粗化等。其中最常用的是喷砂处理，喷砂材料一般有刚玉（α-Al_2O_3）、TiO_2 和硅酸钙等[69]。黏结底层一般在喷涂一些与基底材料表面结合不好的涂层材料时才会使用，是基底与涂层之间的一层过渡层，目的是使该涂层材料更好地与基底表面结合。常用的黏结底层材料有 Mo、NiAl、NiCr 及铝青铜等，其厚度一般为 0.08～0.18 μm。表面净化和粗化的方法有很多，因此，在进行工件表面预处理的过程中，应根据基底材料的材质、形状、厚度、表面原始状况以及涂层设计等进行相应的处理。

6.2.3 等离子喷涂涂层

等离子喷涂是继火焰喷涂之后大力发展起来的一种新型多用途的精密喷涂方法，是热喷涂技术的一种。等离子喷涂技术是采用由直流电驱动的等离子电弧作为热源，将陶瓷、合金、金属等材料加热到熔融或半熔融状态，并高速喷向经过预处理的工件表面而形成附着牢固的表面层的方法。等离子喷涂获得的涂层除了具有热喷涂的特点以外，也可用于医疗用途，尤其是对于生物医用金属而言，具有更加重要的作用。如 Gadow 等采用等离子喷涂技术将 HA 喷涂到金属钛板上用于医学应用[70]。

在等离子喷涂过程中，影响涂层质量的工艺参数有很多，主要有等离子气体、气体的流量大小、电弧功率、喷涂距离以及喷枪与工件的相对运动速度等几个方面。气体的选择主要从可用性和经济性考虑，N_2 便宜，且离子焰热焓高，传热快，利于粉末的加热和熔化，但对于易发生氧化反应的粉末或基底则不可采用。Ar 气电离电位较低，等离子弧相对稳定且易于引燃，适用于小件和薄件的喷涂，但价格昂贵。气体流量的大小会直接影响等离子焰流的热焓和流速，从而影响喷涂效率、涂层孔隙率和结合强度等。电弧功率太高，导致等离子火焰温度很高，这可能使一些喷涂材料气化并引起涂层成分改变；而电弧温度太低的话，等离子火焰温度较低，又会引起喷涂粒子加热不足，从而导致涂层黏结强度、硬度和沉积效率较低。喷涂距离以及喷枪与工件之间的相对运动速度也会不同程度地影响涂层的喷涂。

等离子喷涂技术由于能进行高熔点材料的喷涂，喷涂的涂层致密，黏结强度高，使用惰性气体喷涂时喷涂材料不易氧化等特点，受到很多表面改性研究者的青睐而迅速发展起来。此后，在此基础上又发展了几种新的等离子喷涂技术：真空等离子喷涂、水稳等离子喷涂和气稳等离子喷涂。这些技术被广泛地用于金属、陶瓷、高分子和复合材料的喷涂，从而获得综合性能更好的复合材料。

6.2.4　氧焰喷涂涂层

与等离子喷涂一样，氧焰喷涂也是目前国内常用的热喷涂技术之一。自从 Schoop 博士于 1912 年成功研发线材喷枪后，氧焰喷涂技术飞速发展。它是利用燃气乙炔、氢气、丙烷、天然气、甲基乙炔-丙二烯（MPS）与助燃气氧气混合燃烧，将喷涂材料加热成熔融或者半熔融状态，然后以一定的速度喷射到基底材料上而形成涂层的方法。按照喷涂材料的不同，氧焰喷涂可分为丝材火焰喷涂和粉末火焰喷涂。

丝材火焰喷涂是利用氧乙炔燃烧作为热源，不断地将火焰中的喷涂丝材加热、熔融，然后在高压作用下将其雾化成微粒状或者颗粒状，最后喷射到相应的基底材料表面，连续沉积而形成金属或者合金涂层。丝材火焰喷涂的效率很高，但由于喷出的熔融液滴大小不均，最后形成的涂层结构不均匀，孔隙率也大，因而主要用于喷涂锌、铝、锌铝合金材料。而粉末火焰喷涂则是以氧乙炔火焰为热源，将自熔剂合金粉末喷涂到预先处理的基底材料表面，在不熔化基底材料的情况下，使涂层加热熔融并润湿基材，最后通过液态合金与固态基材表面之间的相互溶解、扩散，形成具有特殊性能的表面涂层。其原理与丝材火焰喷涂类似，不同的是喷涂材料不是丝材而是粉末。在粉末火焰喷涂过程中，使用的粉末材料比较广泛，可以是金属粉、合金粉、复合粉，也可以是碳化物粉或者陶瓷粉。粉末火焰喷涂因为在喷涂粒子雾化和加速过程中并无压缩空气的参与，所以喷涂粒子飞行速度比较慢，最终形成的涂层结合强度较低，孔隙率较高。

总体来说，氧焰喷涂技术[71]具有以下特点：①一般金属、非金属基底均可进行喷涂，且不受基底形状和尺寸的限制，但不能喷涂小孔；②涂层材料十分广泛，金属、合金、陶瓷以及复合材料均可作为涂层材料，可使表面具有耐磨、耐腐蚀、耐高温等优异性能；③对基底影响小，基底表面的受热温度一般为 200～250℃，而整体的温度则维持在 70～80℃，因此基底形变小，材料组织不发生变化；④形成的多孔性组织涂层具有储油润滑和减摩擦性能。但不好的是，涂层与基底结合强度普遍较低，承重能力较差，且基底表面制备要求较高，这些缺陷限制了氧焰喷涂技术的应用。

6.3　生物矿化涂层

6.3.1　生物矿化过程

在自然界中，无论是微生物（如细菌、真菌等）还是动植物，都会在体内形成生物矿物材料。它们大到宏观上的贝壳、骨骼、牙齿、珊瑚、珍珠，小到微观上岩石表面的碳酸钙微小颗粒和硅藻的细胞壁。目前，被发现的自然界生物合成的矿物材料已有 70 多种，包括了无定形矿物、无机以及有机晶体。在这些矿物中，含钙矿物最多，包括碳酸钙和磷酸钙矿物，它们组成了骨骼的主要成分，约占整个自然界生物矿物的 50%，还含有一些非晶质氧化硅、硫酸盐、硫化物以及钙镁有机酸盐。表 6.3 列举了自然界中存在的部分无机生物矿物材料。

表 6.3　自然界中存在的部分无机生物矿物材料

无机生物矿物及化学式		应用实例	参考文献
碳酸钙	$CaCO_3$	动物刺、珊瑚、软体动物外壳	[72]、[73]
碳酸镁钙	$CaMg(CO_3)_2$	棘皮动物牙齿	[74]
碳酸镁	$MgCO_3$	海绵骨针	[75]
羟基磷灰石	$Ca_{10}(PO_4)_6(OH)_2$	骨骼、牙齿	[76]
二氧化硅	SiO_2	放射虫、硅藻外壳	[77]
磷酸八钙	$Ca_8H_2(PO_4)_6 \cdot 5H_2O$	牙齿	[78]
无定形磷酸钙	$Ca_x(PO_4)_y \cdot nH_2O$	牙齿	[79]

　　天然的生物矿物材料是排列有序、结构优异的有机/无机复合体。与一般的矿物材料相比，它们具有更加优异的力学性能和生物相容性。在生物体内，这些矿物材料的形成是生物体通过一系列生物化学反应作用的结果，而通过这一系列的生物化学反应形成含钙的矿物就是生物矿化的过程。简言之，生物矿化是指生物体通过有机物质如蛋白、糖、磷脂等生物大分子的调控生成无机矿物相的过程，是生物体在特定的物理化学条件下，在特定的生理部位通过有机质的调节使溶液中的离子沉积形成具有特定多级结构和组装方式的固相矿物，并引导无机矿物定向结晶的过程。受生命物质的影响的不同，生物矿化作用可分为生物诱导矿化作用和生物控制矿化作用。生物诱导矿化作用是指由代谢、呼吸等生命活动引起周围组织环境物理化学性能的改变而导致的生物矿化，整个过程不受空间的限制，也无需组织细胞和生物大分子的参与，形成的矿物晶体习性与无机化学沉淀矿物十分相似。生物控制矿化作用则是指由生物体的生理活动引起的在空间、构造和化学等三个方面受生命物质限制的有机物质矿化的过程。并且，这种方式形成的生物矿物具有有机物质含量较高、结晶习性独特、大小均匀以及形态一致和排列规则等特点，与无机化学沉淀矿物完全不同。

　　生物矿化过程是一个相当复杂的多层次控制过程，其中，生物大分子的排列以及它们与无机矿物相的相互作用是生物矿化过程的两个主要方面。Mann[80]指出，生物矿化过程一般可分为四个阶段，即有机质的预组织、有机/无机界面分子识别、生长调制和外延生长。其中，有机质的预组织是生物体内不溶的生物大分子在矿化前形成一个有组织的微反应环境，为无机矿物相提供成核位点并决定矿物的功能，此过程是生物矿化发生的前提。有机/无机界面分子识别则是指在已形成大分子组装体的控制作用下，无机物通过静电作用、晶体面网的几何匹配和空间立体化学结构互补等作用机制在有机/无机界面处成核。分子识别过程专一，其控制着晶体的成核、生长和聚集，对生物矿化十分重要。生长调制是指无机相在生长过程中，晶体的形态、大小、取向和结构受到有机分子的调控，并组装形成亚单元的过程，此过程赋予矿物独特的结构和形态。而外延生长是矿化过程的最后一个阶段，是在细胞的参与下，亚单元组装形成多级结构的矿物的过程。矿物具有复杂的精细结构和独特的生物学功能。

总而言之，生物矿化是一个复杂的、动态的过程，不仅受到温度、压力、浓度等热力学因素和动力学因素如核化、沉淀以及相变等的影响，也受到生物学因素如空间、构象和变性的影响。它是生物有机质、晶体自身生长机制以及外界环境等各方面综合调控的结果。

6.3.2 生物矿化制备陶瓷涂层

生物矿化过程所形成的矿物或者有机/无机复合物具有良好的物理化学性能和生物相容性。例如有文献报道，软体动物的贝壳珍珠层力学性能优越，硬度大，韧性高，其破裂韧度比相应的无机矿物大 2~3 个数量级[81-83]。又如，牙齿的主要组成成分羟基磷灰石的生物相容性很好，其坚硬程度也比人工合成的无机矿物大得多。基于对生物矿化过程的了解，通过生物矿化制备优异性能的陶瓷涂层或者仿生涂层成为科学界研究的一大热点。

生物矿化制备的陶瓷涂层是受到生物矿化过程的启发，模拟天然磷灰石的形成过程，将预处理的材料浸泡在 SBF 溶液中，在基底材料表面沉积形成的钙磷涂层。因为这种方法获得的陶瓷涂层的组成和结构与天然骨中的矿物更相近，因而具有更大的发展前景[84]。目前，通过生物矿化制备陶瓷涂层的方法很多，包括钛及钛合金、镁及镁合金的表面改性，对有机聚合物进行官能团修饰，碳纤维材料、氧化物材料或者其他复合材料的表面镀膜等方式，所有的这些方法都是基于生物矿化的原理，进行基底的官能团化，即实现有机质的预组织，从而将有机分子引入基底表面，调控后续的矿物质的形成。例如，Kim 等[85]将碱热处理后的钛浸泡在 SBF 中，发现其表面会形成机械性能稳定、强键结合的磷灰石涂层。而碱热处理的最终结果是在钛表面产生了—OH 基团，形成钛酸钠水凝胶层。Mao 及其同事[86]采用 H_2O_2 处理钛表面，再将其浸泡在 SBF 中，实验发现，钛基底表面会沉积形成 HA 涂层。而这种方式处理后会在钛基底表面形成—OH 或者—COOH 基团，最终诱导 HA 的形成。Piveteau 等[87]也研究发现，通过溶胶-凝胶法处理后的钛表面，浸入 SBF 中也会诱导类骨磷灰石的形成，其植入体内会形成直接的骨键合。而这种处理方法的结果也是在钛基底表面引入—OH 基团。除了引入这些表面基团外，还有引入烷氧基（—OCH$_3$）、含磷等带负电荷的基团，将这些经过有机质预组织的基底材料浸入 SBF 中，表面会形成一层结合性能良好、生物相容性很好的类骨磷灰石涂层[88, 89]。此外，也有相关的文献报道，在有机聚合物表面引入硅羟基、羧基、磺酸基以及磷酸根等基团，也会诱导钙磷矿物的沉积，并形成具有特定组织结构和功能的涂层。如 Oyane 等[90]在乙烯基-乙烯乙醇聚合物表面修饰硅羟基，将其浸入 SBF 后，会形成磷灰石/乙烯基-乙烯乙醇共聚物纤维复合材料。它具有和天然骨类似的机械性能和骨键合能力。

因此，采用生物矿化制备的陶瓷涂层不仅具有和天然生物矿物材料相似的组成和结构，而且在某些生物学方面也具有相似的功能。因此，生物矿化获得陶瓷涂层是未来制备良好生物医学材料的发展趋势之一。

6.4　电化学涂层

6.4.1　电化学涂层原理

电化学涂层是采用电化学沉积方法在基底表面获得的一层涂层。其原理是在外电场的作用下电解质溶液中的正负离子分别向正负电极迁移，并在电极上失去或者获得电子，发生氧化还原反应而形成镀层的技术。其中，在阴极发生金属离子的还原反应而获得金属涂层的方式，称为电镀。在阳极发生金属的氧化并在其表面形成一层氧化膜的过程，称为金属的电化学氧化，简称金属的电氧化。虽然电化学镀和电化学沉积都是在溶液中进行的，但前者是化学镀液在基底材料的自催化作用下，在其表面直接形成的镀层，而后者则是在外电场的作用下，由电解质溶液中正负离子的迁移而在基底材料表面发生氧化还原反应而形成涂层。

根据电化学工艺参数以及反应程度的不同，金属的电氧化可细分为阳极氧化和微弧氧化。其中阳极氧化所用的电流为直流电，电压在 5～50 V 之间，整个反应过程温和，温度相对较低，并且形成的氧化膜层均匀致密，表面孔径小，厚度为 20～50 μm；而微弧氧化采用的是交流电，电压在 100～600 V 之间，反应过程会产生强烈的火花，温度很高，同时基底表面获得的氧化膜层分布不均，表面多孔且孔径较大，厚度为 100～200 μm。因此，微弧氧化和阳极氧化的反应机理是不同的。

虽然微弧氧化过程的具体机制还不清楚，但大多数科学家[91, 92]都认为在微弧氧化过程中会发生以下几个基本的过程：①在金属基底和电解质溶液界面会形成一层氧化膜层；②随着氧化半衰期的增加，电解质氧化层两侧的电位差会增大；③发生介电击穿；④在阴极半衰期间发生金属和氧化物的弛豫以及氧化物质的部分还原；⑤气体微相形成（成核）和湮灭（空化）。这明显不同于阳极氧化过程。对于阳极氧化而言，阶段①的完成即氧化膜层的形成则表示整个过程的终止。

6.4.2　电化学沉积技术制备陶瓷涂层

电化学是研究电现象与化学现象之间的相互关系以及化学能与电能相互转换规律的科学。图 6.2 是采用电化学沉积技术制备涂层的工艺示意图，可以看到，电化学沉积过程发生在电极-溶液的界面。一般金属电沉积的过程主要包括电解质传递、表面转化、电化学转化以及相生成等几个步骤。其中，每个步骤既相互联系又相互影响。

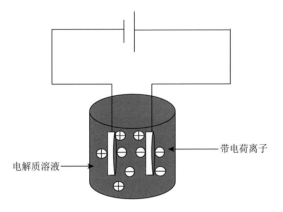

电解质溶液

带电荷离子

图 6.2　电化学沉积工艺示意图

与其他的涂层或者薄膜制备技术相比，电化学沉积技术具有以下几点优势：①可在各种复杂结构的基底材料表面沉积，且不受基底材料形状的限制；②反应一般在室温或者稍高于室温的条件下进行，适于制备纳米结构材料，也有利于保持生物分子的活性；③电化学沉积的量由 Faraday 定律控制，通过改变沉积条件（如电流、电位、溶液 pH、温度、浓度、组成等）可精确控制涂层的厚度[93]；④可将不同的无机离子或生物分子添加到电解质溶液中，通过对沉积参数的程序化设计可实现多组分的共沉积，适于制备多功能的生物涂层[94, 95]。因此，电化学沉积技术是用来制备生物功能陶瓷涂层并确保功能涂层发挥效能的有效方法[96, 97]。

目前，通过电化学沉积技术制备的功能陶瓷涂层主要有生物活性陶瓷涂层、生物活性玻璃涂层、组织诱导性涂层和抗菌性涂层等几种。Rakngarm 等[98]将 Ti 合金作为阴极，过饱和磷酸钙溶液作为电解质，通过恒电流沉积法在 Ti 合金表面制备磷酸钙涂层，并将其浸泡在 SBF 溶液中。实验发现，涂层表面磷酸钙的晶相向 HA 转变，并形成均一的单一相，附着力可达 87.2 N。Stojanovic 等[99]

通过电化学沉积技术在 Ti6Al4V 合金表面制得功能梯度的玻璃——磷灰石涂层，通过 SBF 浸泡实验发现，生物活性玻璃涂层具有良好的生物活性。Ou 等[100]采用恒电流沉积法制备了 HA 和胶原蛋白的复合涂层，体外试验发现，该复合涂层具有良好的骨诱导性，有助于骨髓间充质干细胞向成骨方向分化。Yang 等[101]通过阳极氧化法在 Ti 金属表面形成了金红石型的 TiO_2 膜层，该氧化膜层具有一定的抗菌抑菌作用。Zhang 等[102]也通过恒电流沉积法将 Zn 复合在多孔二氧化钛表面，并发现与单纯的二氧化钛相比，复合抗菌涂层对阳性菌和阴性菌都显示出更好的抑制作用。因此，电化学沉积技术对于制备功能性的陶瓷涂层十分重要。

6.4.3　电泳沉积法制备陶瓷涂层

电泳沉积法与电化学沉积法的原理类似，是指在外电场的作用下，溶液中带电的胶体粒子发生定向移动而在基底材料表面沉积形成涂层的过程，相当于电化学沉积衍生出来的一种方法。电泳沉积包括电泳和沉积两个过程。其中，电泳是指溶液中的胶体粒子在电场的作用下，向带电符号相反的电极迁移的现象。而沉积则是胶体粒子在相应的基底材料表面发生聚沉或者絮凝的过程。

电泳现象自 19 世纪被发现以来，就被人们用于传统陶瓷涂层技术，至今已有40 多年[103]。由于电泳沉积形成的新型材料可具有各种形状和尺寸的微观结构，且具有其他涂层技术不可比拟的优点，因此，电泳沉积技术得到迅速发展。当前，电泳法主要用于制备具有复杂形状的陶瓷复合材料、功能梯度纳米结构部件以及功能性的表面涂层尤其是生物陶瓷涂层。例如，Kaya 等[104]分别采用直流电泳法和交流电泳法在不锈钢材料表面制备了海藻酸钠和生物玻璃的复合涂层，该涂层具有良好的生物相容性，并且可以调控其厚度、孔隙率以及表面粗糙度。Santillan 等[105]也采用电泳法在不锈钢和钛材料表面制备了 TiO_2 氧化膜层，结果发现钛表面涂层结构致密均匀，黏附性更好。Hamil 等[106]以电泳法在镁合金表面沉积了一层 TiO_2 膜，实验发现，其明显增强了基底材料的抗腐蚀性，有利于其在生物医学领域的应用。应用最多的陶瓷涂层是 HA，已有大量的文献报道[107-115]，通过电泳沉积法在各种各样的基底材料表面形成 HA 涂层，不仅可以增加其耐蚀性，也可以增强生物相容性，有助于成骨细胞的黏附、增殖和分化，植入体内可促进骨与种植体的结合。

6.5　其他涂层技术

6.5.1　溶胶-凝胶法

溶胶-凝胶法开创于 1846 年，由法国化学家 J. J. Ebelmen 发明。当时他观察到，正硅酸酯在空气中水解时会形成凝胶，该方法可用于制备金属氧化物材料。随后，经过大量的研究发现，溶胶-凝胶法不但可以制备玻璃、氧化物涂层以及功能性陶瓷材料，而且在采用传统方法难以制备的复合氧化物材料方面也得到成功的应用。

溶胶-凝胶法也是可用于表面工程技术的一种方法。其原理就是以无机物或者金属醇盐作为前驱体，在液相条件下将它们均匀混合，并进行水解、缩合等化学反应，形成稳定透明的溶胶体系，然后溶胶经过陈化发生聚合，形成三维网络结构的凝胶，最后将形成的凝胶干燥、烧结固化而制备出纳米亚结构材料。该方法可在短时间内实现分子水平的均匀掺杂，同时反应温度较低，反应可在微纳米水平进行。

更为重要的是，溶胶-凝胶法在陶瓷涂层的制备方面也应用广泛。采用此方法制备的陶瓷涂层不但可以形成厚度均匀的亚微观结构，而且其涂层的微观结构可以通过改变化学成分和加工条件来调节。另外，采用此方法还可制备一些生物相容性良好的功能性复合陶瓷涂层。因此，科学家们大量采用溶胶-凝胶法制备陶瓷涂层，并用于医疗、制造、工程等相关领域。Kim 等[45]由溶胶-凝胶法在 Ti 金属表面制备了 HA 涂层，该涂层的力学性能及生物相容性良好；Zhang 等[29]也发现，通过溶胶-凝胶法制备的氟磷灰石（FHA）涂层十分均匀致密，材料的力学性能良好。所有的这些研究结果都表明，溶胶-凝胶法对于制备陶瓷涂层尤为重要，可以弥补其他表面工程技术的不足。

6.5.2 物理气相沉积法

物理气相沉积是气相沉积的一种，也是一种相当重要的涂层手段。它是指在真空条件下，通过物理方法，将材料固体或者液体表面气化成气态的原子、分子或者部分电离成离子，然后经过低压气体或者等离子体过程，最后在基底材料表面沉积成具有某种特殊功能的薄膜的涂层技术。

目前，物理气相沉积方法主要有真空蒸镀、磁控溅射、电弧等离子体镀、离子镀膜以及分子束外延等。与化学气相沉积技术相比，物理气相沉积具有两方面的优势，一是涂层温度低（<500℃），不会降低切割工具的力学性能；二是对环境没有危害并可以实现现有的绿色工艺目标[116-120]。另外，其应用也十分广泛，不仅可以沉积形成金属膜、合金膜，还可以沉积制备化合物、半导体、陶瓷和复合物膜层。如 Zhang 等[121]就采用物理气相沉积法制备了氧化钇稳定的氧化锆热障涂层，并进一步研究了基底反应温度、保护气体流速以及喷涂距离对涂层结构的影响；Muratore 等[122]的研究结果也表明，通过物理气相沉积在二氧化硅和高度取向的热解石墨基质表面获得的均匀连续 MoS_2 分子膜层具有和剥离层相似的光学和电子特性。

6.5.3 离子束溅射法

离子束溅射法是物理气相沉积法中的一种。其原理是在提供一定的束流强度和一定能量的 Ar 离子流的电子枪的作用下，离子束以一定的入射角度轰击靶材并溅射出其表层的原子，然后沉积到基底表面形成薄膜的过程。对于溅射系统而言，一个很大的缺陷就是工作压强太大，导致气体分子进入溅射膜层。而离子束溅射法则可以解决这些问题，这是因为它的工作压强低，可以减少气体进入溅射薄膜。另外，在离子束溅射过程中，基片完全远离离子发生过程，溅射离子输送过程也很少受到散射的影响。

由于气体杂质少，纯度高，对基底材料损伤小以及可以精确控制离子束的能量、束流大小和束流方向等优点，离子束溅射法制备的薄膜一般具有光学性质稳定，无散射和吸收，机械性能强和化学性质稳定等特征。因此，离子束溅射技术的应用十分广泛，可用于光纤、计算机、通信、纳米技术、新材料、集成光学以及生物医学等领域。

（撰稿人：鲁旭刚　杨帮成）

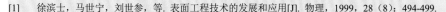

参 考 文 献

[1] 徐滨士，马世宁，刘世参，等. 表面工程技术的发展和应用[J]. 物理，1999，28（8）：494-499.

[2] 钱苗根. 材料表面技术及其应用手册[M]. 北京：机械工业出版社，1998.

[3] 师昌绪，徐滨士. 21 世纪表面工程的发展趋势[J]. 中国表面工程，2001，1：2-7.

[4] Tschernitschek H，Borchers L，Geurtsen W. Nonalloyed titanium as a bioinert metal：A review[J]. Journal of Prosthetic Dentistry，2005，36：523-530.

[5] Hande D. Bioceramics for osteogenesis，molecular and cellular advances[M]//Jandial R，Chen M Y. Regenerative Biology of the Spine and Spinal Cord. New York：Springer，2012：134-147.

[6] Hutmacher D W，Schantz J T，Lam C X F，et al. State of the art and future directions of scaffold-based bone engineering from a biomaterials perspective[J]. Journal of Tissue Engineering & Regenerative Medicine，2007，1（4）：245-260.

[7] Friis M，Persson C，Wigren J. Influence of particle in-flight characteristics on the microstructure of atmospheric plasma sprayed yttria stabilized ZrO_2[J]. Surface & Coatings Technology，2001，141（2-3）：115-127.

[8] Kim D Y，Kim M，Kim H E，et al. Formation of hydroxyapatite within porous TiO_2 layer by micro-arc oxidation coupled with electrophoretic deposition[J]. Acta Biomaterialia，2009，5（6）：2196-2205.

[9] Zhang J Y，Ai H J，Qi M. Osteoblast growth on the surface of porous Zn-containing HA/TiO_2 hybrid coatings on Ti substrate by MAO plus sol-gel methods[J]. Surface & Coatings Technology，2013，228：S202-S205.

[10] Xu J L，Liu F. Microstructure and corrosion resistance behavior of ceramic coatings on biomedical NiTi alloy

prepared by micro-arc oxidation[J]. Applied Surface Science，2008，254：6642-6647.

[11] Khor K A，Gu Y W. Plasma spraying of functionally graded hydroxyapatite/Ti-6Al-4V coatings[J]. Surface & Coatings Technology，2003，168（2-3）：195-201.

[12] Ni S，Chang J，Chou L. A novel bioactive porous $CaSiO_3$ scaffold for bone tissue engineering[J]. Journal of Biomedical Materials Research Part A，2006，76（1）：196-205.

[13] Salama S N，Darwish H，Abo-Mosallam H A. HA forming ability of some glass-ceramics of the $CaMgSi_2O_6$-$Ca_5(PO_4)_3Fe$-$CaAl_2SiO_6$ system[J]. Ceramics international，2006，32（4）：357-364.

[14] Zhao Y，Xiong T Y. Formation of bioactive titania films under specific anodisation conditions[J]. Surface Engineering，2012，28（5）：371-376.

[15] Olofsson J，Pettersson M，Teuscher N，et al. Fabrication and evaluation of Si_xN_y coatings for total joint replacements[J]. Journal of Materials Science：Materials in Medicine，23（8）：1879-1889.

[16] Mazzocchi M，Bellosi A. On the possibility of silicon nitride as a ceramic for structural orthopaedic implants. Part I：Processing，microstructure，mechanical properties，cytotoxicity[J]. Journal of Materials Science：Materials in Medicine，2008，19（8）：2881-2887.

[17] Meng J，Song L，Meng J，et al. Using single-walled carbon nanotubes nonwoven films as scaffolds to enhance long-term cell proliferation *in vitro*[J]. Journal of Biomedical Materials Research Part A，2006，79（2）：298-306.

[18] Palanivelu R，Kalainathan S，Ruban K A. Characterization studies on plasma sprayed（AT/HA）bi-layered nanoceramics coating on biomedical commercially pure titanium dental implant[J]. Ceramics International，2014，40（6）：7745-7751.

[19] Yang C Y，Lee T M，Yang C W，et al. *In vitro* and *in vivo* biological responses of plasma-sprayed hydroxyapatite coatings with post-hydrothermal treatment[J]. Journal of Biomedical Materials Research Part A，2007，83（2）：263-271.

[20] Morksa M F，Kobayashi A. Development of ZrO_2/SiO_2 bioinert ceramic coatings for biomedical application[J]. Journal of the Mechanical Behaviour of Biomedical Materials，2008，1（2）：165-171.

[21] Wang H F，Wang Y Z，Yao H Y，et al. Influence of Ni content on microstructure and wear resistance of TiC-Ni coating prepared by reactive high oxy-fuel flame spraying[J]. Materials Protection，2005，39：14-17.

[22] Rodrigo P，Campo M. Microstructure and wear resistance of Al-SiC composites coatings on ZE41 magnesium alloy[J]. Applied Surface Science，2009，225（22）：9174-9181.

[23] Gao Y L，Wang C S. The resistance to wear and corrosion of laser-cladding Al_2O_3 ceramic coating on Mg alloy[J]. Applied Surface Science，2007，253（12）：5306-5311.

[24] Savalani M M，Ng C C. *In situ* formation of titanium carbide using titanium and carbon-nanotube powders by laser cladding[J]. Applied Surface Science，2012，258（7）：3173-3177.

[25] Dallaire S，Levert H. Synthesis and deposition of TiB_2-containing materials by arc spraying[J]. Surface & Coatings Technology，1992，50（3）：241-248.

[26] Xiao M，Biao M N. Regulating the osteogenic function of rhBMP-2 by different titanium surface properties[J]. Journal of Biomedical Materials Research Part A，2016，104：1882-1893.

[27] Durdu S，Deniz Ö F，Kutbay I，et al. Characterization and formation of hydroxyapatite on Ti6Al4V coated by plasma electrolytic oxidation[J]. Journal of Alloys and Compounds，2013，551：422-429.

[28] Xue W B，Deng Z W. Microstructure and properties of ceramic coatings produced on 2024 aluminum alloy by microarc oxidation[J]. Journal of Materials Science，2001，36：2615-2619.

[29] Zhang S，Wang Y S，Zeng X T，et al. Adhesion strength of sol-gel derived fluoridated hydroxyapatite coatings[J].

Surface & Coatings Technology，2006，200：6350-6354.

[30] Gao L，Wei L，Guo H，et al. Deposition mechanisms of yttria stabilized zirconia coatings during plasma spray physical vapor deposition[J]. Ceramics International，2016，42（4）：5530-5536.

[31] Zhang S，Wang Y S，Zeng X T，et al. Evaluation of interfacial shear strength and residual stress of sol-gel derived fluoridated hydroxyapatite coatings on Ti6Ai4V substrates[J]. Engineering Fracture Mechanics，2007，74：1884-1893.

[32] Garima B，Thomas J W. Reduced bacterial growth and increased osteoblast proliferation on titanium with a nanophase TiO_2 surface treatment[J]. International Journal of Nanomedicine，2017，12：363-369.

[33] Wang C X，Chen Z Q. Fabrication and characterization of graded calcium phosphate coatings produced by ion beam sputtering/mixing deposition[J]. Nuclear Instrument and Methods in Physics Research B，2001，179：364-372.

[34] 姜兆岭. 前景广阔的陶瓷涂层[J]. 山东陶瓷，1994，17（3）：14-19.

[35] Roy M，Bandyopadhyay A，Bose S. ınduction plasma sprayed nano hydroxyapatite coatings on titanium for orthopaedic and dental implants[J]. Surface and Coatings Technology，2011，205：2785-2792.

[36] Xue W，Liu X，Zheng X，et al. *In vivo* evaluation of plasma-sprayed wollastonite coating[J]. Biomaterials，2005，26：3455-3460.

[37] Liu X，Ding C. Plasma-sprayed wollastonite $2M/ZrO_2$ composite coating[J]. Surface & Coatings Technology，2003，172：270-278.

[38] Suchanek K，Bartkowiak A，Gdowik A，et al. Crystalline hydroxyapatite coatings synthesized under hydrothermal conditions on modified titanium substrates[J]. Materials Science & Engineering C：Materials for Biological Applications，2015，51：57-63.

[39] 卢屹东，亢世江，丁敏，等. 金属表面陶瓷涂层的技术特点及应用[J]. 焊接技术，2005，34（2）：7-9.

[40] Ceschini L，Lanzoni E，Martini C，et al. Comparison of dry sliding friction and wear of Ti6Al4V alloy treated by plasma electrolytic oxidation and PVD coating[J]. Wear，2008，264（1）：86-95.

[41] Tang S，Gao S，Wang S，et al. Characterization of CVD TiN coating at different deposition temperatures and its application in hydrocarbon pyrolysis[J]. Surface & Coatings Technology，2014，258：1060-1067.

[42] Lang F，Yu Z. The corrosion resistance and wear resistance of thick TiN coatings by arc ion plating[J]. Surface & Coatings Technology，2001，145（1-3）：80-87.

[43] Lugovskoy A，Lugovskoy S. Production of hydroxyapatite layers on the plasma electrolytically oxidized surface of titanium alloys[J]. Materials Science & Engineering C：Materials for Biological Applications，2014，43：527-532.

[44] Yan J，Sun J F，Chu P K，et al. Bone integration capability of a series of strontium-containing hydroxyapatite coatings formed by micro-arc oxidation[J]. Journal of biomedical materials research part A，2013，101：2465-2480.

[45] Kim H W，Koh Y H，Li L H，et al. Hydroxyapatite coating on titanium substrate with titania buffer layer processed by sol-gel method[J]. Biomaterials，2004，25：2533-2538.

[46] Brinker C J，Scherer G W. Surface Chemistry and Chemical Modification[M]. Amsterdam：Elsevier，1990.

[47] Stoch A，Jastrzebski W，Dlugon E，et al. Sol-gel derived hydroxyapatite coatings on titanium and its alloy Ti6Al4V[J]. Journal of Molecular Structure，2005：633-640.

[48] Nishimori H，Tatsumisago M，Minami T. Preparation of thick silica film by the electrophoretic sol-gel deposition on a stainless sheet[J]. Journal of the Ceramic Society of Japan，1995，103（1）：78.

[49] Lee M J，Park J B，Kim H H，et al. surface coating of hydroxyapatite on silk nanofiber through biomineralization using ten times concentrated simulated body fluid and the evaluation for bone regeneration[J]. Macromolecular

Research，2014，22（7）：710-716.

[50] Tanahashi M，Matsuda T. Surface functional group dependence on apatite formation on self-assembled monolayers in a simulated body fluid[J]. Journal of Biomedical Materials Research，1997，34：305-315.

[51] Ryu J，Ku S H，Lee H，et al. Biomineralization mussel-inspired poly-dopamine coating as a universal route to hydroxyapatite crystallization[J]. Advanced Functional Materials，2010，20：2132-2139.

[52] Zain N M，Hussain R. Surface modification of yttria stabilized zirconia via polydopaminein-spired coating for hydroxyapatite biomineralization[J]. Applied Surface Science，2014，322：169-176.

[53] Ji X L，Lou W W. Sol-gel-derived hydroxyapatite-carbon nanotube/titania coatings on titanium substrates[J]. International Journal of Molecular Sciences，2012，13：5242-5253.

[54] Anantha K P，Shanmugam S. Structural and chemical analysis of silica-doped β-TCP ceramic coatings on surgical grade 316L SS for possible biomedical application[J]. Journal of Asian Ceramic Societies，2015，3：317-324.

[55] Kaya C，Kaya F. Structural and functional thick ceramic coatings by electrophoretic deposition[J]. Surface & Coatings Technology，2005，191：303-310.

[56] Wang Y S，Zhang S. In vitro behavior of fluoridated hydroxyapatite coatings in organic-containing simulated body fluid[J]. Materials Science & Engineering C：Materials for Biological Applications，2007，27：244-250.

[57] Wang B C，Chang E，Yang C Y，et al. Characteristics and osteoconductivity of three different plasma-sprayed hydroxyapatite coatings[J]. Surface & Coatings Technology，1993，58：107-117.

[58] Weng J，Liu X，Zhang X，et al. Further studies on the plasma sprayed amorphous phase in hydroxyapatite coatings and its deamorphization[J]. Biomaterials，1993，14：578-582.

[59] Razavi M，Fathi M. Controlling the degradation rate of bioactive magnesium implants by electrophoretic deposition of akermanite coating[J]. Ceramics International，2014，40：3865-3872.

[60] Hel W，Mauer G. Investigations on the nature of ceramic deposits in plasma spray-physical vapor deposition[J]. International Journal of Advanced Manufacturing Technology，2017，26：83-92.

[61] Guo C，Zhou J S，Chen J M，et al. Improvement of the oxidation and wear resistance of pure Ti by laser cladding at elevated temperature[J]. Surface & Coatings Technology，2010，205：2142-2151.

[62] Yu P，Lu F，Zhu W，et al. Bioinspired citrate functionalized apatite coating on rapid prototyped titanium scaffold[J]. Applied Surface Science，2014，313：947-953.

[63] Treccani L，Yvonne Klein T，Meder F，et al. Functionalized ceramics for biomedical，biotechnological and environmental applications[J]. Acta Biomaterialia，2013，9：7115-7150.

[64] Sathish S，Geetha M. Sliding wear behavior of plasma sprayed nanoceramic coatings for biomedical applications[J]. Wear，2011，271：934-941.

[65] Wang G C，Lu Z F. Nanostructured glass-ceramic coatings for orthopaedic applications[J]. Journal of the Royal Society Interface，2011，8：1192-1203.

[66] 尹志坚，王树保，傅卫. 热喷涂技术的演化与展望[J]. 无机材料学报，2011，（3）：225-232.

[67] 李文虎. 金属陶瓷复合涂层制备技术的研究现状[J]. 陶瓷，2008，（4）：20-25.

[68] Chen Y M，Xiao M. On the antitumor properties of biomedical magnesium metal[J]. Journal of Physical Chemistry B，2015，3：849-858.

[69] Le Guehennec Laurent，Lopez-Heredia M A，Enkel B. Osteoblastic cell behaviour on different titanium implant surfaces[J]. Acta Biomaterialia，2008，4：535-543.

[70] Gadow R，Killinger A，Stiegler N. Hydroxyapatite coatings for biomedical applications deposited by different thermal spray techniques[J]. Surface & Coatings Technology，2010，205：1157-1164.

[71]　鲍君峰，于月光，刘海飞，等. 氧-乙炔火焰粉末喷涂技术[J]. 材料工程，2006，(z1)：341-344.

[72]　Addadi L，Weiner S. Interactions between acidic proteins and crystals: Stereochemical requirements in biomineralization[J]. Proceedings of the National Academy of Sciences of the United States of America，1985，82：4110-4114.

[73]　Kitano Y. The influence of organic material on the polymorphic crystallization of calcium carbonate[J]. Geochimica et Cosmochimica Acta，1965，29：29-41.

[74]　Wei G B，Ma P X. Structure and properties of nano-hydroxyapatite/polymer composite scaffolds for bone tissue engineering[J]. Biomaterials，2004，25（19）：4749-4757.

[75]　Lehmann M，Zouboulis A I. Removal of metal ions from dilute aqueous solutions: A comparative study of inorganic sorbent materials[J]. Chemosphere，1999，6（39）：873-1035.

[76]　蔡爱军，张英锋，马子川. 生物矿化、仿生合成与形貌调控[J]. 化学教育，2015，(8)：1-8.

[77]　Richter H G. Occurrence，morphology and taxonomic implications of crystalline and siliceous inclusions in the secondary xylem of the luaraceae and related families[J]. Wood Science and Technology，1980，14：35-44.

[78]　Johnsson M S A，Nansollas G H. The role of brushite and octacalcium phosphate in apatite formation[J]. Critical Reviews in Oral Biology & Medicine，1992，3（1-2）：61-82.

[79]　Fujii T，Tanaka T. Biomineralization of calcium phosphate on human hair protein film and formation of a novel hydroxyapatite-protein composite material[J]. Journal of Biomedical Materials Research Part B：Applied Biomaterials，2009，91（2）：528-536.

[80]　Mann S. Biomineralization：Principles and Concepts in Bioinorganic Materials Chemistry[M]. Oxford：Oxford University Press，2001.

[81]　Watabe N. Crystal growth of calcium carbonate in the invertebrates[J]. Progress in Crystal Growth and Characterization，1981，4：99-147.

[82]　Zaremba C M，Belcher A M，Fritz M，et al. Critical transition in the biofabrication of abalone shells and flat pearls[J]. Chemistry of Materials，1996，8：679-690.

[83]　Curry J D. Mechanical properties of mother of pearl in tension[J]. Proceedings of the Royal Society of London，Series B，1977，196：443-463.

[84]　袁晓燕，麦福达，何排. 聚 L-乳酸纤维的水解与其表面仿生化低结晶型磷灰石涂层的形成[J]. 生物医学工程学杂志，2003，20（3）：404-407.

[85]　Kim H M，Miyaji F，Kokubo T. Effect of heat treatment on apatite-forming ability of Ti metal induced by alkali treatment[J]. Journal of Materials Science-Materials in Medicine，1997，8（10）：341-347.

[86]　Mao C B，Li H D，Cui F Z，et al. Oriented growth of phosphates on polycrystalline titanium in a process mimicking biomineralization[J]. Journal of Crystal Growth，1999，206（4）：308-326.

[87]　Piveteau L D，Girona M I，Schlapbach L，et al. Thin films of calcium phosphate and titanium dioxide by a sol-gel route: A new method for coating medical implants[J]. Journal of Materials Science：Materials in Medicine，1999，10：161-167.

[88]　Shirkhanzadeh M，Sims S. Immobilization of calcium phosphate nano-clusters into alkoxy-derived porous TiO_2-coatings[J]. Journal of Materials Science：Materials in Medicine，1999，8（10）：595-60l.

[89]　杨贤金，朱胜利，崔振铎，等. NiTi 合金表面化学沉积羟基磷灰石生物活性层机理的研究[J]. 功能材料，2001，32（2）：154-155.

[90]　Oyane A，Nakanishi K，Kukubo T，et al. Bonelike apatite formation on ethylene-vinyl alcohol copolymer modified with silane coupling agent and calcium silicate solutions[J]. Biomaterials，2003，24：1729-735.

[91]　Sah S P，Tsuji E，Aoki Y，et al. Cathodic pulse breakdown of anodic films on aluminium in alkaline silicate

electrolyte：Understanding the role of cathodic half-cycle in AC plasma electrolytic oxidation[J]. Corrosion science，2012，55：90-96.

[92] Yerokhin A，Nie X，Leyland A，et al. Plasma electrolysis for surface engineering[J]. Surface & Coatings Technology，1999，122：73-93.

[93] Li X M，Wang J D，Chen D R，et al. Mechanical properties of diamond thin films characterized by nano-indentation method[J]. Journal of the Chinese Silicate Society，2005，33（7）：799-805.

[94] Zhuang J，Lin J，Li J，et al. Electrochemical deposition of mineralized BSA/collagen coating[J]. Materials Science & Engineering C：Materials for Biological Applications，2016，66：66-76.

[95] Huang Z Y，Liu R F. Advancement in electrophoretic deposition of hydroxyapatite bioceramic coating[J]. Journal of the Chinese Silicate Society，2003，31（6）：615-619.

[96] Ghrairi N，Bouaicha M. Structural，morphological，and optical properties of TiO_2 thin films synthesized by the electrophoretic deposition technique[J]. Nanoscale Research Letters，2012，7（1）：357.

[97] Ling T，Lin J，Tu J，et al. Mineralized collagen coatings formed by electrochemical deposition[J]. Journal of Materials Science：Materials in Medicine，2013，24（12）：2709-2718.

[98] Rakngarm A，Mutoh Y. Electrochemical depositions of calcium phosphate film on commercial pure titanium and Ti6Al4V in two types of electrolyte at room temperature[J]. Nanoscale Research Letters，2009，29（1）：275-283.

[99] Stojanovic D，Jokicb B，Veljovicd D J，et al. Bioactive glass-apatite composite coating for titanium implant synthesized by electrophoretic deposition[J]. Journal of the European Ceramic Society，2007，27（2）：1595-1599.

[100] Hu Y，Cai K，Luo Z，et al. Regulation of the differentiation of mesenchymal stem cells *in vitro* and osteogenesis *in vivo* by microenvironmental modification of titanium alloy surfaces[J]. Biomaterials，2012，33（13）：3515-3528.

[101] Yang B，Gan L，Qu Y，et al. Anti-inflammatory properties of bioactive titanium metals[J]. Journal of Biomedical Materials Research Part A，2010，94（3）：700-705.

[102] Zhang X，Wang H，Li J，et al. Corrosion behavior of Zn-incorporated antibacterial TiO_2 porous coating on titanium[J]. Ceramics International，2016，42（15）：17095-17100.

[103] Sarkar P，Nicholson P S. Electrophoretic deposition（EPD）：Mechanisms，kinetics，and application to ceramics[J]. Journal of the American Ceramic Society，1996，79（8）：1987-2002.

[104] Kaya C，Kaya F，Boccaccini A R，et al. Fabrication and characterisation of Ni-coated carbon fibre-reinforced alumina ceramic matrix composites using electrophoretic deposition[J]. Acta Materialia，2001，49（7）：1189-1197.

[105] Santillan M L. Processing and characterization of biocompatible titania coatings by electrophoretic deposition[J]. Key Engineering Materials，2009，412：189-194.

[106] Hamil M I，Siyah M A，Khalaf M K. Electrophoretic deposition of thin film TiO_2 on Ti6Al4V alloy surface for biomedical applications[J]. Egyptian Journal of Chemistry，2020，63（8）：2959-2964.

[107] Kwok C T，Wong P K，Cheng F T，et al. Characterization and corrosion behavior of hydroxyapatite coatings on Ti6Al4V fabricated by electrophoretic deposition[J]. Applied Surface Science，2009，255（13）：6736-6744.

[108] Xiao X F，Liu R F. Effect of suspension stability on electrophoretic deposition of hydroxyapatite coatings[J]. Materials Letters，2006，60（21）：2627-2632.

[109] Dorozhkin S V. Calcium orthophosphate coatings on magnesium and its biodegradable alloys[J]. Acta Biomaterialia，2014，10（7）：2919-2934.

[110] Wei M，Ruys A J，Milthorpe B K，et al. Solution ripening of hydroxyapatite nanoparticles：Effects on electrophoretic deposition[J]. Journal of Biomedical Materials Research，1999，45（1）：11-19.

[111] Chen F，Lam W M，Lin C J，et al. Biocompatibility of electrophoretical deposition of nanostructured

hydroxyapatite coating on roughen titanium surface: *In vitro* evaluation using mesenchymal stem cells[J]. Journal of Biomedical Materials Research Part B-Applied Biomaterials，2007，82（1）：183-191.

[112] Eliaz N，Sridhar T M. Electrocrystallization of hydroxyapatite and its dependence on solution conditions[J]. Crystal Growth and Design，2008，8（11）：3965-3977.

[113] Mondragon C P，Vargas G G. Electrophoretic deposition of hydroxyapatite submicron particles at high voltages[J]. Materials Letters，2004，58（7-8）：1336-1339.

[114] Kaabi F A S，Nemeth S，Tan M J. Electrophoretic deposition of hydroxyapatite coatings on AZ31 magnesium substrate for biodegradable implant applications[J]. Progress in Crystal Growth and Characterization，2014，60（3）：74-79.

[115] Rojaee R，Fathi M，Raeissi K. Electrophoretic deposition of nanostructured hydroxyapatite coating on AZ91 magnesium alloy implants with different surface treatments[J]. Applied Surface Science，2013，285：664-673.

[116] Dobrza S L A，Mikuaa J，Pakuaa D，et al. Cutting properties of the ceramic tool materials based on Si_3N_4 and Al_2O_3 coated with PVD and CVD processin[C]. Proceedings of the 12 th International Scientific Conference Achievements in Mechanical and Material Engineer，2010，4：249-252.

[117] Soković M，Mikuła J，Dobrzański L A，et al. Cutting properties of the $Al_2O_3 + SiC_{(w)}$ based tool ceramic reinforced with the PVD and CVD wear resistant coatings[J]. Journal of Materials Processing Technology，2005，164：924-929.

[118] Grzesik W，Małecka J. Documentation of tool wear progress in the machining of nodular ductile iron with silicon nitride-based ceramic tools[J]. CIRP Annals-Manufacturing Technology，2011，60（1）：121-124.

[119] Gao L，Guo H，Wei L. Microstructure，thermal conductivity and thermal cycling behavior of thermal barrier coatings prepared by plasma spray physical vapor deposition[J]. Surface & Coatings Technology，2015，276：424-430.

[120] Gao L，Guo H，Wei L，et al. Microstructure and mechanical properties of yttria stabilized zirconia coatings prepared by plasma spray physical vapor deposition[J]. Ceramics International，2015，41（7）：8305-8311.

[121] Zhang B，Wei L，Gao L，et al. Microstructural characterization of PS-PVD ceramic thermal barrier coatings with quasi-columnar structures[J]. Surface & Coatings Technology，2017，311：199-205.

[122] Muratore C，Hu J J，Wang B，et al. Continuous ultra-thin MoS_2 films grown by low-temperature physical vapor deposition[J]. Applied Physics Letters，2014，104（26）：261604.

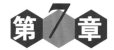

第 **7** 章

>>

生物医用复合与掺杂陶瓷

7.1 生物医用复合陶瓷概述

生物医用复合陶瓷是由两种或两种以上的生物医用陶瓷复合制得的陶瓷。生物医用复合陶瓷的一种应用是医用陶瓷假牙，其借助黏合胶把氧化铝、氧化锆等医用陶瓷材料复合在一起形成牙冠替代材料，固定到经过修整的牙齿基台上，从而恢复牙齿功能，并达到美容的效果。现代医用复合陶瓷牙冠不仅可以使咀嚼能力得到恢复，而且兼具美观，甚至达到完美无瑕、以假乱真的程度。生物医用复合陶瓷另一个重要的应用是骨缺损填充和替代修复。其中，比较典型的代表是医用陶瓷关节假体。近年来，使用氧化铝和氧化锆制成的医用复合陶瓷关节假体由于性能出众，预期服役寿命长，已经推荐让年轻患者使用。在过去的一百多年里，围绕硬组织缺损的修复应用，许多含钙的生物医用复合陶瓷材料被研发出来，部分已经被广泛用于骨缺损修复和骨折固定，如磷酸钙医用复合陶瓷和硅酸钙医用复合陶瓷材料，以及最近出现的可降解吸收的钙磷/硅医用复合陶瓷材料等。研究表明，这些含钙的生物医用复合陶瓷材料生物相容性好，可与骨组织形成化学键合，具有较高的生物活性。早在 20 世纪 30 年代，研究者就发现一些含钙的医用陶瓷材料可以被人体部分吸收，释放钙离子，刺激新骨生长。基于这个发现，通过设计双相或多相生物医用复合陶瓷材料，调节各个相的组成和微观结构，调控组织再吸收的速率，可以实现植入物降解速率与组织再生速率的匹配，达到完美修复骨组织的目的。现在这类可降解吸收的生物医用复合陶瓷已经被大量用于骨缺损填充和拔牙孔洞填充，骨再生修复效果好，可以与"金标准"自体骨植骨治疗的效果媲美。

7.1.1 生物医用复合陶瓷分类

一般来说，生物医用复合陶瓷由多种组分构成，含有多个相。按照复合材料的分类，可以把生物医用复合陶瓷分为结构医用复合陶瓷和功能医用复合陶瓷。

早先选用合适的医用陶瓷材料作为临床植入物，主要关注其替代骨和牙等硬组织后的力学行为，因此，对结构医用复合陶瓷的研究比较多，优选力学性能好的医用陶瓷，如氧化铝医用复合陶瓷。现在更多的研究集中在功能医用复合陶瓷上，更关注医用陶瓷材料植入后与周围细胞和组织的相互作用，是否可以激活骨整合和重建等，即骨组织工程和再生医学的应用，具有代表性的就是磷酸钙医用复合陶瓷和硅酸钙医用复合陶瓷。

结构医用复合陶瓷由基体和增强体组成。材料中的连续相称为基体，医用复合陶瓷的形状由基体决定，其承担了传递外界作用力和保护增强体的作用。医用复合陶瓷中的分散相一般有力学增强的作用，所以称为增强体。增强体是提高医用复合陶瓷性能的关键组分，加入适当的增强体，可以显著改善医用复合陶瓷的力学性能。一般医用陶瓷材料的主要缺点是比较脆，韧性不足，在使用过程中会产生裂纹，发生断裂的情况较多，易导致植入物失效。很多针对医用复合陶瓷的研究集中在改善医用陶瓷的韧性上，通过晶须补强增韧、颗粒弥散增韧和相变增韧等技术来提升医用复合陶瓷材料的力学性能。优化搭配的基体和增强体组合既能保持各组分的物化性能，又能克服单一组分的缺点，从而得到性能提升的医用复合陶瓷。以髋关节假体为例，传统的高密度聚乙烯内衬虽然摩擦系数很低，但是在长期服役中，仍会产生磨损碎屑，引起局部炎症等宿主反应，选用抛光的氧化铝医用陶瓷制作承重面，可以大大减少磨损产生的碎屑。氧化铝医用陶瓷材料的硬度仅次于金刚石，耐磨特性优异。氧化铝医用陶瓷配对的承重面磨损率非常低，进而减少植入部位骨溶解和无菌性松动的并发症。早期开发的氧化铝医用陶瓷脆性较大，容易发生破裂，而且氧化铝医用陶瓷加工难度较大，所以医用陶瓷-医用陶瓷配对的髋臼假体在临床应用中受到了限制，不如高密度聚乙烯内衬的髋臼假体在临床上应用量大。经过不断的改进，高纯度氧化铝医用陶瓷髋关节的性能大幅度提升，脆性降低，可以在承受1200 N 压力下预期服役 30 年以上，摩擦界面磨损率仅 0.004 mm/a，在各类髋臼假体中优势明显。在此基础上，氧化铝医用陶瓷加入氧化锆等多种氧化晶体材料制成多相医用复合陶瓷，性能又有了大幅提升，尤其是韧性和强度，且晶粒尺寸更小。这类医用复合陶瓷中的氧化锆可以分散吸收断裂能量，抑制裂纹扩展，其预期服役寿命可以达到50 年以上。这类医用陶瓷关节假体带有粉色，俗称"粉陶"。

功能医用复合陶瓷也可以按照有无生物活性来分类，分成生物惰性医用复合陶瓷和生物活性医用复合陶瓷两大类，如表 7.1 所示[1]。

表 7.1　功能医用复合陶瓷的分类和代表材料

医用陶瓷性质	代表材料	应用
生物惰性	氧化铝医用复合陶瓷、氧化锆医用复合陶瓷、氧化铝/氧化锆医用复合陶瓷	人工关节、牙冠及心脏瓣膜

续表

医用陶瓷性质	代表材料	应用
生物活性	钛合金/羟基磷灰石复合陶瓷、钛合金/生物活性玻璃复合陶瓷、不锈钢/羟基磷灰石复合陶瓷	骨缺损、牙周缺损及中耳修复
生物活性、可降解	聚乳酸/羟基磷灰石生物复合陶瓷、聚己内酯/β-磷酸三钙生物复合陶瓷	骨缺损的修复、药物载体及骨组织工程支架

生物惰性医用复合陶瓷在生理环境中能够保持化学性质稳定，如氧化铝基和氧化锆基医用复合陶瓷等。这些生物惰性医用复合陶瓷具有优良的力学性能、耐蚀性和耐磨性。在牙科和骨外科手术中，氧化铝基和氧化锆基医用复合陶瓷已经被大量制成可承重的硬组织替代植入物，相比于传统的纯氧化铝和氧化锆医用陶瓷，性能有了很大的提升。医用陶瓷人工关节假体是生物惰性医用复合陶瓷的应用代表，经过四代工艺技术改进，日趋完善，如图 7.1 所示。1974 年出现第一代医用陶瓷人工关节系统，1985 年出现第二代，1995 年出现第三代，2003 年开始临床应用第四代医用陶瓷关节。第四代生物惰性医用复合陶瓷的代表之一氧化铝/氧化锆医用复合陶瓷髋关节假体（粉陶），相比于高纯度氧化铝医用陶瓷（黄陶），在耐磨性、强度和韧性等方面都有了很大程度的提升，充分体现了医用复合陶瓷在医用领域的优势。可以说，医用复合陶瓷技术为生物医学应用提供了不断更新的产品，为解决单一相医用陶瓷材料的临床问题提供了更多可能。

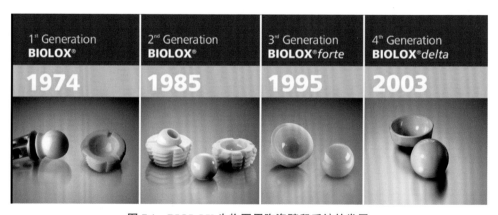

图 7.1　BIOLOX 生物医用陶瓷髋臼系统的发展

图片来源：https://www.ceramtec.com/biolox/materials/

生物惰性材料与组织没有化学作用，或生物化学反应很弱，虽然不会引起局部炎症等不良宿主反应，但是长期服役过程中还是会引起周围组织纤维化，导致植入物松动。实际上，世界上不存在绝对惰性的材料，包括陶瓷。自生物活性玻璃问世后[2]，生物医用陶瓷的研究就开始把主要精力转向具有生物活性的医用陶瓷材料[3]。生物活性医用复合陶瓷的活性主要是指材料可以与骨组织形成化学键合，或具有促进骨组织再生的能力[4]。有些生物医用陶瓷材料可以在生理环境下部分降解或全部降解，且降解产物生物相容性好，因此被称为生物可降解医用陶瓷材料。常见的生物活性医用复合陶瓷有磷酸钙医用复合陶瓷和硅酸盐医用复合陶瓷等。通过材料设计，这些医用复合陶瓷可兼具降解性、生物相容性和成骨诱导性等多项与骨组织再生修复相关的优异性能[5, 6]。目前，研发具有高活性的生物医用复合陶瓷是硬组织再生修复领域的研究热点。

　　生物惰性医用陶瓷，如氧化铝医用陶瓷，材料与宿主的界面结合形貌相对固定，属于第一代生物医用陶瓷材料范畴。生物活性医用陶瓷，可在医用陶瓷与宿主骨界面牢固固定，属于第二代生物医用陶瓷材料。生物活性医用陶瓷在植入人体后具有促进新骨形成的能力，在成骨性能上优于生物惰性医用陶瓷。兼具生物活性和生物可降解性的生物医用复合陶瓷材料，属于第三代生物医用陶瓷材料。此外，材料的微纳结构也会调控组织再生修复过程，模仿骨组织多级微纳结构的骨组织工程支架是近年来硬组织修复生物材料研究的重要方向之一。

7.1.2　生物活性医用复合陶瓷

　　赋予医用陶瓷高生物活性的方法有很多，除了选用本身活性较高的钙磷/硅医用复合陶瓷原料加工制作生物医用复合陶瓷外，我们还可以对医用陶瓷材料进行微量元素掺杂、高分子复合和细胞杂化处理等，这些方法都有利于提升材料的生物活性，起到促进组织再生修复的良好效果。

　　在改进医用复合陶瓷活性的研究中，复合涂层技术和增材制造技术是两大热点方向，前者可以提升已有医用材料的性能，后者可以构建复杂结构的多孔植入物。一般地，材料和组织的相互作用主要发生在二者的界面上。如果材料基体不发生降解，通过涂层技术就可以改变材料与组织之间的相互作用，赋予材料表界面活性。在材料基体上修饰活性医用陶瓷的方法通常会被用于合金植入物和惰性医用陶瓷植入物[7]等，如构建髋臼假体外侧面。使用生物活性医用陶瓷涂层改进合金植入材料的表界面性能的研究工作较多。例如通过等离子喷涂、离子束辅助喷涂和激光熔覆等技术，可在 316L 不锈钢和钛合金等医用植入金属表面形成磷灰石活性涂层。这种医用陶瓷活性涂层不仅可以保护材料基体不被腐蚀，还可以与骨组织形成骨性结合，从而加速骨整合。近年来，针对合金和高分子植入物，还发展了一些较温和的医用复合陶瓷涂层技术，如电解沉积、电泳沉积和仿生矿化沉积等。这类方法不涉及高温过程，在涂层形成过程中可以同时沉积生物活性大分子，将生物活性大分子与医用陶瓷粒子同步沉积到合金基材上，使其具有更高的生物活性。但是这类方法得到的涂层与基体结合强度不高，尚未获得大规模的临床应用。

模仿骨小梁多孔结构制备的生物材料对增强骨整合和获得高强度固定效果有很大帮助。借助 3D 生物打印技术，可以较容易地创建模仿骨小梁结构的多孔植入物，贯通的孔道有利于引导骨组织长入。近年来，随着 3D 生物打印技术的发展，许多类型的医用复合陶瓷材料被制造出来，这些通过 3D 生物打印技术和激光选区烧结（SLS）等增材制造技术制备的支架材料具有贯通的多孔梯度结构，可用于关节界面多组织再生修复[8]。采用传统生物医用陶瓷加工方法获得的制件较简单，在细微结构上无法满足患者的个性化需求。采用 3D 生物打印技术可加工出形状复杂的支架，利用患者的 CT 影像数据，通过 3D 建模，满足个性化制造需求。

适用于生物医用复合陶瓷构建的增材制造技术主要有激光选区烧结（SLS）、电子束熔融（EBM）、光固化成型、熔融沉积成型（fused deposition modelling，FDM）和 3D 生物打印（3D bioprinting）技术。SLS 技术利用激光加热，可将医用复合陶瓷中的高分子加热到局部熔化并发生粘连，去除未粘连的材料后就得到了多孔结构的加工体。FDM 和 3D 生物打印技术很类似，将低黏度的医用陶瓷复合浆料通过螺杆或者气压驱动挤出到平台上，可以通过调节温度、施加交联剂和光固化等方法得到固化的打印体。3D 生物打印制备医用复合陶瓷的主要原料是医用陶瓷粉末，如磷酸钙粉、硅酸钙粉和氧化锆粉等，这些粉末材料也可以称为"生物墨水"。将无机医用陶瓷粉与高分子复合制成微球，可以得到流动性高的复合微球，更适于配合 SLS 使用。

本章将围绕多相成分医用复合陶瓷、微量元素掺杂生物医用陶瓷、生物医用陶瓷/高分子复合材料以及细胞杂化医用复合陶瓷材料探讨一下生物医用复合陶瓷的相关研究，尤其是近年来在高性能、高活性医用复合陶瓷方向的最新进展（图 7.2）。

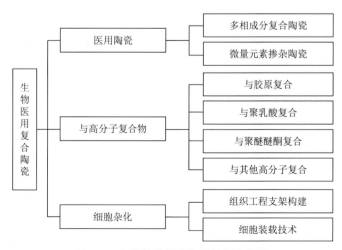

图 7.2 生物医用复合陶瓷的研究框架

7.2　多相成分医用复合陶瓷

7.2.1　磷酸钙多相医用复合陶瓷

常用的磷酸钙医用陶瓷包括羟基磷灰石（HA）和磷酸三钙（TCP）等[9, 10]。磷酸钙医用陶瓷由于具有良好的生物相容性、骨整合性和骨传导性，在骨科和牙科骨再生领域得到了广泛的关注[11, 12]。但是，一般条件下烧结的磷酸钙医用陶瓷脆性较大，抗冲击性能较低，导致这些磷酸钙医用陶瓷无法直接用于临床上的承重环境。羟基磷灰石医用陶瓷在高温烧结过程中晶粒快速长大，收缩较大，很难得到致密烧结体。使用等静压成型和微波辅助烧结技术等改进的烧结工艺，降低烧结温度，抑制羟基磷灰石晶粒快速长大，可以制备纳米羟基磷灰石致密烧结体，相对密度可超过 98%，力学性能获得显著改善。文献报道，研制的纳米羟基磷灰石医用陶瓷材料，在 1100℃下微波辅助烧结 30 min，制成材料的弯曲强度可达90 MPa 以上，并且微波辅助烧结条件下得到的羟基磷灰石医用陶瓷材料致密度显著高于无压条件下烧结的医用陶瓷材料。

众所周知，骨组织中主要的无机成分为羟基磷灰石，磷酸钙医用陶瓷与其在化学组成上具有相似性。但是，人工合成的磷酸钙医用陶瓷材料无法完全模拟天然骨骼的组成和结构，与"金标准"自体骨相比，磷酸钙医用陶瓷材料还有诸多性能需要改进[9]。提高磷酸钙医用陶瓷性能的策略较多，其中多相复合是常用的简便方法，即选用两种（双相）、三种（三相）或更多种（多相）磷酸钙相的医用复合陶瓷，将其混合烧结，或者以其中一种作为基体，使用活性更高的磷酸钙相作为涂层进行修饰改性。

不同的磷酸钙相具有不同的溶解性，也就是说具有不同的降解速率。根据需要，调节相的比例就可改变磷酸钙医用复合陶瓷的降解性能。双相医用复合陶瓷已投入临床使用，其中主要相包含 HA 和 TCP，也称为双相磷酸钙（BCP）[13]。这类 BCP 医用复合陶瓷在体内逐渐溶解，释放钙离子和磷酸根离子到周围组织。研究发现，与其他类型的生物活性医用陶瓷相比，这类医用复合陶瓷在部分溶解后会在其表面形成一层碳酸化磷灰石，加速植入物和新骨组织间形成化学键合，促进骨整合。在生理条件下，由 HA 和 TCP 组成的 BCP 医用复合陶瓷中的 HA溶解度比较低，具有较慢的溶解/再吸收动力学，是一个较稳定的相；TCP 溶解度高，再吸收动力学较快，并可转变为缺钙羟基磷灰石（CDHA）。利用这个特点，制备不同 HA/TCP 质量比的 BCP 医用复合陶瓷，就可以调控材料在体内的生物吸收行为。研究还发现，BCP 医用复合陶瓷具有优异的成骨传导作用，通过适当的结构调整，还可使其具有成骨诱导作用[9]。

BCP 医用复合陶瓷中的 HA/TCP 相含量及比例、颗粒大小、结晶度、孔隙率以及表面形貌等因素都会对医用复合陶瓷本身的物化性质[14]，以及材料与细胞的作用产生巨大影响[15]。互相贯通的开放多孔结构有利于细胞长入、细胞营养物质输入和细胞代谢物质输出，是骨组织工程支架的重要要求。研究表明，组织支架的多级孔隙结构对骨修复过程具有重要作用[16]。BCP 医用复合陶瓷在保证两相空间分布的同时，还可以利用一些新技术来构建更适合骨组织再生修复的多孔结构，使其更适合骨组织工程的需求。在 BCP 医用复合陶瓷上构建适当的微孔（孔径＜10 μm）和相互连接的大孔（孔径＞100 μm），可以刺激成骨蛋白形成，提升成骨性能[17]。这种多级孔隙结构的 BCP 医用复合陶瓷还可以作为负载干细胞的组织工程支架，以及药物、抗生素、激素和生长因子的传递系统[18]。

除了 HA 和 TCP 组合的 BCP 医用复合陶瓷之外，HA 和 TCP 还可以与其他材料形成医用复合陶瓷，以提升性能。林开利等[19]制备了不同含量比的羟基磷灰石（HA）/硅灰石（$CaSiO_3$，CS）生物医用复合陶瓷（HA/CS）。随着 CS 含量的增加，烧结后的医用复合陶瓷线性收缩减小，孔隙率增加。通过改变 CS 组分的含量，这种 HA/CS 医用复合陶瓷的弯曲强度最大可达 250 MPa，并且 CS 组分含量越高，HA/CS 医用复合陶瓷的弯曲强度就越大。这种 HA/CS 医用复合陶瓷烧结后的弹性模量达到 18.95 GPa 左右，与人皮质骨相似。HA/CS 的溶解速率随 CS 含量的增加而变大，通过调整 CS 含量，可以调节 HA/CS 医用复合陶瓷的降解性能。此外，医用复合陶瓷中 CS 组分也会影响细胞响应，当 CS 含量达到 30%时，医用复合陶瓷上的间充质干细胞的增殖率明显高于纯 HA 医用陶瓷。

在磷酸钙医用陶瓷中加入力学性能更高的材料进行复合，如碳纤维、碳化硅、氧化铝等，可以获得力学性能显著提升的新型生物医用复合陶瓷。Zhang 等[20]采用热压法制备了一种碳纤维增强的 C/HA 生物医用复合陶瓷，随着碳纤维含量的增加，医用复合陶瓷的弯曲强度和断裂韧性均有所提升，最大能达到 119.9 MPa 和 1.22 MPa·m$^{1/2}$。Niu 等[21]制备了碳化硅（SiC）增强的 SiC/HA 医用复合陶瓷，当医用复合陶瓷中 SiC 的含量在 20%～23.7%范围内，载荷可通过界面传递给晶须，使界面在基体破裂前就被破坏，达到最佳的增韧效果。Shi 等[22]报道了一种用放电等离子烧结法制备的可切削钛碳化硅（Ti_3SiC_2）/羟基磷灰石（HA）医用复合陶瓷。Ti_3SiC_2 相能显著改善医用复合陶瓷的力学性能和可加工性，当 Ti_3SiC_2 含量高于 20%时，医用复合陶瓷表现出良好的可加工性能。

除了单一相添加，还可以添加两种或者多种相来增强磷酸钙医用陶瓷的性能。例如，制备镍铝合金（Ni_3Al）和氧化铝（Al_2O_3）增强的羟基磷灰石（HA）医用复合陶瓷。Ni_3Al 粒的加入提高了羟基磷灰石的强度和断裂韧性，而亚微米 Al_2O_3 颗粒的加入也能有效提升力学性能。这种三相医用复合陶瓷的弯曲强度和断裂韧性相较于纯 HA 医用陶瓷提高了 2～3 倍，这里断裂韧性的倍增可能是由于基体强化，裂纹与金属颗粒相互作用引起的。Kong 等[23, 24]制备了氧化铝（Al_2O_3）包覆的氧化锆（ZrO_2）增强的羟基磷灰石（HA）医用复合陶瓷，Al_2O_3 涂层有效地减少了 HA 和 ZrO_2 之间的有害反应，医用复合陶瓷（15% Al_2O_3/ 30% ZrO_2/55% HA）的抗弯强度和断裂韧性分别为 300 MPa 和 3 MPa·m$^{1/2}$，比纯 HA 医用陶瓷高出约 3 倍。He 等[25]制备了氧化锶（SrO）/五氧化二磷（P_2O_5）/氧化钠（Na_2O）增强磷酸三钙医用陶瓷的生物医用复合陶瓷[TCP/SPN（SrO/P_2O_5/Na_2O）]，TCP 与 SPN 在煅烧过程中，反应生成新的相，SPN 组分对 TCP/SPN 医用复合陶瓷的抗压强度和细胞生物反应有显著影响，优化之后的 TCP/SPN 医用复合陶瓷抗压强度增加了一倍以上。除了力学性能提升，这种医用复合陶瓷还能显著提升细胞存活率，促进成骨分化，抑制破骨细胞活性[26]。这种多相医用复合陶瓷的制备方法为提升骨再生应用的综合性能提供了一种有益的策略。

综上所述，磷酸钙多相医用复合陶瓷的组合变化非常多。磷酸钙多相医用复合陶瓷继承了磷酸钙材料出众的磷灰石形成能力，可与骨组织形成化学键合，兼具优异的生物相容性，在生物医用复合陶瓷的研究中占据着非常重要的地位。因此，以磷酸钙为主要成分的多相医用复合陶瓷的研究至今还非常活跃。

7.2.2 硅酸盐多相医用复合陶瓷

硅酸盐医用陶瓷有偏硅酸钙（$CaSiO_3$）、原硅酸钙（Ca_2SiO_4）[27]和硅酸三钙（Ca_3SiO_5）等。这些硅酸盐医用陶瓷中以硅灰石[wollastonite，$CaSiO_3$ 或 $Ca_3(Si_3O_9)$]最受关注[28]。近年来，还有一些含多种元素的多元体系硅酸盐医用陶瓷作为生物医用陶瓷被研究，其中的这些元素被认为在组织新陈代谢中发挥作用，能够调节和刺激组织修复过程，如 MgO-MgO-SiO_2、Zn-CaO-SiO_2、ZrO_2-CaO-SiO_2 和 SrO-ZnO-CaO-SiO_2 等医用复合陶瓷。

研究发现，硅酸盐医用陶瓷可以促进成骨细胞增殖，诱导骨髓干细胞成骨分化，促进新骨形成，具有非常高的生物活性[29]。Kokubo 等[30]研发的 A-W 生物玻璃医用陶瓷是迄今为止机械性能最好的生物活性材料，其中主要含有磷灰石和硅灰石微晶相，典型的化学组成为 34%二氧化硅、16.2%五氧化二磷、44.7%氧化钙、4.6%氧化镁和 0.5%氟化钙。A-W 生物玻璃医用陶瓷中的针状硅灰石微晶阻止了微裂纹传播，弯曲强度可达 200 MPa，断裂韧性为 2.0 MPa·m$^{1/2}$，与骨组织形成键合后，界面结合强度可达 13MPa，生物活性非常高。这种复合玻璃医用陶瓷已经广泛用于骨缺损修复以及人工关节、人工骨等。

硅酸盐医用陶瓷具有降解率较高，低拉伸强度、高模量和易碎等特点。由于硅酸盐医用陶瓷的化学成分范围较广，可以很好地优化其物理、化学和生物学性能，以满足骨组织再生的要求。但是硅酸盐医用陶瓷也有诸多不足，如硅酸盐医用陶瓷很难用传统的无压烧结方法完全致密化，降解速率较快的硅酸盐医用陶瓷会导致局部 pH 过高，对细胞生长产生不利影响。

鉴于硅酸盐医用陶瓷种类繁多，可以将不同种类的硅酸盐复合制成医用陶瓷，调整医用复合陶瓷中各个硅酸盐组分的比例，兼顾硅酸盐医用复合陶瓷的机械性能和降解性能。Ni 等[31]制备了一系列具有不同复合比例的 $CaSiO_3/Mg_2SiO_4$ 医用复合陶瓷，其力学性能随 Mg_2SiO_4 组分含量提高而增强，溶解度随 $CaSiO_3$ 组分含量提高而变大。Ma 等[32]通过无压烧结制备了 $CaSiO_3/Ca_2ZnSi_2O_7$ 生物医用陶瓷，这种医用陶瓷中 $Ca_2ZnSi_2O_7$ 含量最高可达 40%，制成的医用复合陶瓷的溶解速率随 $Ca_2ZnSi_2O_7$ 组分含量增加而降低。

在骨修复应用中，还需要兼具更高机械强度和可调降解速率的生物活性医用陶瓷，仅仅使用硅酸盐制成的医用复合陶瓷无法得到需要的性能。将硅酸盐与其他生物材料复合，形成具有良好力学性能和不同物化性质的医用复合陶瓷是其在再生医学等方面应用的重要趋势。林开利等[33, 34]制备了磷酸三钙[$Ca_3(PO_4)_2$，TCP]/硅灰石（$CaSiO_3$，CS）医用复合陶瓷（CS/TCP），探讨了初始原料的微观结构、机械强度、降解性以及烧结过程对最终产品 CS/TCP 医用复合陶瓷性质的影响，系统比较了采用机械研磨方法（TW-A）、两步化学沉淀方法（TW-B）和原位化学共沉淀方法（TW-C）等三种方法制备的质量比为 50∶50 的 CS/TCP 复合粉体。三种复合粉体在 30 MPa 下进行了单轴压实，在 200 MPa 的压力下矩形棱柱模具中冷等静压 15 min，然后 1150℃烧结 5 h。结果发现，TW-B 法得到的医用复合陶瓷样品粒子大小均一、不团聚、微观结构均匀、晶粒粒径约为 120 nm。用 TW-B 制得的试样弯曲强度达到 125 MPa，最为优异，比用 TW-A 和 TW-C 制得的试样分别高出 3.7 倍和 1.5 倍以上。此外，TW-B 粉末的降解性明显低于 TW-A 和 TW-C 粉末。

孔结构对骨组织再生修复非常重要，但是孔结构会影响力学性能。将硅酸盐医用复合陶瓷制成多孔支架的方法包括传统的造孔剂法和模板法。一般可以使用聚乙烯醇等高分子作为造孔剂制备硅酸盐多孔支架，高温处理过程中高分子造孔剂会被除去，得到具有多孔结构的支架。林开利等[35]制备了 45S5 生物玻璃（45BG）增强的大孔硅酸钙医用复合陶瓷（MCSCs/45BG），45BG 加入后能有效提高 MCSCs 的强度，加入 5%的 45BG 就可以使抗压强度提高约 2 倍。孔隙率 50%左右的 MCSCs/45BG 医用复合陶瓷抗压强度达到 112.47 MPa，与骨皮质抗压强度相近。在模拟体液（SBF）中，这种医用复合陶瓷具有很好的矿化能力。此外，医用复合陶瓷的降解速率还有所降低，降解速率仅为纯硅酸钙医用陶瓷的 1/3 左右。常江等[31]使用聚氨酯泡沫模板造孔制备硅酸盐医用陶瓷，采用这种方法在 $CaMgSi_2O_6$ 和 $Ca_7MgSi_4O_{16}$ 等医用复合陶瓷支架上都能得到较大的孔径和较好的孔连通性，缺点是支架的力学性能较差。3D 打印技术也可以用来构建硅酸盐支架，得到孔隙率、孔径等可控性非常好的多孔硅酸盐支架。吴成铁等[36]使用粉末黏合 3D 打印技术制备了孔径高度均一的硅酸钙医用陶瓷支架，抗压强度比传统的聚氨酯泡沫模板法制备的多孔支架高 100 多倍，生物活性也较高，适用于组织工程应用。3D 打印技术可以提供不同的结构，孔洞可以被设计成正方形和三角形等，研究结果发现，正方形孔的大孔叠磷硅钙石支架具有比普通 TCP 多孔支架更优的力学性能，能够支持骨细胞增殖和提升碱性磷酸酶表达。在此基础上，还可以结合冻干工艺复合丝素蛋白，得到具有多级孔的复合支架，其不仅矿化能力优良，还具有医用陶瓷支架所拥有的高力学性能，复合支架的抗压强度高达 25 MPa。

除了上述与常见的磷酸钙医用陶瓷和活性玻璃复合外，硅酸钙医用陶瓷还可以与其他医用陶瓷材料进行复合，获得增强的力学性能和生物学性能。例如，Pan[37]等探讨了氮化硅（Si_3N_4）对 $CaSiO_3$ 医用陶瓷性能的影响，在烧结温度 1000～1150℃范围内，制备了一系列 $CaSiO_3/Si_3N_4$ 医用复合陶瓷。在 1100℃烧结条件下，含 3% 的 Si_3N_4 的 $CaSiO_3/Si_3N_4$ 医用复合陶瓷的弯曲强度为 157.2 MPa，硬度为 4.4 GPa，断裂韧性为 2.3 MPa·m$^{1/2}$，远高于纯相 $CaSiO_3$ 医用陶瓷的各项机械性能。

7.2.3　氧化铝基多相医用复合陶瓷

氧化铝（Al_2O_3）是使用最广泛的氧化物医用陶瓷材料之一，硬度仅次于金刚石，已经在生物医学领域得到了大量的应用。氧化铝医用陶瓷具有高硬度、低摩擦性、优良的耐磨性和耐腐蚀性。普通氧化铝医用陶瓷的弯曲强度为 250～450 MPa，热压制成的医用陶瓷的弯曲强度则可达 500 MPa 以上。在 20 世纪 70 年代，氧化铝多晶被首次制成人工关节头和关节窝，用于临床治疗。经过多年的发展，高纯度氧化铝作为骨科和牙科手术用合金的替代品，能够满足无反应植入和长期服役的要求。

氧化铝是非常惰性的生物医用陶瓷，不像磷酸钙和硅酸钙医用陶瓷那样可以与骨组织形成化学键合。氧化铝医用陶瓷与骨组织的结合主要是通过机械固定的方式。目前，将氧化铝与其他具有生物活性的材料组成复合生物活性医用陶瓷是最主要的研究方向。Kong 等[23]制备了双相磷酸钙（BCP：HA/TCP）/氧化锆（ZrO_2）-氧化铝（Al_2O_3）医用复合陶瓷（ZA/BCP），其与常规 ZA 医用复合陶瓷相比具有更高的弯曲强度。体外成骨细胞实验表明，加入医用复合陶瓷后可以促进细胞增殖和分化能力，随医用复合陶瓷中双相磷酸钙含量提高，生物学性能逐渐增强。将不同组分含量 ZA/BCP 医用复合陶瓷的力学和生物学性能对比研究后发现，30 vol% HA + 70 vol% ZA 的组合是承重应用的最佳选择。

氧化铝医用陶瓷也可以制成多孔结构。He[38]等采用直接发泡法制备了具有三维连接多孔结构的氧化锆（ZrO_2）增韧处理的氧化铝（Al_2O_3）医用复合陶瓷（ZTA）。

这种多孔 ZTA 医用陶瓷具有双峰型孔径分布，其力学性能与松质骨相当。采用简单的氢氧化钠浸泡法，通过羟基化改变 ZTA 的表面化学性质，可以提高其生物活性。处理后的样品通过体外培养成骨样细胞进行检测，结果发现，经氢氧化钠处理后，多孔 ZTA 的强度没有下降，而细胞反应得到改善。将氧化铝医用陶瓷作为基材，活性材料作为涂层修饰，可以得到兼具高力学性能和生物学性能的医用复合陶瓷材料。Camilo 等[7]在多孔氧化铝支架表面包覆了一层 45S5 活性玻璃和羟基磷灰石，得到了具有高强度和良好生物活性的支架，大鼠胫骨修复实验表明这种医用复合陶瓷支架更有利于胫骨修复。

石墨烯力学性能优异，弹性模量约为 1 TPa，弯曲强度可达 130～180 GPa，常被用作增强体。Liu 等[39]通过气体保护烧结的方法制备了石墨烯片（graphene platelet，GPL）增强的氧化铝医用复合陶瓷（GPL/Al_2O_3）。GPL 能显著增强 Al_2O_3 基体的机械强度，当 GPL 掺杂量达到 0.75%时，医用复合陶瓷的弯曲强度提高了 60%，断裂韧性提高了 70%。细胞在 GPL/Al_2O_3 医用复合陶瓷上能更好地黏附，经过三天的培养后，GPL/Al_2O_3 医用复合陶瓷培养的细胞活性更好，表明 GPL 掺杂的医用复合陶瓷具有更好的生物相容性。

这些研究表明，氧化铝医用复合陶瓷在改善其生物学性能后，因为其优秀的力学性能，依然具有较高的研究价值，拥有广阔的应用前景。

7.2.4　氧化锆基多相医用复合陶瓷

氧化锆（ZrO_2）医用陶瓷具有良好的生物相容性，断裂韧性、强度、硬度和耐腐蚀性都非常出众，已广泛应用于临床。虽然氧化铝在化学性质上比氧化锆更稳定，但氧化锆模量较低，硬度适度，与羟基磷灰石接近，更有利于硬组织修复应用。在制成医用陶瓷体后，氧化锆医用陶瓷与氧化铝等其他医用陶瓷相比，具有更高的强度和断裂韧性。氧化锆优异的机械性能使髋关节设计的直径更小，使得长期临床性能得到提升，服役寿命延长。

早期氧化锆生物医用陶瓷在齿科修复上得到了应用，然而临床观察发现了一些不稳定性，如氧化锆牙冠易剥落，导致氧化锆医用陶瓷在临床应用上受阻。氧化锆有三种晶体形态：单斜、四方、立方晶相。常温下氧化锆只能以单斜相存在。为了改进氧化锆医用陶瓷的稳定性，在其中添加钇和镁的氧化物作为稳定相，得到部分稳定氧化锆（PSZ）医用陶瓷。与氧化锆医用陶瓷相比，PSZ 医用陶瓷具有更高的弯曲强度、更高的断裂韧性和较高的威布尔模量，可靠性更好。PSZ 医用陶瓷弹性模量较低，容易抛光，因此可在齿科安装过程中进行处理，得到更优的表面光洁度。

由亚稳的四方相氧化锆组成的多晶医用陶瓷称为四方氧化锆多晶（tetragonal

zirconia polycrystal，TZP）医用陶瓷，加入 3% Y_2O_3 稳定剂的 TZP 医用陶瓷称为 3Y-TZP[40]。3Y-TZP 弯曲强度可达 800 MPa，断裂韧性可达 4～5 MPa·m$^{1/2}$。在 TZP 医用陶瓷的基础上，可以将其与氧化铝等医用陶瓷材料进行复合。Ragurajan 等[41] 制备了氧化铝（Al_2O_3）/氧化铈（CeO_2）/3Y-TZP 复合材料，在一定范围内，医用复合陶瓷的断裂韧性随氧化铝（Al_2O_3）和氧化铈（CeO_2）组分含量的提高而增强，其维氏硬度最高可达到 10.9 GPa，断裂韧性高达 10 MPa·m$^{1/2}$，且具有较高的细胞黏附和增殖能力，有良好的生物相容性。与此相似，Ragurajan 等[41]制备了氧化铝（Al_2O_3）/二氧化锰（MnO_2）/3Y-TZP 医用复合陶瓷。Al_2O_3 和 MnO_2 组分有利于提高医用复合陶瓷整体的力学性能和抗老化性能，医用复合陶瓷的维氏硬度最大能达到 11.6 GPa，断裂韧性为 9.8 MPa·m$^{1/2}$，弯曲强度为 900 MPa，弹性模量为 210 GPa，这些力学性能和髋关节等组织相近，因此所制备医用复合陶瓷可用于髋关节组织替代修复。

与氧化铝医用陶瓷相似，氧化锆医用陶瓷也是非常惰性的，将 HA 等生物活性医用陶瓷与氧化锆进行复合，可以提升其生物活性。Quan 等[42]制备了梯度结构的氧化锆/羟基磷灰石（ZrO_2/HA）复合生物医用陶瓷，实验结果发现，这种医用陶瓷材料对 L929 小鼠成纤维细胞的毒性小，且血液相容性良好。Ji 等[43] 在新西兰白兔髋关节股骨植入实验中发现，多层结构的 ZrO_2/HA 复合生物医用陶瓷具有良好的成骨分化诱导能力。Yang 等[44]采用滑移沉积和基质共烧结技术，成功地制备了层状羟基磷灰石（HA）/磷酸三钙（TCP）/氧化锆（ZrO_2）医用复合陶瓷支架。该医用复合陶瓷支架的弯曲强度高达 321 MPa，与天然密质骨强度匹配。由此可见，可以利用氧化铝医用陶瓷优良的力学性能，将其与生物活性材料复合制成医用复合陶瓷材料，拓宽其在硬组织修复和组织工程中的应用。

7.2.5　其他多相医用复合陶瓷

除了上述磷酸钙、硅酸盐、氧化铝和氧化锆医用复合陶瓷外，在多相成分的医用复合陶瓷研究中还有其他多相组合，如氮化硅和碳化硅医用陶瓷等[45]。

2006 年美国上市了以氮化硅医用陶瓷制成的脊柱融合器。随着研究的深入，不仅发现氮化硅医用陶瓷的生物相容性好，骨传导性优异，而且还与细胞和周围组织表现出很好的亲和性，医学成像兼容性也很好。一般采用 Al-Y 和 Al-Y-Yb 等的氧化物体系作为烧结助剂来制备致密氮化硅医用陶瓷。氮化硅医用陶瓷是惰性的，无细胞毒性。如果制成类似骨小梁结构的多孔氮化硅医用陶瓷，使其具有 300～1000 μm 的贯通孔结构，可以更好地满足骨科应用要求。氮化硅医用陶瓷的一个更大的优点就是韧性好，相比于氧化铝医用陶瓷，氮化硅医用陶瓷的断裂韧性是它的 2～3 倍。氮化硅医用陶瓷的抗压强度也很高，可以得到与人体骨组织相似的力学性能。

此外，氮化硅医用陶瓷自身具有一定的抗菌、抑菌性能，在不加入抗生素的情况下，可以减少生物膜的形成。ZnO 抗菌性能优异，在 Si_3N_4 中掺入 ZnO 晶须或纳米 ZnO，在 1700℃下烧结后可以得到抗菌性能更优的氮化硅生物医用复合陶瓷，这种医用复合陶瓷的断裂韧性达到 6.68 $MPa·m^{1/2}$，弯曲强度高达 612 MPa，对大肠杆菌和金黄色葡萄球菌的抑菌率都超过 99%。

此外，相比于聚醚醚酮材料和合金材料，氮化硅医用陶瓷在 X 射线下呈半透明，不会阻碍植入后骨的成像，在计算机断层扫描（CT）和磁共振成像（magnetic resonance imaging，MRI）中不会产生伪影，有利于医生对手术进行判断。

与氮化硅相似，具有很高力学性能的还有碳化硅医用陶瓷。例如以碳化后的竹材为原料，制备具有六边形片层结构的生物拟态 SiC/C 医用复合陶瓷材料，其抗压强度可达 100 MPa，弯曲强度达到 26 MPa。利用高分子热解结合可控溶渗烧结技术可以制成泡沫 SiC 医用陶瓷材料，在兔下颌骨修复模型中，此材料可以有效支持临界尺寸的骨缺损修复，具有较好的骨传导性，有望作为复杂外形及大段承重骨缺损修复的多孔仿生医用陶瓷材料。

综上所述，通过复合方法制备多相成分医用复合陶瓷可以进一步提高医用陶瓷材料的力学性能和生物学性能，是解决当前生物医用陶瓷临床应用问题的有效途径。

7.3　微量元素掺杂生物医用陶瓷

微量元素主要指在人体中含量低于人体体重 0.01% 的元素，主要包含铁、铜、锌、碘、硒、氟、钼、钴、铬、锰、镍、锡、钒和硅等 14 种。不同的人体组织所含的微量元素种类和含量有所不同。据报道[46]，在人体骨胶原和肌腱中发现有铜、铁和锌等微量元素，这些离子可能是以化学键结合于胶原基质中，并可以影响胶原基质的活性。在骨矿物（羟基磷灰石为主成分）中，铅、硅、锶和钒可能以取代或内含离子形式存在，从而影响骨组织的功能。

不同的微量元素在人体组织，尤其是骨组织的形成、生长及再生过程中发挥着重要作用。例如，富集在骨骼中的锌离子影响着酶活性、激素活性及矿化过程。自 20 世纪 70 年代开始，医用陶瓷开始作为生物医用材料，用于恢复或增强机体功能。将一些元素掺杂入医用陶瓷材料可以增强其生物活性[47]。具体地，Zn^{2+} 取代的磷灰石医用陶瓷可以促进植入体周围的新骨生成。另外，Zn^{2+} 被认为可以调节免疫响应。例如，Zn 掺杂羟基磷灰石中释放出来的 Zn^{2+} 可以影响单核细胞的炎症反应响应，减少促炎性反应因子的释放，同时增加抗炎性反应因子 IL-10 的释放，达到抑制组织炎性反应的目的。Mg^{2+} 和 Sr^{2+} 都是与 Ca^{2+} 相似的 ⅡA 族金属阳离子，Mg^{2+} 和 Sr^{2+} 取代的磷灰石被发现可以促进新骨生成，并降低磷灰石晶体的结晶度，提高降解速率[48, 49]。Se 元素被认为具有抗癌作用，SeO_3^{2-} 可以促进癌细胞的凋亡，掺杂 SeO_3^{2-} 的磷灰石可以缓慢释放 SeO_3^{2-}，从而引起骨肉瘤细胞凋亡，抑制骨肿瘤复发[50-58]。铁、锌、锶、钴等元素，对骨骼的新陈代谢有重要影响。补充 Cu、Mn 和 Zn 元素有利于增强绝经后妇女的脊柱骨矿物质密度。Si 参与细胞壁形成、结缔组织中的交联、核酸合成和其他生物过程。研究发现，补充 Si 有利于提高骨的矿化程度[59-61]，这也被认为是硅酸盐医用陶瓷有利于骨组织修复的重要原因。关于生物医用陶瓷中掺杂离子带来的主要生物功能详见表 7.2。

表 7.2　生物医用陶瓷掺杂离子的主要生物功能

掺杂元素	离子形态	生物功能	参考文献
Zn	Zn^{2+}	抑制组织炎性反应；促进成骨细胞增殖和分化，并且抑制破骨细胞活性；促进新骨生成；增强骨密度	[62]～[64]
Sr	Sr^{2+}	促进成骨细胞增殖和分化，并且抑制破骨细胞活性；促进新骨生成；作为药物治疗绝经后妇女的骨质疏松	[65]、[66]
Se	SeO_3^{2-}	促进新骨生成；促进癌细胞的凋亡	[67]
Si	SiO_3^{2-}、SiO_4^{4-}	促进骨组织矿化；促进成骨细胞增殖、分化；促进胶原合成、新骨生成，维持骨密度	[59]、[68]、[69]
Fe	Fe^{3+}	促进成骨细胞增殖；促进骨生成及骨重建	[70]、[71]
Cu	Cu^{2+}	促进成血管；促进成骨	[63]、[72]、[73]
Mn	Mn^{2+}	增强成骨细胞活性；稳定矿化组织	[48]、[74]

综上所述，在生物医用陶瓷材料中掺杂微量元素，可以提高其生物相容性及新骨再生能力。此外，微量元素的掺杂还可以改变生物医用陶瓷本身的性能，如结晶性、降解性，甚至力学强度等。就微量元素掺杂的方式而言，微量元素掺杂是指微量元素以离子形式进入目标矿物的晶格中，替代与其电性和离子半径相近的离子。例如，Zn^{2+} 掺杂羟基磷灰石时，会替代晶格中的 Ca^{2+}，则羟基磷灰石的化学式由 $Ca_{10}(PO_4)_6(OH)_2$ 变为 $Ca_{10-x}Zn_x(PO_4)_6(OH)_2$。值得注意的是，传统生物医用陶瓷复合材料的研究较多关注力学性能的改善，而较少涉及微量元素的掺杂研究。因此，下面着重就微量元素掺杂生物惰性医用陶瓷、生物活性医用陶瓷及生物降解医用陶瓷方面，介绍微量元素掺杂方法、性能改善及其生物学效应。

7.3.1 微量元素掺杂生物惰性医用陶瓷

临床上用到的生物惰性医用陶瓷主要是氧化铝（Al_2O_3）医用陶瓷、氧化锆（ZrO_2）医用陶瓷及氧化锆增韧氧化铝（Al_2O_3/ZrO_2）医用陶瓷。在医疗上它们主要用于制作人工关节、人工骨、牙植入体和牙冠等。氧化物医用陶瓷的加工过程一般需要经过氧化物粉体的高温熔融过程，因此微量元素的掺杂也是通过氧化物的添加，并通过高温熔融过程实现的。微量元素的添加通常可以提高氧化物医用陶瓷的力学性能，如相比纯 Al_2O_3 医用陶瓷，添加少量 ZnO 或 CuO 的 Al_2O_3 医用陶瓷表现出更高的硬度、增强的耐磨性和更高的密度[75]。对于 ZrO_2 医用陶瓷，添加 Y_2O_3 或 CeO_2 等氧化物已经被用于提高 ZrO_2 医用陶瓷的力学强度。例如，掺杂 Y_2O_3 的四方 ZrO_2 医用陶瓷具有高强度和高断裂韧性。另据报道，将 Fe_2O_3 加入 Y_2O_3 稳定的 ZrO_2 医用陶瓷，可以引起 ZrO_2 晶格畸变，导致四方相 ZrO_2 含量增加。Fe_2O_3 添加量由 0.2% 增加到 0.6%，可以使得弯曲强度从 482 MPa 增加到 569 MPa，相对密度从 98.89% 增加到 99.30%。虽然诸如掺杂 Y_2O_3 的 ZrO_2 医用陶瓷表现出优异的力学强度、生物安全性，但是其颜色垩白，与人类牙齿颜色不匹配，不能直接满足临床需求，需要进行上色处理。稀土元素具有独特的光学性质，已经广泛用于调整这类医用陶瓷的颜色，主要包含 Ce、Pr、Er、Nd 等元素。为了保证颜色均匀，稀土元素一般先与 ZrO_2 粉体混合，然后经过高温熔融过程，使得稀土元素进入 ZrO_2 晶格，最终得到与人体牙齿颜色匹配的义齿。

7.3.2 微量元素掺杂生物活性医用陶瓷

常见的生物活性医用陶瓷主要分为两种：生物活性玻璃（BG）医用陶瓷和磷灰石医用陶瓷。

生物活性玻璃（BG）主要分为两类：熔融衍生生物活性玻璃和溶液-凝胶生物活性玻璃。熔融衍生生物活性玻璃是指通过熔融烧结过程得到的生物活性玻璃，常见的熔融衍生生物活性玻璃是 45S5，其组成为：45%（质量分数）SiO_2、24.5% Na_2O、24.5% CaO、6% P_2O_5。溶胶-凝胶生物活性玻璃是指在溶液中制备得到的生物活性玻璃，如 SiO_2-CaO 玻璃。BG 的活性表现在其与溶液相互接触时，通过 SiO_2 溶解，在玻璃-溶液界面处形成硅醇基团，随后产生有利于 CaP 沉积的位点，最终形成磷灰石层。植入体内的 BG，可以在 BG-骨界面形成羟基磷灰石层，从而使 BG 材料与骨形成紧密的结合。基于这一优点，BG 已经用于骨缺损填充材料、颌面及牙周治疗和组织工程支架。

微量元素掺杂熔融衍生生物活性玻璃的方式与掺杂 Al_2O_3/ZrO_2 医用陶瓷的方

式相同，也是先将微量元素氧化物粉体与生物活性玻璃原料的粉体混合均匀，然后通过熔融烧结得到。掺杂的微量元素主要是金属阳离子形式，如 Sr^{4+}、Zn^{2+}、Li^+ 已经用于生物活性玻璃的掺杂[76, 77]。而掺杂溶胶-凝胶生物活性玻璃的微量元素是以盐或有机前驱体的形式添加的，如 $Sr(NO_3)_2$、$Zn(NO_3)_2$ 或 TEOS：$Si(OC_2H_5)_4$ 可在溶液反应中掺杂到生物活性玻璃中，然后通过陈化、高温（如 700℃）稳定等一系列步骤得到掺杂溶胶-凝胶生物活性玻璃。微量元素在最终得到的生物活性玻璃中将以氧化物形式存在。

微量元素掺杂可以提高生物活性玻璃的生物活性，如生物矿化、骨诱导性能等[78]。例如，较高 SrO 掺杂量（5wt%）的生物活性玻璃表现出较高的成骨分化功能[79]。ZnO 掺杂可以为形成磷灰石矿化层提供更多的成核位点，增强了磷灰石层在生物活性玻璃表面的增长，并预期在体内成骨修复中，使生物活性玻璃表面与本体骨之间形成更强的键合[80]。近年来，为了进一步提高生物活性玻璃的生物活性，人们还尝试利用多种微量元素的生物功能，将多种微量元素共同掺杂到生物活性玻璃中，以得到更高生物活性的生物活性玻璃。例如，利用 Sr 和 Li 元素的增强骨质和促成骨分化的功能，将 SrO_2 和 Li_2O 按一定比例一起掺杂到熔融衍生生物活性玻璃中，制备得到多孔支架，然后植入兔子股骨缺损处，该支架显示出较高程度的周围松质骨组织形成和血管化。

磷灰石是骨骼、牙齿等硬组织的主要矿物成分，因此磷灰石医用陶瓷是最接近人体骨矿物成分的生物材料。磷灰石所代表的物质可用统一的分子式表示：$M_{10}(XO_4)_6Y_2$。M 指+2 价或+3 价的阳离子，如 Ca^{2+}、Ba^{2+}、Mg^{2+}、Sr^{2+}、Pb^{2+}、Cd^{2+}、Zn^{2+}、Ni^{2+}、Fe^{3+}、Al^{3+}、La^{3+}，B^{3+} 等。X 是 P、As、V、S、Si 等元素。Y 是指–1 价或–2 价的阴离子，如 F^-、OH^-、Cl^-、CO_3^{2-} 等。其中，羟基磷灰石是磷灰石中重要的一类，其分子式为 $Ca_{10}(PO_4)_6(OH)_2$。

人体骨骼由接近 65%的无机矿物、约 34%的有机物（如胶原）以及水构成，其矿物成分主要是羟基磷灰石，此外还包括许多离子。一般来说，骨骼矿物中包含 7.4%的 CO_3^{2-}、0.13%的 Cl^-、0.72%的 Mg^{2+} 和 0.9%的 Na^+。除此之外，许多微量元素离子如 Sr^{2+}、Zn^{2+}、Cu^{2+}、Fe^{3+}、F^-、SiO_4^{4-} 等也被发现。据报道，在骨中，这些元素除了吸附在晶体表面或细胞外基质中，也可以取代羟基磷灰石中的 Ca^{2+}、PO_4^{3-} 及 OH^-。其中，阳离子如 Sr^{2+}、Zn^{2+}、Cu^{2+}、Fe^{3+} 倾向于取代 Ca^{2+}，因为它们的离子半径和电荷与 Ca^{2+} 相近；阴离子如 $F^{-[81]}$，更倾向于取代 OH^-，SiO_4^{4-} 可以取代 PO_4^{3-}。对于电荷不平衡的取代，可能会由空穴或其他不平衡的离子取代来实现局部电荷平衡。

目前，羟基磷灰石的制备方法主要是溶液-沉淀法。此方法得到的羟基磷灰石结晶度较低，而且由于其巨大的表面，可以同时被原子半径相似的多种原子置换，得到的掺杂羟基磷灰石更接近于人体骨组织中缺钙且含碳酸根的低结晶度羟基磷灰石[其化学式可写为 $Ca_{10-a}Mg_bNa_cK_d(PO_4)_{6-e}(CO_3)_f(OH)_{2-g}Cl_hF_i$)]，因而会表现出良好的生物相容性和成骨诱导性。另外，基于羟基磷灰石粉体，近年来还发展了微波法制备羟基磷灰石医用陶瓷，即将羟基磷灰石粉体压实，然后微波加热烧结，得到较高力学强度的医用陶瓷。

在空间上，羟磷灰石晶体呈六方对称结构，由中央的 $Ca(OH)_2$ 和三个周围的 $Ca_3(PO_4)_3$ 组成。相对于中心的离子，微量元素优先取代外层的离子。微量元素掺杂入羟基磷灰石的晶格，首先导致羟基磷灰石的晶格发生形变。金属阳离子，如 Sr^{2+}、Cu^{2+}、Zn^{2+}、Fe^{2+}、Cr^{2+}，取代羟基磷灰石中心 Ca^{2+} 后，分子模拟计算结果显示[82]，相比原来的 Ca—O 键长，取代后的 M—O（M 为金属原子，O 为氧原子）键长缩短，也即整个羟基磷灰石空间结构收缩。阴离子中，F 取代 OH 后，整个晶体的尺寸较纯羟基磷灰石晶体变小，即晶体结构收缩，与金属阳离子取代一样，这样的结构更稳定，这也是牙齿中氟磷灰石具有抗酸稳定性的原因；而 Cl 取代 OH 后，整个晶体尺寸较纯羟基磷灰石晶体变大，即晶体结构膨胀。分子模拟结果显示，羟基磷灰石的结构稳定性与羟基磷灰石实际的溶解度有关。实验研究表明，卤素离子（如 F^- 和 Cl^-）取代的羟基磷灰石，结构稳定，溶解度降低；而二价阳离子（如 Mg^{2+} 和 Zn^{2+}）和复合阴离子（如 SiO_4^{4-}）取代的羟基磷灰石，溶解度升高。可见，分子模拟结果与实际取代羟基磷灰石的溶解度并不完全一致，即分子模拟结果显示金属元素取代的羟基磷灰石结构更稳定，而实际上金属元素取代的羟基磷灰石的溶解度却增加了。

许多研究表明，相比纯羟基磷灰石，微量元素掺杂的羟基磷灰石表现出更高的生物活性。有研究表明 SiO_4^{4-} 取代羟基磷灰石中的 PO_4^{3-}，造成羟基磷灰石晶格畸变，改变了表面物理化学特性，因而增强了材料与细胞相互作用，进而提高了成骨活性和骨再生能力[69, 83]。SiO_4^{4-} 掺杂羟基磷灰石促进成骨细胞增殖的能力是纯羟基磷灰石的 1.3 倍。而两种元素掺杂的羟基磷灰石比纯羟基磷灰石生物活性更高。研究表明 Si/Sr 双掺的羟基磷灰石促进成骨细胞增殖的能力是纯羟基磷灰石的 1.8 倍[84]。这表明两种微量元素共同增强了羟基磷灰石的生物活性。天然骨中的羟基磷灰石掺杂了多种元素，因此为了更加接近天然骨的羟基磷灰石成分，近年来，还发展了多种微量元素共掺杂羟基磷灰石，如通过溶液-沉淀法，将 Mg、Zn、Sr、Si 四种元素一起掺杂到羟基磷灰石中[85]。结果显示，虽然掺杂元素离子的电性、尺寸都不同，但是四种元素可以共同进入羟基磷灰石晶格。多种元素掺杂使羟基磷灰石的结晶度降低，比表面积增大。例如，纯羟基磷灰石的结晶度为 52.5%，比表面积约为 $96m^2/g$，而掺杂四种元素（Mg、Zn、Sr、Si）的羟基磷灰石，结晶度仅为 38.2%，比表面积为 $126m^2/g$。此外，结果也显示出掺杂元素离子的释放。如前所述，这些元素离子释放到组织中，将有力地促进细胞增殖及分化，展现了更好的成骨或成血管效果。

7.3.3　微量元素掺杂可降解生物医用陶瓷

作为可降解生物医用陶瓷的主要是各种钙磷盐，主要包括 α-磷酸三钙 [α-TCP，α-Ca$_3$(PO$_4$)$_2$]、β-磷酸三钙[β-TCP，β-Ca$_3$(PO$_4$)$_2$]等。降解能力依次为 α-TCP>β-TCP>HA。β-TCP 与人体骨骼无机成分相似，生物相容性好，易生物降解和吸收，被视为优良的可降解吸收材料。α-TCP 可由 β-TCP 在约 1125℃下的相转变而得到[86]，其与 β-TCP 一样，具有很好的生物相容性，但是其可以快速水化成缺钙的羟基磷灰石，因此多用于制备自固化的骨水泥[87]。

微量元素掺杂 TCP 是通过高温烧结实现的，主要有两种方式：① 微量元素氧化物和钙磷盐混合后，高温烧结。例如，将 ZnO、CaCO$_3$ 和 NH$_4$H$_2$PO$_4$ 按 TCP 的钙磷比，以一定比例(Zn + Ca)∶P = 1.5 混合均匀，在 1300℃高温烧结 4 h，得到 Zn 掺杂 β-TCP[88]。②微量元素氧化物和 β-TCP 直接混合均匀，然后再高温烧结。由此方法可得到 β-TCP 支架。例如，将一定含量的 SiO$_2$、ZnO 和 β-TCP 粉末混合均匀，再与一定黏合剂混合，通过 3D 打印机制成一定强度的支架，然后在 1250℃烧结 2h，得到高强度的 Si/ Zn 双掺 β-TCP 医用陶瓷支架。

微量元素掺杂 β-TCP，首先引起 β-TCP 晶格畸变。例如，Zn 原子由于原子半径小于钙，掺杂 Zn 原子造成 β-TCP 晶格收缩；而 Si 原子半径大于 P，取代 P 后，造成 β-TCP 晶格膨胀。Zn/Si 掺杂 β-TCP 的溶解度实验结果显示，Zn 掺杂稳定了 TCP 结构，导致溶解度下降。然而，Si 掺杂更有利于较高溶解度的 α-TCP 相的出现[89]。这种双相 TCP 的溶解度要高于纯 β-TCP 相，因此 Si 掺杂 β-TCP 可以部分提高溶解度。

微量元素掺杂除了可以增强 β-TCP 支架的力学强度及调控溶解度外，还可以提高其生物活性。细胞实验表明，SrO、MgO、SiO$_2$ 和 ZnO 等单掺杂 β-TCP 可以显著促进成骨细胞分化。体内植入实验表明，SiO$_2$ 和 ZnO 双掺杂的 β-TCP 医用陶瓷支架可以提高骨钙素和胶原的产生，同时促进成骨和成血管。

7.4　生物医用陶瓷/高分子复合材料

制备生物医用陶瓷复合材料的目的主要是改善现有的生物医用陶瓷材料，尤其是第二代生物医用陶瓷（如生物活性玻璃医用陶瓷、磷灰石医用陶瓷、可生物降解的磷酸钙医用陶瓷等）较差的力学性能（主要是低强度和高脆性）[90]。目前，主要通过复合无机材料和有机材料提高生物医用陶瓷的力学强度。根据增强相的类型，可分为无机增强生物医用陶瓷复合材料和高分子增强生物医用陶瓷复合材料。

（1）常用的无机增强相，如 ZrO_2 超细粉，可以与 HA 组成二元体系，通过烧结，得到生物医用陶瓷材料，结果表明得到的生物医用陶瓷复合材料具有较好的力学性能。ZrO_2 增强的生物活性玻璃医用陶瓷，也表现出高的韧性和强度。

（2）对于高分子增强相，可分为天然高分子和合成高分子。天然高分子，一般是从动物结缔组织或皮肤提取的，经特殊化学处理的蛋白质，如胶原、丝素蛋白[91]、壳聚糖等。例如，将 HA 与胶原以及透明质酸复合，可得到具有致密结构的复合人工骨，用于骨植入材料[92, 93]。常用的合成高分子一般是医用可降解高分子，如聚乳酸[poly（L-lactic acid）、PLA]、聚乙交酯（polyglycolic acid，PGA）、聚己内酯（polycaprolactone，PCL），以及共聚物，如乳酸-羟基乙酸共聚物[poly（lactic-co-glycolic acid，PLGA]。这些聚合物都有一定的可降解性，植入体内后可以逐渐被机体组织吸收。例如，将 HA 与 PLA 复合，不仅可以解决 HA 医用陶瓷脆性大、易断裂等缺陷，还可以提高 PLA 材料的力学性能，得到综合性能优良的生物医用陶瓷复合材料。

由于天然骨是由磷灰石晶体和胶原分子构成的，可看作生物医用陶瓷/高分子复合材料，因此生物医用陶瓷材料中的高分子增强生物医用陶瓷更符合天然骨的组成结构，也是需要大力发展的方向。下面重点介绍几类常见的生物医用陶瓷/高分子复合材料。

7.4.1 纳米羟基磷灰石与胶原复合

胶原是多种组织的主要成分，约占动物组织总蛋白的1/3。其中，胶原在骨组织中主要以I型胶原形式存在，为细胞黏附、增殖及成骨分化提供良好的微环境。研究表明，纳米羟基磷灰石与胶原复合可用于诱导成骨；同时，羟基磷灰石和胶原复合得到的复合材料，结构更加致密。

根据仿生矿化原理，采用纳米自组装途径制备的纳米羟基磷灰石/胶原复合骨材料，不仅成分与天然骨类似，而且可制成与天然骨相似的结构；与普通的微米羟基磷灰石/胶原复合材料相比，仿生的纳米羟基磷灰石/胶原复合骨材料具有更强的骨修复能力、生物活性及生物相容性[54, 94-96]。研究表明，将纳米羟基磷灰石/胶原复合骨材料用于兔桡骨修复，可以显著促进新骨生成及骨愈合。虽然纳米羟基磷灰石/胶原复合骨材料具有良好的成骨活性，但是从微观角度，纳米羟基磷灰石与胶原之间的复合方式与天然骨中羟基磷灰石和胶原分子的结合不同，且不能形成高度取向且致密的微观结构，因此其力学性能较差，不能满足承重骨的替代和修复，仅可应用于非承重骨或小承重骨的缺损修复。目前矿化胶原制成的复合人工骨、复合纳米羟基磷灰石的胶原引导再生膜材料已经在临床上大量使用，尤其是在脊柱骨融合术、种植前牙槽骨量提升等应用上治疗效果很好，减少了自体植骨的使用。

7.4.2　纳米羟基磷灰石与聚乳酸复合

聚乳酸（PLA）类材料是一种直链脂肪族聚酯，可以通过乳酸的直接聚合或乳酸环化二聚体开环聚合制备，主要包括 PLA、PGA 及其共聚物 PLGA。PLA 类材料是重要的生物降解材料，同时由于其无毒、无刺激性及良好的生物相容性，在生物医学领域得到广泛关注。

PLA 类材料都具有很高的弹性模量和拉伸强度，因而可用作骨固定材料，如 PLA 骨钉及骨夹板。此类医疗器械具有不易腐蚀的优点，并随着植入时间的延长，材料不断降解，强度逐渐降低，使应力逐渐转移到骨上，避免了骨质疏松的发生。但作为骨修复材料，PLA 类材料也有一些缺点，如机械性能不够、X 射线下不能显影，不利于术中和术后观察；部分降解产物因个体差异导致无菌性炎症，不利于骨修复。另外，这类聚合物的生物活性较弱。因此，利用羟基磷灰石材料的生物活性制备了羟基磷灰石/聚乳酸复合材料。

早在 20 世纪 90 年代初，人们就开始了羟基磷灰石/聚乳酸骨折固定材料方面的研究。例如，将超声波分散的纳米羟基磷灰石粉末与 PLA 溶液共混制备的复合材料，具有较好的力学性能、生物学性能和降解性。国内张兴栋、李世普等用原位复合法制备了纳米羟基磷灰石/PLA 复合材料，表现出优良的生物相容性和生物活性。然而，羟基磷灰石与 PLA 基体的界面结合力较差，一旦植入动物体内，羟基磷灰石颗粒很快就从聚乳酸基体中脱离下来，导致材料的机械性能在短时间内迅速降低。所以人们运用许多方法来对羟基磷灰石颗粒表面进行改性，以提高羟基磷灰石颗粒与聚合物基体之间的界面结合力。例如，张胜民等采用聚乳酸自修饰羟基磷灰石与 PLA 复合得到高界面结合强度的 HA/PLA 复合内固定材料。其他研究者采用 L-乳酸与羟基磷灰石表面的钙原子反应，形成类似乳酸钙的结构负载在羟基磷灰石颗粒表面，得到表面负载 L-乳酸的改性羟基磷灰石纳米颗粒，再通过反应得到了表面接枝 PLA 的羟基磷灰石纳米颗粒；改性后的羟基磷灰石颗粒与 PLA 的界面亲和性大大增加，不易从 PLA 基体中脱离，从而得到综合性能良好的复合骨组织修复支架。

7.4.3　纳米医用陶瓷与聚醚醚酮复合

聚醚醚酮[poly（ether-ether-ketone），PEEK]是一种半结晶热塑性材料。由于其体内植入的长期安全性、生物相容性及接近于正常骨的弹性模量而广泛应用于医疗领域[63]。然而，PEEK 属于化学惰性材料，其与骨接触界面生物活性不佳，导致界面的骨整合或骨黏附有限，因此常常需要加入生物活性材料以改善 PEEK 的疏水性。

生物医用陶瓷，如羟基磷灰石，具有良好的生物活性、生物相容性和骨诱导性。因此将羟基磷灰石涂覆于 PEEK 表面，既能满足植入物的力学要求，又使植入物获得骨诱导性，从而增强生物活性。碱性磷酸酶（ALP）是成骨细胞的早期表达蛋白，研究表明，羟基磷灰石涂层提高了黏附于其上的成骨细胞的 ALP 活性，这显示出 PEEK 经涂层修饰后的表面成骨活性[97]。其他常用的生物活性物质，如生物活性玻璃，其植入体内后能通过表面形成的富二氧化硅层，诱导类骨磷灰石形成，并通过这层磷灰石层与骨组织形成牢固的结合，表现出高的生物活性。因此，将生物活性玻璃添加到 PEEK 中，同样可以改善 PEEK 的生物活性。

7.4.4 生物医用陶瓷与其他高分子复合

以上提及的高分子材料，虽然可以加工成任意的形状以适应植入部位，但难以填充狭小且形状不规则的部位。可注射骨水泥由于以流体注入，并原位固化，从而可以填充复杂形状的部位。常用的商用可注射高分子骨水泥主要为聚甲基丙烯酸甲酯（PMMA）骨水泥。PMMA 骨水泥由一定分子量的 PMMA、甲基丙烯酸甲酯（methyl methacrylate，MMA）单体和引发剂（如过氧化二苯甲酰）组成，固化时间为 5～15 min。虽然该骨水泥有很高的力学强度，可用于代替承重骨，如关节置换。然而，PMMA 却是生物惰性材料，其与骨界面结合不牢固，容易发生松动。为了提高 PMMA 的生物活性，使其与骨界面具有良好的结合，可以将生物活性玻璃或羟基磷灰石添加到 PMMA 中，得到的复合物有效改善了 PMMA 的生物活性[98]。但是需要控制生物活性材料的加入量，以免影响 PMMA 的力学性能，如当羟基磷灰石含量超过 15%时就会影响 PMMA 的使用性能[99]。

与 PLA 类似，研究者也将 PGA、PLGA 或 PCL 等聚酯类高分子与 HA 复合制成骨修复材料。这些复合材料除了使用传统的技术制备外，也特别适于以 3D 生物打印等增材制造技术制备。PCL 熔点较 PLA 低，方便使用熔融沉积成型（FDM）或 SLS 技术制成多孔复合支架。将 HA 晶须增强的 PCL 基材通过三维打印，控制挤出速度和气压等参数，可以得到与设计结构一致的多孔骨修复支架，添加 33% HA 晶须后，可以将 PCL 支架的强度提升 3 倍，且复合材料的生物相容性更优，能促进干细胞增殖生长和成骨相关基因表达。张胜民等[100]通过 SLS 方法制备了由多孔羟基磷灰石(HA)和聚己内酯(PCL)复合构成的一种具有连续多层结构和梯度组成的仿生多孔支架，通过调节该支架每层的 HA/PCL 构成比例来模拟组织的软骨层、过渡层、软骨下层的结构。所合成的多层仿生复合支架具有高度互连的多孔结构、令人满意的机械性能以及良好的生物相容性，动物实验发现多层仿生复合支架能够促进早期软骨下骨的形成，诱导关节软骨的再生。新形成的软骨组织与原组织结合良好。该研究证明具有良好结构设计的仿生多层生物医用陶瓷/高分子复合物支架在再生医学方向具有广阔的应用前景。

7.5　生物医用陶瓷与细胞的杂化

用于骨缺损再生修复的生物医用复合陶瓷应具有如下特点：较高的成骨活性、较好的骨传导性和骨诱导性以及引起较小的免疫反应。植入体内的生物医用陶瓷可以与周边细胞相互作用，预期能募集干细胞并诱导其向成骨方向分化，理想情况下可以完全修复受损骨组织。值得注意的是，尽管许多新型医用陶瓷被开发出来，但是对于决定生物医用陶瓷成骨功能的分子和细胞机制的探究还不完整。例如，许多研究表明生物医用陶瓷可以促进细胞黏附、增殖和分化，这可能导致了其良好的成骨功能，但是也有研究表明生物医用陶瓷的表面化学特性和良好降解性也影响了其成骨功能。因此有必要探讨生物医用陶瓷与细胞的相互作用机制，以及此机制如何影响生物医用陶瓷的成骨功能。由于第一代生物医用陶瓷材料（生物惰性医用陶瓷）几乎不与细胞相互作用，因此这里主要讨论第二代生物医用陶瓷材料（生物活性医用陶瓷）和第三代生物医用陶瓷材料（生物医用复合陶瓷材料）与细胞的相互作用及其机制。

7.5.1　医用陶瓷支架与细胞的杂化概述

生物医用陶瓷可以与诸多类型的细胞杂化，例如，$Ca_2Al_2SiO_7$ 生物医用陶瓷可以促进人成骨细胞增殖、分化及成骨相关基因的表达，通常此类生物医用陶瓷可用于骨修复领域。又如，精氨酸-甘氨酸-天冬氨酸（arginyl-glycyl-aspartic acid，RGD）修饰的生物医用陶瓷可以特异性黏附上皮细胞[101]，此类生物医用陶瓷有望在促进成骨的同时促进血管系统生成。

此外，生物医用陶瓷与干细胞的杂化也越来越引起关注。干细胞是一类特殊的细胞，除了具有正常的黏附及增殖能力外，干细胞还可以分化成多种组织，如神经、肝脏、骨骼、软骨、血管细胞等。一般地，干细胞可以分为两类：胚胎干细胞和成体干细胞。胚胎干细胞（embryonic stem cell，ESC）分离自体外受精后发育的胚胎。胚胎干细胞具有体外培养无限增殖和多向分化的特征，可以被诱导分化成机体几乎所有的细胞类型。然而，获取胚胎干细胞会破坏胚胎，从而出现伦理问题。与 ESC 不同，成体干细胞来源于多种人体组织。最常见的成体干细胞是来自骨髓的造血干细胞和间充质干细胞（MSCs）。例如，将来自患者骨髓的 MSCs 种在多孔生物医用陶瓷（如 HA）支架上，并植入患者的骨缺损区域，取得了良好的修复效果。然而，其缺点是经过几代的培养，MSCs 的增殖和分化能力急剧下降；并且 MSCs 只能分化为成骨相关细胞[102]，用于修复骨相关组织（如骨关节炎、骨肿瘤和骨坏死的治疗），而不能修复其他组织，如神经、血管等。2006 年，日本研究者通过诱导成体细胞（如皮肤细胞），使其显示出干细胞状态，这种新型的干细胞被称为诱导多能干细胞（induced pluripotent stem cell，iPSC）。植入体内的 iPSC，表现出与胚胎干细胞相似的分化能力，出现了骨/软骨组织（中胚层）、肠样上皮组织（内胚层）和神经上皮（外胚层）[71]。因此对于患者来说，理想的治疗方式是在治疗中使用 iPSC。但是 iPSC 使用的一大问题是，可能在植入体内后引起肿瘤形成，这限制了其临床应用。为了获得可以稳定增殖和分化的干细胞，有研究者结合无致瘤性的 MSCs 和产生 iPSC 的技术，有限诱导 MSCs，使其保持稳定的增殖和成骨功能。表 7.3 总结了不同类型干细胞的来源及特点。

表 7.3 干细胞的分类及主要性质

干细胞分类	简称	来源	优点	缺点
胚胎干细胞	ESC	胚胎	无限增殖，多向分化	破坏胚胎，造成伦理问题
成体干细胞	MSCs	骨髓	易于获取，易于成骨分化	增殖和分化能力随代数增加急剧下降，仅限于成骨分化
	iPS-MSCs	骨髓	保持稳定的增殖和成骨功能	仅限于成骨分化
	iPSC	成体细胞	来源广泛，多向分化	植入体内后引起肿瘤形成

7.5.2 医用陶瓷支架与细胞相互作用机制

医用陶瓷支架与细胞的相互作用可分为两类：①化学作用，这与医用陶瓷的化学组成有关。即医用陶瓷支架通过溶解释放出离子（如 Ca^{2+}、PO_4^{3-}），影响细胞的增殖及分化。目前已经证实许多常量元素和微量元素都在组织代谢中起到特定的作用。②物理作用，即通过医用陶瓷支架表面的物理性质（如硬度、粗糙度、孔形状、孔隙率、表面形貌等）来影响细胞的黏附、增殖和分化[103]。另外，医用陶瓷支架的物理性能可能会影响其化学作用，如医用陶瓷支架的溶解度影响释放离子的浓度。需要注意的是，医用陶瓷支架对细胞行为的影响往往是化学作用和物理作用的综合影响。

医用陶瓷支架对细胞的化学作用涉及多种离子，常见的有 Ca^{2+}、SiO_3^{2-}、Zr^{2+}、Mg^{2+} 等，主要的分子机制涉及 Wnt/β-连环蛋白（β-catenin）、ERK1/2、p38 及 Akt/eNOS。这里对生物医用陶瓷对不同类型细胞的影响做详细介绍，见表 7.4。

表 7.4　生物医用陶瓷对不同类型细胞的影响

医用陶瓷支架	作用离子	细胞种类	作用	分子机制	参考文献
$Ca_2Al_2SiO_7$	Al^{3+}、Ca^{2+}、Si^{4+}	人成骨细胞	促进细胞增殖，促进成骨相关基因表达		[104]
$Ca_3ZrSi_2O_9$	Ca^{2+}、Zr^{2+}、Si^{4+}	人牙周膜细胞	促进细胞增殖，促进成牙骨质分化	Wnt/β-连环蛋白	[105]
$Ca_2MgSi_2O_7$	Si^{4+}	人主动脉内皮细胞	促进细胞增殖，促进成血管相关基因表达		[106]
Ca_3SiO_5	Si^{4+}	人牙髓细胞	促进细胞增殖，促进成牙基因表达	ERK1/2	[29]、[107]
Ca_3SiO_5	Si^{4+}	人牙髓细胞	促进细胞增殖，促进成血管基因表达	p38	[108]
β-Ca_3SiO_5	Si^{4+}	人主动脉内皮细胞	促进细胞增殖，促进成血管基因表达	Akt/eNOS	[109]
$Ca_7Si_2P_2O_{16}$	Ca^{2+}、Si^{4+}	人牙周膜细胞	促进细胞增殖，促进成牙骨质相关基因表达		[110]
含 Li 中空生物活性玻璃（MBG）	Li^+	人牙周膜细胞	促进细胞增殖，促进成牙骨质相关基因表达	Wnt/β-连环蛋白	[111]
Ca_3SiO_5	Ca^{2+}、Si^{4+}	人骨髓间充质干细胞/人脐静脉内皮细胞	促进成骨和成血管相关基因表达		[112]

在体内环境中，一些生物活性分子，如骨形态发生蛋白（BMP）可以直接诱导干细胞如骨髓间充质干细胞向成骨方向分化。一些生物医用陶瓷支架也具有骨诱导性，即植入体内后，改变成骨细胞的基因表达，诱导新骨生成。其中的原因除了如上所述的生物医用陶瓷对细胞的化学影响，还包括生物医用陶瓷的物理特性方面的影响[113]。例如，研究表明：①可以通过增加医用陶瓷微孔的数量来提高比表面积，以增强骨诱导性能；②表面溶解使局部钙、磷离子过饱和，这导致磷灰石层的形成，增强了医用陶瓷界面与骨的结合强度；③相对于凸的表面，凹的表面有利于细胞黏附和增殖；④大孔有利于细胞进入和血管长入，但是微孔有利于体液渗入及提高生物活性；⑤大孔可以调节医用陶瓷支架的降解速率，孔隙率越大，降解越快；⑥微孔允许蛋白质的包封和浓缩，当与未分化的细胞接触时，蛋白质将诱导其分化。

此外，对于医用陶瓷支架/细胞复合物也有相似的结论。例如，在相同化学组成但是不同物理形式（颗粒和块体）和孔隙率（大孔和微孔）的医用陶瓷支架上加载干细胞研究其不同的响应。结果表明：小颗粒支架有利于干细胞增殖，而大颗粒支架有利于干细胞分化；高粗糙表面的块体及较高孔隙率的微孔和大孔支架有利于提高细胞活性，以及细胞增殖和分化。以上所述的研究结果虽然均是体外环境下医用陶瓷支架对细胞行为的影响，但是这些结论却为体内植入研究提供了支撑。Marcacci 等[114]研究了医用陶瓷/骨髓间充质干细胞复合物对于骨缺损修复的研究。经过 6～7 年的随访，显示植入物维持良好的骨整合，没有观察到骨折及重大不良反应。同时还表明，对于医用陶瓷/干细胞复合体，高的孔隙率和高度连通孔有利于植入物血管化及新骨生成[115]。另外，X 线片和 CT 图像显示，在外表面和内部凸出部位骨质较多，这可能是由于支架外层具有更高的负载细胞密度以及更高的细胞存活率。

7.5.3 医用陶瓷支架与细胞杂化复合物的构建及性能

组织工程要求医用陶瓷支架/细胞复合物应该具有类组织结构。由于医用陶瓷支架/细胞复合物首先是在体外构建，因此静态环境下的诸多因素，如细胞种植密度、支架性能和培养基组分都会影响最终复合物的功能。目前，大多数细胞培养研究在二维表面上进行。宏观的支架虽然是三维结构，但是加载的细胞却是沉积在二维表面，这与体内的三维环境不同。尽管一些研究表明，在此二维表面种植的细胞可以保持高的存活率，但是却与体内的由细胞外基质构成的复杂三维环境有很大差异。体内三维环境为细胞黏附、长期生存以及合适的信息传递，如细胞黏附、细胞间相互作用、以及细胞-基质相互作用、促进成骨分化等提供了适宜的环境。另外，细胞外基质中存在的多种生长因子、营养物质、氧和代谢物都是静态环境所不具有的。近年来发展的动态培养环境，即生物反应器培养系统，可以增强物质传递，更接近人体细胞和组织的生长环境。生物反应器是一个复杂的系统，包括搅拌系统、灌注系统和脉动流体反应体系等。将构建好的医用陶瓷支架/细胞复合物固定于此反应体系中，增加了细胞的营养物质动态交换，促进了局部供氧和去除代谢产物，从而可以更好地控制细胞和组织生长微环境。

一般地，支架预先通过如 3D 打印或其他方法制备好，再将细胞以悬液的方式加到预先放置的支架表面，并通过支架表面的孔洞渗透到支架内部。为保证尽可能多的细胞黏附于支架上，在第一次加载细胞悬液后，还可以将支架翻转，再次加载细胞悬液。一些报道中还会添加凝聚酶，以达到纤维蛋白原聚合的目的。将生物医用陶瓷支架/细胞复合物 3D 动态培养一定时间后即可用于体内植入手术，如图 7.3 所示。

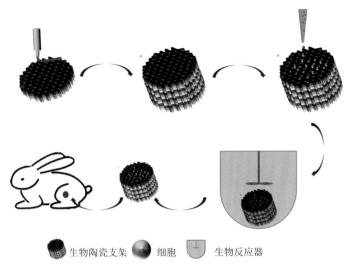

生物陶瓷支架　● 细胞　⊔ 生物反应器

图 7.3　生物医用陶瓷支架与细胞杂化的一般方法

对于细胞/支架复合体，使用不同种类的细胞可以修复不同的组织。例如，内皮细胞可以构建血管化组织[116]；软骨细胞可以修复关节软骨。此外，由于干细胞的多能性，其可在细胞因子或其他外部刺激下向成骨或成血管方向分化，因此也多用于构建细胞/支架复合体。例如间充质干细胞（MSCs），在与支架复合前，需要通过分化培养基向成骨细胞或成内皮细胞方向诱导，以发挥成骨或成血管作用[117]。也有文献报道，将干细胞诱导的成骨细胞与内皮细胞共同复合于支架上，以构建血管化组织工程骨。

在支架/细胞杂化系统植入前，还需要考虑力学因素。支架/细胞杂化系统的力学强度应与植入部位（如骨、软骨、肌肉、血管等）组织的力学强度接近。例如，对于骨修复材料，若支架/细胞的力学强度高于修复部位的强度，则会导致该部位正常骨组织的吸收。因此不同的支架/细胞杂化系统应采取不同的方式调节其力学强度。例如，对于水凝胶/细胞杂化体系，可以通过水凝胶密度、浓度、分子量及交联剂种类的调节，改变其力学性能。另外，还可以添加如碳纳米管等增强成分，增强其力学性能[118]。

综上所述，在支架/细胞杂化系统构建过程中应该尽可能考虑到诸多因素，如支架组分、支架特性（孔隙率、亲疏水性能等）、细胞种类、培养系统及支架/细胞杂化系统的整体性能。体外支架/细胞杂化系统的构建对体内植入后的组织修复效果具有重要影响。

（撰稿人：谭生龙　陶维勇　马　军　张胜民）

参 考 文 献

[1] Navarro M, Michiardi A, Castaño O, et al. Biomaterials in orthopaedics[J]. Journal of the Royal Society Interface, 2008, 5 (27): 1137-1158.

[2] Montazerian M, Dutra Zanotto E. History and trends of bioactive glass-ceramics[J]. Journal of Biomedical Materials Research Part A, 2016, 104 (5): 1231-1249.

[3] 王晓亚, 常江. 生物陶瓷在组织工程中的应用[J]. 生命科学, 2020, 32 (3): 257-266.

[4] Samavedi S, Whittington A R, Goldstein A S. Calcium phosphate ceramics in bone tissue engineering: A review of properties and their influence on cell behavior[J]. Acta Biomaterialia, 2013, 9 (9): 8037-8045.

[5] John A, Mani S, Gopalakrishnan S, et al. Osteogenesis of a bioactive ceramic-calcium phosphosilicate composite system in goat femur defect[J]. International Journal of Applied Ceramic Technology, 2011, 8: 491-500.

[6] Piccirillo C, Dunnill C, Pullar R, et al. Calcium phosphate-based materials of natural origin showing photocatalytic activity[J]. Journal of Materials Chemistry, 2013, 1 (21): 6452-6461.

[7] Camilo C C, Silveira C A E, Faeda R S, et al. Bone response to porous alumina implants coated with bioactive materials, observed using different characterization techniques[J]. Journal of Applied Biomaterials and Functional Materials, 2017, 15 (3): e223-e235.

[8] Du Y, Liu H, Yang Q, et al. Selective laser sintering scaffold with hierarchical architecture and gradient composition for osteochondral repair in rabbits[J]. Biomaterials, 2017, 137: 37-48.

[9] da Silva R V, Bertran C A, Kawachi E Y, et al. Repair of cranial bone defects with calcium phosphate ceramic implant or autogenous bone graft[J]. Journal of Craniofacial Surgery, 2007, 18 (2): 281-286.

[10] Ho W F, Hsu H C, Hsu S K, et al. Calcium phosphate bioceramics synthesized from eggshell powders through a solid state reaction[J]. Ceramics International, 2013, 39 (6): 6467-6473.

[11] Ben-Nissan B. Advances in Calcium Phosphate Biomaterials[M]. Berlin: Springer, 2014.

[12] Yuan H, Kurashina K, de Bruijn J D, et al. A preliminary study on osteoinduction of two kinds of calcium phosphate ceramics[J]. Biomaterials, 1999, 20 (19): 1799-1806.

[13] LeGeros R Z, Lin S, Rohanizadeh R, et al. Biphasic calcium phosphate bioceramics: Preparation, properties and applications[J]. Journal of Materials Science, 2003, 14 (3): 201-209.

[14] Manas A, Pocquet M, Biscans B, et al. Parameters influencing calcium phosphate precipitation in granular sludge sequencing batch reactor[J]. Chemical Engineering Science, 2012, 77: 165-175.

[15] Lobo S E, Glickman R, da Silva W N, et al. Response of stem cells from different origins to biphasic calcium phosphate bioceramics[J]. Cell and Tissue Research, 2015, 361 (2): 477-495.

[16] Klein C, de Groot K, Chen W, et al. Osseous substance formation induced in porous calcium phosphate ceramics in soft tissues[J]. Biomaterials, 1994, 15 (1): 31-34.

[17] Ripamonti U. Osteoinduction in porous hydroxyapatite implanted in heterotopic sites of different animal models[J]. Biomaterials, 1996, 17 (1): 31-35.

[18] Vallet-Regí M. Bioceramics: From bone substitutes to nanoparticles for drug delivery, pure and applied chemistry[J]. Pure and Applied Chemistry, 2019, 91 (4): 687-706.

[19] Lin K, Zhang M, Zhai W, et al. Fabrication and characterization of hydroxyapatite/wollastonite composite bioceramics with controllable properties for hard tissue repair[J]. Journal of the American Ceramic Society, 2010, 94: 99-105.

[20] Zhang Y，Tan S，Yin Y. C-Fibre reinforced hydroxyapatite bioceramics[J]. Ceramics International，2003，29：113-116.

[21] Niu Z，Zhang J，Ren S，et al. Effect of whisker content on mechanical properties and microstructure of hydroxyapatite-SiCw composite bioceramics[J]. Materials Science Forum，2004，471-472：206-210.

[22] Shi S L，Pan W，Fang M H，et al. Reinforcement of hydroxyapatite bioceramic by addition of Ti_3SiC_2[J]. Journal of the American Ceramic Society，2006，89（2）：743-745.

[23] Kong Y M，Kim S，Kim H E，et al. Reinforcement of hydroxyapatite bioceramic by addition of ZrO_2 coated with Al_2O_3[J]. Journal of the American Ceramic Society，1999，82（11）：2963-2968.

[24] Kong Y M，Bae C J，Lee S H，et al. Improvement in biocompatibility of ZrO_2-Al_2O_3 nano-composite by addition of HA[J]. Biomaterials，2005，26（5）：509-517.

[25] He F，Lu T，Tian Y，et al. Tailoring the mechanical property and cell-biological response of β-tricalcium phosphate composite bioceramics by SrO-P_2O_5-Na_2O based additive[J]. Journal of the Mechanical Behavior of Biomedical Materials，2018，86：215-223.

[26] Veljovic D，Radovanovic Z，Dindune A，et al. The influence of Sr and Mn incorporated ions on the properties of microwave single- and two-step sintered biphasic HAP/TCP bioceramics[J]. Journal of Materials Science，2014，49（19）：6793-6802.

[27] Gou Z，Chang J，Zhai W. Preparation and characterization of novel bioactive dicalcium silicate ceramics[J]. Journal of the European Ceramic Society，2005，25（9）：1507-1514.

[28] Aly I H M，Mohammed L A A，Al-Meer S，et al. Preparation and characterization of wollastonite/titanium oxide nanofiber bioceramic composite as a future implant material[J]. Ceramics International，2016，42（10）：11525-11534.

[29] Du R，Wu T，Liu W，et al. Role of the extracellular signal-regulated kinase 1/2 pathway in driving tricalcium silicate-induced proliferation and biomineralization of human dental pulp cells *in vitro*[J]. International Endodontic Journal，2013，39（8）：1023-1029.

[30] Kokubo T，Kushitani H，Sakka S，et al. Solutions able to reproduce *in vivo* surface-structure changes in bioactive glass-ceramic A-W[J]. Journal of Biomedical Materials Research，1990，24（6）：721-734.

[31] Ni S，Chang J，Chou L. *In vitro* studies of novel CaO-SiO_2-MgO system composite bioceramics[J]. Journal of Materials Science，2008，19：359-367.

[32] Ma J，Huang B X，Zhao X C，et al. Preparation and characterization of novel β-$CaSiO_3$-$Ca_2ZnSi_2O_7$ bioceramics with adjustable degradability and apatite-formation ability[J]. Materials Letters，2018，236：566-569.

[33] Fei L，Wang C，Xue Y，et al. Osteogenic differentiation of osteoblasts induced by calcium silicate and calcium silicate/β-tricalcium phosphate composite bioceramics[J]. Journal of Biomedical Materials Research Part B，2012，100：1237-1244.

[34] Lin K，Chang J，Shen R. The effect of powder properties on sintering，microstructure，mechanical strength and degradability of β-tricalcium phosphate/calcium silicate composite bioceramics[J]. Biomedical Materials，2009，4（6）：065009.

[35] Lin K，Chang J，Liu Z，et al. Fabrication and characterization of 45S5 bioglass reinforced macroporous calcium silicate bioceramics[J]. Journal of the European Ceramic Society，2009，29（14）：2937-2943.

[36] 吴成铁，常江. 硅酸盐生物活性陶瓷用于骨组织修复及再生的研究[J]. 无机材料学报，2013，28（1）：29-39.

[37] Pan Y，Zuo K，Yao D，et al. The improved mechanical properties of β-$CaSiO_3$ bioceramics with Si_3N_4 addition[J]. Journal of the Mechanical Behavior of Biomedical Materials，2015，55：120-126.

[38] He X, Zhang Y Z, Mansell J P, et al. Zirconia toughened alumina ceramic foams for potential bone graft applications: Fabrication, bioactivation, and cellular responses[J]. Journal of Materials Science: Materials in Medicine, 2008, 19 (7): 2743-2749.

[39] Liu J, Yang Y, Hassanin H, et al. Graphene-alumina nanocomposites with improved mechanical properties for biomedical applications[J]. ACS Applied Materials and Interfaces, 2016, 8 (4): 2607-2616.

[40] Wang X, Nie J, Wang T, et al. Doping ceramics via infiltration on yttrium-stabilized zirconia ceramics[J]. Rare Metal Materials and Engineering, 2015, 44: 253-256.

[41] Ragurajan D, Golieskardi M, Satgunam M, et al. Advanced 3Y-TZP bioceramic doped with Al_2O_3 and MnO_2 particles potentially for biomedical applications: Study on mechanical and degradation properties[J]. Journal of Materials Research and Technology, 2018, 7 (4): 432-442.

[42] Quan R, Yang D, Wu X, et al. *In vitro* and *in vivo* biocompatibility of graded hydroxyapatite-zirconia composite bioceramic[J]. Journal of Materials Science: Materials in Medicine, 2008, 19 (1): 183-187.

[43] Ji Y, Zhang X, Wang X, et al. Zirconia bioceramics as all-ceramic crowns materials: A review[J]. Reviews on Advanced Materials Science, 2013, 34: 72-78.

[44] Yang J Z, Sultana R, Hu X Z, et al. Novel layered hydroxyapatite/tri-calcium phosphate-zirconia scaffold composite with high bending strength for load-bearing bone implant application[J]. International Journal of Applied Ceramic Technology, 2014, 11 (1): 22-30.

[45] 王再义, 李伶, 邓斌, 等. 氮化硅人体植入材料研究进展[J]. 现代技术陶瓷, 2019, 40 (3): 135-149.

[46] Spadaro J A, Becker R O, Bachman C H. The distribution of trace metal ions in bone and tendon[J]. Calcified Tissue International, 1970, 6 (1): 49-54.

[47] Bose S, Fielding G, Tarafder S, et al. Understanding of dopant-induced osteogenesis and angiogenesis in calcium phosphate ceramics[J]. Trends in Biotechnology, 2013, 31: 594-605.

[48] Castiglioni S, Cazzaniga A, Albisetti W, et al. Magnesium and osteoporosis: Current state of knowledge and future research directions[J]. Nutrients, 2013, 5 (8): 3022-3033.

[49] Zhang J, Ma X Y, Lin D, et al. Magnesium modification of a calcium phosphate cement alters bone marrow stromal cell behavior via an integrin-mediated mechanism[J]. Biomaterials, 2015, 53: 251-264.

[50] Li X, Wang Y, Chen Y, et al. Hierarchically constructed selenium-doped bone-mimetic nanoparticles promote ROS-mediated autophagy and apoptosis for bone tumor inhibition[J]. Biomaterials, 2020, 257: 120253.

[51] Ma J, Wang Y, Zhou L, et al. Preparation and characterization of selenite substituted hydroxyapatite[J]. Materials Science and Engineering C: Materials for Biological Applications, 2013, 33 (1): 440-445.

[52] Wang Y, Wang J, Hang H, et al. *In vitro* and *in vivo* mechanism of bone tumor inhibition by selenium-doped bone mineral nanoparticles[J]. ACS Nano, 2016, 10 (11): 9927-9937.

[53] Wang Y, Ma J, Zhou L, et al. Zhang. Dual functional selenium-substituted hydroxyapatite[J]. Interface Focus, 2012, 2 (3): 378-386.

[54] Li Y, Hao H, Zhong Z, et al. Assembly mechanism of highly crystalline selenium-doped hydroxyapatite nanorods via particle attachment and their effect on the fate of stem cells[J]. ACS Biomaterials Science and Engineering, 2019, 5 (12): 6703-6714.

[55] Zhang S, Li Y, Hao H. Selenium-doped hydroxyapatite and preparation method thereof: US 15889235[P]. 2018-02-06.

[56] 谭生龙, 郝颀, 胡汉民, 等. 一种羟基磷灰石及其制备方法和应用: CN 201810389457.4[P]. 2018-04-27.

[57] 张胜民, 刘咏辉. 一种掺硒的羟基磷灰石及其制备方法: CN 201110127119.1[P]. 2011-05-16.

[58] 张胜民，李艳，郝颁. 一种硒掺杂羟基磷灰石及其制备方法：CN 201711249751.7[P]. 2017-12-01.

[59] Carlisle E M. Silicon：A possible factor in bone calcification[J] Science，1970，167（3916）：279-280.

[60] Carlisle E M. Silicon：A requirement in bone formation independent of vitamin D_1[J]. Calcified Tissue International，1981，33（1）：27-34.

[61] Tomoaia G，Mocanu A，Vida-Simiti I，et al. Silicon effect on the composition and structure of nanocalcium phosphates：*In vitro* biocompatibility to human osteoblasts[J]. Materials Science and Engineering C：Materials for Biological Applications，2014，37：37-47.

[62] Grandjean-Laquerriere A，Laquerriere P，Jallot E，et al. Influence of the zinc concentration of sol-gel derived zinc substituted hydroxyapatite on cytokine production by human monocytes *in vitro*[J]. Biomaterials，2006，27（17）：3195-3200.

[63] Walsh W R，Pelletier M H，Christou C，et al. The *in vivo* response to a novel Ti coating compared with polyether ether ketone：Evaluation of the periphery and inner surfaces of an implant[J]. Spine Journal，2018，18（7）：1231-1240.

[64] Hadley K B，Newman S M，Hunt J R. Dietary zinc reduces osteoclast resorption activities and increases markers of osteoblast differentiation，matrix maturation，and mineralization in the long bones of growing rat[J]. Journal of Nutritional Biochemistry，2010，21（4）：297-303.

[65] Bonnelye E，ChabJadel A，Saltel F，et al. Dual effect of strontium ranelate：Stimulation of osteoblast differentiation and inhibition of osteoclast formation and resorption *in vitro*[J]. Bone，2008，42（1）：129-138.

[66] Reginster J Y，Neuprez A，Dardenne N，et al. Efficacy and safety of currently marketed anti-osteoporosis medications[J]. Best Practice & Research：Clinical Endocrinology and Metabolism，2014，28（6）：809-834.

[67] Wang Y，Hao H，Liu H，et al. Selenite-releasing bone mineral nanoparticles retard bone tumor growth and improve healthy tissue functions *in vivo*[J]. Advanced Healthcare Materials，2015，4（12）：1813-1818.

[68] Reffitt D M，Ogston N，Jugdaohsingh R，et al. Orthosilicic acid stimulates collagen type 1 synthesis and osteoblastic differentiation in human osteoblast-like cells *in vitro*[J]. Bone，2003，32（2）：127-135.

[69] Yang Q，Du Y，Wang J，et al. Silicate-doped hydroxyapatite induced by molecular template for bone tissue engineering[J]. Journal of Controlled Release，2017，259：e110-e111.

[70] Pareta R A，Taylor E，Webster T J. Increased osteoblast density in the presence of novel calcium phosphate coated magnetic nanoparticles[J]. Nanotechnology，2008，19（26）：265101.

[71] Takahashi K，Yamanaka S. Induction of pluripotent stem cells from mouse embryonic and adult fibroblast cultures by defined factors[J]. Cell，2006，126（4）：663-676.

[72] Barralet J，Gbureck U，Habibovic P，et al. Angiogenesis in calcium phosphate scaffolds by inorganic copper ion release[J]. Tissue Engineering Part A，2009，15（7）：1601-1609.

[73] Wu C，Zhou Y，Xu M，et al. Copper-containing mesoporous bioactive glass scaffolds with multifunctional properties of angiogenesis capacity，osteostimulation and antibacterial activity[J]. Biomaterials，2013，34（2）：422-433.

[74] He L Y，Zhang X M，Liu B，et al. Effect of magnesium ion on human osteoblast activity[J]. Brazilian Journal of Medical and Biological Research，2016，49（7）：e5257.

[75] Ramesh S，Aw K L，Ting C H，et al. Effect of copper oxide on the sintering of alumina ceramics[J]. Advanced Materials Research，2008，47-50：801-804.

[76] Courthéoux L，Lao J，Nedelec J M，et al. Controlled bioactivity in zinc-doped sol-gel-derived binary bioactive glasses[J]. Journal of Physical Chemistry C，2008，112（35）：13663-13667.

[77] Khan P K，Mahato A，Kundu B，et al. Influence of single and binary doping of strontium and lithium on *in vivo* biological properties of bioactive glass scaffolds[J]. Scientific Reports，2016，6：32964.

[78] Serre C M，Papillard M，Chavassieux P，et al. Influence of magnesium substitution on a collagen-apatite biomaterial on the production of a calcifying matrix by human osteoblasts[J]. Journal of Biomedical Materials Research，1998，42（4）：626-633.

[79] Isaac J，Nohra J，Lao J，et al. Effects of strontium-doped bioactive glass on the differentiation of cultured osteogenic cells[J]. European Cells and Materials，2011，21：130-143.

[80] Hu W，Ma J，Wang J，et al. Fine structure study on low concentration zinc substituted hydroxyapatite nanoparticles[J]. Materials Science and Engineering C：Materials for Biological Applications，2012，32（8）：2404-2410.

[81] Zhu Y，Zhang X，Chen Y，et al. A comparative study on the dissolution and solubility of hydroxylapatite and fluorapatite at 25 ℃ and 45 ℃[J]. Chemical Geology，2009，268（1）：89-96.

[82] Gutowska I，Machoy Z，Machaliński B. The role of bivalent metals in hydroxyapatite structures as revealed by molecular modeling with the HyperChem software[J]. Journal of Biomedical Materials Research，2005，75（4）：788-793.

[83] Habibovic P，Sees T M，van den Doel M A，et al. Osteoinduction by biomaterials-physicochemical and structural influences[J]. Journal of Biomedical Materials Research，2006，77（4）：747-762.

[84] Gao J，Wang M，Shi C，et al. Synthesis of trace element Si and Sr codoping hydroxyapatite with non-cytotoxicity and enhanced cell proliferation and differentiation[J]. Biological Trace Element Research，2016，174：208-217.

[85] Garbo C，Locs J，D'Este M，et al. Advanced Mg，Zn，Sr，Si multi-substituted hydroxyapatites for bone regeneration[J]. International Journal of Nanomedicine，2020，15：1037-1058.

[86] Carrodeguas R G，Aza S D. α-Tricalcium phosphate：Synthesis，properties and biomedical applications[J]. Acta Biomaterialia，2011，7（10）：3536-3546.

[87] Ambard A J，Mueninghoff L. Calcium phosphate cement：Review of mechanical and biological properties[J]. Journal of Prosthodontics，2006，15（5）：321-328.

[88] Ito A，Kawamura H，Miyakawa S，et al. Resorbability and solubility of zinc-containing tricalcium phosphate[J]. Journal of Biomedical Materials Research，2002，60（2）：224-231.

[89] Reid J W，Tuck L，Sayer M，et al. Synthesis and characterization of single-phase silicon-substituted α-tricalcium phosphate[J]. Biomaterials，2006，27（15）：2916-2925.

[90] 黄传勇，孙淑珍，张中太. 生物陶瓷复合材料的研究[J]. 中国生物医学工程学报，2000，19（3）：281-287.

[91] 张胜民，王江林. 一种纳米仿生骨材料及其制备方法：CN 200910305850.1[P]. 2009-08-20.

[92] Wang J，Yang G，Wang Y，et al. Chimeric protein template-induced shape control of bone mineral nanoparticles and its impact on mesenchymal stem cell fate[J]. Biomacromolecules，2015，16（7）：1987-1996.

[93] Wang J，Zhou W，Hu W，et al. Collagen/silk fibroin bi-template induced biomimetic bone-like substitutes[J]. Journal of Biomedical Materials Research Part A，2011，99（3）：327-334.

[94] Wang J，Yang Q，Mao C，et al. Osteogenic differentiation of bone marrow mesenchymal stem cells on the collagen/silk fibroin bi-template-induced biomimetic bone substitutes[J]. Journal of Biomedical Materials Research Part A，2012，100（11）：2929-2938.

[95] 杨琴，杜莹莹，王江林，等. 双模板介导合成类骨磷灰石的研究进展[J]. 无机化学学报，2016，32（11）：1885-1895.

[96] 张胜民，杨高洁，刘浩明. 一种基于仿生矿化钙磷纳米颗粒微图案化的人工仿生骨膜及其制备方法：CN

201510648173.9[P]. 2015-10-09.

[97] 憨勇，徐可为. 羟基磷灰石生物陶瓷涂层制备方法评述[J]. 硅酸盐通报，1997，16（5）：47-50.

[98] Vallo C I，Montemartini P E，Fanovich M A，et al. Polymethylmethacrylate-based bone cement modified with hydroxyapatite[J]. Journal of Biomedical Materials Research，1999，48（2）：150-158.

[99] Mousa W F，Kobayashi M，Shinzato S，et al. Biological and mechanical properties of PMMA-based bioactive bone cements[J] Biomaterials，2000，21（21）：2137-2146.

[100] Du Y，Liu H，Shuang J，et al. Microsphere-based selective laser sintering for building macroporous bone scaffolds with controlled microstructure and excellent biocompatibility[J]. Colloids and Surfaces B：Biointerfaces，2015，135：81-89.

[101] Borcard F，Staedler D，Comas H，et al. Chemical functionalization of bioceramics to enhance endothelial cells adhesion for tissue engineering[J]. Journal of Medicinal Chemistry，2012，55：7988-7997.

[102] Go M J，Takenaka C，Ohgushi H. Forced expression of *Sox2* or *Nanog* in human bone marrow derived mesenchymal stem cells maintains their expansion and differentiation capabilities[J]. Experimental Cell Research，2008，314（5）：1147-1154.

[103] Graziano A，d'Aquino R，Angelis M G C D，et al. Scaffold's surface geometry significantly affects human stem cell bone tissue engineering[J]. Journal of Cellular Physiology，2008，214（1）：166-172.

[104] Roohani-Esfahani S I，No Y J，Lu Z，et al. A bioceramic with enhanced osteogenic properties to regulate the function of osteoblastic and osteocalastic cells for bone tissue regeneration[J]. Biomedical Materials，2016，11（3）：035018.

[105] Zhang X，Han P，Jaiprakash A，et al. A stimulatory effect of $Ca_3ZrSi_2O_9$ bioceramics on cementogenic/osteogenic differentiation of periodontal ligament cells[J]. Journal of Materials Chemistry B，2014，2（10）：1415-1423.

[106] Zhai W，Lu H，Chen L，et al. Silicate bioceramics induce angiogenesis during bone regeneration[J]. Acta Biomaterialia，2012，8（1）：341-349.

[107] Peng W，Liu W，Zhai W，et al. Effect of tricalcium silicate on the proliferation and odontogenic differentiation of human dental pulp cells[J]. International Endodontic Journal，2011，37（9）：1240-1246.

[108] Chou M Y，Kao C T，Hung C J，et al. Role of the P38 pathway in calcium silicate cement-induced cell viability and angiogenesis-related proteins of human dental pulp cell *in vitro*[J]. International Endodontic Journal，2014，40（6）：818-824.

[109] Wang C，Lin K，Chang J，et al. Osteogenesis and angiogenesis induced by porous β-CaSiO_3/PDLGA composite scaffold via activation of AMPK/ERK1/2 and PI3K/Akt pathways[J]. Biomaterials，2013，34（1）：64-77.

[110] Zhou Y，Wu C，Xiao Y. The stimulation of proliferation and differentiation of periodontal ligament cells by the ionic products from $Ca_7Si_2P_2O_{16}$ bioceramics[J]. Acta Biomaterialia，2012，8（6）：2307-2316.

[111] Han P，Wu C，Chang J，et al. The cementogenic differentiation of periodontal ligament cells via the activation of Wnt/β-catenin signalling pathway by Li^+ ions released from bioactive scaffolds[J]. Biomaterials，2012，33（27）：6370-6379.

[112] Li H，Xue K，Kong N，et al. Silicate bioceramics enhanced vascularization and osteogenesis through stimulating interactions between endothelia cells and bone marrow stromal cells[J]. Biomaterials，2014，35（12）：3803-3818.

[113] Zhou Y，Wu C，Chang J. Bioceramics to regulate stem cells and their microenvironment for tissue regeneration[J]. Materials Today，2019，24：41-56.

[114] Marcacci M，Kon E，Moukhachev V，et al. Stem cells associated with macroporous bioceramics for long bone repair：6- To 7-year outcome of a pilot clinical study[J]. Tissue Engineering，2007，13（5）：947-955.

[115] Zhang H，Zhou Y，Yu N，et al. Construction of vascularized tissue-engineered bone with polylysine-modified coral hydroxyapatite and a double cell-sheet complex to repair a large radius bone defect in rabbits[J]. Acta Biomaterialia，2019，91：82-98.

[116] Zhang H，Zhou Y，Zhang W，et al. Construction of vascularized tissue-engineered bone with a double-cell sheet complex[J]. Acta Biomaterialia，2018，77：212-227.

[117] Liu H，Du Y，Yang G，et al. Delivering proangiogenic factors from 3D-printed polycaprolactone scaffolds for vascularized bone regeneration[J]. Advanced Healthcare Materials，2020，2：e2000727.

[118] Shin S R，Bae H，Cha J M，et al. Carbon nanotube reinforced hybrid microgels as scaffold materials for cell encapsulation[J]. ACS Nano，2012，6（1）：362-372.

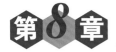

第8章

>>

生物医用陶瓷骨水泥

8.1.1 骨水泥的基本概念

随着科技的发展和社会的进步，人类的预期寿命明显增加，生命健康问题也受到越来越多的重视。骨科疾病是众多急需解决的难题之一，例如，人口老龄化导致的创伤性骨折、关节磨损或骨质疏松症，以及一些疾病导致的骨骼损伤等，极大地影响了人们的生活质量。

许多骨骼损伤不能自行愈合，需要在缺损部位植入合适的填充物，因此用于骨修复的人工材料成为科研人员关注的焦点。为了满足临床中缺损部位任意塑形的需要、减小对患者的二次损伤、缩短治愈时间，迫切需要开发一种高操作性、临床效果好的新型生物材料，骨水泥（bone cement）应运而生。

骨水泥是用于填充骨缺损或植入物与骨之间的间隙并起到锚固作用的生物材料，其优点在于良好的成型性和自凝性，可以被塑造成特定的形状或直接注入缺陷部位，赋予临床手术以便捷性和灵活性。其使用方法大体如下：首先将固体粉末与溶液均匀混合，形成具有良好流动性和可注射性的黏性液体，此时可以进行填充或造型设计。随着自固化反应的进行，填充材料的强度进一步提高，在缺损处起到支撑和稳固的作用。整个过程可以在室温或体温条件下完成，反应时间通常是几分钟，因此骨水泥材料为骨缺损的治疗与愈合提供了高效、便捷的手段。

在骨水泥的发展进程中，首先出现的是以 PMMA 为代表的传统丙烯酸酯类骨水泥，其对人工关节的发展具有积极的推动作用[1]。PMMA 骨水泥的力学性能良好、操作灵活，但是热聚合过程中局部温度可能高达 100℃，这会使骨水泥周围组织坏死，甚至造成周围神经损伤；PMMA 与相邻骨组织的相容性不佳，可能导致骨松动甚至骨脱位；PMMA 和其他化学成分具有细胞毒性，仍会引起一些并发症，如低血压反应、迟发性感染、溶骨性感染、接触性发炎等。基于 PMMA 骨水泥在临床应用中存在的上述问题,医生更希望能有一种化学成分与骨组织类似、既有良好生物相容性又具有骨水泥的可调制性、室温下固化时间短的新型人工骨材料。因此,基于无机相的陶瓷类骨水泥很快问世。与PMMA骨水泥相比,陶瓷类骨水泥具有良好的生物相容性、生物降解性,以及促进新骨生长的特点,其固化后产物的组成、结构性质与人骨组织中的无机质类似,因此是最具临床应用前景的生物材料之一。

8.1.2　陶瓷类骨水泥的种类

陶瓷类骨水泥主要包括硅酸钙骨水泥、硫酸钙骨水泥和磷酸钙骨水泥。硅酸钙骨水泥(calcium silicate cement,CSC)是由硅酸钙等含钙粉末与溶液混合后自固化为固体的一类骨填充材料。CSC中含有的Si是参与人体骨骼形成和发育的重要元素之一,对于骨缺损部位的修复重建有着重要的意义。目前研究较多的有硅酸二钙骨水泥(dicalcium silicate cement)和硅酸三钙骨水泥(tricalcium silicate cement),它们都具有生物活性高、组分可调、功能可调的特点,但其力学性能并不能满足临床的需要。研究人员希望可以通过"取长补短"的策略改善硅酸钙复合骨水泥的特性,Ding等[2]研制了明胶/硅酸钙复合骨水泥仿生承重材料,通过添加一定量的明胶增强其机械性能,使其强度分布更加均匀并具有更高的结构可靠性,但是CSC距离临床应用还有不短的距离。

硫酸钙骨水泥(calcium sulfate cement,CaSC)的主要成分硫酸钙能够以无水硫酸钙、半水硫酸钙、二水硫酸钙三种形式存在,而用作可注射骨修复材料的是半水硫酸钙($CaSO_4 \cdot 1/2H_2O$),因其优秀的生物降解性和生物相容性,可作为良好的骨替代品。通常,CaSC是由粉体半水硫酸钙和液相水混合所得的,二者混合后,半水硫酸钙逐渐溶解在水中形成过饱和溶液,然后析出二水硫酸钙,过多的半水硫酸钙继续溶解,直到所有的半水硫酸钙全部转化为二水硫酸钙,形成泥状或黏稠状的合成物,这就是可注射的硫酸钙材料。研究发现,注射型CaSC的质地较脆、机械强度有限,很少单独将CaSC作为骨修复材料,尤其不适用于骨干部骨折缺损的治疗,更不能用于固定或外固定器械。为了克服单独使用CaSC时脆性大和降解速率快的不足,一般是将CaSC与羟基磷灰石或磷酸钙混合使用,也常用丝素蛋白、介孔硅酸钙、介孔硅酸镁、羟丙基甲基纤维素或丝素纳米纤维复合CaSC以改善其性能。

Brown和Chow在1986年最早制备出磷酸钙骨水泥(calcium phosphate cement,CPC),早期的自固化CPC黏度较高,无法进行注射[3]。在后期的探索中,研究人员尝试了多种磷酸钙的配方组合,以调节其流变特性和凝结时间。CPC由于以下特点成为典型的骨缺损修复材料:①CPC作为一种非牛顿流体可以原位成型，从而克服使用过程中的条件局限，硬化后的固体产品还可以保持特定的形状而不变形；②CPC 水化反应后的产物羟基磷灰石是天然骨骼中的主要无机成分，因此 CPC 具有良好的生物相容性和安全性，可与周围组织共存，不会诱导组织变性或坏死，也无明显炎症或排斥反应；③由 Ca^{2+} 和 PO_4^{3-} 组成的降解产物也是无毒的，不会产生副作用；④由于 CPC 的水化反应是在室温或体温条件下进行的，其自固化过程不涉及高温烧结，不会对周围组织造成损伤。CPC 在临床应用中也存在一些缺陷，如强度低、韧性差，不能用于骨承重部位；CPC 的降解速率尚无法与新骨的生成速率一致。CPC 产物的低结晶度和较高的溶解性使得 CPC 本身具有可降解性，但是要实现新骨生成与填充材料降解的平衡，仍然需要调节其降解速率，进而满足临床的需求。针对相应的不足，许多学者都研究了相应的改善方法。例如，针对韧性差，可以加入纤维改性，降解速度慢可以通过制孔、高分子复合、添加水溶性材料进行改善，生物相容性差可以通过添加外源离子，如 Si^{4+}、Mg^{2+}、Sr^{2+} 等阳离子进行改善；CPC 中引入生长因子也是一种常用的、有效的促进新骨生成的措施；此外，CPC 作为药物载体，可以调控药物的释放行为，实现药物的缓释，进而获得更好的临床治疗效果。

8.1.3　磷酸钙骨水泥的固化过程

关于 CPC 固化反应的机理，Chow 给予了清晰的解释：在相同的 pH 环境下，不同磷酸钙的溶解度不同[4]。图 8.1 显示了不同磷酸钙的溶解度随 pH 变化的相图，以钙浓度表示其溶解度。如图所示，大部分磷酸钙都可以转化为羟基磷灰石（HA）。在固化过程中，由于不同磷酸钙材料的溶解度不同，达到最稳定状态的转化过程也不同，从而可以实现从膏体到固体的转变。CPC 的固化反应主要是溶解-沉降反应，随后是晶体的生长和缠结。

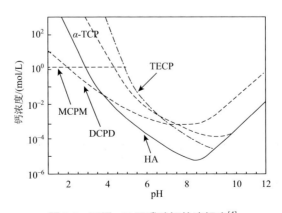

图 8.1　不同 pH 下磷酸钙的溶解度[4]

虽然 CPC 体系的种类繁多，但仍然可以总结出适用于大多数体系的固化过程规律[4]。以磷酸四钙/无水磷酸二钙（tetracalcium phosphate/dicalcium phosphate anhydrous，TECP/DCPA）体系为例，首先通过 DCPA 粉末表面的溶解控制水化。在溶液介质的作用下，DCPA 在微区溶解形成 HA 过饱和溶液；待成核后，细小的 HA 晶体析出；随着水化反应的进行，HA 晶体继续生长并相互交联覆盖[5]；进行到水化反应后期，反应速率受产物层扩散的影响。TECP 和 DCPA 的水化产物会产生过量的 OH^- 和 H^+，这些离子能够穿透包层凝结，直到完全水化。颗粒内的水化反应取决于水化产物层向内部的渗透和离子的相互扩散。.

TECP/DCPA 的水化过程可以归纳为五个过程：开始、诱导、加速、减速和终止，水化速率也可以被调控[6]。在该理论背景下，研究人员进一步研究了各个因素的相应影响。若引入少量的 HA 作为晶核，可以缩短诱导时间，使反应峰前移，降低非均相成核的活化能，从而加快水化过程，同时降低固化材料的强度。研究还发现，强电解质可以通过降低体系活性和改善过饱和度来加速水化反应。另外，各种添加剂的加入可以改变晶体的生长方向，从而改变水化产物的形貌。

α-磷酸三钙（α-TCP）体系的固化过程也被广泛研究[7]。α-TCP 溶解到水中会产生 Ca^{2+} 和 PO_4^{3-}，溶液中的羟基磷灰石处于缺钙状态，由于它的溶解度低于 α-TCP，因此会析出晶体。随着晶体的析出，它们互相缠绕固化，而 α-TCP 则进一步扩散到溶液中。

微观结构在骨水泥的固化过程中发生了明显的改变[8, 9]。CPC 的固化过程包括溶解沉淀和晶体生长缠结，最终形成多孔结构。以 TECP/DCPA 体系为例，磷酸钙化合物溶解沉淀后，小的羟基磷灰石晶体逐渐增大，晶粒黏附交联，强度增强。随着固化反应的进行，部分区域结构致密，而其他交联区则孔隙率较大[9, 10]。如图 8.2 所示，随着溶解的进行，原料晶粒表面变得粗糙不平。颗粒间还可观察到细小的皱褶产物，表明固化结构的出现。水化反应进行 70 min 后，出现了许多花瓣状或针状的小晶体；24 h 后，晶体进一步生长成板状和片状，具有了更大的尺寸和结构。

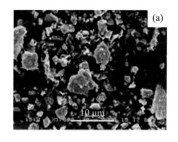
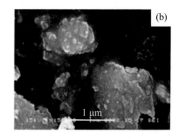

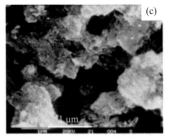
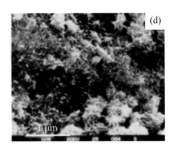
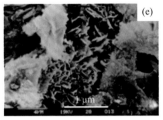

图 8.2　不同时间间隔试样的 SEM 照片[9]

（a）、（b）0 min；（c）17 min；（d）70 min；（e）24 h

可以通过研究体系的抗压强度[11]和阻抗谱图[12]来分析材料的水化过程。水化初期，TECP/DCPA 体系的抗压强度随时间延长而增大，体积略有减小[13]。水化后的产物为低结晶 HA，其孔隙率约为 30%，孔径小于 0.1 μm。水化过程中形成的晶体对最终材料的性能有重要影响[14]。通过对水化速率的分析和对微观结构变化的研究，可以进一步了解 CPC 固化过程，从而对水化反应有更加深刻的认识。

8.2　生物医用陶瓷骨水泥的组分及性能

8.2.1　生物医用陶瓷骨水泥的组分

生物医用陶瓷骨水泥体系通常由液相和固相两部分组成，以 CaSC 和 CPC 体系为例。CaSC 的主要成分是硫酸钙，液相部分包含水和其他盐溶液，固相部分可包含 α-半水硫酸钙、β-半水硫酸钙和二水硫酸钙。早期研究时以硫酸钙作为基质材料，它能够以无水、半水和二水形式存在。但随后人们发现，β-半水硫酸钙的晶格形态不规则、降解速率过快、机械性能不稳定，对较大的骨缺损难以提供支撑作用。因此，通过调控二水硫酸钙的脱水环境可以得到短柱状、结构致密、高强度的 α-半水硫酸钙以用于骨缺损修复。

磷酸钙骨水泥又称羟基磷灰石骨水泥，液相部分包含水、磷酸以及其他的盐溶液等；固相部分通常包含两种或两种以上的磷酸钙粉体，如磷酸二氢钙＋磷酸四钙（CDP＋TECP）、一水合磷酸钙＋β-磷酸三钙（MCPM＋β-TCP）等。将固相与液相按照一定比例混合后，可获得具有良好注射性和塑性的膏体，在室温或人体温度下，可继续通过结晶自固化为致密的固体，最终使产品具有良好的机械强度。由于磷酸钙是天然骨中主要的无机成分，因此在缺损处植入的 CPC 材料具有良好的生物相容性、优良的生物活性以及可调控的生物降解性（取决于配方）。随着时间的推移，CPC 支架在缺损部位逐渐被吸收降解为无毒的离子，然后被新生成的骨骼所取代。

8.2.2　生物医用陶瓷骨水泥的自固化特性

骨水泥的固化时间大致分为初凝时间和终凝时间两个阶段，初凝时间是指骨水泥从开始混合到不破坏其结构就无法将其塑形的时间，终凝时间是指骨水泥从混合到已固化不再发生变形的时间，大多数研究都是通过 Gillmore 针法来测定初凝和终凝时间的。生物医用陶瓷骨水泥 CaSC 和 CPC 在人体生理环境下可自行固化，但固化性能随体系的不同而表现出一定的差异。

医用硫酸钙与水溶液或盐溶液混合时，半水硫酸钙会迅速地与其中的水分结合、固化，该过程非常短暂（小于 10 min），不可能有足够的时间完成注射过程，通常加入其他组分（如黏结剂、促进剂）改善混合浆料的流动性，进而实现注射过程。

CPC 粉剂与液剂调和后为糊状，在几分钟至数小时发生凝结，且与骨直接黏结，固化体强度大小与组成有关。因 CPC 调和后呈糊状，可按要求在骨缺损部位或牙根管缺损部位任意塑形，自固化后保持外形不变。临床中不同的手术操作对固化时间的要求不同，例如，用于牙科的 CPC 要求凝结时间应在 10 min 以内，而用于骨缺损修复的 CPC 应控制在 30 min 以内。

8.2.3　生物医用陶瓷骨水泥的机械性能

在骨缺损修复愈合的过程中，需要让新生骨逐渐替代移植物，这个过程中需要植入材料保持足够的机械强度。影响 CaSC 强度的因素主要有晶粒和所形成的孔洞结构。晶体生长与晶体粒径密切相关，大粒径晶体生长较快，而小粒径晶体生长较慢。α-半水硫酸钙晶体呈粗大短柱状，结晶良好；而 β-半水硫酸钙晶体细小，结晶性较差。因此，α-半水硫酸钙容易形成交错连接的结晶结构网，其结构密实、孔隙率低、孔径也比较小，具有较大的抗压强度。

CPC 的强度也与孔隙率密切相关，强度随孔隙率的减小而增大。例如，

Ishikawa 和 Asaoka[15]试图通过调整 CPC 的临界孔隙率来获得理想的力学强度。他们将 CPC 膏体按照不同粉液比（2.0～6.0）和不同压力（0～173 MPa）填充到模具中，结果显示：CPC 的机械强度（径向抗张强度，DTS）随着孔隙率的降低而增加。CPC 的理想湿态 DTS 和临界孔隙率分别为 102 MPa 和 63%。目前所使用的 CPC 的最小孔隙率为 26%～28%，即使是在 173 MPa 的条件下，其最大 DTS 也仅为 13～14 MPa。然而，适当的孔隙率有利于细胞的生长，不可为了过分追求强度而盲目降低孔隙率。另一种提高 CPC 力学性能的方法是使用聚合物涂层覆盖或使聚合物渗透入多孔结构。研究人员发现，纤维的掺入可以提高材料的强度和抗断裂性能。此外，纤维的种类、长度和体积分数均会对其强度产生影响。CPC 复合材料的机械强度随着纤维长度的增加而增强，不规则取向的纤维结构会使模量在强度略微增加时保持不变，而规则取向的纤维结构则在模量减小时使强度增加。

8.2.4 生物医用陶瓷骨水泥的孔隙率

孔隙率的增加会使骨水泥的力学性能下降，而渗透率增加。因此，为了促进缺损部位的组织再生，非常有必要平衡骨水泥的多种特性参数。以 CPC 为例，可以采用添加造孔剂的方法来制备大孔径的 CPC，常见的造孔剂有石蜡、萘、蔗糖、甘露醇、$NaHCO_3$、$NaCl$、纤维素衍生物等。然而，这种方法产生的孔洞结构往往大小不一、形状不规则且彼此不通。大的孔隙有利于营养物质和细胞的快速吸附，但孔隙间连通不畅会导致支架内部营养物质和细胞的缺乏，从而降低骨修复的效率。有报道显示可以使用聚合物海绵模板制备具有连通孔隙的多孔陶瓷支架，常见的海绵模板有壳聚糖和聚氨酯等[16]。随着 3D 打印技术的产生和发展，研究人员开始采用 3D 技术对 CPC 的孔隙进行系统的设计和选择，采用这种方式制备的陶瓷支架可以具备不同的孔隙分布形态。

8.2.5 生物医用陶瓷骨水泥的降解特性

生物医用陶瓷骨水泥的组成基质不同，其降解性能显示出较大的差异。在临床应用中发现常规 CaSC 的降解很快，在体内 2～3 个月就可以完全降解，而且不会对血液中的钙水平产生明显的影响，也不会引起明显炎性反应。不过，硫酸钙降解后会形成弱酸微环境，具有一定的刺激性，可能会对骨缺损修复产生不利影响。硫酸钙在体内降解过快，难以在缺损部位起到支撑的效果。因此，对 CaSC 进行改性以减缓其降解、维持其相应的机械性能、促进成骨效果就成为研究的重点，常用的方法有添加介孔硅酸钙、添加介孔硅酸镁、复合 PMMA、复合 CPC 等。

CPC 的降解性能与材料的溶解性有关，主要受其化学成分和晶体结构的影响[17]。磷酸钙中的钙磷比对 CPC 的溶解性能存在明显影响。当钙磷比为 1.67、1.60、1.55、1.50 时，溶解产物的 $-\lg K_{sp}$ 值分别为 99.2～102、94.7～94.8、89.6～90.5、85.5～86.4。当钙磷比为 1.50 的 CPC 浸泡在固定体积的模拟血浆中时，溶液中的钙、磷酸盐浓度均升高，而当钙磷比为 1.67 时，溶液中的钙、磷酸盐浓度均降低。这说明钙磷比为 1.67 时，模拟血浆对 CPC 过饱和，钙磷比为 1.50 时，模拟血浆不饱和[5]。因此可以推断，当 CPC 植入体内时，钙磷比为 1.5 的试样降解速率快于钙磷比为 1.67 的试样。

8.2.6　生物医用陶瓷骨水泥的流变特性

生物医用陶瓷骨水泥的屈服应力和黏度等流变特性在其注射和应用过程中起着重要的作用。为确保注射过程的完成，待注射的混合浆料需要具有较低的黏度、一定的流动性和浸润性，悬浮液中的固体颗粒需要保持在一定数量之上，以保证最终支架的固化并具备足够的机械强度。显然，黏度对骨水泥的流变特性和注射性能有明显的影响。以 CPC 为例，当液相黏度过大时，CPC 的流变性能变差，注入阻力增大，对实际应用造成不良影响。Wang 等[18]研究了添加剂（磷酸氢二钠、PEG 200、甘油、柠檬酸）对无定形磷酸钙（ACP）＋DCPD 骨水泥的可注射性和凝固时间的影响。随着磷酸氢二钠浓度的增加，膏体黏度明显降低，可注射性接近 100%；随着柠檬酸浓度的增加，CPC 的固化时间大大减少，从 (16.8 ± 1.2) min 变为 (8.5 ± 0.7) min，而材料的可注射能力降低到约 85%。适当地缩短固化时间并保证其可注射性会为 CPC 的临床应用带来突破，为患者提供真正的便利。良好的生物相容性和生物学安全性是骨修复材料必备的基本条件，生物医用陶瓷骨水泥良好的生物相容性、骨传导和诱导成骨特性将在后续讨论。

8.3　磷酸钙复合骨水泥

单一的 CPC 的脆性大、承载力不足、降解缓慢、抗冲刷性能弱，限制了其在临床上的广泛应用。为了克服上述不足，骨水泥研究的重点已转向复合型材料，其目的是增加其机械强度、促进降解、提高其生物活性等。通常的掺杂材料包括一种或几种无机分子、纤维材料以及有机高分子等。正常的骨组织中含有部分无机元素，如钙、硅、镁、锶、锌等，在 CPC 中掺加一种或几种无机元素，不仅可以提高其机械强度，而且可以促进植入材料与天然骨相近，改善其生物学性能。

8.3.1　硅掺杂复合骨水泥

硅是人体必需的微量元素之一，它不仅可以促进硬骨的生成，对骨组织的修复产生积极作用，而且在结缔组织、软骨形成中也是必需的。硅掺杂复合水泥一般由生物活性玻璃（BG）或硅酸钙粉末、磷酸钙粉末和液相部分按照一定比例混合制备。已有研究表明，与单纯的 CPC 材料相比，CPC/BG 复合材料在 Tris 缓冲溶液中表现出明显的失重现象，其降解性能得到显著提升[19]。生物活性玻璃本身是不可降解的，但由于产生了低结晶的缺钙磷灰石，通过掺杂得到的 CPC/BG 复合材料具有了可降解的特性。由于不同相间收缩不同所导致的微裂纹和微孔，CPC/BG 与液体接触的表面积变大，降解率提高。此外，复合骨水泥的降解速率可以通过改变钙磷比进一步调控。

在骨水泥中掺杂硅元素，有利于组织与材料之间的结合，可促进细胞在材料界面处的附着、扩散和增殖，更好地促进骨组织的修复。究其原因，硅元素可以通过调控成骨相关基因来刺激骨细胞的增殖和促进新骨形成。

8.3.2　镁掺杂复合骨水泥

典型的 CPC 可在约 30 min 内转化为羟基磷灰石，自固化时间较长，且在体内的降解速率较低。镁是人体中含量第四的阳离子，由氧化镁（MgO）和磷酸二氢铵（$NH_4H_2PO_4$）组成的磷酸镁水泥（MPC）是一种可快速固化的磷酸盐水泥[13]。MPC 初始强度高、吸附速率快，将其与 CPC 相结合可以得到性能较好的新型镁掺杂磷酸钙骨水泥（MCPC）。

MCPC 的固化时间比单独的 CPC 或 MPC 都要短，而且其试样在固化 24 h 后的抗压强度明显高于单纯的 MPC 和 CPC。MPC、CPC 和 MCPC 之间存在细微的微观结构差异[20]。SEM 观察证实，MPC 为致密固体网络结构，CPC 为微孔较多的颗粒状，而 MCPC 的表面形貌较为致密，这可能是因为 MPC 干凝胶填充到了 CPC 基质的微孔中。此外，Mg 的掺入还会影响复合材料表面的粗糙度和亲疏水特性。与单纯的 CPC 材料相比，复合材料的平均表面粗糙度更高，疏水性也更强。因此，MPC 的含量会影响 MCPC 的降解速率，比例越高，则降解速率越快[21]。

值得注意的是，较低含量的 Mg 对细胞的附着会产生积极的影响。通过荧光染色可以发现，在与不同 Mg 含量的 MCPC 复合材料进行共培养时，细胞的数量和形态存在明显差异。Zhang 等[21]研究了 MCPC 对 BMSCs 细胞黏附和成骨分化的影响，5MCPC 组别的 Mg 含量较低，细胞扩散较好，其上 BMSCs 细胞附着量最高。而当 MCPC 中 MPC 含量较高时，可能会不利于细胞的黏附和扩散。进一步的研究发现，当 Mg 含量较低时，可能会影响下游信号的转导，从而促进成骨相关基因的表达。因此，与 CPC 相比，5(10)MCPC 组别中 *COl-I* 和 *OCN* 基因的表达均显著上调，5(10)MCPC 的 ALP 活性也明显高于 CPC[22]。

在 SD 大鼠的颅骨缺陷模型研究中，如图 8.3 所示，从 4 周和 8 周的 CT 图像可以看出 5MCPC 组别的缺陷处有更多新骨的生成，促成骨效果明显。该结论也得到了组织学检测的支持，5MCPC 组别形成的骨小梁明显增多，形成了骨髓腔。此外 Mg 掺杂的 CPC 支架在骨界面发生了明显的材料吸收，材料降解速率加快[21]。

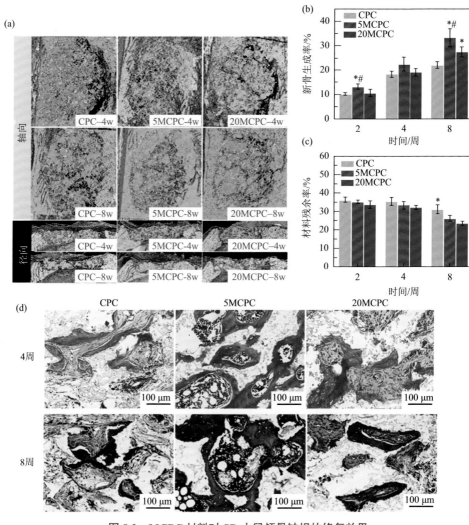

图 8.3　MCPC 材料对 SD 大鼠颅骨缺损的修复效果

（a）缺损部位重建的三维图像；（b）、（c）新骨生成率和材料残余率定量分析[*与 CPC 组相比差异显著（*p*＜0.05），#与 20MCPC 组相比差异显著（*p*＜0.05）]；（d）原位骨形成的组织学评价[21]

8.3.3 磷酸钙与高分子复合骨水泥

CPC 具有良好的生物相容性，被广泛应用于骨科手术和牙科手术，包括颅骨缺损重建和牙齿损伤修复等。但由于 CPC 强度相对较低，易发生脆性突变断裂，这限制了其在许多应力承载部位和无支撑缺陷中的应用。近年来，关于纤维聚合物、网状聚合物以及弹性体聚合物掺入 CPC 改善其机械性能的研究时有报道[23]。

Xu 等总结了两种常用的纤维加固策略[24]。一种是采用短纤维增强，纤维的长度远远小于基体尺寸，在基体中随机分布，使得复合材料具有相对的各向同性；另一种是加入长纤维，其长度几乎与试样一样，在基体中按一定方向排列（如单向排列），这样可以大大提升垂直方向上材料的抗裂性能，但裂缝可能很容易出现在平行于纤维的方向。

可生物降解乳酸-羟基乙酸共聚物（PLGA）是最常用的增强纤维之一。Xu 的团队[25-27]研究了具有较高强度的商用可吸收缝合纤维（Vicryl）对支架力学性能和生物学特性的影响。其中，一方面 PLGA 纤维可提高复合材料的韧性，另一方面其溶解后可形成长的圆柱形大孔，为成骨细胞向内扩展生长提供便利。根据他们的研究，纤维的体积分数对复合材料的强度有显著影响，但对模量没有影响；而纤维溶解后所形成的大孔的体积分数与掺杂入 CPC 的纤维体积分数一致。通过 SEM 图像可以观察到大孔通道，表明纤维束逐渐被吸收，其中较小的孔可能是由单个纤维的溶解而产生的。羟基磷灰石结晶与不含纤维的 CPC 相似，这说明加入纤维不会干扰 CPC 的正常水化。掺杂入高分子纤维的 CPC 支架具有较高的表面积和较好的仿生特性，没有细胞毒性，可促进成骨细胞的黏附、增殖与矿化。

在 CPC 中引入双网络水凝胶也可以改善其力学性能，随着聚合物组分比例的增加，可以获得更好的屈服性能。这种复合材料在达到屈服强度后不会发生断裂，而是通过拉长的水凝胶网络连接在一起，即所谓的韧性增强。Liu 课题组以甲基丙烯酸缩水甘油酯衍生葡聚糖（Dex-MA）和磷酸四钙/磷酸二钙骨水泥为原料，开发了一种新型材料[28]。结果表明，复合型骨水泥具有这两种组分的特性，按不同的组成比例表现为不同的韧性。从图 8.4（a）和（b）可以看出，材料的脆性形变已转化为韧性。图 8.4（c）中，抗压强度出现双峰波动，第二个峰值的抗压强度较高，约为 80 MPa，超过了无聚合物添加剂的 CPC；图 8.4（d）也显示其断裂能提高了近两个数量级。进一步的研究表明，在高压条件下，虽然 CPC/Dex-MA 复合材料出现了大量微裂隙，但其显微组织没有出现断裂的碎块，样本仍完好无损。此外，由于交联网络水凝胶的引入，CPC/Dex-MA 复合材料表现出明显的溶胀特征，其外层收缩先于内层，从外部产生收缩力并作用于混合材料的内部。因此，CPC/Dex-MA 复合材料可以通过干燥过程中的收缩行为进行自增强，增强径向的致密度，提高机械强度。

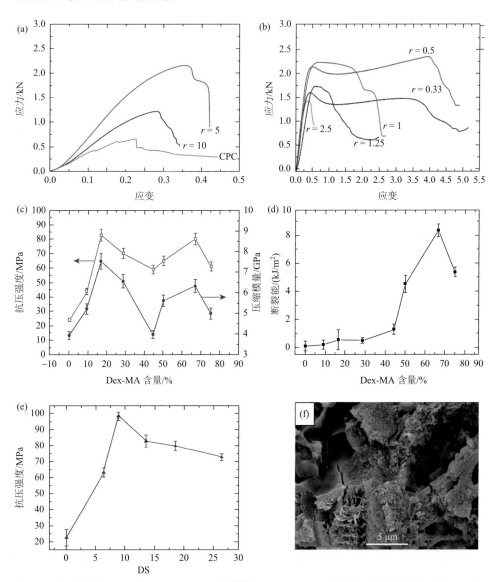

图 8.4　（a）、（b）CPC 和不同 Dex-MA 含量的 CPC/Dex-MA 的应力-应变曲线（r 为 CPC 与 Dex-MA 的质量比）；（c）、（d）不同 Dex-MA 含量（质量分数）下复合材料的抗压强度、压缩模量和断裂能变化；（e）复合材料的抗压强度随甲基丙烯酸酯官能团取代度（DS）的变化；（f）复合材料的断面形态[28]

除了纤维聚合物以及网状聚合物之外，向 CPC 中引入弹性体聚合物也是增强其机械性能的好方法。例如，聚乙二醇癸二酸甘油酯（PEGS）是一种亲水性弹性体，可通过浸润和热交联工艺将其包覆在 CPC 支架上，复合支架的抗压强度和韧性较 CPC 分别提高了 5 倍和 3 倍左右[29]。此外，体外细胞实验表明这种复合材料能够促进细胞的附着和增殖，特别是骨髓间充质干细胞在复合支架上的成骨分化效果明显增强。在大鼠颅骨缺损修复中，该复合支架的成骨作用进一步证明了其在骨组织再生中的应用潜力。可见，弹性体聚合物组分的引入可以更好地弥补单纯材料韧性不足等所造成的临床应用上的缺陷，为开发出更优良的新型复合骨水泥奠定了基础。

8.4 生物医用陶瓷骨水泥的生物效应

8.4.1 生物医用陶瓷骨水泥的生物相容性

以 CaSC 为例，早期的硫酸钙因为局限于工艺制备水平，主要以 β 半水硫酸钙形式存在，其晶体结合比较松散且不规则，植入体内后降解不均匀，并且会导致轻微的炎性反应，骨缺损修复能力相对较弱，这些限制了 CaSC 的应用。随着工艺的改进，采用蒸压法和水热法，已经成功制得结构均一的 α-半水硫酸钙，这种结构具备良好的生物相容性和骨传导能力，植入体内后对宿主周围组织无炎症刺激反应，无细胞毒性反应。1996 年，美国 Wright 公司研制和生产的 CaSC 率先通过美国 FDA 认证，已经在临床上广泛应用，并且达到了预期的治疗效果。

CPC 是第二代骨替代物，已被开发用于可注射的骨修复治疗方式。它与宿主骨化学结合，恢复轮廓，并增强损伤或重建区域的生物力学特性。华东理工大学刘昌胜院士课题组系统地研究了 CPC 的生物相容性，包括急性毒性试验、细胞培养毒性试验、基因突变试验、染色体畸变试验、DNA 损伤试验等，结果均为阴性，表明材料无毒性，无潜在致癌、致突变、致畸形性。另外，热原试验、致敏试验、溶血试验也全部合格。动物体内试验研究揭示了 CPC 的骨性结合特点与降解机理。动物体内试验的考察期达一年半，结果表明材料无异物反应，性能优良。植入两周后，材料与骨组织直接结合，并有一定强度的连接，界面处未见纤维包膜，开始出现成骨细胞的增生。1 个月后，材料与骨组织形成紧密连接，两端被骨膜成骨覆盖，并可见大量的软骨生成。3 个月后，骨组织界面处直接愈合，可见材料的部分降解。6 个月后，新生骨已向材料界面侵入，与骨组织交锁结合。12 个月以后，人工骨 CPC 的降解伴随着新骨的长入。同时发现人工骨的内部也发生降解并伴随骨组织形成。18 个月后，材料内部降解和新骨生成进一步增多。整个过程表明自固化 CPC 植入后不会引起异物反应，在骨膜下具有可降解性，能作为支架或"桥"引导新骨生成，是一种生物相容性好、性能优异的骨修复材料。图 8.5 展示了 CPC 填充材料用于髋关节松动翻修的治疗效果。该患者右侧人工髋置换术后假体松动，髋关节窝由于严重的骨缺损出现了一个大窟窿，使用 200 g CPC 进行髋翻修术。3 周后，患者出院；第 8 周开始做髋关节训练；术后 3 个月、6 个月随访，患者既不发烧也没有其他任何干扰产生，走路也不痛了。现已跟踪 13 年，患者关节未见松动，状态良好。

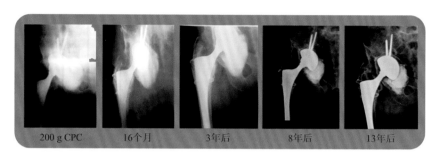

| 200 g CPC | 16个月 | 3年后 | 8年后 | 13年后 |

图 8.5 CPC 填充材料用于髋关节松动翻修的治疗效果

目前 CPC 在牙槽骨缺损修复、根管填充、牙髓覆盖等领域都有很好的应用前景[30]。将 CPC 材料作为密封填料应用于根管溃败治疗中，结果表明 CPC 具有良好的封堵能力，即在不使用其他封堵剂的情况下，就能够达到很好的封堵效果。在犬模型中使用了基于 TCP 的 CPC 复合材料，植入材料不仅无明显的炎性反应，而且可以促进骨吸收和新骨的生长。水杨酸铋碱引入 CPC 中，进一步增强了 CPC 的密封性，而且其抗菌性更强，尤其是对于革兰氏阴性厌氧菌的抑制作用较强。Simpson 和 Keating[31]以牙周骨缺损作为研究对象，在牙周骨缺损区植入 CPC，结果 15 周后可以观察到 CPC 被骨细胞吸收，且生成了新骨，生长了很多新生的牙周组织，而且并没有出现明显的不良反应。

CPC 填充材料在颅骨缺损以及骨膜修复中也显示出良好的生物相容性。苗军等[32]将 CPC 应用于兔颅骨缺损以及骨膜修复中，术后 3 个月显示出良好的止血效果，不仅 CPC 材料周围被新生骨质紧紧包围，植入骨膜下的 CPC 周围也生成了新骨，并未发现明显的炎性细胞浸润。Wang 等[33]用 CPC 修补了 10 例颅骨缺损患者，结果半年后复查显示缺损区已经得到重建。Kamerer 等[34]在颞岩尖部手术颅骨入口采用 CPC 进行修复，结果发现患者术后切口愈合良好，并未发现脑脊液漏。由此可见 CPC 在颅骨缺损及骨折治疗应用中的优越性。

总之，良好的生物相容性和能任意塑形特性的有机结合使自固化 CPC 克服了其他材料的缺陷，广泛应用于骨科、整形外科、脑外科、五官科、口腔科、牙科等领域。相比于 PMMA 存在强放热、生物相容性差、会发生轻度炎性反应等明显不足，CPC 在生物相容性方面具有明显优势。

8.4.2 生物医用陶瓷骨水泥的骨传导性和诱导性

骨传导性指的是能够使骨细胞、毛细血管长入新骨的能力。CaSC 和 CPC 均具有骨传导性，无论是作为支架，还是多种物质的外壳或骨缺损填充物，成骨反应都可以在其表面进行。骨诱导性是指材料能够在非骨环境中诱导分化出软骨细胞和成骨细胞并最终成骨的特性。

硫酸钙促进成骨、实现骨缺损修复的机制还没有被完全阐明，可能的原因在于 CaS 降解过程会形成局部的高钙环境，能够诱导成骨细胞生长，协同弱酸环境诱导成骨因子的释放，并且能够促进与成骨细胞功能相关的多重因子的表达[35]。研究表明，硫酸钙支架材料具有良好的骨诱导活性，它能够诱导血管生成，并且能促进骨髓间充质干细胞的分化，提升局部人工骨材料的血管化和成骨性能[36]。

研究初期，CPC 被认为不具备骨诱导活性，江捍平等[37]将 CPC 植入兔肌肉中，未见骨组织的形成。但是，随着对 CPC 特性的深入了解，人们发现在合适的条件下，CPC 可以在非骨环境中生成新骨。影响骨水泥的骨诱导性能的因素包括动物模型、植入部位和材料的理化性能。材料表面的孔径大小、孔隙率和孔隙的连通性均与其成骨传导性能有很大关系。傅涛[38]采用了经 $50 \sim 100 \ \mu m$、$100 \sim 200 \ \mu m$、$200 \sim 300 \ \mu m$ 和 $300 \sim 450 \ \mu m$ 四组不同粒径的明胶微粒改性的 CPC 复合材料修复兔颅骨缺损（图 8.6）。在 12 周时，大量新生骨组织长入并环绕复合材料，复合材料进一步降解，新生骨组织逐渐增多，骨小梁变粗；通过四组材料新骨生成率的比较，得出 C 组新骨生成率最大。

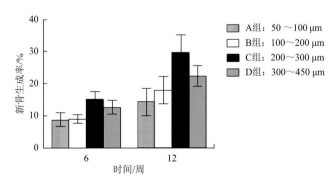

图 8.6 不同粒径的明胶微粒改性的 CPC 复合材料植入兔颅骨缺损部位的新骨生成率[38]

Davison 研究小组[39]认为，具有特定化学结构特征的磷酸钙生物材料具有骨诱导的特性。他们得出以下结论：①孔隙率是成骨过程中一个非常重要的因素，微孔的缺失会导致骨诱导的失败；②植入材料的轻度溶解有利于异位骨的形成；

③新骨生成只发生在骨水泥凹凸不平的表面和软组织能够生长的孔隙中；④骨形成仅在磷酸钙生物材料中可见，虽然 TiO$_2$ 陶瓷的大孔隙表面有微孔，但没有在其中观察到骨诱导现象。罗毅[40]也发现注入兔骨缺损处的多孔型 CPC 在大孔隙之间有 90 μm 左右的贯通小孔，类似松骨质结构；不同时期均可见骨水泥与周围骨紧密结合，新骨形成活跃，CPC 可逐渐降解，与新骨交织成网状结构。

研究人员根据 CPC 诱导干细胞或者 MSCs 等未分化细胞向成骨细胞分化的能力评价材料的骨诱导特性，证实 CPC 对成骨诱导有促进作用。然而，上述 CPC 的成骨能力有限，不能满足大面积骨缺损修复的需求，所以在 CPC 中引入生长因子是增强成骨生物活性的最为有效的策略。骨修复材料 CPC 通过所携带的生长因子提供一种生物刺激，诱导局部细胞或移植的细胞分化形成成熟的骨细胞，同时抑制破骨细胞的骨吸收作用，加速自我修复进程和新骨的形成。

骨形态发生蛋白-2（BMP-2）属于转化生长因子-β（TGF-β）超家族，几十年来一直被认为是一种重要的骨诱导生长因子[41]。据报道 BMP-2 以剂量依赖性方式诱导骨再生，较高剂量的 BMP-2 导致更大量的骨形成。目前已经开发了负载 rhBMP-2 的磷酸钙骨水泥（rhBMP-2/CPC）作为骨再生的移植物，许多研究均表明，载有 BMP 的 CPC 支架对新骨形成具有显著的促进作用。如图 8.7 所示[42]，CPC 刺激体内 rhBMP-2 诱导的异位骨形成。三维重建图像描绘了在第 2 周和第 12 周时具有不同尺寸孔的 CPC 支架的不同修复效果。

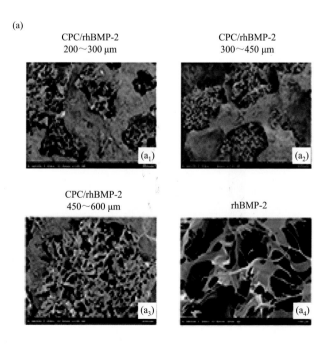

(a)

CPC/rhBMP-2 200～300 μm (a$_1$)

CPC/rhBMP-2 300～450 μm (a$_2$)

CPC/rhBMP-2 450～600 μm (a$_3$)

rhBMP-2 (a$_4$)

(b)

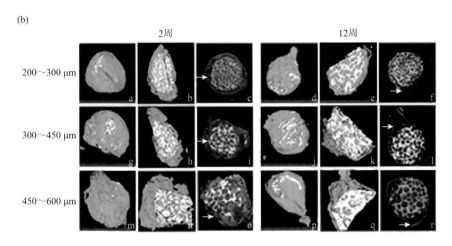

图 8.7 **CPC 刺激体内 rhBMP-2 诱导的异位骨形成**[42]

（a）装载 rhBMP-2 的不同孔径尺寸的支架形貌比较； （b）CPC 支架在缺损部位 2 周和 12 周重建的三维图像比较

Levengood 等[43]报道了负载 BMP-2 的大孔支架内部的微孔结构对成骨行为的影响。支架中微孔的存在无疑有利于新骨的形成，与没有任何微孔的支架相比，微孔的存在增加了 rhBMP-2 的负载量，同时改善了材料的骨传导性。Polak 等[44]发现与没有任何微孔的支架相比，微孔的存在加速了愈合过程；与没有任何 BMP-2 的支架相比，在微孔 CaP 样品中添加 BMP-2 更大程度地加速了愈合进程。Huang 等[45]也探索了 CPC 表面负载 BMP-2 的方式，利用硫酸软骨素功能化修饰 CPC 材料，并在材料表面生物锚定 rhBMP-2，可以显著提高植入材料的诱导成骨活性。除 BMP-2 以外，活性因子如人生长激素（hGH）、肝细胞生长因子、血管内皮生长因子等载入 CPC 中也被证实可以明显地促进新骨形成[46, 47]。

8.5 陶瓷骨水泥载药释放体系

理想的药物载体必须满足以下条件：良好的生物相容性、药物方便载入而不破坏其活性、自身可以逐渐降解以及能够控制药物的释放速率。CaSC 和 CPC 都具有良好的生物相容性、生物活性和可调控的生物降解性，在生理条件下自发固化，从而避免了对药物活性造成的不利影响，因此 CaSC 和 CPC 都可以作为药物载体。由于 CPC 载药体系的研究更为广泛[48-50]，我们将在本节集中讨论 CPC 载药释放体系的特性及应用。

Chen 和 Monroe 早在 1991 年就提出了装载药物的 CPC 概念[48]。此后，大量研究证实了将药物引入 CPC 的可行性，如抗生素、抗炎化合物、抗癌药、生长因子和中药等[48, 51, 52]。CPC 与药物简单混合后会逐渐凝固，形成黏性大但可流动的混合物，用于手术期间直接注射，从而使药物最大化地进入目标部位，同时避免全身给药带来的副作用[51, 52]。

8.5.1 陶瓷骨水泥固载药物工艺

装载药物的 CPC 递送体系可以通过不同的方法制备，主要包括物理混合与药物的化学键合等。各种方法具有不同的负载效率，同时也会具有不同的药物释放行为[53-58]。

1. 物理混合

早期研究中多通过球磨机或手工研磨的方式将药物与材料粉末混合，从而将药物加入 CPC 中。通过这种方法，Otsuka 等开发了含有多种药物（如吲哚美辛、牛胰岛素和 BSA）的 CPC[57, 58]。Ding 等研发了一种基于硼酸生物玻璃的可注射水泥，其是将硼酸生物玻璃颗粒与万古霉素粉末混合，并与含质量比为 1∶10∶20 的壳聚糖、柠檬酸、葡萄糖的液体进行共混[53]。

水溶性药物还可以通过药物分散液的形式添加至 CPC 浆料中，形成药物均匀分布的 CPC。将抗骨质疏松药物唑来膦酸盐粉末溶解于水中并与 CPC 粉末混合得到负载药物的 CPC[59]。非水溶性药物则一般通过先溶解在有机溶剂中，然后与 CPC 液相混合。例如，将紫杉醇溶解在二甲亚砜中并用培养基进行稀释，而后将液体滴于 CPC 材料上，待液体吸收后以物理吸附的方式完成载药[60]。

此外，CPC 与聚合物的复合材料也被用于载药体系的研究，药物的释放行为则通过调控高分子的降解特性实现。辛伐他汀酸（SVA）是一种促成骨和血管生成药物，通过将含有 PCL-co-PEG 涂层的钙磷盐支架浸泡在 200 mg SVA/mL 的药物溶液中即可完成药物的负载。Mistry 等将多孔的双相生物陶瓷颗粒浸泡在万古霉素溶液中，再将颗粒依次与 2.5%（W/V）的 PLGA 溶液以及 α-半水硫酸钙混合得到含有抗生素的骨水泥[61]。

通过微球包埋药物也被广泛应用于 CPC 材料的药物递送研究。Ma 和 Liu 通过将 BMP-2 加入壳聚糖溶液中，而后壳聚糖溶液通过交联反应形成包埋药物的壳聚糖微球，并被装载于 CPC 支架中用于骨修复[62]。Loca 等利用聚乳酸微胶囊包埋万古霉素，并装载于基于 α-TCP 的 CPC 支架中，研究表明微胶囊的加入可以有效缓解药物的突释现象并延长药物的释放周期。药物初释量下降至 7.7%，43 天时进入培养基的药物仅为 30.4%[63]。

材料的纳米孔道负载药物也是实现药物缓释的有效策略，He 等通过单向冷冻浇注 CPC 浆料和 PLGA 浸润，制备了具有单向孔结构的 PLGA/CPC 支架，而后将富血小板血浆（PRP）加入孔道中得到复合支架。由于 PRP 的负载，在节段性桡骨缺损修复的早期，支架的成骨能力显著改善[64]。高岭土纳米管（HNTs）是一种天然的双层铝硅酸盐纳米管，将庆大霉素和新霉素载入 HNTs 孔道中，再将负载药物的 HNTs 与 CPC 混合得到载药骨水泥，HNTs 的加入增加了 CPC 材料的抗压强度和弯曲强度[65]。

2. 化学吸附

一些具有生理功能的无机离子，如 Sr^{2+}、Ga^{3+}、Ag^+、Mg^{2+}等可以通过化学键合的方式进入 CPC 中[56, 66-70]。Sr^{2+}已被证明可以促进骨形成并用于系统性骨质疏松症的治疗。对于 CPC 而言，Sr^{2+}可以通过形成碳酸锶晶体或者在骨水泥固化的过程中替代 Ca^{2+}而载入材料中。Ga^{3+}是一种骨再吸收抑制剂，它可以与缺钙的磷灰石键合，也可以插入 β-TCP 的晶格中[56, 70]。Ag^+具有抗菌的效果，在溶胶-凝胶法制备生物活性玻璃的溶液阶段加入 Ag^+，制备得到 Ag-BG 材料[71]。Mg^{2+}可以刺激多种细胞响应，诱导骨矿化和骨再生，因此 Mg^{2+}的加入能够提高 CPC 材料的成骨能力。氧化镁与磷酸二氢钙粉末混合后经水化反应即得到含磷酸三钙和磷酸三镁的磷酸镁骨水泥（MPC），将其与 CPC 混合即可得到镁改性磷酸钙骨水泥（MCPC）。研究表明，MCPC 负载 rhBMP-2 能够保持 rhBMP-2 的构象和生物活性（图 8.8），并且在体内具有较好的骨再生能力[67]。

3. 3D 打印技术

作为一种快速成型技术，3D 打印也被广泛应用于生物医药行业。Gbureck 等利用低温 3D 打印法制备了负载抗生素的微孔生物陶瓷支架，并研究了其吸附-脱附动力学[72]。Vorndran 等利用含多个喷嘴的 3D 打印机，通过软件控制使分开储存的药物与黏结剂同时注射与沉积来制备负载药物的生物活性陶瓷支架，赋予其局部递送药物的高精确性[73]。Wu 等打印制备的同时负载盐酸左氧氟沙星（LVFX）和妥布霉素（TOB）的支架被证明具有符合预期规划的药物释放特性：释放的 LVFX 和 TOB 可以协同作用，互相促进其药效学作用以治疗慢性骨髓炎[74]。

8.5.2　载药陶瓷骨水泥的机械性能

在 CPC 的开发和应用中，力学性能是研究人员需要考虑的重要因素。作为一种生物陶瓷，CPC 本质上是脆性材料，因此不适合用于承受重大负荷以及剧烈的拉伸和扭转等复杂应力[75]。但是对于抗压强度和弹性模量等力学性能，CPC 仍然有达到与天然骨相匹配的空间。人体骨小梁的抗压强度为 4～12 MPa，皮质骨的抗压强度为 130～180 MPa[76, 77]。

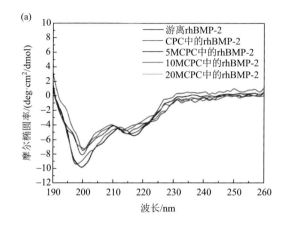

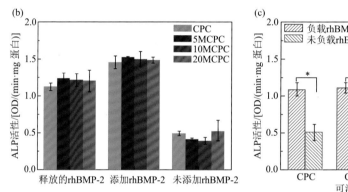

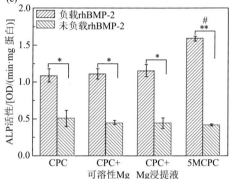

图 8.8 MCPC 对 rhBMP-2 活性的维持

（a）MCPC 表面释放的 rhBMP-2 构象；（b）、（c）MCPC 的体外成骨活性[释放的 rhBMP-2 是指负载 rhBMP-2 的 MCPC 的浸提液，添加 rhBMP-2 是指在未负载 rhBMP-2 的 CPC 浸提液中添加 rhBMP-2；*与 CPC 组相比有显著性差异（$p<0.05$），**与 5MCPC 组相比有显著性差异（$p<0.01$），#与 CPC/rhBMP-2 组相比有显著性差异($p<0.05$）]

近年来，研究人员对于纯 CPC 材料和载药 CPC 体系的力学性能开展了大量的研究，同时由于 CPC 的拉伸强度测量难度较大，力学评价以抗压强度为主[50, 78-50]。通常，材料的强度主要取决于其微观结构特征，如孔隙率、晶粒尺寸、晶体几何形状和缺陷的性质等。因此，负载药物对基体材料 CPC 的抗压强度的影响也需要从结构-性质关系的层面来理解。此外，力学强度并不是材料的固有属性，样品的形状和裂纹、位移率等测试条件差异均会对结果产生极大的影响。

Zhang 等通过向 CPC 掺杂不同比例的磷酸镁骨水泥（MPC）混合得到一系列的镁改性磷酸钙骨水泥（MCPC）。结果表明，随着 MPC 含量的增加，MCPC 的抗压强度增加。与 CPC[(38.2 ± 5.8) MPa]相比，MCPC 具有更高的抗压强度[$(52.7\pm4.5)\sim(63.5\pm6.1)$ MPa][21]。Joosten 等将庆大霉素以 16~32 mg/g 的浓度添加到商用 CPC 中，评价材料的抗压强度后发现，相较于纯 CPC 产品（4 h：5.2 MPa，24 h：7.7 MPa），载药 CPC 材料的强度变化极小（一般≤1%），这说明材料的抗压强度与药物浓度无关[81]。此外，Hofmann 等也通过研究表明，骨水泥中添加至多 2 wt%的环丙沙星对材料的抗压强度没有明显的影响[82]。这也从侧面反映了药物通常与固化后的骨水泥颗粒之间不发生实质性的相互作用。

McNally 等[83]将庆大霉素以 3%的浓度添加至一种商业 CPC 产品中，并在 PBS 中分别固化 24 h 和 48 h 后对材料的抗压强度进行测试。负载药物的骨水泥的抗压强度分别是 7.89 MPa 与 9.91 MPa，明显高于相同条件下纯 CPC 的值。纯 CPC 材料自身在 24～48 h 之间抗压强度的下降是因为材料在 PBS 中而不是空气中固化，钙磷盐颗粒之间的化学键断裂。但有趣的是，负载药物的 CPC 材料并不存在这种强度下降，说明庆大霉素有效地阻止了化学键的断裂，即庆大霉素与 CPC 材料之间存在较强的相互作用。

与 CPC 中的钙磷盐产生强烈作用的药物还包括广谱抗生素四环素和用于抗骨质疏松的双膦酸盐药物。Ratier 等发现四环素的存在造成材料抗压强度的下降，并且随药物剂量的增加，下降的数值增加，同时其对固化反应有较强的抑制作用。在固化的 2～21 天，纯 CPC 材料的强度变化不大，处于 12.3～16.2 MPa 之间；而含 1%四环素的 CPC 材料在固化第 2 天的强度值仅为 3.5 MPa，在第 21 天为 6.7 MPa。这说明强吸附于磷酸钙晶体表面的四环素，阻碍了材料颗粒的溶解及其产物的生长，导致无法形成强力的黏结结构[84]。Zhao 等评价了阿仑膦酸盐-CPC 体系的抗压强度。相较于纯 CPC 的 13 MPa，负载阿仑膦酸盐的 CPC 材料的抗压强度均出现明显降低（5.16～5.54 MPa）[85]。Shen 等向含部分结晶 TCP 和 DCPA 的 CPC 中加入 0.1%～3.0%的阿仑膦酸盐，实验发现，加入 0.1%～1%的阿仑膦酸盐后，抗压强度（31.62 MPa，1%）相较于载药前（19.22 MPa）有一定程度的提高；但进一步提高阿仑膦酸盐的含量，载药材料的抗压强度出现明显下降（17.57 MPa，3%）[86]。同时，另一种双膦酸盐药物帕米膦酸钠也存在使材料抗压强度降低的现象[87]。综上所述，药物对 CPC 力学性能的影响高度依赖于药物自身的结构特征及其使用浓度，可能还涉及更多的因素和更小尺度上的结构特点。

除了以上的小分子抗生素外，研究人员还在 CPC 中加入了蛋白质和细胞因子等的大分子药物。Blom 等将 rhTGF-β1 和 BSA 负载在主要成分为 α-TCP 和 DCPA 的 CPC 上，而后在组织培养液中浸泡 1 h 至 8 周。结果显示，相较于纯 CPC 材料，只有在蛋白质负载 4 h 时显著提高了其抗压强度[88]。除了直接向 CPC 中添加生物大分子外，还可以先将其包埋在高分子微球中而后装载在 CPC 中。骨水泥固化过程中常常会出现极端 pH、高离子强度和温度提升等不利情况，此时微球作为一道物理屏障，可以保护生物大分子，避免其变性及失活。在这些具有微球设计的载药体系中，CPC 的力学性能更多地由微球影响。

8.5.3　载药陶瓷骨水泥的固化时间

作为 CPC 性能的关键指标之一，固化时间基本可分为三个阶段：反应物的溶解、磷灰石新相的成核和晶体生长。在溶解过程中，粉末颗粒释放出钙离子和磷酸根离子，当其在溶液中的浓度达到临界值时，新相就会在粉末颗粒周围发生成核，而后随着粉末的不断溶解，新相不断增加。在初始阶段，固化反应由原料的溶解动力学控制，一旦新相包围了原料，则由新相的扩散动力学控制[89]。

多数研究表明药物的负载会延长 CPC 的固化时间。Haghbin-Nazarpak 等将庆大霉素引入主要成分为 β-TCP 的 CPC 中，发现相较于纯 CPC 的初凝（8.5 min）和终凝（23.5 min）固化时间，负载 8 mg 庆大霉素的 CPC 的固化时间提前至 5 min 和 20 min。然而，当庆大霉素的剂量进一步增加至 16 mg 和 24 mg 时，固化过程的时间明显延长，药物负载量为 24 mg 时固化的初凝和终凝时间分别达到约 20 min 和 40 min 以上[90]。研究人员认为大剂量药物延长固化过程是由庆大霉素中存在的硫酸根离子导致的，但对于小剂量药物加快固化过程的机理尚不明确。Ginebra 等研究发现多西环素的负载会使 CPC 材料的终凝时间从 7.7 min 延长至 12 min，但是其变化规律并不是简单地与药物浓度呈线性关系[78]。当然也有许多其他研究表明，药物与磷酸盐材料之间的强相互作用会大幅延长 CPC 的固化时间。负载 0%~4.0%浓度的阿仑膦酸盐会使 CPC 的初凝时间从 9.3 min 增加到 17.3 min，终凝时间从 29.3 min 增加到 44.2 min[85]。

8.5.4　载药陶瓷骨水泥的药物释放行为

CPC 载药体系的药物释放行为会受到多种因素的影响，如 CPC 的孔隙率、孔径分布、药物与 CPC 之间的相互作用、CPC 的降解行为等。然而，通过大量的研究发现，药物释放率遵循 Higuchi 方程：

$$Q = A \times M_0 [(2C_0 - C_s) \times D \times C_s \times t]^{1/2} \qquad (8.1)$$

式中，t 为时间；Q 为时刻 t 时药物的累积释放量；A 为载药 CPC 样品的表面积；M_0 为药物总量；C_0 为药物在 CPC 中的初始浓度；D 为药物在 CPC 中的扩散系数；C_s 为药物在 CPC 中的溶解度[50]。

考虑多孔材料的孔隙因素（ε 和 τ 分别为材料的孔隙率和弯曲度）时，上述公式修正为

$$Q = A \times M_0 [(2C_0 - C_s) \times D\varepsilon / \tau \times C_s \times t]^{1/2} \qquad (8.2)$$

根据 Higuchi 方程，药物累积释放量（Q）与时间的平方根（$t^{1/2}$）呈正比例关

系。这一关系解释了在大量研究中普遍观察到的双相释放行为：初始快速释放，而后逐渐缓慢释放。Otsuka 等采用不同的药物如吲哚美辛、牛胰岛素、BSA 等，研究了一系列载药 CPC 体系的药物释放行为,证实它们的释放行为均符合 Higuchi 方程[57, 59]。

此外，根据上述公式，可以猜想药物的释放行为与药物或材料的化学性质无关。但是，这是不正确的，因为药物自身的特性（如溶解度）和潜在的药物与材料之间的相互作用可能会导致额外的动力学限速步骤。在这些情况下，药物的释放行为则可以由多种因素控制。Yang 等制备了含有 1%甲氨蝶呤的 CPC 载药体系，由于甲氨蝶呤是一种非水溶性的抗癌药物，因此观察到它的释放持续了 2~4 个月[91]。有研究者采用阿仑膦酸盐/肝素（AH）修饰 CPC 表面，阿仑膦酸盐/肝素能够紧密结合在CPC表面,从而显著降低 rhBMP-2 的释放速率,实现 rhBMP-2 的可持续性释放（图 8.9）。Zhao 等[85]研究发现负载 2%、5%、10%阿仑膦酸钠的 CPC 体系在 21 天时的药物释放量仅分别为药物负载量的 33.2%、24.4%、20.8%,这种缓慢释放行为则是由药物的膦酸盐基团与CPC颗粒表面的 Ca^{2+} 产生强力结合作用所导致的。然而 Ghosh 等发现 CPC 粉末的特性和药物与材料之间的相互作用可以被用于调节药物的释放行为[92]。他们通过控制合成工艺得到两种无定形 HA，调控 HA 的组成比例直接影响到药物万古霉素和环丙沙星的释放动力学。提高维持无定形状态时间较短的 HA 的比例，能够降低两种药物的释放率，反之亦然[92]。这个现象表明，虽然 Higuchi 的扩散控制公式在大多数情况下可以成立，但是药物的释放行为也是可以被其他因素控制的。

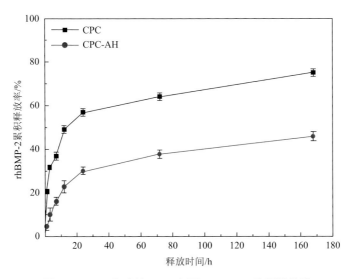

图 8.9　CPC 和改性 CPC 表面 rhBMP-2 的释放曲线

8.5.5 载药陶瓷骨水泥的体内生物效应及应用

基于 CPC 的载药体系可以实现药物的局部控制释放，药物在植入部位的停留时间得以延长，达到预期调节愈合的目的，以此提升药物的生物效应与利用率[46, 48]。由于 CPC 的降解速率远低于药物释放速率，因此载药体系植入体内后的药物释放行为仍然遵循 Higuchi 方程，即扩散控制释放[48]。此外，CPC 的孔隙率和药物自身的特性也会对 CPC 载药体系的释药行为产生影响。因此，在骨缺损部位应用 CPC 载药体系进行局部控释成为加速缺损愈合和骨再生的一个选择。截至目前，CPC 作为负载细胞、抗生素、镇痛药，以及抗癌、抗炎和生长因子等的载体，被广泛用于促进骨再生、预防骨感染、治疗骨肿瘤、管理骨质疏松的研究[77]。

1. 骨组织再生中的应用

在骨再生过程中起到重要作用的细胞可以使用 CPC 进行结合运输。Weir 和 Xu 研究了细胞与 CPC 结合的可能性。他们将人骨髓间充质干细胞（hBMSCs）包裹在海藻酸盐水凝胶微球中，并将微球分别负载于纯 CPC 支架、壳聚糖增强的 CPC 复合支架、壳聚糖与乳酸-羟基乙酸共聚纤维同时增强的 CPC 复合支架内。在共培养 21 天后，各 CPC 材料中的活细胞百分比和细胞密度与纯海藻酸盐的相近，细胞促进了磷灰石矿物的沉积，这说明 CPC 材料不会对包裹在其中的微球内的 hBMSCs 的活性和活力造成影响，因此这样的复合材料可以为骨再生领域提供新的方向[93]。Park 等制备了含有三种不同添加剂（羧甲基纤维素、蚕丝和海藻酸盐）的 CPC 共混物作为 hMSCs 的传递载体，以评价复合材料的细胞保护行为。结果显示，海藻酸盐修饰的 CPC 的细胞增殖量、ALP 和胶原生成量最高，成骨转录量增加，即海藻酸盐与 CPC 复合材料可作为细胞载体用于骨再生领域[94]。

如 8.4.2 所述，多种生长因子已被证明具有促进骨再生的效果，包括骨形态发生蛋白（BMP）、转化生长因子（TGF）、成纤维细胞生长因子（FGF）、胰岛素样生长因子（IGF）和血管内皮生长因子（VEGF）等[48]。因此，大量研究将生长因子引入多孔生物陶瓷支架中和 CPC 中以增强其骨诱导性和成血管化[95, 96]。

Ohura 等将 1.26 μg 和 6.28 μg BMP-2 分别负载至可吸收的 CPC 中，并将其植入提前创建的大鼠股骨缺损模型，植入 3 周后，添加 6.28 μg rhBMP-2 的实验组实现了骨愈合；植入 9 周后，该实验组股骨已恢复 99%的破坏扭矩和 141%的骨刚度（相较于另一侧的完整股骨），证实了该载药体系能够促进骨折的加速愈合[97]。Seeherman 等利用大型动物模型，研究了不同的成骨因子负载 CPC 体系在体内的性能。实验结果显示：手术后 10 周，在商业可吸收 CPC 材料上负载

rhBMP-2 的实验组促进了非人灵长类动物腓骨骨缺损的愈合，相较于未处理骨缺损的自然再生，其骨愈合速度加快了约 40%[98]。Ventura 等采用大鼠颅骨缺损模型，以负载 rhBMP-2 的 CPC 材料为实验组，并设置纯多孔 CPC 材料、致密 CPC 材料以及自体移植物为对照组，探索骨愈合的各个阶段。植入 8 周后的结果显示，rhBMP-2 实验组的强度最高，紧接着的对照组顺序则为多孔 CPC 组＞致密 CPC 组＞自体移植物。骨体积百分比也显示 rhBMP-2 实验组的新骨形成量远高于其他对照组[99]。Guo 等系统研究了镁掺杂 CPC 材料协同 rhBMP-2 的成骨效果。研究结果表明，5MCPC/rhBMP-2 能够显著促进体外细胞分化和体内新骨再生。5MCPC 基体中的 Mg 能够调控材料表面吸附的 rhBMP-2 构象，从而促进细胞表面的受体识别，引发 Smad 信号通路（图 8.10），刺激体内新骨生成（图 8.11）[67]。

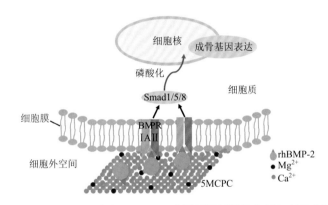

图 8.10　5MCPC 影响 rhBMP-2 成骨诱导活性的作用机制示意图

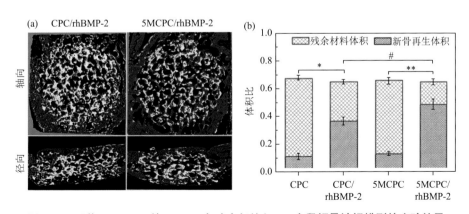

图 8.11　固载 rhBMP-2 的 MCPC 多孔支架植入 SD 大鼠颅骨缺损模型的实验结果

（a）8 周骨再生的 μ-CT 三维重建图像（红色：骨组织；白色：材料）；（b）定量计算新骨再生体积和残余材料体积[*与 CPC 组相比有显著性差异（$p < 0.05$），**与 5MCPC 组相比有显著性差异（$p < 0.01$），#与 CPC/rhBMP-2 组相比有显著性差异（$p < 0.05$）]

Kroese-Deutman 等将 rhBMP-2 负载在多孔的 CPC 材料上，而后在兔子背部进行皮下植入，10 周后观察可以明显看到骨的形成以及血管长入 CPC 中[100]。Link 等将含有 TGF-β1 的明胶微粒与 CPC 进行混合，并将此混合水泥注射至兔子股骨髁部的圆形缺陷中。手术后 12 周，混合水泥组的缺损处骨密度增加，完成骨重塑与填充材料降解过程[101]。

Lee 等研究了海藻酸盐与钙磷盐的复合骨水泥材料在药物递送以及骨组织工程中的应用。将 α-TCP 与海藻酸钠溶液混合后注射至含 Ca 的溶液中以形成直径为亚毫米级别的纤维，然后将纤维进行挤压成型得到不同孔隙率的多孔支架。实验结果显示骨髓间充质干细胞可以在这些支架上增殖并渗透至其中的孔网络中，同时高孔隙率的支架具有更高的增殖和成骨分化能力。将多孔支架植入大鼠颅骨缺损处 6 周后，观察到支架内部有骨形成，缺损也几乎完全闭合[102]。

2. 骨质疏松中的应用

随着人口老龄化现象的出现，骨质疏松症日益常见，其主要特征是骨密度以及骨骼强度的下降。这是由于骨骼系统中破骨细胞和成骨细胞的稳态被打破，破骨活性大于成骨活性，导致骨量的净损失[103]。目前临床上治疗骨质疏松症的主要药物是二膦酸盐，包括阿仑膦酸盐、氯膦酸盐、帕米膦酸盐和唑来膦酸盐。这类药物能有效抑制破骨细胞的活性，抑制甚至逆转骨坏死的发生[104]。许多研究人员通过设计含有二膦酸盐的 CPC 体系以局部治疗骨质疏松症。van Houdt 等将阿仑膦酸钠负载在以质量比 6∶4 混合的 CPC 与 PLGA 的复合材料中形成载药体系。该体系在以骨质疏松大鼠股骨髁部缺损模型为研究对象的实验中，对骨缺损区内外的骨密度增加及骨形成均具有促进作用[105]。

雌二醇是一种女性性激素，但自然存在于两性体内，它对生殖组织、皮肤和骨骼等多个器官的发育和维持至关重要。在细胞水平上，雌二醇可以抑制破骨细胞的分化，减少破骨细胞的数量。而成人体内缺乏雌二醇则会导致骨吸收加快[106, 107]。因此，雌二醇已被临床应用于预防女性骨质疏松性骨折，同时它也是一种潜在的局部释放以抗骨质疏松的药物。Otsuka 等将 0.5%的雌二醇加入 CPC 中，并在含 0～100 mg/L Ca^{2+} 的 SBF 中研究雌二醇的释放[10]。实验结果表明，随着 Ca^{2+} 浓度的增加，雌二醇的释放量降低。将负载雌二醇的 CPC 分别植入正常大鼠和缺乏维生素 D 大鼠的皮下，结果表明，前者的雌二醇释放速率明显快于后者。可见，该骨水泥载药体系中的雌二醇会对体内局部的 Ca^{2+} 水平产生响应，可以应用于涉及钙稳态异常的骨质疏松等骨骼疾病的治疗。

3. 骨感染中的应用

细菌黏附和术后感染是导致骨移植失败的常见原因之一，通过使用负载抗菌药物的 CPC 复合物可局部控制炎性反应，实现高效给药、持续抗菌和降低骨感染风险。Hamanashi 等向 CPC 中加入梯度浓度的万古霉素，观察得到含有 1%～5% 万古霉素的载药体系在 PBS 中可持续释放 2～9 周；含 5%万古霉素的载药体系可以在兔胫骨髁部骨髓中维持 3 周的有效浓度[108]。Stallmann 等将含 50 mg/g 抗菌肽的骨水泥注射在接种金黄色葡萄球菌的兔股骨缺损处，手术后 3 周观察发现，相较于纯 CPC 组，含抗菌肽的 CPC 组中菌落明显减少，同时还有少量骨向 CPC 内长入[109]。

4. 骨肿瘤中的应用

负载药物的 CPC 体系在骨肿瘤治疗中也发挥着重要的作用，骨肿瘤切除后，载药 CPC 可用于填补缺损，并进行化疗药物的释放。临床中常用的化疗药物包括经典的环磷酰胺、甲氨蝶呤和氟尿嘧啶，以及最新的蒽环类和己烷类，如表柔比星、阿霉素和紫杉醇[110, 111]。

Lopez-Heredia 等致力于通过 CPC 运输紫杉醇并实现其局部控释。体外负载模型显示 CPC 具有较好的耐药行为，细胞活性测试显示 CPC 释放的紫杉醇仍具有活性，可以对骨肉瘤细胞和乳腺癌细胞的活性造成影响[55]。Tanzawa 等研究了同时递送顺铂和咖啡因的 CPC 双载药体系，对于大鼠骨肉瘤细胞（SOSN2），CPC 释放的顺铂和咖啡因可以协同抑制其增殖，并且抑制程度大于只含顺铂的 CPC 对照组。将 SOSN2 移植至大鼠胫骨，并于切除肿瘤 3 天后植入 CPC 载药体系，观察其体内效果发现，CPC 双载药体系对肿瘤生长的抑制作用比只含有顺铂的 CPC 的更为显著[112]。

8.6　总结与展望

生物医用陶瓷骨水泥 CaSC 和 CPC 由于具有良好的形状可塑性、奇特的自固化性能、优异的生物相容性和可调的体内降解性，在骨组织修复领域中展示了令人满意的临床效果。但是依然面临一些缺陷，如 CaSC 质地较脆、机械强度有限，不适用于骨干部骨折缺损的治疗，更不能用于固定或外固定器械；CPC 强度低、韧性差、降解慢，不能用于骨承重部位，其诱骨性能不足。本章主要针对 CPC 的缺陷，提供了相应的改善措施：硅和镁掺杂复合 CPC 不仅加速了 CPC 的降解行为，而且一定程度上增强了细胞的黏附和扩散，进而促进了新骨的生成；纤维聚合物、网状聚合物以及弹性体聚合物掺入 CPC 可改善其机械性能；小分子药物、生长因子和中药等载入 CPC 中以提高其功能性，如 BMP-2 负载于 CPC 中以提高其诱骨活性[113]，小分子抗生素负载于 CPC 中以提高其抗菌、抗炎特性。

大量研究已经证实了将药物（抗生素、抗癌药、生长因子等）成功地引入 CPC，使药物最大化地进入目标部位，赋予 CPC 抗菌、抗炎、抗癌、诱导成骨等功能性，但是目前研究较多的是单载药体系，双载药体系也有报道，但是双载药体系（小分子-小分子、大分子-小分子、大分子-大分子）中载入药物在时间-空间上的量效关系仍然需要系统地研究，如摸索载有 BMP-2 和地塞米松复合型骨水泥中最佳修饰浓度。此外，本章所涉及的改性方法往往针对的是 CPC 的某一个或是两个特性，该性能改善的同时会弱化骨水泥的其他一些性能。如何建立 CPC 复合体系的机械性能、降解行为以及诱导成骨活性之间的动态关系，提高 CPC 的综合性能是目前 CPC 改性研究中面临的瓶颈问题。

可注射生物医用陶瓷骨水泥由于创伤小、操作简便、可任意塑形、原位固化的优点，备受患者的青睐。目前国内自主研发的可注射产品匮乏，临床上反映较好的可注射磷酸盐产品仍以进口产品为主。如何研制出兼具可注射性、快速固化、抗溃散能力、适宜的力学强度，以及可控降解的生物陶瓷类骨水泥是亟待解决的问题。生物医用陶瓷骨水泥已经广泛应用于骨科、口腔科、整形外科等领域，无论是在骨肿瘤治疗、创伤修复、脊柱外科，还是在牙根管填充等领域，都取得了比较满意的效果。随着对生物医用陶瓷骨水泥体系进行更加深入的研究，它将会在其他临床领域中展示出更为广阔的应用前景。

（撰稿人：何宏燕　蔡丽莎　刘晏辛　王立轩　袁　媛）

参 考 文 献

[1]　Mousa W F，Kobayashi M，Shinzato S，et al. Biological and mechanical properties of PMMA-based bioactive bone cements[J]. Biomaterials，2000，21（21）：2137-2146.

[2]　Ding S J，Wei C K，Lai M H，et al. Bio-inspired calcium silicate-gelatin bone grafts for load-bearing applications[J]. Journal of Materials Chemistry，2011，21（34）：12793-12802.

[3]　Brown W E，Chow L C. Effects of neutral salts in a bench-scale caries model[J]. Journal of Dental Research，1986，65（9）：1115-1120.

[4]　Chow L C. Development of self-setting calcium phosphate cements[J]. The Centennial Memorial Issue of The Ceramic Society of Japan，1991，99（10）：954-964.

[5]　Liu C，Shen W，Chen J，et al. Solution property of calcium phosphate cement hardening body[J]. Materials Chemistry & Physics，1999，58（1）：78-82.

[6]　Liu C，Gai W，Pan S，et al. The exothermal behavior in the hydration process of calcium phosphate cement[J]. Journal of the Chinese Ceramic Society，2003，24（18）：2995-3003.

[7]　Tenhuisen K S，Brown P W. Formation of calcium-deficient hydroxyapatite from α-tricalcium phosphate[J]. Biomaterials，1998，19（23）：2209-2217.

[8]　Liu C，Yue H，Zheng H，et al. Study of the hydration process of calcium phosphate cement by AC impedance spectroscopy[J]. Journal of the American Ceramic Society，2010，82（4）：1052-1057.

[9] Liu C, Shao H, Chen F, et al. Effects of the granularity of raw materials on the hydration and hardening process of calcium phosphate cement[J]. Biomaterials, 2003, 24 (23): 4103-4113.

[10] Albrektsson T, Johansson C. Osteoinduction, osteoconduction and osseointegration[J]. European Spine Journal, 2001, 10 (2): S96-S101.

[11] Ms S, Gupta S, Kumar S, et al. Rapid setting magnesium phosphate cement for quick repair of concrete pavements: Characterisation and durability aspects[J]. Cement & Concrete Research, 1993, 23 (2): 254-266.

[12] Noetzel J, Özer K, Reisshauer B H, et al. Tissue responses to an experimental calcium phosphate cement and mineral trioxide aggregate as materials for furcation perforation repair: A histological study in dogs[J]. Clinical Oral Investigations, 2006, 10 (1): 77-82.

[13] Liu C, Huang Y, Chen J, et al. The physicochemical properties of the solidification of calcium phosphate cement[J]. Journal of Biomedical Materials Research Part B-Applied Biomaterials, 2004, 69 (1): 73-78.

[14] Liu C, Shao H, Chen F, et al. Rheological properties of concentrated aqueous injectable calcium phosphate cement slurry[J]. Biomaterials, 2006, 27 (29): 5003-5013.

[15] Ishikawa K, Asaoka K. Estimation of ideal mechanical strength and critical porosity of calcium phosphate cement[J]. Journal of Biomedical Materials Research Part A, 1995, 29 (12): 1537-1543.

[16] Wang L. Preparation of porous hydroxyapatite scaffolds by combination of the gel-casting and polymer sponge methods[J]. Biomaterials, 2003, 24 (19): 3293-3302.

[17] Dorozhkin S. Calcium orthophosphates in nature, biology and medicine[J]. Materials, 2009, 2 (2): 399-498.

[18] Wang X, Ye J, Wang H, et al. Effects of additives on the rheological properties and injectability of a calcium phosphate bone substitute material[J]. Journal of Biomedical Materials Research Part B-Applied Biomaterials, 2010, 78 (2): 259-264.

[19] Liu C, Chen C W, Ducheyne P, et al. *In vitro* surface reaction layer formation and dissolution of calcium phosphate cement-bioactive glass composites[J]. Biomedical Materials, 2008, 3 (3): 034111.

[20] Lilley K J, Gbureck U, Knowles J C, et al. Cement from magnesium substituted hydroxyapatite[J]. Journal of Materials Science: Materials in Medicine, 2005, 16 (5): 455-460.

[21] Zhang J, Ma X, Lin D, et al. Magnesium modification of a calcium phosphate cement alters bone marrow stromal cell behavior via an integrin-mediated mechanism[J]. Biomaterials, 2015, 53: 251-264.

[22] Zreiqat H, Howlett C R, Zannettino A, et al. Mechanisms of magnesium-stimulated adhesion of osteoblastic cells to commonly used orthopaedic implants[J]. Journal of Biomedical Materials Research Part A, 2002, 62 (2): 175-184.

[23] Treiser M D, Yang E H, Gordonov S, et al. Cytoskeleton-based forecasting of stem cell lineage fates[J]. Proceedings of the National Academy of Sciences of the United States of America, 2010, 107 (2): 610-615.

[24] Xu H H, Quinn J B, Takagi S, et al. Strong and macroporous calcium phosphate cement: Effects of porosity and fiber reinforcement on mechanical properties[J]. Journal of Biomedical Materials Research, 2015, 57 (3): 457-466.

[25] Zhang Y, Xu H H K. Effects of synergistic reinforcement and absorbable fiber strength on hydroxyapatite bone cement[J]. Journal of Biomedical Materials Research Part A, 2010, 75 (4): 832-840.

[26] Xu H H K, Quinn J B. Calcium phosphate cement containing resorbable fibers for short-term reinforcement and macroporosity[J]. Biomaterials, 2002, 23 (1): 193-202.

[27] Xu H H K, Simon C G, Jr. Self-hardening calcium phosphate composite scaffold for bone tissue engineering[J]. Journal of Orthopaedic Research, 2004, 22 (3): 535-543.

[28] Jing W, Liu C, Liu Y, et al. Double-network interpenetrating bone cement via *in situ* hybridization protocol[J].

Advanced Functional Materials，2010，20（22）：3997-4011.

[29] Brückner T，Schamel M，Kübler A C，et al. Novel bone wax based on poly(ethylene glycol)-calcium phosphate cement mixtures[J]. Acta Biomaterialia, 2016, 33：252-263.

[30] 刘佳. 磷酸钙骨水泥的性能与口腔临床应用进展[J]. 口腔材料器械杂志，2010，19（2）：93-96.

[31] Simpson D，Keating J F. Outcome of tibial plateau fractures managed with calcium phosphate cement[J]. Injury，2004，35（9）：913-918.

[32] 苗军，刘春蓉，王继芳，等. 复合抗生素对磷酸钙骨水泥理化性质影响作用的研究[J]. 中国矫形外科杂志，2004，（Z2）：69-71.

[33] Wang X，Ma J，Feng Q，et al. Skeletal repair in rabbits with calcium phosphate cements incorporated phosphorylated chitin[J]. Biomaterials，2002，23（23）：4591-4600.

[34] Kamerer D B，Hirsch B E，Snyderman C H，et al. Hydroxyapatite cement: A new method for achieving watertight closure in transtemporal surgery[J]. Otology & Neurotology，1994，15（1）：47-49.

[35] Carimci F，Piattelli A，Stabellini G，et al. Calcium sulfate: Analysis of MG63 osteoblast-like cell response by means of a microarray technology[J]. Journal of Biomedical Materials Research Part B-Applied Biomaterials，2004，71（2）：260-267.

[36] Dasmah A，Sennerby L，Rasmusson L，et al. Intramembraneous bone tissue responses to calcium sulfate: An experimental study in the rabbit maxilla[J]. Clinical Oral Implants Research，2011，22（12）1404-1408.

[37] 江捍平，王大平，阮建明，等. 纳米羟基磷灰石人工骨的生物相容性研究[J]. 中国现代医学杂志，2005，15（10）：1477-1480.

[38] 傅涛. 不同粒径 GP/CPC 人工骨修复新西兰兔颅骨缺损效果的对比研究[D]. 杭州：浙江大学，2014.

[39] Davison N L，Su J，Yuan H，et al. Influence of surface microstructure and chemistry on osteoinduction and osteoclastogenesis by biphasic calcium phosphate dics[J]. European Cells & Materials，2015，29：314-329.

[40] 罗毅. 新型多孔型磷酸钙骨水泥的生物相容性研究[D]. 广州：南方医科大学，2007.

[41] 孟会强，郭来威，许田恩，等. 促骨再生 BMP-2 缓释材料的研究进展[J]. 世界科技研究与发展，2017，39（4）：349-354.

[42] Liu C S，He H Y. Developments and Applications of Calcium Phosphate Bone Cements[M]. Singapore: Springer，2018.

[43] Levengood S K，Polak S J，Poellmann M J，et al. The effect of BMP-2 on micro-and macroscale osteointegration of biphasic calcium phosphate scaffolds with multiscale porosity[J]. Acta Biomaterialia，2010，6（8）：3283-3291.

[44] Polak S J，Levengood S K，Wheeler M B，et al. Analysis of the roles of microporosity and BMP-2 on multiple measures of bone regeneration and healing in calcium phosphate scaffolds[J]. Acta Biomaterialia，2011，7（4）：1760-1771.

[45] Huang B，Wu Z，Ding S，et al. Localization and promotion of recombinant human bone morphogenetic protein-2 bioactivity on extracellular matrix mimetic chondroitin sulfate-functionalized calcium phosphate cement scaffolds[J]. Acta Biomaterialia，2018，71：184-199.

[46] Ginebra M P，Canal C，Espanol M，et al. Calcium phosphate cements as drug delivery materials[J]. Advanced Drug Delivery Reviews，2012，64（12）：1090-1110.

[47] Verron E，Khairoun I，Guicheux J，et al. Calcium phosphate biomaterials as bone drug delivery systems: A review[J]. Drug Discovery Today，2010，15（13-14）：547-552.

[48] Chen W S，Monroe E A. Phosphate glass cement bone graft[J]. Biomaterials，1991，12（6）：561-564.

[49] Bose S，Tarafder S. Calcium phosphate ceramic systems in growth factor and drug delivery for bone tissue engineering:

A review[J]. Acta Biomaterialia，2012，8（4）：1401-1421.

[50]　Ginebra M P，Traykova T，Planell J A，et al. Calcium phosphate cements as bone drug delivery systems: A review[J]. Journal of Controlled Release，2006，113（2）：102-110.

[51]　Ishikawa K，Karashima S，Takeuchi A，et al. Apatite foam fabrication based on hydrothermal reaction of α-tricalcium phosphate foam[J]. Bioceramics，2008，20：361-363.

[52]　Bohner M，Baroud G. Injectability of calcium phosphate pastes[J]. Biomaterials，2005，26（13）：1553-1563.

[53]　Ding H，Zhao C J，Cui X，et al. A novel injectable borate bioactive glass cement as an antibiotic delivery vehicle for treating osteomyelitis[J]. PLoS One，2014，9（1）：e85472.

[54]　Cox S C，Jamshidi P，Eisenstein N M，et al. Adding functionality with additive manufacturing: Fabrication of titanium-based antibiotic eluting implants[J]. Materials Science & Engineering C: Materials for Biological Applications，2016，64：407-415.

[55]　Lopez-Heredia M A，Kamphuis G J B，Thune P C，et al. An injectable calcium phosphate cement for the local delivery of paclitaxel to bone[J]. Biomaterials，2011，32（23）：5411-5416.

[56]　Mellier C，Fayon F，Boukhechba F，et al. Design and properties of novel gallium-doped injectable apatitic cements[J]. Acta Biomaterialia，2015，24，322-332.

[57]　Otsuka M，Matsuda Y，Kokubo T，et al. A novel skeletal drug delivery system using self-setting bioactive glass bone cement. Ⅳ: Cephalexin release from cement containing polymer-coated bulk powder[J]. Bio-Medical Materials and Engineering，1993，3（4）：229-236.

[58]　Otsuka M，Matsuda Y，Suwa Y，et al. A novel skeletal drug delivery system using self-setting calcium phosphate cement. 2. Physicochemical properties and drug release rate of the cement-containing indomethacin[J]. Journal of Pharmaceutical Sciences，2010，83（5）：611-615.

[59]　Otsuka M，Nakahigashi Y，Matsuda Y，et al. A novel skeletal drug delivery system using self-setting calcium phosphate cement. 7. Effect of biological factors on indomethacin release from the cement loaded on bovine bone[J]. Journal of Pharmaceutical Sciences，2010，83（11）：1569-1573.

[60]　Mestres G，Kugiejko K，Pastorino D，et al. Changes in the drug release pattern of fresh and set simvastatin-loaded brushite cement[J]. Materials Science & Engineering C: Materials for Biological Applications，2016，58：88-96.

[61]　Mistry S，Roy S，Maitra N J，et al. A novel，multi-barrier，drug eluting calcium sulfate/biphasic calcium phosphate biodegradable composite bone cement for treatment of experimental MRSA osteomyelitis in rabbit model[J]. Journal of Controlled Release，2016，239：169-181.

[62]　Ma L H，Liu C. Preparation of chitosan microspheres by ionotropic gelation under a high voltage electrostatic field for protein delivery[J]. Colloids and Surfaces B: Biointerfaces，2010，75（2）：448-453.

[63]　Loca D，Sokolova M，Locs J，et al. Calcium phosphate bone cements for local vancomycin delivery[J]. Materials Science & Engineering C: Materials for Biological Applications，2015，49：106-113.

[64]　He F P，Chen Y，Li J Y，et al. Improving bone repair of femoral and radial defects in rabbit by incorporating PRP into PLGA/CPC composite scaffold with unidirectional pore structure[J]. Journal of Biomedical Materials Research Part A，2015，103（4）：1312-1324.

[65]　Tappa K K，Jammalamadaka U M，Mills D K，et al. Design and evaluation of a nanoenhanced anti-infective calcium phosphate bone cements[C]. Proceedings of the 36 th Annual International Conference of the IEEE Engineering in Medicine and Biology Society（EMBC），2014：3921-3924.

[66]　Vallet-Regi M，Gonzalez-Calbet J M. Calcium phosphates as substitution of bone tissues[J]. Progress in Solid State Chemistry，2004，32（1-2）：1-31.

[67] Ding S, Zhang J, Tian Y, et al. Magnesium modification up-regulates the bioactivity of bone morphogenetic protein-2 upon calcium phosphate cement via enhanced BMP receptor recognition and Smad signaling pathway[J]. Colloids and Surfaces B: Biointerfaces, 2016, 145: 140-151.

[68] Wu F, Wei J, Guo H, et al. Self-setting bioactive calcium-magnesium phosphate cement with high strength and degradability for bone regeneration[J]. Acta Biomaterialia, 2008, 4 (6): 1873-1884.

[69] Schumacher M, Lode A, Helth A, et al. A novel strontium (II)-modified calcium phosphate bone cement stimulates human-bone-marrow-derived mesenchymal stem cell proliferation and osteogenic differentiation in vitro[J]. Acta Biomaterialia, 2013, 9 (12): 9547-9557.

[70] Kuang G M, Yau W P, Wu J, et al. Strontium exerts dual effects on calcium phosphate cement: Accelerating the degradation and enhancing the osteoconductivity both in vitro and in vivo[J]. Journal of Biomedical Materials Research Part A, 2015, 103 (5): 1613-1621.

[71] Chatzistavrou X, Velamakanni S, DiRenzo K, et al. Designing dental composites with bioactive and bactericidal properties[J]. Materials Science & Engineering C: Materials for Biological Applications, 2015, 52: 267-272.

[72] Gbureck U, Vorndran E, Muller F A, et al. Low temperature direct 3D printed bioceramics and biocomposites as drug release matrices[J]. Journal of Controlled Release, 2007, 122 (2): 173-180.

[73] Vorndran E, Klammert U, Ewald A, et al. Simultaneous immobilization of bioactives during 3D powder printing of bioceramic drug-release matrices[J]. Advanced functional materials, 2010, 20 (10): 1585-1591.

[74] Wu W G, Ye C Y, Zheng Q X, et al. A therapeutic delivery system for chronic osteomyelitis via a multi-drug implant based on three-dimensional printing technology[J]. Journal of Biomaterials Applications, 2016, 31 (2): 250-260.

[75] Maestretti G, Cremer C, Otten P, et al. Prospective study of standalone balloon kyphoplasty with calcium phosphate cement augmentation in traumatic fractures[J]. European Spine Journal, 2007, 16 (5): 601-610.

[76] Lee J S, Cha H D, Shim J H, et al. Effect of pore architecture and stacking direction on mechanical properties of solid freeform fabrication-based scaffold for bone tissue engineering[J]. Journal of Biomedical Materials Research Part A, 2012, 100 (7): 1846-1853.

[77] Ginebra M P, Traykova T, Planell J A, et al. Calcium phosphate cements: Competitive drug carriers for the musculoskeletal system? [J]. Biomaterials, 2006, 27 (10): 2171-2177.

[78] Alkhraisat M H, Rueda C, Cabrejos-Azama J, et al. Loading and release of doxycycline hyclate from strontium-substituted calcium phosphate cement[J]. Acta Biomaterialia, 2010, 6 (4): 1522-1528.

[79] Espalin D, Arcaute K, Rodriguez Sanz D, et al. Fused deposition modeling of patient-specific polymethylmethacrylate implants[J]. Rapid Prototyping Journal, 2010, 16 (3): 164-173.

[80] Luo J, Ajaxon I, Ginebra M P, et al. Compressive, diametral tensile and biaxial flexural strength of cutting-edge calcium phosphate cements[J]. Journal of the Mechanical Behavior of Biomedical Materials, 2016, 60: 617-627.

[81] Joosten U, Joist A, Frebel T, et al. Evaluation of an in situ setting injectable calcium phosphate as a new carrier material for gentamicin osteomyelitis: Studies in the treatment of chronic in vitro and in vivo[J]. Biomaterials, 2004, 25 (18): 4287-4295.

[82] Hofmann M P, Mohammed A R, Perrie Y, et al. High-strength resorbable brushite bone cement with controlled drug-releasing capabilities[J]. Acta Biomaterialia, 2009, 5 (1): 43-49.

[83] McNally A, Sly K, Lin S, et al. Release of antibiotics from macroporous injectable calcium phosphate cement[J]. Bioceramics, 2008, 20 (1&2): 361-363.

[84] Ratier A, Gibson I R, Best S M, et al. Setting characteristics and mechanical behaviour of a calcium phosphate

bone cement containing tetracycline[J]. Biomaterials，2001，22（9）：897-901.

[85] Zhao J D，Tang H，Gu J C，et al. Evaluation of a novel osteoporotic drug delivery system *in vitro*：Alendronate-loaded calcium phosphate cement[J]. Orthopedics，2010，33（8）：546-561.

[86] Shen Z H，Yu T，Ye J D，et al. Microstructure and properties of alendronate-loaded calcium phosphate cement[J]. Materials Science & Engineering C：Materials for Biological Applications，2014，42：303-311.

[87] Panzavolta S，Torricelli P，Bracci B，et al. Alendronate and Pamidronate calcium phosphate bone cements: Setting properties and *in vitro* response of osteoblast and osteoclast cells[J]. Journal of Inorganic Biochemistry，2009，103（1）：101-106.

[88] Blom E J，Kleinnulend J，Wolke J G，et al. Transforming growth factor-β1 incorporation in a calcium phosphate bone cement: Material properties and release characteristics[J]. Journal of Biomedical Materials Research Part B-Applied Biomaterials，2002，59（2）：265-272.

[89] Buchanan F，Gallagher L，Jack V，et al. Short-fibre reinforcement of calcium phosphate bone cement[J]. Proceedings of the Institution of Mechanical Engineers Part H：Journal of Engineering in Medicine，2007，221（2）：203-211.

[90] Haghbin-Nazarpak M，Moztarzadeh F，Solati-Hashjin M，et al. Injectable and bioresorbable calcium phosphate delivery system with gentamicin sulphate for treatment of bone diseases：*In vitro* study[J]. Advances in Applied Ceramics，2011，110（8）：482-489.

[91] Yang Z，Han J，Li J，et al. Incorporation of methotrexate in calcium phosphate cement：Behavior and release *in vitro* and *in vivo*[J]. Orthopedics，2009，32（1）：27.

[92] Ghosh S，Wu V，Pernal S，et al. Self-setting calcium phosphate cements with tunable antibiotic release rates for advanced antimicrobial applications[J]. ACS Applied Materials & Interfaces，2016，8（12）：7691-7708.

[93] Weir M D，Xu H H K. Human bone marrow stem cell-encapsulating calcium phosphate scaffolds for bone repair[J]. Acta Biomaterialia，2010，6（10）：4118-4126.

[94] Park S H，Tofighi A，Wang X Q，et al. Calcium phosphate combination biomaterials as human mesenchymal stem cell delivery vehicles for bone repair[J]. Journal of Biomedical Materials Research Part B-Applied Biomaterials，2011，97（2）：235-244.

[95] Habraken W J E M，Wolke J G C，Jansen J A，et al. Ceramic composites as matrices and scaffolds for drug delivery in tissue engineering[J]. Advanced Drug Delivery Reviews，2007，59（4-5）：234-248.

[96] Cole J H，van der Meulen M C H. Whole bone mechanics and bone quality[J]. Clinical Orthopaedics and Related Research，2011，469（8）：2139-2149.

[97] Ohura K，Hamanishi C，Tanaka S，et al. Healing of segmental bone defects in rats induced by a β-TCP-MCPM cement combined with rhBMP-2[J]. Journal of Biomedical Materials Research，1999，44（2）：168-175.

[98] Seeherman H，Li R，Wozney J，et al. A review of preclinical program development for evaluating injectable carriers for osteogenic factors[J]. Journal of Bone and Joint Surgery：American Volume，2003，85：96-108.

[99] Ventura M，Boerman O C，Franssen G M，et al. Monitoring the biological effect of BMP-2 release on bone healing by PET/CT[J]. Journal of Controlled Release，2014，183：138-144.

[100] Kroese-Deutman H C，Ruhe P Q，Spauwen P H M，et al. Bone inductive properties of rhBMP-2 loaded porous calcium phosphate cement implants inserted at an ectopic site in rabbits[J]. Biomaterials，2005，26（10）：1131-1138.

[101] Link D P，van den Dolder J，van den Beucken J J，et al. Bone response and mechanical strength of rabbit femoral defects filled with injectable CaP cements containing TGF-β1 loaded gelatin microparticles[J]. Biomaterials，2008，

29（6）：675-682.

[102] Lee G S，Park J H，Shin U S，et al. Direct deposited porous scaffolds of calcium phosphate cement with alginate for drug delivery and bone tissue engineering[J]. Acta Biomaterialia，2011，7（8）：3178-3186.

[103] Kanis J A，Melton L J，Christiansen C，et al. The diagnosis of osteoporosis[J]. Journal of Bone & Mineral Research，2010，9（8）：1137-1141.

[104] Marx R E，Sawatari Y，Fortin M，et al. Bisphosphonate-induced exposed bone（osteonecrosis/osteopetrosis）of the jaws：Risk factors，recognition，prevention，and treatment[J]. Journal of Oral and Maxillofacial Surgery，2005，63（11）：1567-1575.

[105] van Houdt C I A，Gabbai-Armelin P R，Lopez-Perez P M，et al. Alendronate release from calcium phosphate cement for bone regeneration in osteoporotic conditions[J]. Scientific Reports，2018，8：15398.

[106] Otsuka M，Yoneoka K，Matsuda Y，et al. Oestradiol release from self-setting apatitic bone cement responsive to plasma-calcium level in ovariectomized rats，and its physicochemical mechanism[J]. Journal of Pharmacy & Pharmacology，2011，49（12）：1182-1188.

[107] Otsuka M，Matsuda Y，Baig A A，et al. Calcium-level responsive controlled drug delivery from implant dosage forms to treat osteoporosis in an animal model[J]. Advanced Drug Delivery Reviews，2000，42（3）：249-258.

[108] Hamanishi C，Kitamoto K，Tanaka S，et al. A self-setting TTCP-DCPD apatite cement for release of vancomycin[J]. Journal of Biomedical Materials Research，1996，33（3）：139-143.

[109] Stallmann H P，Faber C，Bronckers A L J J，et al. Osteomyelitis prevention in rabbits using antimicrobial peptide hLF1-11-or gentamicin-containing calcium phosphate cement[J]. Journal of Antimicrobial Chemotherapy，2004，54（2）：472-476.

[110] Stoll J，Ludkowski P. Bone tumors，diagnosis and treatment[J]. Orthopedics，1980，3（11）：1072.

[111] Guarneri V，Conte P F. The curability of breast cancer and the treatment of advanced disease[J]. European Journal of Nuclear Medicine and Molecular Imaging，2004，3：S149-S161.

[112] Tanzawa Y，Tsuchiya H，Shirai T，et al. Potentiation of the antitumor effect of calcium phosphate cement containing anticancer drug and caffeine on rat osteosarcoma[J]. Journal of Orthopaedic Science，2011，16（1）：77-84.

[113] van de Watering Floor C J，Boerman Otto C，Jansen John A，et al. Differential loading methods for BMP-2 within injectable calcium phosphate cement[J]. Journal of Controlled Release，2012，164（3）：283-290.

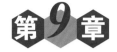

第9章

>>

纳米生物医用陶瓷

9.1 纳米生物医用陶瓷概述

近些年来，随着纳米材料科学的快速发展和进步，纳米材料规模化制备和应用逐渐变为现实，在各个行业展现出独特的应用潜力。纳米生物医用陶瓷这一类无机非金属纳米材料，可用于修复、替代人体组织或器官，恢复其生理功能，或用于与人体相关的生物化学检测及疾病诊断、治疗，在生物医用领域展现出广阔的应用前景。本节从纳米陶瓷的概念和表征两个方面展开，介绍纳米陶瓷概念及其纳米特性相关的检测技术和表征方法。

9.1.1 纳米陶瓷的概念

简单地说，纳米陶瓷是指具有纳米级（通常为 $1\sim100$ nm）结构的陶瓷材料，可分为纳米陶瓷粉体、纳米陶瓷薄膜和纳米陶瓷块体等。严格来说，纳米陶瓷的所有显微结构都应处于纳米级，但从广义上讲，只要有某一显微结构的尺度范围处于纳米级，便可以称其为纳米陶瓷。对于纳米陶瓷粉体，要求粉体至少有一个维度上的尺寸处于纳米级；对于纳米陶瓷薄膜则通常指其厚度为纳米级；对于纳米陶瓷块体，其本身某一显微结构的尺度分布范围处于纳米级，包括但不限于晶粒、中间相、晶界、孔隙、凹陷或凸出，甚至是缺陷[1]。

关于纳米陶瓷的详细分类，从形态学上讲，即按维度可分为：零维纳米陶瓷（如纳米颗粒）、一维纳米陶瓷（如纳米纤维、纳米棒、纳米管）、二维纳米陶瓷（如纳米片、纳米膜）和三维纳米陶瓷（即块状纳米陶瓷）。从性能和用途上看，纳米陶瓷可分为纳米结构陶瓷和纳米功能陶瓷。由于尺寸效应，纳米结构陶瓷的物理、化学和机械性能等会有显著的改善，如抗腐蚀能力、耐高温性能、高强度、高硬度、低蠕变速率等；同时，纳米功能陶瓷也展现出更加优异的电、磁、光、热、化学、生物等功能。根据《纳米科技 术语 第6部分:纳米物体表征》（GB/T 30544.6—2016）

国家标准[2]对于纳米物体的相关定义,纳米颗粒是指在三个维度上的外部尺寸都属于纳米尺度,且最大和最小尺寸比值小于 3 的纳米物体。纳米纤维也称为纳米须或纳米丝,是指有两个维度上的外部尺寸相近且处于纳米尺度,第三个维度的外部尺寸应明显大于另外两个维度外部尺寸的纳米物体,其中尺寸相近的两个维度上的尺寸比应小于 3,而最长的外部尺寸应比其他两个外部尺寸大 3 倍以上;纳米棒是一种实心的纳米纤维,而纳米管是指中空的纳米纤维。纳米片是指一个维度的外部尺寸属于纳米尺度,其他两个维度的外部尺寸明显大于纳米尺度的纳米物体,其中最小的外部尺寸指纳米片的厚度,明显大于是指大于 3 倍。纳米陶瓷块体通常是指块体本身尺寸并不处于纳米尺度,而是包含纳米尺度的晶粒、中间相、晶界、孔隙、凹陷或凸出,甚至缺陷等。我们在图 9.1 中简单描绘了几种常见的纳米材料。

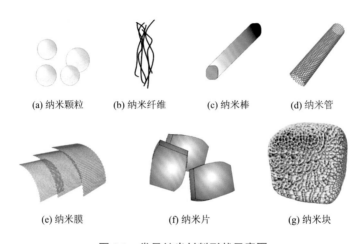

(a) 纳米颗粒   (b) 纳米纤维   (c) 纳米棒   (d) 纳米管

(e) 纳米膜   (f) 纳米片   (g) 纳米块

图 9.1　常见纳米材料形状示意图

9.1.2　纳米陶瓷的表征

除了对其相组成和成分等的常规表征外,纳米陶瓷的表征还包括对其纳米特征的描述,主要涉及微观结构(如尺寸、形貌等)和表面特性(如比表面积、比表面能)等。对于纳米生物医用陶瓷,还包括评价其生物学性能,如溶血性、抗菌性能、细胞毒性、体内分布与代谢等。在表 9.1 中给出了陶瓷纳米特性的常用表征方法,对于其成分和组成等常规特性的表征技术或仪器(如 X 射线衍射仪、傅里叶变换红外光谱仪、拉曼光谱仪、能谱仪、波谱仪),此处不做详细介绍。另外,在本书相关章节有生物医用材料生物相容性评价的详细介绍,因此有关生物学性能的评价方法此处也不做详细介绍,仅给出相关评价方法和参考标准。

表 9.1　纳米陶瓷的纳米特性的常用表征方法

性质		常用表征方法或手段
微观结构	尺寸	扫描电子显微术；透射电子显微术；原子力显微术；动态光散射法；纳米颗粒跟踪分析法；液体离心沉降法；场流分级法；BET 比表面积法；X 射线衍射线宽化法；X 射线小角散射法等
	形貌	
表面性能	比表面积	低温氮吸附法；临界表面张力法；电泳法（Zeta 电位）；测定接触角、滚动角；扫描电子显微术；透射电子显微术；原子力显微术；原子探针层析术等
	比表面能	
	表面电性	
	表面亲疏水性	
	表面结构与组成	
生物学性能	溶血试验	可参考相关标准进行评价，如溶血试验参照 GB/T 16886.5—2017；体外细胞毒性试验参照 YY/T 1295—2015；抗菌性能试验参照 GB/T 21510—2008
	体外细胞毒性试验	
	抗菌性能试验	
	体内试验	

1. 纳米陶瓷尺寸和形貌表征

对于纳米陶瓷块体，通常采用扫描电子显微术、透射电子显微术和原子力显微术直接观察其纳米结构的尺寸和形貌；对于纳米陶瓷粉体，除了可采用原子力显微术、电子显微术直接测定其尺寸和形貌外，还可以采用如 BET 比表面积法、液体离心沉降法、微分迁移率分析系统、动态光散射法、纳米颗粒跟踪分析法等一系列方法表征其尺寸及粒径分布。

1）扫描电子显微术

利用电子束照射待测样品表面，通过收集和分析所获得的二次电子、背散射电子等物理信息来确定样品的形貌、结构和组成的方法。由于陶瓷导电性差，需要对样品进行表面导电性处理，消除荷电现象。对于纳米陶瓷块体样品，可通过表面刻蚀或者制备断面样品观察陶瓷内部纳米结构。对于纳米陶瓷粉体样品，可以采用湿法制样来避免粉体团聚，直接测定陶瓷粉末的尺寸和形貌。

2）透射电子显微术

利用电子束照射样品表面，电子与样品的原子相互作用而生成样品电子图像的方法。对于纳米陶瓷块体样品，需经离子减薄，才能观察其内部的纳米结构。对于纳米陶瓷粉体样品，为了避免团聚，需要将样品进行湿法分散处理，可以更好地测定陶瓷粉末的尺寸和形貌；但是，该法对于样品的检测，仅仅针对样品的局部或少量的样品，当样品均匀性不佳时，结果不能全面地反映纳米陶瓷粉体的整体性能。

3）原子力显微术

采用带有针尖的微悬臂扫描样品表面，通过检测针尖感应到样品表面作用力时产生的偏离，对样品外形轮廓进行表面成像的方法。这种方法对绝缘和导电样品表面都可提供定量化高度的电子图像，在真空、液相和气相中均能进行检测，分辨率最高可达到原子级。对于纳米陶瓷粉体，需要利用湿法分散后沉积在平整的基底材料（如云母片、硅、金）表面上，干燥后进行观察，可得到纳米陶瓷物体的高度值及尺寸分布。详细的原理解释和测量方法可以参照国家标准《纳米技术 纳米颗粒尺寸测量 原子力显微术》（GB/T 33714—2017）[3]。

4）布鲁诺尔-埃梅特-泰勒比表面积法

布鲁诺尔-埃梅特-泰勒（Brunauer-Emmett-Teller，BET）比表面积法是通过测定粉末样品比表面积进而计算其尺寸，计算中假定粉体为均匀球形，且没有气孔和裂纹等。该方法得到的平均粒径与粉体实际尺寸常常存在差异，一般只作参考。

5）液体离心沉降法

使用填充有密度梯度液的圆盘，根据样品的尺寸和密度将样品分级的方法。该技术能够测量的粒径分布在2～1000 nm之间，并且能区分尺寸差别小于2%的样品。

6）场流分级法

根据外场对悬浮液中纳米物体的作用力不同造成的流动性差异实现液体中颗粒分级的技术。其中，外场可以是电场、磁场、重力场、液体流场、离心力场等，结合适当的检测器可以测定物体的尺寸和尺寸分布。

7）动态光散射法

动态光散射（dynamic light scattering，DLS）法是基于纳米物体在悬浮液中做布朗运动，并对激光造成散射，通过分析散射光强度随时间的变化得到平移扩散系数，进而由斯托克斯-爱因斯坦方程得到纳米物体尺寸的方法。需要注意的是，利用该法得到的结果实际上为等效球形纳米颗粒的流体力学直径，不能反映纳米物体的形貌。此分析方法检测的颗粒尺寸通常在1～6000 nm之间，要求纳米物体在悬浮液中具有良好的分散性和稳定性，否则测试结果反映的是纳米物体团聚体的尺寸，缺乏可信度。该法测得的结果以粒径分布的形式呈现，通过平均粒径尺寸和多分散指数来评估纳米粉体整体性能（尺寸和均匀性）。该法常与电子显微术法相结合，评估纳米陶瓷粉体的性能。

8）纳米颗粒跟踪分析法

纳米颗粒跟踪分析（nanoparticle tracking analysis，NTA）法是能够处理纳米尺寸区域中粒径分布测量的极少数技术之一，通常用于稀释固体材料在液体载体中的悬浮液，可直接可视化和测量布朗运动，适用于从几纳米到样品开始沉淀的粒径范围。该种测试技术基于流体动力学，可提供悬浮介质（通常是水）中的尺寸信息，通过记录悬浮液中的颗粒运动轨迹并进行跟踪分析，得到粒径分布以及粒子浓度的分析结果，所得结果与常规粒度仪所测结果有所不同。因此，NTA 技术的使用者在使用之前需要了解粒径的各种描述因素之间的区别。

9）X 射线衍射线宽化法

对于晶体材料，随着晶粒尺寸的减小会导致 X 射线衍射线形的宽化，积分宽度（m_{hkl}）和在衍射面法线方向上的平均晶粒尺寸（D_{hkl}）之间的关系可以用谢乐（Scherrer）公式来表示：$D_{hkl} = K\lambda/(m_{hkl}\cdot\cos\theta_{hkl})$[4]。该法可以测定纳米陶瓷粉末的晶粒尺寸，适于测定的晶粒尺寸一般不大于 100 nm，尤其是样品的晶粒尺寸在 50 nm 之内，所测结果与实际值比较一致，当晶粒尺寸较大时，由于宽化不明显，误差较大。

10）X 射线小角散射法

利用 X 射线照射粉末样品，由于样品内部电子的作用，X 射线发生散射，即在原 X 射线光束附近 0º～5º 的小角域内发生散射现象，该散射强度分布与样品的粒径及其分布具有相关关系。基于该原理，可以对纳米陶瓷粉末的尺寸及其分布进行测定。该方法适用于测定尺寸在 1～300 nm 范围内的粉末的粒径分布。当样品为均匀球形时，可以认为测试结果与颗粒的实际尺寸相符；当样品为非球形时，测试结果是样品的等效散射球直径，因此与样品颗粒的实际尺寸存在一定偏差。这种方法也存在一定的局限性，当样品为密集的散射体系时，由于颗粒散射之间存在干涉效应，测量结果比实际值偏小。该方法对于包含不同材质的粉末颗粒是不适用的，对来自颗粒和微孔的散射也不能有效地区分；但当孔径为纳米级，且样品本身的尺寸大于 0.5 μm 时，可以用该方法测定样品的孔径分布[5]。

2. 纳米陶瓷表面性能表征

1）比表面积测定

比表面积也是纳米陶瓷的重要性质之一，测试方法主要是透气法和吸附法。透气法是根据样品透气速率不同来确定比表面积大小的，可用于非孔性结构粉末的测试，一般不用于多孔性结构粉末的测试。吸附法测定比表面积的基本原理是气体分子吸附在样品表面形成单分子层，通过表面的吸附量可以计算出样品的比表面积。吸附法测定比表面积的精度较高，常用于具有多孔性结构样品的测试。

目前，使用最广泛的方法是低温氮吸附法，其又可分为静态容量法、动态色谱法和重量法。静态容量法适用于中大比表面积和高孔隙样品，进行孔径分布、比表面积的测定，但由于蒸汽吸附的定量准确度不足，故而不适用于蒸汽吸附。动态色谱法分析比表面积的下限低，更适用于中小比表面积样品的测试，但分压范围低、不能测试真正的脱附等温线，不适合做孔径分析。目前已基本很少采用重量法。

2）比表面能测定

比表面能是纳米材料的一个重要性能指标，纳米粉末具有较高的比表面能。目前还没有可靠的方法可直接测定固体比表面能，一般是理论估算，或者间接测试固体比表面能，如临界表面张力法是一种常用的方法。

3）表面电性测定

当纳米陶瓷颗粒分散悬浮在液相中时形成胶体分散系，纳米颗粒的表面电性、电荷量的大小是影响纳米颗粒在悬浮液中的分散性及稳定性的重要参数。纳米陶瓷颗粒表面电性及电荷量用 Zeta 电位来表示，其中电泳法是测量 Zeta 电位最常用的方法。对于纯粹的纳米陶瓷颗粒分散质，通常认为 Zeta 电位的绝对值不低于 30 mV 时，其才能较为稳定地分散，否则有团聚的倾向。

4）表面亲疏水性测定

纳米陶瓷粉体表面的亲疏水性是影响其与高分子材料复合的重要表面性能，其与液相界面的接触角（又称浸润角）的大小可衡量其亲疏水性，接触角越小，亲水性越好，反之，疏水性越强。

5）表面结构与组成测定

陶瓷材料的表面结构与化学组成直接决定了其性能，如润湿性、吸附性、物化反应活性、电性、荧光性、磁性等，进而会影响与其他物质的相互作用以及实际应用效果。常用于陶瓷材料表面结构与化学组成测定的方法主要包括：拉曼光谱、傅里叶变换红外光谱、X 射线吸收光谱、X 射线荧光光谱、能量色散 X 射线谱、X 射线光电子能谱、电子能量损失谱、俄歇电子能谱、紫外光电子能谱、二次离子质谱、原子探针层析术、核磁共振谱、电子顺磁共振谱、穆斯堡尔谱。

9.2 无机纳米颗粒的制备

无机纳米颗粒所具备的纳米效应如小尺寸效应、表界面效应、宏观量子隧道效应和量子尺寸效应，使得其在光学、电学、磁学、生物学等方面表现出独特的性能，并且无机纳米颗粒的熔点高，物理化学性质更为稳定，在多个领域展现出广泛的应用潜力。其中，无机纳米颗粒通过表面修饰或者与高分子材料复合，在药物可控释放、骨缺损修复治疗、生物成像、光热及光动力治疗和放疗等生物医学领域展现出独特的优势。近年来，针对生物医学应用要求，研究者通过物理、化学等多种技术相结合，发展了一批高质量生物医用无机纳米颗粒的制备技术，进一步推动了无机纳米颗粒在生物医学领域的应用。本节主要概述常用的无机纳米颗粒合成方法，并以纳米羟基磷灰石和纳米氧化铁为例，对相关合成方法进行详细介绍。

9.2.1　合成无机纳米颗粒的方法

目前用于制备无机纳米颗粒的方法有很多,可按制备过程中是物理作用还是化学反应分为物理法和化学法两大类;也可按反应物的物态(固态、液态、气态)分为固相法、液相法和气相法三大类。

纯粹的物理法制备无机纳米颗粒的效果不是很好,仅进行简单描述。例如,蒸发冷凝法是在惰性气体环境下将原料加热蒸发后再冷凝得到纳米颗粒,但是设备成本高,颗粒粒径分布宽。高能机械球磨法通过机械力作用使大颗粒破碎成小颗粒,但是单纯的机械球磨很难获得高质量的纳米颗粒,也容易引入杂质;通过在液相介质中进行球磨,在原料颗粒粉碎细化的物理过程中发生化学反应生成纳米颗粒,可以改善纳米颗粒的质量,这种方法也称为机械化学法,其既有物理作用也有化学反应,一般将其归类在化学法中。物理法经常与化学法相结合,应用在化学法前期反应原料的预处理上,通过在液相中混料及喷雾干燥、冷冻干燥等方法提高反应原料的均匀性,再经过热分解得到纳米颗粒。

化学法是制备无机纳米颗粒的常用方法,进一步可细分为固相法、液相法和气相法。固相法是指反应原料至少有一种是固态,在固相表面生成产物颗粒。例如,机械化学法利用机械能(包括挤压力、冲击力、剪切力等)引发反应物间的物理作用以及化学反应,从而获得纳米尺度的陶瓷颗粒。球磨是机械化学法的一种最常见的途径,其介质常为水和乙醇等,也可以在无介质下进行干磨。这种方法成本低,产量高,适合于规模化的批量生产,但是产物的均匀性和纯度等方面存在明显的劣势。此外,热分解法也是一种利用高温下固态原料热分解生成纳米颗粒的固相法,固态原料通常为碳酸盐、硫酸盐、草酸盐、氢氧化物、有机物前驱体等。将硝酸盐与有机燃料混合,基于氧化还原反应低温点火燃烧可以快速合成无机纳米颗粒。通常,会在液相下对热分解原料进行处理或混合,细化原料颗粒、提高原料混合均匀性。

气相法是指在气态下发生化学反应生成无机纳米颗粒的方法,例如,化学气相沉积法,又称热化学气相反应法,高温下反应产物形成过饱和蒸气并自发地聚集、形核、晶化,在低温区得到纳米粉体;激光诱导气相沉积法利用气态反应物分子吸收特定波长的激光束而产生化学反应或热解,经形核、生长后得到纳米颗粒;等离子体气相合成法是将气态反应物等离子化后,经过快速冷却、形核、长大得到纳米颗粒的方法。

液相法是目前制备无机纳米颗粒常采用的方法,相对于固相法,其产物均匀性更好,易获得小尺寸、低团聚的无机纳米颗粒;与化学气相法相比,工艺过程更易实现,成本相对较低,可以实现对产物尺寸、形貌更加精确地调控。因此,本小节按照物理法和化学法分类，重点对无机纳米颗粒的液相法的相关制备技术进行详细介绍，如沉淀法、水热法、微乳液法、溶胶-凝胶法以及模板法。对于利用物理技术如微波、超声的化学合成方法将结合具体的纳米颗粒制备在后面进行介绍。

1. 沉淀法

沉淀法是一种在水相或有机相中制备纳米粉体的常用方法。在一定的制备条件下，通过将两种反应物溶液混合反应制备不溶性或难溶性目标产物，然后经过分离、干燥得到纳米粉体。如果得到的沉淀物质是前驱体，则还需经过高温热处理得到目标产物。沉淀法具有工艺简单易控，成本低廉，利于批量化生产等特点，根据制备过程的不同又可以进一步分为直接沉淀法、均匀沉淀法和共沉淀法。

当反应介质中只含有一种金属阳离子时，直接与沉淀剂反应生成沉淀物的方法称为直接沉淀法。其中，采用将沉淀剂溶液逐渐加入金属阳离子溶液中的加料方式，称为正滴法，将金属阳离子溶液加入沉淀剂溶液中，称为反滴法，不同的加料方式会对产物的粒径及尺寸分布产生不同程度的影响。将沉淀剂足够缓慢地加入阳离子溶液中，使沉淀在反应介质中缓慢、均匀地析出的方法，称为均匀沉淀法。这种方法相比于直接沉淀法，主要差异在于沉淀剂加入金属阳离子溶液的速率十分缓慢，滴加的瞬间会产生沉淀，但是受 pH 等因素的影响，沉淀又将迅速溶解，最终沉淀产物能够均匀地在反应介质中析出，因此易于控制产物的生长速率，可以获得纯度高、粒径均匀的纳米颗粒，同时也意味着此法的制备过程相对较长。溶液中共存的多种阳离子与沉淀剂同时反应析出形成复合沉淀物，称为共沉淀法。该方法适用于复合氧化物、阳离子掺杂无机纳米粉体的制备，其关键点是沉淀剂和反应条件需能保证共存阳离子可同时、完全沉淀。

2. 水热法

水热法是指在高温高压的密闭反应环境中，以水相为反应介质，溶解难溶物或不溶物，并使其进行特定化学反应的方法。该法一直广泛用于制备无机纳米颗粒，人们对其进行了大量的研究工作，所制备的纳米粉体无团聚或很少团聚，且具有较高的结晶度和烧结活性，一般不需要再经过煅烧等热处理。在水热法的反应过程中经历了反应物的溶解和反应产物的结晶两个阶段。水热反应的前期，反应物聚集或联结的状态遭到破坏，并迫使其溶解于水热介质中，进而以离子或离子团的形式参与反应、形核、结晶，最终得到纳米颗粒。水热处理还可以使无定形前驱体逐渐晶化，得到具有良好结晶度的产物；以两种或两种以上的一元金属氢氧化物/氧化物/盐作为前驱体，经过水热处理也可得到二元或多元化合物。水热反应的时间、温度、pH、压力、溶剂、前驱体种类、矿化剂及其种类等都对纳米颗粒产物的粒径和形貌有着显著的影响，同时也会影响反应速率、晶型等。

3. 微乳液法

水相、油相和表面活性剂的混合体系可以自发形成微乳液，通常表现为透明或半透明且能够长时间稳定存在。微乳液的分散相是尺寸非常小的球体，一般在几纳米至几十纳米，能够有效地制备纳米颗粒。根据微乳液的分散相和连续相的成分，可分为正相水包油（O/W）型微乳液和反相油包水（W/O）型微乳液，另外还有双连续相微乳液。

利用微乳液制备纳米颗粒的过程可以分为以下几个阶段：反应物游离的离子、单体相互有效碰撞或聚集，形成晶核和颗粒的长大。纳米颗粒的形成受到每个阶段的影响，主要影响因素包括表面活性剂与助表面活性剂的种类、水相与表面活性剂的比例、反应物含量以及反应的温度、时间、pH 和速率等。

微乳液法制备无机纳米颗粒可以分为以下几种方式：①将两种反应物分别增溶于微乳液中，然后将两者混合。②将反应物溶解在油相中，与微乳液混合后扩散进入微乳液水核中，生成纳米颗粒。③将其中一种反应物增溶，另一种反应物以水溶液形式与前者混合。通过微乳液界面膜，水相中的反应物进入微乳液的水核内进行反应，形核并逐渐长大。④将一种反应物增溶，另一种气态反应物（如 CO_2、NH_3、H_2S 等）通入微乳液体系，混合、反应得到纳米颗粒。

虽然微乳液法制备纳米颗粒有很多优点，但是其应用还是受到一定限制，主要限制因素如下：形成 W/O 型微乳液体系要使用大量的表面活性剂，成本较高；微乳液液滴中增溶的水量太少，纳米颗粒产量低；表面活性剂的存在会影响产物的纯度和性能，通常需经过破乳分离纳米颗粒。

4. 溶胶-凝胶法

溶胶-凝胶法也是制备纳米颗粒的一种有效方法，反应过程主要包括以下几个阶段：反应物首先水解形成活性单体，然后单体聚合形成溶胶，进一步形成凝胶，最后通过干燥、煅烧得到目标产物。对于溶胶-凝胶法，反应物能够实现在分子水平上的混合、反应，反应均匀性高，所得产物纯度高；同时，溶胶-凝胶法反应条件较为温和，工艺步骤相对简单、易实现，因此广泛应用于合成纳米材料。

另外，采用硝酸盐与有机燃料的混合物为原料代替金属醇盐，形成一种低成本的溶胶-凝胶法，一般也称为燃烧法。利用硝酸根与有机燃料间的强烈氧化还原反应，干凝胶在较低的点火温度下即可燃烧释放大量的热能，促进化合物的合成。燃烧法比常规溶胶-凝胶法有着明显的优势：反应物燃烧能够放出大量的热，满足化合反应的需要；燃烧法的合成速率明显加快，并伴随着气体产生，使产物不易发生团聚，从而具有高比表面积。这种溶胶-凝胶法也可以看成是一种热分解法，通过前期溶胶化过程实现原料均匀混合，从而提高产物均匀性、降低颗粒尺寸和团聚。

5. 模板法

利用某些材料作为模板制备纳米材料的方法称为模板法，可以实现对纳米材料性质的控制，如微观结构和形貌、颗粒尺寸、晶粒排布及取向等。模板法通常分为硬模板法和软模板法。对于硬模板法，阳极氧化铝膜是最常用的模板；而对于软模板法，常以有机大分子、胶团、液晶等作为模板。模板法是一种制备纳米结构材料比较有效的方法，但是一般需要经过去模板过程才能得到高纯度的目标产物。

9.2.2 纳米羟基磷灰石颗粒的制备

目前，纳米羟基磷灰石（nHA）颗粒的制备方法多以液相为反应介质，主要有沉淀法、水热法、模板法、微乳液法、超声法、微波法、溶胶-凝胶、微乳液-水热法、微波-水热法、机械化学法等，不同的方法有着不同的优缺点，可以制备出形态不一、尺寸不同的 nHA 颗粒。

1. 沉淀法

通常，沉淀法是将合适的沉淀剂加入金属盐溶液中，通过沉淀反应得到前驱体，并通过（高温）热处理等方式促进前驱体沉淀物逐步晶化从而得到 nHA 颗粒的方法。在溶液介质中，反应物在原子水平进行分散、混合，易于得到复合化学计量比的高纯产物，同时沉淀法操作简单，成本低廉，利于规模化、批量化生产。对于沉淀法合成 nHA 颗粒，通常以硝酸钙、氯化钙、氢氧化钙为钙源，以磷酸钠、磷酸氢二钠、磷酸氢二铵、磷酸二氢铵、磷酸为磷源，特定条件下两者的水溶液混合、沉淀、熟（陈）化、洗涤去除杂质即可得到 nHA 颗粒。对于沉淀法，体系 pH、反应温度和反应物浓度等因素都会影响产物的形貌及尺寸[6-8]，上述因素的增加会促进 nHA 颗粒的结晶及长大。然而，实际制备过程中，很难精确控制这些因素，造成化学计量比、结晶度和形态等的差异。此外，沉淀法易引入杂质离子，产物易团聚。

2. 水热法

水热法是合成高结晶度、高纯度 nHA 颗粒的常用方法，无需进行高温煅烧处理，颗粒团聚程度低，形貌、尺寸易控。Riman 等[9]通过控制水热温度在 5～200℃之间，获得了尺寸为 20～300 nm、低团聚、结晶度好的针状 nHA。Jokanović 等[10]

探究了不同反应时间、反应温度、环境压力以及反应物（磷酸氢二铵和氢氧化钙）浓度对产物的影响，最终得到了 8～22 nm 的 nHA 颗粒；Chaudhry 等[11]则采用连续式快速水热法制备出 nHA 颗粒，产物具有高的结晶度和纯度，制备周期大大缩短。

水热法制备 nHA 过程中，通过添加表面活性剂可以进一步调控 nHA 颗粒的尺寸和形貌。例如，通过添加一定量的十六烷基三甲基溴化铵（CTAB），在 90℃、pH 为 13 的条件下，水热反应 20 h 得到近似球形颗粒（平均直径约 27 nm），在 150℃、pH 为 9 的条件下得到纳米纤维（60 nm×1125 nm）[12]。此外，通过添加柠檬酸钠、吐温-20 和聚乙二醇等都对水热合成 nHA 颗粒的尺寸实现了调控[13]。

3. 模板法

模板法也常用于制备 nHA 颗粒，通过模板调控 nHA 颗粒的形貌、尺寸、结构取向等，主要有硬模板法（如阳极氧化铝膜）和软模板法（如生物大分子、液晶、胶团）。例如，以阳极氧化铝作为模板，可制备出 HA 纳米线定向结构（190 nm×8000 nm）[14]。软模板法易调控形态，可制备出更复杂的纳米结构，例如，以 Na_2EDTA 为模板，可制备出由纳米薄片（50 nm）构成的花状多孔 HA 微球[15]。

4. 微乳液法

微乳液法也是制备 nHA 颗粒常用的一种方法，以微乳液中的水核为反应微容器，能够有效控制 nHA 颗粒的尺寸。通常，分别制备含钙离子和磷酸根离子的微乳液，然后将两种微乳液混合或者将一种离子溶液滴加到另一种微乳液中，经反应、陈化、分离、冲洗、干燥、高温热处理便可得到 nHA 颗粒。例如，Lim 等[16]向含 $CaCl_2$ 的反相微乳液中滴加$(NH_4)_2HPO_4$ 水溶液，得到了树枝状 nHA 颗粒；Guo 等[17]采用（聚氧化乙烯 + 吐温-80）/（n-丁醇 + n-己醇）/环己烷反相微乳液体系，明显改善了 nHA 颗粒团聚程度，并通过 HLB 值（指乳化剂曲拉通 X-100 和吐温-80 的质量比）实现了对颗粒尺寸的调控；Sun 等[18]基于（曲拉通 X-100 + 十六烷基三甲基溴化铵）/（n-丁醇 + n-己醇）/环己烷/水形成的四元反相微乳液，得到了（8～15）nm×（25～50）nm 的棒状 nHA。

5. 超声法

借助超声的声空化效应，可以促进 nHA 的均匀成核及晶化，可缩短结晶时间并改善颗粒团聚，工艺简便易实现。例如，$Ca(NO_3)_2$ 和 $NH_4H_2PO_4$ 在超声辅助的反应条件下，生成了针状和球形 nHA 颗粒[19]。另外，在超声法的基础上添加分散剂，可以使 nHA 颗粒稳定悬浮分散在水相体系中，形成悬浮液，这是一种有效提高 nHA 颗粒分散性、降低 nHA 颗粒团聚的方法[20]。

6. 微波法

微波法是一种快速高效、能耗低、无污染、易控制和可重复性好的纳米材料合成方法。借助微波辐射可以实现对反应溶液的快速、均匀加热，可快速制备出均匀的、高纯度的 nHA 颗粒。Liu 等[21]采用微波法并结合乙二胺四乙酸（EDTA）调控作用，加热回流 30 min 即制备出 nHA 颗粒，并通过调节 pH 调控了产物形貌，分别获得了 40 nm×400 nm 的棒状 nHA（pH = 9）、150 nm×（1000～2000）nm 的蝴蝶结状纳米结构（pH = 11）、（150～200）nm×（1000～2000）nm 的薄片花状纳米结构（pH = 13）。

7. 溶胶-凝胶法

溶胶-凝胶法是一种制备 nHA 的湿化学方法，常用的反应介质可分为有机溶剂基和水基两种。例如，以甲醇、乙醇和丙醇为溶剂，将磷酸三乙酯和乙酸钙混合密封（湿度低于 50%），25～30℃下搅拌 12 h、40～45℃下搅拌 12 h、75℃加热 10 h、120℃干燥 10 h 得到干凝胶，经 950℃煅烧获得 nHA 颗粒[22]，但该法水解时间长，需精确控制温度；Kuriakose 等[23]采用乙醇为溶剂，以硝酸钙和磷酸氢二铵为原料，经 85℃搅拌 4 h，40℃干燥一晚后热处理得到了 nHA 颗粒，缩短了反应时间；Feng 等[24]以硝酸钙和五氧化二磷为原料，在乙醇中合成了 10～15 nm 的 nHA 粉体，该法不需控制 pH，水解时间短，进一步简化了制备工艺；Bigi 等[25]分别在水相和 50% 水-50%乙醇体系中，以硝酸钙和磷酸氢二铵为原料，经低温（300℃）煅烧得到纯 nHA 颗粒。另外，Han 等[26]在水相体系中，以柠檬酸为络合剂，研究了一种柠檬酸盐溶胶-凝胶法，借助柠檬酸根和硝酸根之间强烈的氧化还原反应，干凝胶在低温下（200℃左右）点火燃烧，经 700℃热处理得到 80～150 nm 的 nHA 颗粒。

8. 微乳液-水热法

微乳液-水热法以微乳液作为微反应器防止颗粒长大、团聚，采用水热处理提高结晶度，结合了微乳液法和水热法的优点，可以制备出高结晶度、单分散和窄尺寸分布的纳米颗粒。

Wang 等[27]采用微乳液-水热法将氯化钙水溶液和磷酸氢二铵水溶液同时注射入由 CTAB 溶于环己烷和 *n*-戊醇得到的反相微乳液中，剧烈搅拌 30 min 后移入高压釜中，在 90℃加热，得到长 13 μm、宽 100 nm 的纳米带；Lin 等[28]采用 CTAB/*n*-戊醇/*n*-己烷/水形成的微乳液，以硝酸钙和磷酸氢二铵为原料，经水热处理（180℃，18 h，pH 为 11.0）获得了（25～40）nm×（55～350）nm 的 nHA 颗粒，均匀性好，呈单分散，高化学计量比；Sun 等[29]将反相微乳液（CTAB/水/曲拉通 X-100/*n*-丁醇/环己烷）与水热法相结合，在 160℃下水热处理 12 h，并通过调节 pH 实现了 nHA 颗粒的可控制备，上调 pH（7.0~11.0）可促使 nHA 颗粒由长棒状向近似球形转变，长度方向尺寸逐渐减小。

9. 微波-水热法

将微波加热和水热原理相结合可实现 nHA 颗粒的快速、高效制备。相比于电加热的水热法，微波-水热法能够实现快速均匀加热，显著缩短制备周期；与单一的微波法相比，水热法产生的高温高压环境可有效促进 nHA 晶化。Han 等[30]采用微波-水热法，以磷酸和氢氧化钙为原料，在 550 W 微波功率下处理 4 min 即得到了针状[（4~15）nm×（20~50）nm]和球形（10~30 nm）的 nHA 颗粒。Cai 等[31]结合超声雾化沉淀的均匀混合效果与微波-水热法的快速均匀加热效果，实现了高结晶度、高纯度 nHA 颗粒的快速规模化制备，所得产物团聚程度低，颗粒分布均匀，尺寸为 87.62 nm±22.44 nm，产率可达 0.033 kg/L。微波-水热法应该是目前制备 nHA 颗粒最高效的方法之一，有望实现 nHA 颗粒大规模快速合成。

10. 机械化学法

机械化学法也可以用来合成 nHA 颗粒，借助球磨产生的能量促进反应的进行，按球磨介质可分为湿磨和干磨。水或乙醇是湿磨合成 nHA 颗粒常用的介质，例如，Yeong 等[32]以氧化钙和磷酸氢钙为原料，在乙醇介质中，球磨制备了纯 nHA 颗粒，结晶度高，平均颗粒尺寸在 25 nm 左右。

Coreño 等[33]采用干磨法，以碳酸钙和磷酸二氢铵为原料，球磨 6 h 制备出 10~50 nm 的 nHA 颗粒。机械化学法工艺简单，成本低，适合于批量制备，但缺点是易引起颗粒团聚。对于颗粒团聚问题，可以通过添加合适的分散剂来改善，例如，Nakamura 等[34]以聚丙烯酸为分散剂，采用机械化学法制备了粒径在 20 nm 左右的 nHA 胶体颗粒，明显改善了纳米颗粒的团聚问题。

9.2.3 纳米氧化铁的制备

纳米氧化铁因为其良好的生物学效应而被用于生物医学领域。纳米氧化铁的性能受纯度、粒径大小、颗粒均匀性等因素的影响，所以目前的研究热点是制备超细、纯度高且均匀的纳米氧化铁颗粒。根据所使用原料的不同，对纳米氧化铁的制备方法进行分类。若以硫酸亚铁、氯化（亚）铁或硝酸铁为原料，采用沉淀法、溶胶-凝胶法、水热法、强迫水解法和固相法等方法制备纳米氧化铁。这些制备方法的原料常见，操作简单，粒子结构、尺寸等可控，是目前常用的制备方法。以羰基铁或二茂铁为原料，可以采用气相法等制备。不同的制备方法合成的纳米氧化铁颗粒在结构、结晶度、比表面积和含水量等方面存在差异，从而影响其性能。

1. 沉淀法

沉淀法是将沉淀剂（如 NaOH）加入溶解的铁盐溶液中，使其发生反应产生沉淀，通过分离、洗涤、干燥得到较纯净的沉淀产物，再经热分解处理制得纳米氧化铁颗粒的方法。沉淀法通常分为氧化沉淀法和均匀沉淀法。

1）氧化沉淀法

氧化沉淀法通常使用亚铁盐溶液，制备过程中需要通过氧化反应将 Fe^{2+} 转化为 Fe^{3+}，通常分为氧化、沉淀两个步骤。根据制备过程中氧化反应与沉淀反应发生的顺序，氧化沉淀法分为酸法和碱法。

a. 酸法

在酸性条件下，先发生氧化反应后发生沉淀反应，可以分为空气氧化法和氯酸盐氧化法。

空气氧化法通常可分为以下两个阶段：第一阶段是制备晶种，将一定量的碱加入亚铁盐溶液中，反应得到 $Fe(OH)_2$ 絮状物，然后将空气以一定速率通入含有絮状物的溶液中制得 FeOOH 晶种；第二阶段是晶体生长，向亚铁盐溶液中加入 FeOOH 晶种，Fe^{2+} 发生反应被氧化为 FeOOH 且附着在晶种上，晶种继续长大，对晶种进行热处理制得纳米氧化铁。方敏和段学臣[35]详细探究了在制备晶种过程中 Fe^{2+} 初始浓度、通入气体的流量和通气所用时间的不同对晶种的影响。实验结果显示，Fe^{2+} 初始浓度为 1 mol/L、通入气体的流量为 2 L/min、通气所用时间为 2 h 是制备纳米氧化铁的最佳工艺参数；他们进一步探究了在晶体生长过程中，pH、通入气体的流量和通气所用时间对晶体的影响，当其分别为 2.5～3.5 之间、4 L/min、36 h 时可以制备出性能良好的纳米氧化铁。此法制得了长为 51 nm、直径为 9 nm 的梭形纳米氧化铁粉末。

氯酸盐氧化法步骤如下：首先向亚铁盐溶液中加入氯酸盐，氯酸盐氧化亚铁离子，然后将碱加入氧化后的溶液中，即可得到 $Fe(OH)_3$ 胶体，随着碱的不断加入，胶体会逐渐转变为稳定的 FeOOH。在反应过程中，升高温度可以提高产物的转化率。这种方法虽然制备过程简单，耗时较短，但是反应过程较难控制，所以制得的纳米氧化铁粒子性能偏差[36]。与此制备方法原理类似的还有亚硝酸钠氧化法，亚硝酸钠在反应中产生的 NO、NO_2 对空气氧化 Fe^{2+} 具有自催化的作用，可加快反应进程，缩短反应所需时间[37]。

b. 碱法

将过量的碱加入亚铁盐溶液中，先发生沉淀反应后发生氧化反应来制备纳米氧化铁的方法称为碱法。该方法在惰性气氛下进行，首先将复合添加剂（稳定剂和晶型转化促进剂）按照一定比例加入亚铁盐溶液中，然后加入过量的碱液（如氢氧化钠、氨水等），得到 $Fe(OH)_2$ 沉淀。最后向生成沉淀的溶液中通入空气，

$Fe(OH)_2$ 逐渐转变为 α-FeOOH 晶核，再进行热处理等操作后即可得到纳米氧化铁颗粒。纳米氧化铁的质量与 $Fe(OH)_2$ 沉淀的质量及其通入空气后氧化的转化率密切相关。通过控制加料速率、搅拌速率、溶液初始浓度、反应温度、添加剂的种类等可以得到不同颜色与不同晶型的纳米氧化铁颗粒。采用碱法时，$FeSO_4$ 浓度通常为 5%～25%，用碱量通常高于理论量的 50%，温度通常控制在 20～40℃，生成 α-FeOOH 微晶，加热至较高温度（如 80℃）继续进行氧化反应，将亚铁离子充分转化为 α-FeOOH[38]。

2）均匀沉淀法

向铁盐溶液中加入某种物质（如胺类化合物）并控制反应条件来制备纳米氧化铁的方法称为均匀沉淀法。铁盐溶液通常是 $FeCl_3$、$Fe_2(SO_4)_3$ 或 $Fe(NO_3)_3$ 等溶液，胺类化合物通常是尿素等。水解反应时，胺类化合物受热反应生成 NH_4^+、OH^- 等离子，OH^- 与 Fe^{3+} 发生反应，沉淀产物快速长大，得到较纯样品。另外，若在非水溶剂中进行反应制备，则制得样品在干燥时分散性良好。严新等[39]使用此方法，将尿素加入 Fe^{3+} 溶液中制得了高纯度、球形纳米氧化铁粉体。

2. 溶胶-凝胶法

溶胶-凝胶法通常采用三价铁盐（如 $FeCl_3$）为初始原料，在一定温度下将其溶解在水或醇中，并且加入低于理论量的碱（如氢氧化钠）和一定量的表面活性剂（如十二烷基苯磺酸钠），调节 pH 后配成胶体，待其完全反应、形成凝胶后，经干燥、煅烧制得纳米氧化铁颗粒。该方法可以制备尺寸均匀的球形颗粒。但是该方法使用了多种有机物，因此对制备环境有严格要求，且制备成本高，所以在工业上很少使用此方法制备纳米氧化铁颗粒。Iijima 等[40]利用此方法制的 Fe_2O_3 纳米颗粒的粒径约为 10 nm。研究结果表明，纳米氧化铁的粒径大小和晶型也受表面活性剂添加量的影响。

3. 水热法

水热法使用的反应原料通常为三价铁盐[如 $Fe(NO_3)_3$ 或 $FeCl_3$]，在稳定剂存在的情况下，用碱调节溶液 pH 至 7～8，60～70℃加热，得到 $Fe(OH)_3$ 凝胶，然后将凝胶洗涤、重新加水分散并调节 pH 为 11～12，水热反应（170℃左右，2 h）得到纳米氧化铁颗粒。水热法可用于制备平均粒径在几十纳米范围的立方和椭球纳米氧化铁，但该方法必须在反应釜中进行，需专用设备。

钭启升等[41]以 $FeCl_3$ 为原料和一定量的乙二醇为稳定剂，成功制备了粒径为 20～50 nm 的立方纳米氧化铁，并且研究了稳定剂乙二醇、Fe^{3+} 与 OH^- 的比例以及原料浓度对纳米氧化铁大小和形貌的影响。杜庆波[42]以 $FeCl_3$ 为初始原料，在表面活性剂存在下，使用水热法制得准立方体和棒状的纳米氧化铁颗粒，并研究了表面活性剂对纳米氧化铁磁性能和粒子形貌的影响。

4. 强迫水解法

强迫水解法是在溶液沸腾且为酸性（一般为 HCl 或 HNO_3）的条件下，向其中加入反应原料三价铁盐［如 $Fe(NO_3)_3$ 或 $FeCl_3$］，在此条件下 Fe^{3+} 强制水解，反应生成氧化铁纳米颗粒。为了抑制晶体过度长大，影响纳米氧化铁的性能，在制备过程中，加入促进结晶的物质（如 NaH_2PO_4），可以促进纳米氧化铁颗粒的均匀生长。该方法制备的纳米颗粒的粒径一般为几十纳米，形貌为纺锤状、球状或立方体，但是该方法只能用于较低浓度铁盐溶液的水解，而且在制备过程中溶液始终处于沸腾状态，因此其能耗较大。Ristić 等[43]以 $FeCl_3$ 为初始原料，研究了葡聚糖硫酸钠（DSS）对产物的影响，加入 DSS，制得 $\alpha\text{-}Fe_2O_3$ 粒子的形貌发生改变，由立方体颗粒变为卵形。

5. 固相法

固相法是将铁盐固体粉末原料通过研磨、球磨等物理方式充分混合均匀后，经高温煅烧发生固相反应生成纳米氧化铁。此法的优点是制备工艺简单、成本低廉，缺点是易引入杂质、纯度不高。邱春喜等[44]以 $Fe(NO_3)_3 \cdot 9H_2O$ 和 NaOH 粉末为原料，按摩尔比 1∶3 经研磨混合均匀后，500℃煅烧得到粒径 40nm 左右的 $\alpha\text{-}Fe_2O_3$ 纳米颗粒。严新[45]将柠檬酸铁充分研磨后灼烧使其受热分解，制得平均粒径在 10 nm 左右的纳米氧化铁，并且研究发现随着灼烧时间和温度的增加，反应产物的晶型发生变化，逐渐由 $\gamma\text{-}Fe_2O_3$ 转化为 $\alpha\text{-}Fe_2O_3$，产物的粒径也逐渐增大。

6. 气相法

气相法通常是用不活泼气体将原料（如羰基铁、双环戊二烯合铁）通入燃烧室，采用激光热分解、火焰热分解、气相分解、气相沉积、等离子体化学气相沉积（PCVD）等方法制备纳米氧化铁。例如，利用 N_2 将羰基铁通入燃烧室，并向燃烧室以一定速率通入大量的空气，羰基铁与空气迅速在燃烧室中混合并发生剧烈的氧化反应，将反应产物经过分离处理即可得到纳米氧化铁颗粒[46]。气相法制备纳米氧化铁具有制备工艺流程短、产品质量高、产品粒径均匀、分散性好等优点。

9.3 ▶ 微纳结构陶瓷

微纳结构陶瓷指对普通陶瓷进行结构上的精细调控，获得的具有微米、纳米组合结构的陶瓷，如纳米微球、微纳米线、微纳米管以及微纳结构表面修饰的陶瓷等。微纳结构可赋予材料特殊的物理化学性能和生物学功能，尤其是对于生物陶瓷材料生物活性方面的增强，通过调控表面特异性微纳结构，从而促进细胞在其表面黏附、增殖以及进行成骨分化等活动。相关研究表明，具有特定微纳结构的磷酸钙陶瓷可以更好地模拟人类骨骼和牙齿的仿生特征[47]。对微纳结构和化学组成的精细调控，使得微纳结构陶瓷在药物运输、荧光探针、组织修复和再生等领域有着良好的应用前景。

9.3.1 介孔陶瓷的概念

介孔陶瓷指孔径处于 2～50 nm 之间的多孔陶瓷，具有高孔容、高比表面积、孔径可调、维度有序的优良特性，广泛用于分离、吸附、催化、药物传输及主客体化学等领域，如图 9.2 所示。介孔陶瓷的负载能力特别大，从小分子到大分子，其孔的大小是影响分子释放速率的重要因素.常用介孔陶瓷的制备方法有模板法、自组装法、原位聚合法以及溶胶-凝胶法等。其中模板法即通过单一或混合模板剂，使无机物利用氢键和范德瓦耳斯力在所形成的界面上自组装得到特定结构和形态，其应用最为广泛。

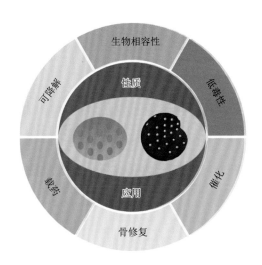

图 9.2　介孔陶瓷的性质和应用

对于介孔陶瓷的表征，主要涉及孔径、孔结构及比表面积，常用手段有 X 射线小角衍射、透射电镜和低温 N_2 吸附-脱附实验等。利用 X 射线小角衍射可分析介孔孔径、介观结构、空间群归属以及介孔孔道排列有序度等。利用透射电镜可直接观察介孔材料孔径大小及其结构，根据选区电子衍射可得到相关结构参数。

N_2 吸附-脱附等温线是表征介孔材料的主要方法,可测定介孔材料比表面积、孔径大小及其分布,介孔材料的等温线通常属于 Langmuir Ⅳ 型,具有回滞环。

介孔生物陶瓷如介孔磷酸钙、介孔二氧化硅等,在药物分子的装载和运输、组织工程支架、分子影像检测等生物医学领域具有广泛的应用前景。介孔磷酸钙[48]具有优异的生物相容性、高溶解性、强吸附力、低毒性等优点,介孔结构可大大提高介孔磷酸钙载药能力,可实现负载药物的可控释放并保护药物在传输过程中不被分解;介孔碳酸化羟基磷灰石纳米颗粒能提高细胞碱性磷酸酶活性,诱导类骨细胞分化,且不影响正常细胞的增殖和分化。

介孔二氧化硅孔道有序且结构稳定,具有良好的生物相容性、低细胞毒性、可降解性;孔道表面含有丰富的硅羟基和活性硅氧烷键,具有良好的药物控释性能,可有效保护所装载的药物分子不被过早释放和降解。经修饰后的介孔二氧化硅载药系统不仅具有较高的载药量和包封率,还可实现药物释放的环境响应性[49]。介孔二氧化硅的孔径易于调控[50],可以满足生物大分子如蛋白质或 DNA 的封装或扩散(10 nm 以上大通孔)。

9.3.2 纳米结构陶瓷微球的合成

纳米结构陶瓷微球的粒径一般在 50~2000 nm 之间,外形呈球体或近似球体,本身尺度不在纳米尺度范围之内,但微球中存在纳米尺寸孔隙、裂纹、凸出等结构,如纳米空心微球、多孔分级结构微球以及核壳结构纳米微球等。基于纳米结构特殊的表面与界面效应、小尺寸效应和量子尺寸效应等,纳米结构陶瓷微球在化学化工、生物医学等领域展现出广泛的应用前景,表 9.2 中列举了几种常见的纳米结构陶瓷微球的合成方法。

表 9.2 常见纳米结构陶瓷微球的合成方法

制备方法		优点	缺点	实例
模板法[51-58]	生物分子模板法	以生物组织为模板,含有大量的羧基,提供成核位点	存在引入杂质、污染产品和模板去除等问题;模板短程有序,因而产物尺寸调控困难;合成的控制具有一定的难度,反应速率低	刺球状 HA 微球
	表面活性剂模板法	表面活性剂起辅助作用,微球尺寸和形貌可控		HA@mSiO$_2$核壳结构颗粒、蒲公英状 HA 微球
	微乳液模板法	工艺相对简单易控、适用性广,产物粒径均匀,单分散性、界面性和稳定性好		放射状孔道的 SiO$_2$ 微球、空心 SiO$_2$、TiO$_2$ 微球
	有机小分子模板法	以范德瓦耳斯力、疏水或亲水作用力以及氢键等与客体发生作用,结合力强		缺钙 HA 微球、纳米空心 HA 微球

制备方法	优点	缺点	实例
水热法[59-63]	操作简单、相对经济、可规模量产	需要高温高压环境，机理研究不足	纳米颗粒组装 Fe_3O_4 空心微球、纳米片组装 HA 微球、纳米棒组装 HA 微球
溶胶-凝胶法[64-66]	通过均匀掺入便能在分子水平掺杂，反应条件温和	原料价格较高，制备时间长	介孔 SiO_2 微球、花状介孔 SiO_2 微球、树枝状介孔 SiO_2 微球
溶剂热法[67-69]	能够制备对水敏感以及独特形貌的纳米结构材料	对仪器和设备的要求高、成本过高、污染环境	簇状纳米 Al_2O_3 颗粒、纳米晶组装 Fe_3O_4 微球、纳米棒组装 ZnO 微球

1. 模板法

利用不同的模板剂来精确调控材料结构与形貌，制备的产物一般具有良好的分散性和较高的稳定性。模板法制备纳米结构微球主要是调控成核位点与空间，提供异相成核界面，得到样貌新颖的纳米微球。模板可供选择的种类很多，不同的模板所含官能团不尽相同且结构独特，能促进纳米颗粒在特定位点上成核生长[51]。

1）生物分子模板法

生物分子如 DNA、微生物、矿物骨架、植物体等，具有丰富的空间结构，每种分子特定的结构可充当模板用于合成纳米结构材料，即生物分子模板法。合成过程中，利用空间限域效应以及分子自组装，得到特定的纳米结构，是模板法中较常使用的方法之一。Liu 等[52]以生物活性蛋壳膜为导向模板，在乙二胺存在下，在温和条件下合成了具有刺球状的 HA。这种微球实际上是由交错的纳米带构成的多孔结构，其直径约为 2.5 μm，该结构使其易于结合或吸附有机荧光化合物，从而作为荧光探针材料。

2）表面活性剂模板法

CTAB 常用于合成核壳纳米颗粒，在催化、生物医学和光子晶体等领域应用广泛，属于阳离子表面活性剂。宋晶晶等[53]以 nHA 颗粒作为核体、CTAB 作为介孔模板剂，采用 Stöber 包覆法制备孔径尺寸窄且分布均匀的 HA/介孔二氧化硅（HA@mSiO$_2$）核壳结构纳米颗粒。以布洛芬为模型药物，通过介孔壳层厚度的变化，调控核壳纳米颗粒的药物释放速率。除此之外，阴离子表面活性剂如十二烷基肌氨酸钠也可当作模板剂调控纳米结构微球的形成。通过模板法与水热合成法相结合，Xiao 等[54]以十二烷基肌氨酸钠为模板，最终得到的 HA 微球呈现出蒲公英状。另外，实验还表明产物的形貌与表面活性剂浓度密切相关，产物最初表现为纳米颗粒，随着模板剂浓度的不断增加，排列为纳米棒状，纳米棒不断进行放射状排列，最后组成直径约为 6 μm 的蒲公英状微球。

3）微乳液模板法

微乳液模板法制备的纳米结构微球分散性好且结构、尺寸可控，实验操作简单，反应温和，已成为纳米材料合成中最具应用前景的方法之一。王丹丹[55]采用水包油型微乳液模板法，在碱性条件下制备了粒径、孔径均可调且具有放射状孔道的 SiO_2 微球和空心 SiO_2 微球。随着乳液温度的增加，微球粒径先增大后减小，表面由褶皱变得光滑，通过控制油相环己烷的使用量可有效实现 SiO_2 微球形貌、粒径的可控性。Chen 等[56]设计了一种基于反相微乳液法结合冷冻技术合成粒径为 300～500 nm 的空心 TiO_2 和 SiO_2 微球的新方法。反相微乳液能够使均匀的水滴在油相中很好地分散。低温冷冻后，水滴在连续搅拌下逐渐冻结成为固体颗粒，且均匀分散，从而提供了一个固液界面，使得空心氧化物微球的大小和壁厚更加均匀。最后，通过蒸发或真空干燥除去冻结的水芯，留下单分散的空心氧化物微球。

4）有机小分子模板法

有些有机小分子具有较强的吸附能力，可用于纳米微球的合成，如 EDTA。Zarkesh 等[57]通过模板法结合沉淀法制备了具有球形形貌和纳米结构表面形貌以及可控双相晶体组成的微球。在 EDTA 模板上沉淀钙、磷离子，合成了 CDHA 微球，通过控制成核和生长的工艺参数调控 CDHA 微粒的形状和表面形貌。分别在低浓度和高浓度的 EDTA 作用下，得到长、短纳米片组装而成的球形微粒。这些纳米结构微球随后经热处理结晶，得到双相磷酸钙微球，其对小分子地塞米松和蛋白质模型均具有良好的负载和缓释作用。1, 2, 3, 4, 5, 6-环己烷六羧酸（H_6L）是一种结构灵活的小分子，具有多配位能力及强的负电荷，对钙离子有很强的亲和力，也可用于制备空心纳米 HA 微球。Xiao 等[58]在水热条件下以 H_6L 为模板制备纳米 HA，发现产物形貌逐渐由花盘状转变为微球状，不同的微观结构表现出不同的蛋白质吸附模式，说明通过改变颗粒微观结构可对吸附性能进行调控。

2. 水热法

水热法可制备晶粒形态良好、具有特定化学计量比的纳米结构陶瓷，且该方法工艺简单，可重复性好，水热温度范围广，便于批量生产。吕庆荣等[59]采用水热法制备出表面粗糙、多孔的纳米 Fe_3O_4 空心微球，其由纳米尺寸且单分散的颗粒组装而成。

此外，微波辅助水热法制备纳米结构磷酸钙陶瓷，不仅可以通过掺杂或复合其他组分对其进行功能化处理，也可以缩短制备时间[60]。水热法与模板法相结合可以更好地调控产物的纳米结构。Chen 等[61]报道了一种以 DNA 为模板的微波辅助水热法，制备了纳米片层层组装和纳米棒有序聚集的 HA 结构材料。由 DNA 分子所制备的 HA 纳米结构材料对免疫球蛋白 Y（IgY）有较高的吸附能力和较好的蛋白缓释性能，保持了 IgY 良好的抗菌活性，可预防及治疗早期釉质龋病。Qi 等[62]以 EDTA 为模板，在高 pH 条件下，采用水热法快速、简便地合成了结晶良好的 HA 微球。通过改变 pH 和 EDTA 浓度实现了对产物形貌的调控。当 pH 为 12 时，得到由宽 220 nm、长 5.0～5.5 μm 的 HA 纳米纤维组成的平均直径约 10.7 μm 的致密微球，随着 pH 的降低，结构由密向疏转变。Yang 等[63]采用络合剂结合水热法制备了分别由纳米片和纳米棒组装而成的分级 HA 微球。随着水热时间的增加，产物形貌由纳米带向纳米片组装而成的花朵转变，花状结构增多且花瓣更密集，结果表明该样品具有良好的药物缓释性能。

3. 溶胶-凝胶法

溶胶-凝胶法可以实现钙和磷在溶液中的有效混合，在相对较低的温度下实现合成。通过选择合适的溶胶-凝胶前驱体和工艺参数，可精确调控制得特殊形貌的微球。

郭莹等[64]通过溶胶-凝胶法首先制备了表面比较粗糙的介孔 SiO_2 纳米微球（MSN），经壳聚糖（CS）改性后，合成了具有核壳结构的 MSN@CS 微球，表面变得比较光滑，颗粒分布均匀。陈杰等[65]采用溶胶-凝胶法结合表面活性剂模板法，以正硅酸乙酯（TEOS）为硅源、CTAB 为模板，合成了直径为 150 nm 左右、表面存在大量片状褶皱的花状形貌的介孔 SiO_2 微球。实验在碱性条件下进行，制备的微球尺寸均匀、形状规则且其介孔结构对布洛芬模型药物的负载量为 701.63 mg/g，具有较好的药物缓释性能。黄连根和郑玉婴[66]采用溶胶-凝胶法，在氨水催化下，同样利用 TEOS 和 CTAB，加入乙醚和 3-氨基丙基三乙氧基硅烷（APTES）制备了树枝状介孔 SiO_2 微球，由于乙醚的逃逸、胶体塌陷变形以及 APTES 的支撑弥补作用，从而产生树枝状孔道。

4. 溶剂热法

溶剂热法是在有机溶剂介质中经高温高压条件制备微纳结构陶瓷的方法。常用溶剂为乙醇，对其浓度的调节可有效控制产品形貌。汤睿等[67]采用静态溶剂热法制备了分级构造簇状纳米氧化铝陶瓷微球，其吸附性能优异。同样利用溶剂热法，徐吉良等[68]在不添加表面活性剂的情况下，制备了由粒径为 5～10 nm 纳米晶粒构成的纳米 Fe_3O_4 微球，符合绿色环保理念，制得的微球结构疏松多孔，分散性好，比表面积达到 41 m^2/g。采用溶剂热法同样可制备 ZnO、CuO 等一系列纳米微球。Li 等[69]采用溶剂热法制备了纯 ZnO 微球和 Ce 掺杂 ZnO 微球。纯 ZnO 微球呈球形，直径在 3～7 μm 之间，由长度超过几微米的径向排列的纳米棒组装而成，具有较高的结晶度。Ce 掺杂 ZnO 微球由直径为 70 nm 的纳米棒组成，纳米棒由松散组装到紧密组装的形态转变。一般来说，与模板法相比，无模板溶剂热法是一种非常简便的制备 ZnO 多层微球的方法，避免了残留模板可能对样品造成的污染。

9.4 纳米陶瓷载体及药物释放

得益于大的比表面积，纳米陶瓷载体具有高表面活性和吸附能力，易与其他物质结合，如核糖核酸、药物等。同时，纳米颗粒由于其超小的尺寸易于进入肿瘤等病变组织，具有被动靶向能力，或者通过接枝靶向分子可以进一步赋予其主动靶向能力。当纳米陶瓷载体富集于靶向组织后，通过周围环境响应或外在条件诱导调控药物释放，可实现精准靶向治疗。另外，纳米陶瓷载体负载药物后，可以调整药物的体内生物分布，减少生物屏障作用（如免疫系统、细胞膜等）对药物的损耗，减少药物的实际使用量，从而降低药物本身可能带来的毒副作用。纳米陶瓷载体在生物医学领域展现出不俗的应用潜力，针对临床疾病治疗，主要涉及药物装载、药物释放、体内安全性评价及体内分布代谢等多方面研究。

9.4.1 纳米陶瓷载体固载药物

纳米陶瓷载体表面存在丰富的活性吸附位点，通过简单的物理吸附可以实现对药物的固载，这是最常见的纳米陶瓷载体固载药物形式。通过物理方式固载药物，能够快速完成药物的吸附，且是一个可逆过程，但药物与载体间的结合力通常偏弱，存在药物的脱离问题。另外，通过药物与纳米陶瓷载体表面位点发生化学反应形成化学键，也可以实现对药物的固载，药物结合力强，后续需通过某种刺激因素释放药物。下面将以几种常见的纳米陶瓷载体如磷酸钙、硅质纳米颗粒、磁性纳米颗粒等为例，对纳米陶瓷载体固载药物进行介绍。

CaP 是哺乳动物硬组织如骨、牙齿的主要无机成分，其由于良好的生物相容性一直备受关注。CaP 除了作为骨修复材料外，还可以作为药物载体材料。20 世纪 70 年代，CaP 首次被报道作为一种非病毒性基因传递系统，用于基因转染。此后，人们开发了尺寸可控、稳定、多功能的 CaP 纳米载体，并在表面修饰主动靶向物质，显著地改进了载体性能，在药物传递、肿瘤诊断和靶向治疗等领域展现出良好的潜力[70]。核壳结构的 CaP 纳米载体可以通过物理吸附固载药物，如利用 PAA 和 CaP 合成包埋纳米 Au 的 CaP 纳米核壳结构载体，其对化疗药物阿霉素（多柔比星）的装载能力高达 92%，在酸性环境下（pH = 5.1）7 h 后阿霉素释放率接近 100%[71]。类似地，利用 CaP 空心纳米球可装载盐酸吉西他滨、多西紫杉醇等药物，可实现对药物的缓释作用。此外，CaP 中的钙离子与核酸结构的磷酸骨架易于键合，能够固载、保护和运输核酸，是一种安全性好的非病毒基因载体，可以用于传递 DNA、siRNA 和 mRNA 等多种基因，达到 RNA 干扰、基因调控和基因治疗等目的。除了上述物理吸附和化学键合两种固载方式外，基于 CaP 晶体如 HA 晶格中 Ca^{2+} 易于被其他阳离子取代的特性，以晶格掺杂的方式固载功能性元素如 Zn、Tb、Eu、Gd、Mg 等，可以达到疾病诊断和治疗的目的[20, 72-78]。

硅质纳米颗粒在药物固载与输运方面也得到了人们的广泛关注[79]。例如介孔二氧化硅，其基于丰富的介孔结构和可调的介孔尺寸，可以实现对不同类型药物的物理固载；基于孔道表面丰富的硅醇基和活性硅氧烷键，可以通过氢键或化学键合固载药物分子。经修饰后的介孔二氧化硅可以作为阿霉素等药物的纳米容器，还可以在其表面包覆 CaP 和脂质体等物质，提高其生物活性，也可以设计成复合功能的纳米载药平台，如介孔二氧化硅和磁性纳米颗粒复合，实现协同抗肿瘤治疗。硅质纳米材料的尺寸、形貌、比表面积、孔径和表面官能团等是影响其药物固载以及释放的主要因素，也可能对其后续生物降解及体内循环清除性能有很大的影响。

目前，常见的磁性纳米陶瓷载体以铁系和锰系为主，如氧化铁、氧化锰等[80-82]，一方面通过磁导航可以运输药物，另一方面磁热效应有助于药物控释和提高治疗效果。Zarrin 等[81]在超顺磁性氧化铁纳米颗粒表面包覆壳聚糖并偶联接枝叶酸，构建了固载阿霉素的纳米载药系统，兼具磁导航运输、叶酸增强靶向和 pH 响应性药物释放三重响应作用。磁性纳米载体通常是由磁性内核和修饰层（如脂质体、油酸、聚乙二醇）构成，药物通常以物理吸附或化学结合的方式固载在修饰层，在外部磁场导航下实现药物的靶向运输。对于外部的磁场，几乎可以设定在生物体的任何部分，特别是对于骨组织等传统方式难以给药的部位，也有不错的应用前景。Thorat 等[82]使用油酸-聚乙二醇聚合物胶束修饰超顺磁性纳米颗粒（$La_{0.7}Sr_{0.3}MnO_3$），其提供了良好的稳定性和生物相容性，并负载阿霉素，构成磁热敏感型的载药系统。结果表明阿霉素在低 pH 下可以实现快速释放，结合磁流体热疗，该载药系统对癌细胞的杀伤率高达 90%以上，这种化疗和热疗相结合的方式可为癌症治疗提供一种可行的策略。

9.4.2　药物释放特性

通常，纳米陶瓷载体通过主动或被动靶向作用运输到特定位置后，脱载药物达到治疗疾病的目的。早期的纳米载体主要起到运输药物的作用，药物释放主要是通过扩散作用或者载药体系降解等途径实现的，没有进行精确调控，如

图 9.3（a）所示。而在图 9.3（b）中，载药体系通过响应一定的刺激因素，包括酶响应、pH 响应、光（热）响应、磁（热）响应等，控制药物释放。这些刺激因素可以来自生物体外部，也可以来自靶向目标自身的特性。

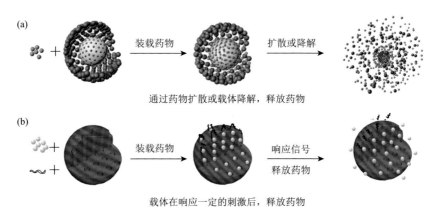

图 9.3　常见的纳米载药释放特性

1. 酶响应

酶具有高度的专一性，能够高效地促进一种或一类反应，因此，利用酶的特性可达到释放药物的目的。2010 年，Bernardos 等[83]使用乳糖的衍生物表面修饰介孔 SiO_2 纳米颗粒，率先制备出一种酶响应的纳米载药系统，研究表明胰酶、β-D-半乳糖苷酶、溶酶体酶对药物释放有着明显积极的作用。此后，Cristina 等[84]和 Mondragón 等[85]也相继报道了酶响应主动释放药物纳米颗粒的相关工作。Jia 等[86]以 SiO_2 为壳层构建了一种有机/无机复合纳米药物，在肿瘤内通过氧化还原/酶双重响应释放 NO，对于肿瘤表现出特异性、高效的治疗效果。

2. pH 响应

通常，肿瘤组织（细胞）代谢旺盛，无氧代谢占比高于正常细胞，酸性代谢产物的积累导致其 pH 要低于正常组织（细胞），利用这种差异可以达到主动释放药物的目的。另外，不同细胞器内 pH 也存在差异，如溶酶体偏酸性，pH 为 4.5～5.5。纳米载体到达特定位置后，响应 pH 的变化释放药物。李菲菲等[87]制备了具有核壳结构的介孔硅纳米颗粒，并利用脂质体修饰，构成了一种对 pH 敏感的药物载体。实验证明这种纳米载体体系不仅使得胞内药物累积量显著提高，而且半数抑制浓度降低，即提高了药物的利用率。何晓晓等[88]构建了聚 A 链/二氧化硅纳米颗粒[Poly(A)/SiNP]作为抗肿瘤药物载体，实验结果证明该载药系统富集于溶酶体，并在低 pH 的作用下释放药物用于治疗肿瘤。Chen 等[89]以天然生物分子三磷酸腺苷为原料，采用快速微波辅助溶剂热法制备了铕掺杂非晶磷酸钙多功能介孔微球，该微球具有高比表面积、高生物相容性、体内外荧光成像等优点，能够响应 pH 变化而释放药物。

3. 光（热）响应

光是一种十分便于调控的条件，利用一定波长的光源作为刺激因素释放药物，是目前一种常见的药物释放方法。通常，红外光的波长较长，穿透生物组织的能力较强，同时也不会产生明显的伤害，是作为刺激光源的合适选择。而光热治疗常指利用纳米载体的光热效应加热肿瘤组织，从而杀死肿瘤细胞的一种治疗手段。Zhang 等[90]利用对温度敏感的聚合物对 Au/SiO$_2$ 纳米颗粒进行表面修饰，并通过静电相互作用装载阿霉素，得到了具有光热治疗和化疗双重作用的药物载体。利用近红外激光照射产生热量和 pH 响应的双重作用，载体释放阿霉素，结果表明肿瘤细胞的阿霉素浓度显著高于正常细胞。同时，激光照射肿瘤细胞内聚集的金纳米颗粒，使肿瘤细胞温度升高并凋亡。类似地，利用片状黑磷纳米片负载阿霉素[91]，载药量高达 950 wt%，除了在低 pH 介质下能够加速药物释放外，在 808 nm 激光照射下可进一步加速药物释放，同时具有光热治疗效果。

4. 磁（热）响应

超顺磁性纳米颗粒在交变磁场中会产生热量，利用这种热效应不仅可以释放药物，而且可以进行热疗，促进肿瘤细胞死亡。Cazares-Cortes 等[80]以热响应性纳米凝胶与 γ-Fe$_2$O$_3$ 纳米颗粒络合组装构建药物载体，并装载抗癌药物阿霉素，外加交变磁场能够使该纳米载药系统产生热量，使得凝胶发生热溶解，促进化疗药物释放；另外，产生的热量能够提升目标位置的温度，造成细胞凋亡。

9.4.3　纳米陶瓷释放体系的生物效应

纳米陶瓷载体增强了药物在靶向位置的富集，能够提高药物利用率，减少药物的使用量，从而降低药物对人体的副作用。同时，由于人们对于纳米陶瓷载体特殊的理化性质及其生物效应并未达到足够了解的程度，难以排除纳米陶瓷载体本身可能具有的潜在危害，如纳米陶瓷载体不能迅速清除，长期积累而出现严重和不可预测的副作用。因此，对于纳米陶瓷载药体系的生物效应，我们应该从积极和消极两个方面进行认识。

1. 积极方面

肿瘤等异常组织明显异于正常组织，肿瘤组织血管内皮细胞之间可能存在孔隙，从而使纳米材料或大分子过量地转移到组织间质中；肿瘤等疾病部位正常的淋巴清除功能大大削弱，因此纳米材料倾向于被保留在这些组织中，这种特性被称为高通透性和滞留效应（enhanced permeability and retention effect，EPR effect）[92, 93]。基于 EPR 效应，纳米载体具有的被动靶向运输能力能够明显改善单纯使用药物的劣势，是纳米载药体系广受关注的主要原因。

9.4.1 节主要介绍了几种常见的载药体系，正是基于 EPR 效应，药物能够靶向运输，并在刺激条件下快速释放，达到有效治疗浓度。相比于常规给药方式，载药体系使得药物被动但优先地富集在靶向位置，这使得药物利用效率大大提高，能够减少药物使用量，从而在一定程度上降低药物自身的毒性。相对于纯粹的小分子药物，纳米颗粒对血压的影响较小，降低了潜在的风险；将药物负载于纳米陶瓷载体，还可以对药物起到保护作用，增加药物稳定性，避免药物失效。另外，某些纳米陶瓷载体材料本身也具有积极的生物效应。例如，CaP 纳米颗粒本身也表现出肿瘤抑制效应，降解产物对机体安全无毒，可作为新骨形成的无机成分，对骨组织形成有促进作用；大多数硅质纳米材料及其降解产物在体内可被吸收，无明显毒性[94]，适量硅成分也具有促成骨作用；磁性氧化铁纳米颗粒本身具有磁热效应，可用于肿瘤治疗。

2. 消极方面

体内安全性是纳米陶瓷载体能够实际临床使用的必要前提，包括短期生物安全性和长期生物安全性。然而，纳米陶瓷载体进入生物体组织后，其与生物系统相互作用的机制与大尺度材料有着明显的差异，人们对其认识也不够充分。纳米材料难免存在一定的消极生物效应，对生物体的安全有潜在的负面影响，这受到了人们的广泛关注[79, 95]。

对于硅质纳米载体，形貌、尺寸、表面特性等物理性质对其生物安全性有影响，目前未探究清楚[79]，对其在体内的清除和降解的观点存在分歧。一方面，硅质纳米载体的释放和溶出特性多在体外进行，而体内外的释放特性可能存在较大差异，需要进一步探究其释放特性和溶解性[94]。另一方面，关于硅质材料是否会在体内长时间蓄积的问题也需要进一步研究。磁性纳米材料则多用铁系和锰系氧化物作为磁性内核，同样面临着降解和清除的问题。铁元素和锰元素是人体微量元素，磁性纳米材料降解后，会不会造成过量而引起中毒，也是可能存在的潜在副作用。另外，Kong 等[96]研究了未经修饰的纳米氧化锌（50 nm）对小鼠肝脏、肾脏、肺、胰腺和胃肠道等组织的长期毒性作用，90 天后测定血液学指标、肝肾功能、氧化和抗氧化状态。实验结果表明，纳米氧化锌对小鼠肝肾功能和抗氧化系统有着明显的影响，引起小鼠贫血和肝肾损伤。同时，他们指出纳米氧化锌的体内氧化应激可能是由羟基自由基造成的。

尽管人们对于纳米材料负面的生物效应十分重视，但是相关研究工作还不够完善，也存在不少争议[97]。正如 9.4.1 节提到的纳米硅质载体的尺寸、成分、形状、比表面积、孔径甚至是表面官能团种类等因素都可能影响纳米陶瓷载体的降解性能和体内代谢情况，纳米陶瓷载体的体内安全性评价非常复杂、烦琐，纳米系统毒性评价的工作仍处于积累和发展阶段，需要进一步建立、完善其研究体系和评价标准。

9.5　纳米陶瓷的抗肿瘤效应

尺寸对于材料性能有着极大的影响，处于纳米尺度的陶瓷材料除了表现出独特的物理化学特性如表面效应、小尺寸效应、极强的表面活性和吸附性等，也会表现出独特的抗肿瘤生物效应，有望作为一种无机纳米药物用于肿瘤的治疗。这里我们主要介绍两种常见的具有抗肿瘤效应的纳米陶瓷：纳米羟基磷灰石和纳米磁性氧化铁。

9.5.1　纳米羟基磷灰石的抗肿瘤效应及其机理

nHA 抗肿瘤效应的研究可以追溯到 20 世纪 90 年代初期。Aoki 等[98]在考察 nHA 负载阿霉素的体外抗肿瘤效应时，发现了 nHA 对照组同样能显著地抑制癌细胞的生长。随后，关于 nHA 体外细胞实验的报道，均不同程度地揭示了 nHA 所具有的抗肿瘤效应，即 nHA 对生物体内各类正常细胞有着良好的生物相容性，但却对多种癌细胞的生长有抑制作用，可引起癌细胞坏死、凋亡。例如，nHA 对骨癌、肝癌、鼻咽癌、食管癌、喉癌细胞的生长均具有抑制作用[99]，对胃癌细胞 MGC-803、骨肉瘤细胞 Os-732 和肝癌细胞 Bel-7402 的抑制率均大于 65%[100]；nHA 粒子可诱导人肝癌 Bel-7402 细胞凋亡[101]，对于卵巢癌细胞株 SKOV3 的生长也具有明显的抑制作用[102]。研究表明，细胞种系、nHA 的粒径、nHA 作用浓度和作用时间等因素对 nHA 的抗肿瘤效果有着重要的影响。

nHA 粒子对正常细胞与癌细胞的影响具有显著差异性，表现出特有的抗肿瘤效应，但是 nHA 粒子抑制肿瘤细胞增殖的机制尚不明确。首先，癌细胞与正常细胞之间存在细胞结构上的差异。相对于正常细胞，癌细胞的细胞膜顶端含有更多的唾液酸残基，基于负电荷的唾液酸残基与 nHA 表面正电荷位点（Ca^{2+}）之间的静电相互作用[103]，癌细胞会对 nHA 表现出更强的结合能力。此外，nHA 通过胞吞作用进入细胞[104, 105]，而癌细胞的内吞活性大于正常细胞。因此，癌细胞内 nHA 粒子含量显著高于正常细胞[102]。这应该是 nHA 粒子对正常细胞影响轻微而表现出抗肿瘤效应的一个重要原因。

细胞活动是一个十分精细且复杂的过程,其任一环节受到破坏,都可能影响生物个体完整和有效的生命活动。目前,nHA 粒子抑制癌细胞的机制研究主要涉及细胞超微结构、遗传因子复制、蛋白质合成以及细胞器活性等,nHA 粒子通过对上述因素的影响使癌细胞各项生命活动受阻,从而起到抑制癌细胞的作用。如图 9.4 所示,从 nHA 本身及其降解产物对于细胞的影响两方面介绍几种常见的 nHA 抑癌机制。

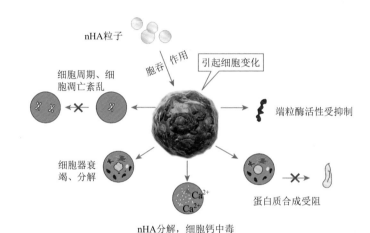

图 9.4 几种常见的 nHA 抑癌机制

1. 引起细胞超微结构的变化

nHA 易与肿瘤细胞的细胞膜结合,通过胞吞被肿瘤细胞摄入胞内。nHA 进入细胞后将导致肿瘤细胞局部超微结构发生明显变化,如胞浆局部水肿,空泡化严重,线粒体变形崩解,内质网扩张;核膜周外间隙扩大,细胞核固缩,染色质凝集,甚至观察到圈状核仁,并伴随凋亡小体的出现,这揭示了 nHA 可能通过引发细胞器功能障碍和细胞内环境失衡,进而抑制肿瘤细胞生长。

2. 影响细胞周期及细胞凋亡

细胞分裂周期主要分为细胞分裂期和细胞分裂间期,其中间期是为整个分裂周期做物质准备的阶段,主要进行 DNA 的复制和相关蛋白质的合成,占整个分裂周期的较长时间。相关研究发现,当 nHA 作用于肿瘤细胞时,可以通过下调 *c-myc* 基因(DNA 合成前期向 DNA 合成期过渡的必要应答基因),上调 *p53* 基因

（DNA 合成前期到 DNA 合成期控制点的重要抑癌基因），使得肿瘤细胞由 DNA 合成前期向 DNA 合成期增殖过渡时受阻，阻断了细胞周期的进展，从而抑制癌细胞增殖。除此之外，nHA 还能激活细胞凋亡通路信号分子，包括上调凋亡执行因子 caspase-3、凋亡起始因子 caspase-8、caspase-9 和 Bax 等，以及下调 B 细胞淋巴瘤-2 基因，进而诱发线粒体介导的凋亡通路。

3. 造成 Ca^{2+} 浓度失稳

Ca^{2+} 对细胞膜保持致密、完整、稳定性具有重要的作用。正常情况下 Ca^{2+} 处于较低水平，稳态浓度的 Ca^{2+} 失稳可激活细胞内 Ca^{2+}/Mg^{2+} 依赖的核酸内切酶，进而降解 DNA，导致细胞凋亡。与此同时，由于肿瘤细胞的病理性病变，细胞表面的 Ca^{2+} 结合蛋白是正常细胞的数倍，导致肿瘤细胞较正常细胞具有更强的钙摄取能力[106]。除此之外，因为肿瘤细胞较正常细胞具有更高的内吞活性，肿瘤细胞较正常细胞会摄入更多的 nHA，nHA 降解后使得细胞内 Ca^{2+} 浓度升高。无论是肿瘤细胞更强的钙摄取能力还是更高的内吞作用，均使得肿瘤细胞内 Ca^{2+} 浓度显著高于正常细胞，从而抑制肿瘤细胞的生长增殖过程。

4. 抑制蛋白质的合成

nHA 入胞后对各个细胞器的功能产生影响。尤其是当其作用于蛋白质合成相关的细胞器时，如核糖体和内质网，会对细胞的生命活动进程产生显著的影响。核糖体作为"蛋白质工厂"，主要由 RNA（rRNA）和蛋白质构成，在细胞生命活动中将按照 mRNA 遗传密码合成蛋白质。Han 等[100]的研究发现，nHA 进入细胞后，与 mRNA 的结合不显著，但对蛋白质表现出高的吸附能力，这表明 nHA 可以与核糖体中蛋白质相互作用，从而阻止核糖体与 mRNA 结合，最终抑制核糖体合成有关蛋白质。同样地，内质网作为人体内另一种重要的与蛋白质合成相关的细胞器，参与着一些分泌性蛋白的合成、分泌、空间折叠、蛋白质糖基化修饰等重要的生理活动过程。武奎[107]在研究 nHA 对肝癌细胞总体蛋白水平和肝癌细胞转铁蛋白受体合成的影响时，发现 nHA 会作用于内质网，影响了肝癌细胞合成相关蛋白，从而抑制了癌细胞的增殖。

5. 影响端粒酶活性

端粒、端粒酶作为肿瘤治疗的新靶点，与肿瘤细胞增殖过程密切相关，受到越来越多的关注。端粒位于染色体的顶端，正常生物体细胞进行细胞分裂时，端粒将程序性地不断缩短。而作为一种基本的核蛋白逆转录酶，端粒酶的作用是将缩短的端粒延长。正常组织细胞中端粒程序性缩短，控制了细胞的增殖能力，而在肿瘤细胞中，端粒酶的高活性使得许多恶性肿瘤无限制生长。因此端粒酶的低水平表达或是抑制肿瘤细胞的形成、增殖的一种机制[108]。唐胜利等[109]的研究表明 nHA 能抑制肿瘤细胞端粒酶基因表达,降低端粒酶活性,从而抑制癌细胞的增殖。

9.5.2 磁性氧化铁的磁热效应与抗肿瘤作用

磁性氧化铁具有良好的化学稳定性、磁响应性及生物相容性,在疾病的治疗方面有很大的应用前景。在临床常用的场强和频率范围内,磁性氧化铁纳米颗粒所产生的热效应显著高于微米级颗粒。在交变磁场作用下,磁性氧化铁纳米颗粒通过磁热效应加热并杀死癌细胞,表现出良好的抗肿瘤效应。

1. 磁热效应

磁热效应是指磁性材料在磁场下温度的变化,即随磁性材料磁化强度的变化而发生的温度变化。一般在绝热条件下,磁化引起温度升高,而退磁后温度下降。铁磁性和顺磁性材料的磁热效应特别大。

在一定场强和频率的交变磁场中,超顺磁性纳米材料的剩余磁场强度和矫顽力几乎为零,不会产生磁滞效应,具有良好的磁热效应。翟明明[110]研究了超顺磁性 γ-Fe_2O_3 纳米颗粒的升温速率与磁场电流大小的关系,结果表明,当纳米颗粒的量一定时,随着磁场电流的增大,升温速率增大,并且最终所达到的温度值越高。韩栋等[111]研究了不同粒径超顺磁性氧化铁纳米颗粒在交变磁场中的磁热效应,在固定频率、磁场强度下,升温速率随着粒径增大和浓度提高而增大,8.7 nm、12.6 nm、15.3 nm 的氧化铁纳米颗粒在 480 s 内的温升最大值分别为 25℃、27℃、35℃。

2. 抗肿瘤作用

向肿瘤部位靶向输入磁性纳米材料,其在交变磁场作用下产生磁热效应,使肿瘤部位温度升高,利用肿瘤细胞与正常细胞的耐热差异性,从而选择性地杀死肿瘤细胞,达到抗肿瘤效果,这种抗肿瘤方法称为磁热疗(MHT),其原理如图 9.5 所示。磁热疗法是治疗肿瘤的一种物理方法。据目前可查资料,Gilchrist 等[112]早在 1957 年就提出了磁热疗,20 世纪 90 年代进行了磁热疗的相关临床试验[113]。目前磁热疗的发展迅速,从刚开始的可以治疗脑胶质瘤逐渐扩展到治疗前列腺癌、食管癌等多种癌症。纳米技术的进步,有效提高了热介质(磁性纳米颗粒)在肿瘤组织中的分布均匀性及在肿瘤细胞内的含量,显著增强了其抗肿瘤效果[114]。

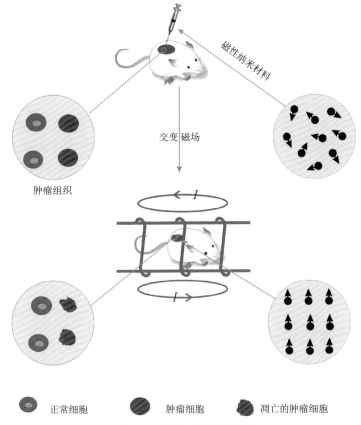

磁性纳米材料

交变磁场

肿瘤组织

I

I

● 正常细胞　　● 肿瘤细胞　　▨ 凋亡的肿瘤细胞

图 9.5　磁热疗原理示意图

磁热疗抗肿瘤的机制主要包括诱导肿瘤细胞凋亡、抑制肿瘤血管再生、增强免疫力以及提高肿瘤细胞热休克蛋白的表达等。磁热疗具有以下优势：①交变磁场对组织的穿透深度无限制，可用于较深度部位的肿瘤治疗；②正常细胞耐热性高于肿瘤细胞，通过温度控制可选择性地杀死肿瘤细胞，实现靶向肿瘤治疗；③磁热疗可以刺激自身的免疫功能，产生"远端效应"[115]。此外，氧化铁磁性纳米颗粒介导磁热疗可通过改变肿瘤相关巨噬细胞表型来增强肿瘤磁热疗效果。例如，杨雨[116]研究了氧化铁磁性纳米颗粒的磁热效应对巨噬细胞调控分化的影响，结果表明涡旋磁氧化铁纳米环介导外磁场产生的磁热效应加强了巨噬细胞的极化，可能对肿瘤磁热疗产生贡献。

由于肿瘤部位微环境的复杂性，单一磁热疗很难取得理想的抗肿瘤效果。目前，将磁热疗与其他肿瘤治疗方法相结合进行联合治疗是临床肿瘤治疗发展的新方式。例如，磁热疗与化疗相结合：磁热效应可增强肿瘤部位血管的通透性，增加肿瘤部位药物的富集，促进药物在肿瘤中的扩散，增加药效，减少药物用量，降低抗癌药物毒副作用，提高化疗效果；磁热疗与放疗相结合：磁热效应可以增强肿瘤细胞对放疗的敏感性并抑制放疗造成的 DNA 损伤，二者联用可以取得协同增效的效果。

9.6 纳米陶瓷示踪成像应用

生物成像技术可实现对生物体组织结构的可视化，对病变部位进行病理分析，为疾病的早期无创诊断和精准治疗提供一种无损检测方法。生物成像方法主要包括 X 射线成像、放射性核素成像、磁共振成像、生物光学成像、超声成像等，生物成像过程中，常常需要借助具有特定功能的成像剂（如荧光性、磁性、放射性、X 射线显影、超声显影）增强信号强度，提高成像分辨率。纳米陶瓷具有良好的物理化学稳定性，通过成分和结构的调控可以赋予其独特的荧光性、磁性、放射性、X 射线显影、超声显影等功能。近年来，纳米陶瓷生物成像剂的研究受到了人们的广泛关注，我们以纳米陶瓷荧光示踪颗粒和磁性纳米示踪成像颗粒为例，对纳米陶瓷生物成像剂的研究进展和医学应用进行概述。

9.6.1 纳米陶瓷荧光示踪颗粒

有机荧光染料、半导体量子点、金属纳米颗粒和稀土掺杂无机纳米荧光材料等[117]是常见的生物荧光标记材料。其中，纳米陶瓷荧光示踪颗粒因具有窄谱、较长的荧光寿命以及稳定的光学性质等优点，在生物成像领域展现出良好的应用前景。纳米陶瓷荧光示踪颗粒主要以纳米陶瓷颗粒为基质，通过吸附包裹有机荧光物质或者稀土离子掺杂来获得荧光成像功能。目前，研究较多的用于生物成像的纳米陶瓷基质材料主要有二氧化硅、磷酸钙、稀土氟化物、稀土氧化物，如表 9.3 所示。

表 9.3　常见纳米陶瓷荧光示踪颗粒

基质	优点	缺点	实例
二氧化硅[118-123]	灵敏度高、生物相容性好、制备工艺简便、表面易于修饰	与有机染料结合时信噪比低，光稳定性差	异硫氰酸荧光素结合介孔二氧化硅壳纳米颗粒、二氧化硅纳米颗粒包覆稀土螯合物
磷酸钙[76, 124-130]	工艺简单、成本较低、量子率高、生物相容性好	团聚问题突出，荧光发光稳定性和强度不易控制	Eu-nHA 粒子、Tb^{3+} 掺杂的 nHA 粒子
稀土氟化物[131-135]	声子能量低、上转换效率较高	工艺难度大，成本高，化学稳定性差，具有潜在生物毒性	$NaYF_4$：Yb, Er 稀土上转换荧光纳米颗粒、Gd^{3+}/Mn^{2+} 掺杂 $NaYbF_4$ 的多功能纳米颗粒
稀土氧化物[136, 137]	物化性质稳定、荧光寿命长、发光纯度及色彩饱和度好	声子能量较高，上转换发光效率较低，具有潜在生物毒性	Y_2O_3：Yb^{3+}/Er^{3+} 纳米颗粒、Gd_2O_3：Tb^{3+} 纳米颗粒

1. 二氧化硅纳米颗粒

二氧化硅纳米颗粒荧光分子探针具有灵敏度高、生物相容性好、制备工艺简便等优点。由于良好的成像性能，该纳米荧光分子探针已在肿瘤细胞的识别与成像等领域展现出良好的应用优势。Huang 等[118]考察了结合异硫氰酸荧光素的 MSN 对间充质干细胞的标记效果。实验表明，在短时间内，MSN 能有效地通过网格蛋白介导的内吞作用进入间充质干细胞内。另外，MSN 在呈现良好发光性能的同时并不会对细胞的增殖和分化产生影响。同样地，刘丹的研究也表明以二氧化硅纳米颗粒包覆钌吡啶为探针可用于间充质干细胞的标记[119]。此外，Santra 等[120]以包裹钌吡啶的二氧化硅纳米颗粒为荧光探针考察其对血液瘤细胞的标记成像效果，成像检测结果表明纳米颗粒具有很高的光稳定性；而利用叶酸修饰二氧化硅荧光纳米颗粒来考察其对人类肺癌细胞的特异性识别成像效果，结果表明其也具有良好的成像性能[121]。不过，由于引入荧光标记物可能带来的一些负面效应也需要格外引起注意，如有机染料本身所具有的斯托克斯位移小、高浓度荧光猝灭、光漂白效应等缺点会导致染料包裹的二氧化硅纳米颗粒面临信噪比低、光稳定性差等问题。

此外，稀土离子结合二氧化硅纳米颗粒作为荧光探针也颇受关注，主要是以稀土螯合物的形式与二氧化硅粒子结合[122]。例如在邓捷等[123]的研究中，采用反相微乳液法，通过稀土螯合物与正硅酸乙酯共同水解缩聚，合成了包覆稀土元素的二氧化硅纳米颗粒。通过改变生色团种类和比例可调控二氧化硅荧光纳米颗粒的激发波长和发射波长，荧光强度随着稀土螯合物加入量的增加而提高，但高生色团浓度聚集导致的猝灭效应使得稀土螯合物的掺入量具有"饱和性"。

2. 磷酸钙基生物荧光探针

磷酸钙是一类钙磷盐体系，包含 HA、磷酸三钙、磷酸八钙等，由于其成分与人骨的无机成分类似，具有优异的生物相容性，因此被广泛应用于生物体组织缺损替代、修复。近年来，基于磷酸钙的纳米荧光探针在生物成像应用方面也展现出一定的应用潜力。

磷酸钙晶体如 HA 晶格中的 Ca^{2+} 易于被稀土离子取代，可以作为荧光成像剂基质材料。基于 nHA 良好的生物相容性、细胞亲和性和生物可降解性，稀土掺杂 nHA 粒子作为生物相容、可降解的荧光探针显示了良好的应用前景。在众多的稀土离子中，Tb^{3+}、Eu^{3+} 是目前研究较多的用于 nHA 掺杂的两种稀土离子，研究工作主要围绕 Tb^{3+}、Eu^{3+} 掺杂量以及添加剂等对稀土掺杂 nHA 的组成、结构、形貌、荧光性能的影响。孙玉绣等[124]采用反相微乳液-水热法制备出 Eu^{3+} 掺杂的 nHA 粒子，主要考察了 Eu^{3+} 掺杂量对 nHA 粒子的组成、结构、荧光性能的影响，结果发现球形的 nHA 的荧光强度强于棒状的 nHA，但 Eu^{3+}-nHA 颗粒存在团聚问题；Huang 等[125]通过水热法制备了 Eu^{3+}-nHA，实验结果表明，产物的晶粒尺寸和长径比与 Eu^{3+}掺杂量成反比，当 Eu^{3+}掺杂量为 7.5 mol%时，产物基本呈球状；Yang 等[126]利用微乳液法制备了 Tb^{3+}、Eu^{3+}掺杂的棒状 nHA，探究了工艺参数对 nHA 的结构、形貌以及荧光特性的影响；鲍志伟[127]通过共沉淀法制备了 Tb^{3+}掺杂的 nHA，实验结果表明，当激发波长为 370 nm 时，Tb^{3+}-nHA 发出绿色荧光，最强峰位于 542 nm 处；陈玉琼[128]探讨了 Tb^{3+}掺杂量（0 mol%～4 mol%）和添加剂对产物性能的影响，优化了 Tb^{3+}-nHA 制备工艺，当 Tb^{3+}掺杂量为 2 mol%时，Tb^{3+}-nHA 表现出最强荧光。He 等[76]采用聚丙烯酸溶胶-凝胶法合成了稀土掺杂磷酸钙纳米晶作为细胞生物显像剂，该方法实现了 Eu^{3+}在 HA 晶体学 Ca（Ⅰ）和 Ca（Ⅱ）位点的掺杂，在可见光激发下纳米晶体呈现稳定而强烈的红色荧光。稀土离子掺杂是获得磷酸钙荧光纳米颗粒的一种可行方式，但是颗粒团聚、荧光强度弱是后续需要重点解决的问题。

除了稀土离子掺杂外，通过吸附、包裹有机荧光物质也是获得磷酸钙纳米荧光颗粒的一种方式。Altinoğlu 等[129]利用磷酸钙纳米颗粒包裹吲哚菁绿，并在其表面修饰羧基及 PEG 基团，用于肿瘤组织的荧光成像。同样地，Barth 等[130]利用磷酸钙纳米颗粒包裹吲哚菁绿，并在其表面分别修饰特异性识别乳腺癌及胰腺癌的抗体，进行乳腺癌及胰腺癌肿瘤成像，取得了良好的成像效果。

3. 稀土氟化物荧光纳米颗粒

稀土氟化物作为纳米荧光粒子基质是随着上转换发光材料的兴起而出现的。上转换发光又称反斯托克斯发光，是指利用长波长光子（即能量较低）激发得到短波长光子（能量较高）的荧光现象，由于独特的发光特性受到众多研究者的青睐。稀土氟化物的声子能量较低，能减少自身非自发辐射弛豫，从而提高上转换发光效率，是一种理想的上转换发光基质材料[131]。可供研究的氟化物基质材料有很多，如 LaF_3、$NaYF_4$、GdF_3、BaF_2 等，其中以 LaF_3、$NaYF_4$ 为荧光基质的研究最为常见[132]。

LaF_3 是常用的上转换和下转换荧光基质材料，具有稳定的光化学性质以及较低的结晶温度，除此之外，LaF_3 晶体的声子能量为 350 cm^{-1}，可有效降低稀土离子能级间的无辐射跃迁概率，从而使得发光材料具有较长的荧光寿命。LaF_3 基荧光材料的制备方法有很多，除了微波辅助法、水热-溶剂热法、热分解法外，利用正电高分子聚合物包覆稀土离子掺杂 LaF_3 纳米颗粒也是一种有效的改性方法[133]。

$NaYF_4$ 作为稀土离子掺杂的基质材料具有良好的光稳定性。毛兰兰等[134]利用热分解法制备了 $NaYF_4$：Yb，Er 上转换荧光纳米颗粒，而后经过表面修饰形成上转换荧光探针用于 DNA 的检测，提高了 DNA 检测的精准性。薛振銮[135]通过水热法合成了

$NaYbF_4$ 中掺杂 Gd^{3+}/Mn^{2+} 的纳米晶，其可用作多模态成像造影剂以及肿瘤探针。

氟化物基质荧光纳米颗粒也存在一定的不足，如制备工艺苛刻，成本高，化学稳定性不足，存在潜在生物毒性等，在一定程度上限制了其在生物成像方面的应用。

4. 稀土氧化物荧光纳米颗粒

与氟化物相比，稀土氧化物基质材料（如 Y_2O_3、La_2O_3、Gd_2O_3、YVO_4 等）的声子能量较高，上转换效率较低，然而其物化稳定性高、荧光寿命长，是一类重要的荧光基质材料。

Y_2O_3 作为一种发光效率很高的稀土氧化物基质材料，声子能量不高，化学稳定性好，多应用于上转换基质材料。梁会娟[136]通过溶胶-凝胶法制备了 Y_2O_3：Yb^{3+}/Er^{3+} 纳米晶，并详细探讨了 Li^+、Zn^{2+} 等离子对 Y_2O_3：Yb^{3+}/Er^{3+} 纳米晶上转换发光增强的机制，结果表明当 Li^+ 的掺杂浓度到达 5 mol% 时，绿光增强到了 25 倍，蓝紫光增强到了 33 倍。并且 Li^+、Zn^{2+} 共同掺杂能使上转换发光的强度得到最大限度的增强。胡燕燕[137]以多元醇法为基础合成了 Gd_2O_3：Tb^{3+} 纳米颗粒，并探究了 Mg^{2+}、Mn^{2+} 等离子及温度对 Gd_2O_3：Tb^{3+} 纳米颗粒发光性能的影响。结果表明，随着 Mg^{2+} 浓度的增加，Gd_2O_3：Tb^{3+} 纳米颗粒的发光性能增强，而随着 Mn^{2+} 浓度增加，Gd_2O_3：Tb^{3+} 纳米颗粒的发光性能有所减弱，同时也表明该 Gd_2O_3：Tb^{3+} 纳米颗粒具有较好的热稳定性，具备在生物成像方面应用的潜力。

9.6.2　磁性纳米示踪成像颗粒

磁性纳米颗粒示踪成像一般分为磁粒子成像（magnetic particle imaging，MPI）和磁共振成像（magnetic resonance imaging，MRI）。MPI 与 MRI 都需要使用示踪剂，常用的示踪剂是铁系和钆系纳米颗粒，此外还有一些其他的磁性纳米颗粒，如磁性羟基磷灰石和锰系纳米颗粒等，如表 9.4 所示。

表 9.4　常用磁性纳米示踪成像颗粒

成像颗粒	优点	缺点	成像方式	实例
铁系[138-144]	具有超顺磁性，其大小和形状可以调控、制备方法简单、比表面积大，可携带多种生物配体	在体内循环时间短，信号强度较低、易产生伪影等导致成像效果不理想，且用量过多会产生铁毒性	MRI MPI	磁性纳米 Fe_3O_4 颗粒；聚乙二醇包裹氧化铁纳米颗粒
钆系[145-147]	具有很强的磁动性，可以加速氢质子的弛豫，缩短氢质子的纵向弛豫时间，具有良好的生物相容性	单一钆离子对氢质子的弛豫贡献不大，呈现出的 MRI 图像信号强度不理想	MRI	钆螯合物纳米颗粒；有机分子包裹氧化钆纳米颗粒；铈掺杂氧化钆纳米颗粒

成像颗粒	优点	缺点	成像方式	实例
磁性羟基磷灰石[148]	兼顾羟基磷灰石的良好生物学性能和纳米氧化铁粒子的超顺磁性	氧化铁改变羟基磷灰石的结构，使其生物学性能有所降低	MRI	磁性羟基氧化铁复合材料
锰系[149]	具有较好的生物相容性	制备困难，弛豫率有待提高	MRI	氧化锰纳米颗粒

1. 铁系纳米颗粒成像

铁系纳米成像颗粒一般是指超顺磁性的氧化铁磁性纳米颗粒（SPIONs），是 MPI 常用的示踪剂。在交变磁场下，SPIONs 表现出非线性磁化响应，通过检测 SPIONs 的浓度分布进行成像。SPIONs 的性质决定了 MPI 的图像质量。要想提升其分辨率，就必须制备出性能更佳的超顺磁性纳米氧化铁颗粒。Ferguson 等[138]合成了聚乙二醇包裹氧化铁的高分散性纳米颗粒，其是能力较优的 MPI 示踪剂之一。孙博等[139]以脂肪间充质干细胞为载体，使用磁性纳米 Fe_3O_4 颗粒作为标记物，通过检测脂肪间充质干细胞的标记率，证明其可以作为脂肪间充质干细胞的标记物，并且研究发现标记率随着标记物浓度的增加而增加。当标记物浓度大于 10 μg/mL 时，标记率可达 80%，当标记物浓度大于 25 μg/mL 时，标记率可达 95% 以上，当浓度继续增加时，标记率无明显差异。

MPI 成像展现出良好的临床应用前景[140]。例如，利用 SPIONs 标记干细胞，可以进行干细胞追踪并进行量化分析[141, 142]；用自体红细胞包裹 SPIONs，可进行血管成像，诊断血栓、内出血、动脉粥样硬化等疾病[143]；利用 MPI 可以对肿瘤的各个阶段进行精确成像，提高肿瘤诊断和治疗效果[144]。

2. 钆系纳米颗粒成像

钆离子独特的 4f 电子层结构可以增强局部磁场的波动，加速氢质子的弛豫，极大限度地减少氢质子的纵向弛豫时间。因此，钆离子是最佳的金属离子造影剂之一[145]。

基于 Gd_2O_3 制备的纳米颗粒具有高磁性粒子密度和高弛豫率。然而钆离子不能在机体中自主降解，所以基于氧化钆制备的纳米颗粒有一定的生物毒性。为了提高其生物相容性，可以在其表面包覆一层有机分子（PEG、DEG 等），在提高生物相容性的同时还可以使颗粒表面存在氨基，增强生物分子之间的连接，可以用于靶向成像[146]。杨川等[147]制得粒径为 5～10 nm 的铕掺杂氧化钆纳米颗粒，探究了磁性和荧光双模态示踪成像效果。小鼠经尾静脉注射约 30 min 后，小鼠移植瘤 MRI 信号强度逐渐增大，表明该纳米颗粒可应用于示踪成像且表现出优良的成像效果。

3. 其他纳米陶瓷颗粒成像

1）磁性羟基磷灰石

磁性羟基磷灰石一般是用钙、磷溶液与可溶性铁盐制备得到的磁性 nHA 复合材料。磁性 nHA 复合材料兼顾羟基磷灰石良好的生物性能和纳米氧化铁粒子的超顺磁性，使得其可作为示踪成像的纳米颗粒。Adamiano 等[148]制备了磁性羟基磷灰石的复合材料，向小鼠体内注射其悬浮液，通过实验发现其成像效果良好，并且由于 HA 良好的生物相容性，其复合材料显著降低了铁毒性。

2）锰系纳米颗粒成像

锰系纳米颗粒与钆系纳米颗粒相同，也是一种 T_1 纳米造影剂。Gd^{3+} 未成对的电子有 7 个，Mn^{2+} 只有 5 个，导致锰系纳米颗粒的弛豫效应不如钆系纳米颗粒。但是锰是生物体中的一种矿物质金属元素，具有较好的生物相容性，因此它是一种较为安全的金属。如何发展一种简单的方法来合成锰系纳米颗粒并提高 T_1 的弛豫效应是其生物成像应用的关键。

Li 等[149]使用聚乙二醇作为溶剂和表面活性剂，用类似多元醇法制备了具有亲水性的氧化锰纳米颗粒。其在 3.0T 时表现出较高的 T_1 弛豫效应，引入氨基修饰的 AS1411 适配体作为靶向分子，通过共价偶联反应与纳米颗粒结合制备的纳米探针可以在体外磁共振下清晰地显示出肾癌细胞。经过静脉注射的纳米探针最终通过肾脏排出体外，这些结果显示了氧化锰纳米颗粒具有作为示踪成像剂的潜力。

（撰稿人：韩颖超　丁自友）

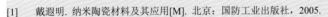

参考文献

[1] 戴遐明. 纳米陶瓷材料及其应用[M]. 北京：国防工业出版社，2005.

[2] 中华人民共和国国家质量监督检验检疫总局，中国国家标准化管理委员会. 纳米科技 术语 第 6 部分：纳米物体表征：GB/T 30544.6—2016[S]. 北京：中国标准出版社，2016.

[3] 中华人民共和国国家质量监督检验检疫总局，中国国家标准化管理委员会. 纳米科技 纳米颗粒尺寸测量 原子力显微术：GB/T 33714—2017[S]. 北京：中国标准出版社，2017.

[4] 中华人民共和国国家质量监督检验检疫总局，中国国家标准化管理委员会. 纳米材料晶粒尺寸及微观应变的测定 X 射线衍射线宽化法：GB/T 23413—2009[S]. 北京：中国标准出版社，2009.

[5] 中华人民共和国国家质量监督检验检疫总局，中国国家标准化管理委员会. 纳米粉末粒度分布的测定 X 射线小角散射法：GB/T 13221—2004[S]. 北京：中国标准出版社，2005.

[6] Pang Y X，Bao X. Influence of temperature，ripening time and calcination on the morphology and crystallinity of hydroxyapatite nanoparticles[J]. Journal of the European Ceramic Society，2003，23（10）：1697-1704.

[7] Rodríguez-Lorenzo L M，Vallet-Regí M. Controlled crystallization of calcium phosphate apatites[J]. Chemistry of Materials，2000，12（8）：2460-2465.

[8] Kumar R，Prakash K H，Cheang P，et al. Temperature driven morphological changes of chemically precipitated hydroxyapatite nanoparticles[J]. Langmuir，2004，20（13）：5196-5200.

[9] Riman R E，Suchanek W L，Byrappa K，et al. Solution synthesis of hydroxyapatite designer particulates[J]. Solid State Ionics Diffusion & Reactions，2002，151（1-4）：393-402.

[10] Jokanović V，Izvonar D，Dramicanin M，et al. Hydrothermal synthesis and nanostructure of carbonated calcium hydroxyapatite[J]. Journal of Materials Science：Materials in Medicine，2006，17（6）：539-546.

[11] Chaudhry A A，Haque S，Kellici S，et al. Instant nano-hydroxyapatite：A continuous and rapid hydrothermal synthesis[J]. Chemical Communications，2006，21：2286-2288.

[12] Wang Y J，Chen J D，Wei K. Surfactant-assisted synthesis of hydroxyapatite particles[J]. Materials Letters，2006，60（27）：3227-3231.

[13] Wang A，Yin H，Liu D，et al. Size-controlled synthesis of hydroxyapatite nanorods in the presence of organic modifiers[J]. Materials Letters，2007，61（10）：2084-2088.

[14] Yang Z，Huang Y，Chen S T，et al. Template synthesis of highly ordered hydroxyapatite nanowire arrays[J]. Journal of Materials Science，2005，40（5）：1121-1125.

[15] Wu Y，Bose S. Nanocrystalline hydroxyapatite：Micelle templated synthesis and characterization[J]. Langmuir，2005，21（8）：3232-3234.

[16] Lim G K，Wang J，Ng S C，et al. Nanosized hydroxyapatite powders from microemulsions and emulsions stabilized by a biodegradable surfactant[J]. Journal of Materials Chemistry，1999，9（7）：1635-1639.

[17] Guo G S，Sun Y X，Wang Z H，et al. Preparation of hydroxyapatite nanoparticles by reverse microemulsion[J]. Ceramics International，2005，31（6）：869-872.

[18] Sun Y X，Guo G S，Wang Z H，et al. Synthesis of single-crystal HAP nanorods[J]. Ceramics International，2006，32（8）：951-954.

[19] Cao L Y，Zhang C B，Huang J F. Synthesis of hydroxyapatite nanoparticles in ultrasonic precipitation[J]. Ceramics International，2005，31（8）：1041-1044.

[20] Xing Q，Zhang X，Wu D，et al. Ultrasound-assisted synthesis and characterization of heparin-coated Eu^{3+}doped hydroxyapatite luminescent nanoparticles[J]. Colloids and Interface Science Communications，2019，29：17-25.

[21] Liu J B，Li K W，Wang H，et al. Rapid formation of hydroxyapatite nanostructures by microwave irradiation[J]. Chemical Physics Letters，2004，396（4-6）：429-432.

[22] Jillavenkatesa A，Hoelzer D T，Condrate R A. An electron microscopy study of the formation of hydroxyapatite through sol-gel processing[J]. Journal of Materials Science，1999，34：4821-4830.

[23] Kuriakose T A，Kalkura S N，Palanichamy M，et al. Synthesis of stoichiometric nano crystalline hydroxyapatite by ethanol-based sol-gel technique at low temperature[J]. Journal of Crystal Growth，2004，263（1-4）：517-523.

[24] Feng W，Li M S，Lu Y P，et al. A simple sol-gel technique for preparing hydroxyapatite nanopowders[J]. Orthopaedil Biomechanics Maternials & Clinical Study，2005，59（8-9）：916-919.

[25] Bigi A，Boanini E，Rubini K. Hydroxyapatite gels and nanocrystals prepared through a sol-gel process[J]. Journal of Solid State Chemistry，2004，177（9）：3092-3098.

[26] Han Y C，Li S P，Wang X Y，et al. Synthesis and sintering of nanocrystalline hydroxyapatite powders by citric acid sol-gel combustion method[J]. Materials Research Bulletin，2004，39（1）：25-32.

[27] Wang Y J，Chen L，Wei K，et al. Influence of temperature，ripening time，and cosurfactant on solvothermal synthesis of calcium phosphate nanobelts[J]. Materials Letters，2005，59（8-9）：1098-1104.

[28] Lin K，Chang J，Cheng R，et al. Hydrothermal microemulsion synthesis of stoichiometric single crystal

hydroxyapatite nanorods with mono-dispersion and narrow-size distribution[J]. Materials Letters，2007，61（8-9）：1683-1687.

[29]　Sun Y X，Guo G S，Tao D L，et al. Reverse microemulsion-directed synthesis of hydroxyapatite nanoparticles under hydrothermal conditions[J]. Journal of Physics and Chemistry of Solids，2007，68（3）：373-377.

[30]　Han J K，Song H Y，Saito F，et al. Synthesis of high purity nano-sized hydroxyapatite powder by microwave-hydrothermal method[J]. Materials Chemistry & Physics，2006，99（2-3）：235-239.

[31]　Cai Z W，Wang X Y，Zhang Z R，et al. Large-scale and fast synthesis of nano-hydroxyapatite powder by a microwave-hydrothermal method[J]. RSC Advances，2019，9（24）：13623-13630.

[32]　Yeong K C B，Wang J，Ng S C，Mechanochemical synthesis of nanocrystalline hydroxyapatite from CaO and $CaHPO_4$[J]. Biomaterials，2001，22（20）：2705-2712.

[33]　Coreño A J，Coreño A O，Cruz R J J，et al. Mechanochemical synthesis of nanocrystalline carbonate-substituted hydroxyapatite[J]. Optical Materials，2005，27（7）：1281-1285.

[34]　Nakamura S，Isobe T，Senna M. Hydroxyapatite nano sol prepared via a mechanochemical route[J]. Journal of Nanoparticle Research，2001，3：57-61.

[35]　方敏，段学臣. 空气氧化法制备纳米氧化铁黄[J]. 中国粉体技术，2006，（5）：37-39.

[36]　李艳玲. 纳米氧化铁的制备及其性能表征[D]. 青岛：中国海洋大学，2004.

[37]　黄仁和，高登征，刘世忠. 生产氧化铁黄工艺改进研究[J]. 化学世界，1996，（7）：352-354.

[38]　钟红梅，侯德顺. 纳米氧化铁的制备研究[J]. 企业家天地，2013，（11）：86-87.

[39]　严新，朱雪梅，吴俊方，等. 均匀 α-氧化铁纳米粒子的制备及表征[J]. 盐城工学院学报（自然科学版），2002，（2）：50-52.

[40]　Iijima M，Yonemochi Y，Tsukada M，et al. Microstructure control of iron hydroxide nanoparticles using surfactants with different molecular structures[J]. Journal of Colloid & Interface Science，2006，298（1）：202-208.

[41]　钭启升，张辉，邬剑波，等. 氧化铁和羟基氧化铁纳米结构的水热法制备及其表征[J]. 无机材料学报，2007，（2）：23-28.

[42]　杜庆波. 氧化铁纳米材料的制备、表征及磁性研究[J]. 硅酸盐通报，2016，35（9）：2922-2924.

[43]　Ristić M M，Ivana M，Musić S，Forced hydrolysis of $FeCl_3$ solutions in the presence of sodium dextran sulphate[J]. Colloid & Polymer Science，2018，297：177-182.

[44]　邱春喜，姜继森，赵振杰，等. 固相法制备 α-Fe_2O_3 纳米粒子[J]. 无机材料学报，2001，16（5）：957-960.

[45]　严新. 固相法制备氧化铁纳米粒子[J]. 盐城工学院学报（自然科学版），2002，（4）：27-29.

[46]　蔺恩惠，李新勇，郭跃华，等. 激光气相合成氧化铁超细粉[J]. 无机材料学报，1996，（1）：157-161.

[47]　Xia L，Lin K，Jiang X，et al. Enhanced osteogenesis through nano-structured surface design of macroporous hydroxyapatite bioceramic scaffolds via activation of ERK and p38 MAPK signaling pathways[J]. Journal of Materials Chemistry B，2013，1（40）：5403-5416.

[48]　da Silva O G，Alves M M，Dos Santos I M G，et al. Mesoporous calcium phosphate using casein as a template：Application to bovine serum albumin sorption[J]. Colloids and Surfaces B：Biointerfaces，2017，158：480-487.

[49]　甘琪. 介孔氧化硅基纳米输送体系的构建及其在骨修复材料中的应用[D]. 上海：华东理工大学，2012.

[50]　Wu M，Meng Q，Chen Y，et al. Large pore-sized hollow mesoporous organosilica for redox-responsive gene delivery and synergistic cancer chemotherapy[J]. Advanced Materials，2016，28（10）：1963-1969.

[51]　肖东琴，匙峰，姚宁，等. 模板法制备羟基磷灰石纳米结构微球及其机制探讨[J]. 生物化学与生物物理进展，2013，40（10）：935-947.

[52]　Liu J K，Wu Q S，Ding Y P. Self-assembly and fluorescent modification of hydroxyapatite nanoribbon

spherulites[J]. European Journal of Inorganic Chemistry，2005，20：4145-4149.

[53] 宋晶晶，陈波，林开利. 核壳结构羟基磷灰石/介孔二氧化硅纳米颗粒的制备及其药物释放研究[J]. 无机材料学报，2018，33：40-45.

[54] Xiao X，Zheng X，Liu R，et al. *N*-Lauroyl sarcosine sodium salt mediated formation of hydroxyapatite microspheres via a hydrothermal route[J]. Materials Chemistry and Physics，2012，135（1）：32-37.

[55] 王丹丹. O/W 微乳液模板法制备介孔 SiO₂ 及其应用研究[D]. 济南：齐鲁工业大学，2017.

[56] Chen Z，Wang F，Zhang H，et al. Synthesis of uniform hollow TiO₂ and SiO₂ microspheres via a freezing assisted reverse microemulsion-templated sol-gel method[J]. Materials Letters，2015，151（15）：16-19.

[57] Zarkesh I，Ghanian M H，Azami M，et al. Facile synthesis of biphasic calcium phosphate microspheres with engineered surface topography for controlled delivery of drugs and proteins[J]. Colloids and Surfaces B：Biointerfaces，2017，157：223-232.

[58] Xiao D Q，Zhou X，Li H，et al. Fabrication of hollow hydroxyapatite particles assisted by small organic molecule and effect of microstructure on protein adsorption[J]. Journal of the European Ceramic Society，2015，35（6）：1971-1978.

[59] 吕庆荣，方庆清，刘艳美，等. 纳米结构四氧化三铁空心微球的合成及磁性研究[J]. 人工晶体学报，2010，（3）：104-107.

[60] Maji S，Agarwal T，Das J，et al. Development of gelatin/carboxymethyl chitosan/nano-hydroxyapatite composite 3D macroporous scaffold for bone tissue engineering applications[J]. Carbohydrate Polymers，2018，189：115-125.

[61] Chen X，Yang B，Qi C，et al. DNA-templated microwave-hydrothermal synthesis of nanostructured hydroxyapatite for storing and sustained release of an antibacterial protein[J]. Dalton Transactions：An International Journal of Inorganic，2016，45（4）：1648-1656.

[62] Qi Y，Shen J，Jiang Q，et al. The morphology control of hydroxyapatite microsphere at high pH values by hydrothermal method[J]. Advanced Powder Technology，2015，26（4）：1041-1046.

[63] Yang L X，Yin J J，Wang L L，et al. Hydrothermal synthesis of hierarchical hydroxyapatite：Preparation，growth mechanism and drug release property[J]. Ceramics International，2012，38（1）：495-502.

[64] 郭莹，戎宇鑫，刘清泉，等. 壳聚糖包覆介孔二氧化硅纳米微球的制备及其对铜离子的吸附[J]. 福建师范大学学报：自然科学版，2019，（6）：46-50.

[65] 陈杰，姜海峰，马明硕，等. 介孔二氧化硅花球的制备及药物缓释性能研究[J]. 化工技术与开发，2019，48（12）：1-4，16.

[66] 黄连根，郑玉婴. 树枝状介孔二氧化硅的制备及其负载纳米银的抗菌性[J]. 材料工程，2018，46（10）：135-141.

[67] 汤睿，张昭，杨晓娇，等. 溶剂热合成分级叶片簇状纳米氧化铝[J]. 无机化学学报，2011，27（2）：251-258.

[68] 徐吉良，张健，汪长安. 溶剂热法制备单分散良好的纳米四氧化三铁微球和表征[J]. 陶瓷学报，2018，39（2）：149-153.

[69] Li Y，Liu J C，Lian X X，et al. Morphology，photoluminescence and gas sensing of Ce-doped ZnO microspheres[J]. Transactions of Nonferrous Metals Society of China，2015，25（11）：3657-3663.

[70] Huang D，He B，Mi P. Calcium phosphate nanocarriers for drug delivery to tumors：Imaging，therapy and theranostics[J]. Biomaterials Science，2019，7（10）：3942-3960.

[71] Wang H，Li S，Zhang L，et al. Tunable fabrication of folic acid-Au@poly(acrylic acid)/mesoporous calcium phosphate Janus nanoparticles for CT imaging and active-targeted chemotherapy of cancer cells[J]. Nanoscale，2017，9（38）：14322-14326.

[72] Han Y C，Wang X Y，Li S P. Biocompatible europium doped hydroxyapatite nanoparticles as a biological fluorescent probe[J]. Current Nanoscience，2010，6：178-183.

[73] Han Y C，Wang X Y，Dai H L，et al. Synthesis and luminescence of Eu^{3+} doped hydroxyapatite nanocrystallines：Effects of calcinations and Eu^{3+} content[J]. Journal of Luminescence，2013，135：281-287.

[74] Harshani P T S，Han Y C，Lu X F，et al. Rare earth doped apatite nanomaterials for biological application[J]. Journal of Nanomaterials，2015，2015：705390.

[75] Xie Y，Perera T S H，Li F，et al. Quantitative detection method of hydroxyapatite nanoparticles based on Eu^{3+} fluorescent labeling *in vitro* and *in vivo*[J]. ACS Applied Materials & Interfaces，2015，7（43）：23819-23823.

[76] He W，Xie Y，Xing Q，et al. Sol-gel synthesis of biocompatible Eu^{3+}/Gd^{3+} co-doped calcium phosphate nanocrystals for cell bioimaging[J]. Journal of Luminescence，2017，192：902-909.

[77] Xu Y，An L，Chen L，et al. A facile chemical route to synthesize Zn doped hydroxyapatite nanorods for protein drug delivery[J]. Materials Chemistry & Physics，2018，214：359-363.

[78] Chen L L，Chen K，Cao J，et al. Effect of Tb/Mg doping on composition and physical properties of hydroxyapatite nanoparticles for gene vector application[J]. Transactions of Nonferrous Metals Society of China，2018，28：125-136.

[79] Croissant J G，Fatieiev Y，Khashab N M，Degradability and clearance of silicon，organosilica，silsesquioxane，silica mixed oxide，and mesoporous silica nanoparticles[J]. Advanced Materials，2017，29：1604634.

[80] Cazares-Cortes E，Espinosa A，Guigner J M，et al. Doxorubicin intracellular remote release from biocompatible oligo（ethylene glycol）methyl ether methacrylate-based magnetic nanogels triggered by magnetic hyperthermia[J]. ACS Applied Materials & Interfaces，2017，9（31）：25775-25788.

[81] Zarrin A，Sadighian S，Rostamizadeh K，et al. Design，preparation，and *in vitro* characterization of a trimodally-targeted nanomagnetic onco-theranostic system for cancer diagnosis and therapy[J]. International Journal of Pharmaceutics，2015，500（1-2）：62-76.

[82] Thorat N D，Bohara R A，Noor M R，et al. Effective cancer theranostics with polymer encapsulated superparamagnetic nanoparticles：Combined effects of magnetic hyperthermia and controlled drug release[J]. ACS Biomaterials Science & Engineering，2017，3（7）：1332-1340.

[83] Bernardos A，Mondrago N L，Aznar E，et al. Enzyme-responsive intracellular controlled release using nanometric silica mesoporous supports capped with "saccharides"[J]. ACS Nano，2010，4（11）：6353-6368.

[84] Cristina D L T，Mondragón L，Coll C，et al. Cathepsin-B induced controlled release from peptide-capped mesoporous silica nanoparticles[J]. Chemistry，2014，20（47）：15309-15314.

[85] Mondragón L，Mas N，Ferragud V，et al. Enzyme-responsive intracellular-controlled release using silica mesoporous nanoparticles capped with ε-poly-L-lysine[J]. Chemistry，2014，20（18）：5271-5281.

[86] Jia X，Zhang Y，Zou Y，et al. Dual intratumoral redox/enzyme-responsive NO-releasing nanomedicine for the specific，high-efficacy，and low-toxic cancer therapy[J]. Advanced Materials，2018，30（30）：1704490.

[87] 李菲菲，张馨欣，郭仕艳，等. pH 敏感性的脂质-介孔硅核/壳纳米粒作为抗肿瘤药物新型载体的初步研究[J]. 药学学报，2013，48（2）：291-297.

[88] 何晓晓，陈素叶，陈冕，等. 基于 Poly(A)/二氧化硅纳米颗粒的 pH 可控释放抗肿瘤药物载体[J]. 科学通报，2014，59（2）：181-187.

[89] Chen F，Huang P，Qi C，et al. Multifunctional biodegradable mesoporous microspheres of Eu^{3+}-doped amorphous calcium phosphate：Microwave-assisted preparation，pH-sensitive drug release，and bioimaging application[J]. Journal of Materials Chemistry B，2014，2（41）：7132-7140.

[90] Zhang Z, Jing W, Xin N, et al. Near infrared laser-induced targeted cancer therapy using thermoresponsive polymer encapsulated gold nanorods[J]. Journal of the American Chemical Society, 2014, 136 (20): 7317-7326.

[91] Chen W, Ouyang J, Liu H, et al. Black phosphorus nanosheet-based drug delivery system for synergistic photodynamic/photothermal/chemotherapy of cancer[J]. Advanced Materials, 2017, 29 (5): 1603864.

[92] 邓广, 王熙游, 周治国, 等. 纳米载体及其药物释放[J]. 上海师范大学学报 (自然科学版), 2017, 46 (6): 780-788.

[93] Smith B R, Gambhir S S. Nanomaterials for *in vivo* imaging[J]. Chemical Reviews, 2017, 117 (3): 901-986.

[94] Tushar K, Steven J P M, Makar S, et al. Porous silicon for drug delivery applications and theranostics: Recent advances, critical review and perspectives[J]. Expert Opinion on Drug Delivery, 2017, 14 (12): 1407-1422.

[95] Zhao Y. Crossroads of nanosafety and their biological effects[J]. Toxicology Letters, 2010, 196: S4-S5.

[96] Kong T, Zhang S H, Zhang C, et al. Long-term effects of unmodified 50 nm ZnO in mice[J]. Biological Trace Element Research, 2019, 189 (2): 478-489.

[97] Donaldson K, Poland C A. Nanotoxicity: Challenging the myth of nano-specific toxicity[J]. Current Opinion in Biotechnology, 2013, 24 (4): 724-734.

[98] Aoki H, Ohgaki M, Kano S, et al. Effects of Adriacin-absorbing hydroxyapatite-sol on Ca-9 cell growth[J]. Reports of the Institute for Medical and Dental Engineering, 1993, 27: 39-44.

[99] Li G, Huang J, Li Y, et al. *In vitro* study on influence of a discrete nano-hydroxyapatite on leukemia P388 cell behavior[J]. Biomedical Materials and Engineering, 2007, 17 (5): 321-327.

[100] Han Y C, Li S P, Cao X Y, et al. Different inhibitory effect and mechanism of hydroxyapatite nanoparticles on normal cells and cancer cells *in vitro* and *in vivo*[J]. Scientific Reports, 2014, 4: 7134.

[101] 曹献英, 李世普, 任卫, 等. 纳米羟基磷灰石的表征及其对肝癌抑制作用的研究[J]. 硅酸盐通报, 2003, 22 (4): 21-24.

[102] 韩丽丽, 张慧慧, 马慧芳, 等. 纳米羟基磷灰石对卵巢癌细胞株的抑制作用研究[J]. 新医学, 2017, (11): 29-32.

[103] Han Y C, Wang X Y, Dai H L, et al. Nanosize and surface charge effects of hydroxyapatite nanoparticles on red blood cell suspensions[J]. ACS Applied Materials & Interfaces, 2012, 4 (9): 4616-4622.

[104] Bauer I W, Li S P, Han Y C, et al. Internalization of hydroxyapatite nanoparticles in liver cancer cells[J]. Journal of Materials Science: Materials in Medicine, 2008, 19 (3): 1091-1095.

[105] 陈雪宁, 王璟, 张兴栋. 纳米羟基磷灰石作为新型抗癌药物的应用前景[J]. 科学家, 2016, 4 (13): 13-14.

[106] Li Y, Shi H S, Li G, Current application of hydroxyapatite nanoparticles in tumor field[J]. Journal of Clinical Rehabilitative Tissue Engineering Research, 2008, 12 (32): 6393-6396.

[107] 武奎. 纳米羟基磷灰石对肝癌细胞蛋白质合成的抑制作用[D]. 武汉: 武汉理工大学, 2010.

[108] Qi Z T, Cao X Y, Han Y C, et al. The effect of nano apatite on the expression of telomerase gene of human hepatocarcinoma[J]. Journal of Wuhan University of Technology, 2004.

[109] 唐胜利, 刘志苏, 艾中立, 等. 羟基磷灰石纳米粒子诱导人肝癌细胞凋亡的研究[J]. 中华实验外科杂志, 2004, 11 (10): 1269-1269.

[110] 翟明明. 超顺磁纳米 γ-Fe$_2$O$_3$ 材料的磁热特性研究[D]. 西安: 第四军医大学, 2013.

[111] 韩栋, 张宝林, 苏礼超, 等. 不同粒径超顺磁性氧化铁纳米粒子的合成及其在交变磁场中的磁热效应[J]. 材料工程, 2019, 47 (4): 88-94.

[112] Gilchrist R K, Medal R, Shorey W D, et al. Selective inductive heating of lymph nodes[J]. Annals of Surgery, 1957, 146 (4): 596-606.

[113] Kobayashi T，Kida Y，Tanaka T，et al. Interstitial hyperthermia of malignant brain-tumors by implant heating-system-clinical-experience[J]. Journal of Neuro-oncol Oncology，1991，10（2）：153-163.

[114] Chatterjee D K，Diagaradjane P，Krishnan S. Nanoparticle-mediated hyperthermia in cancer therapy[J]. Therapeutic Delivery，2011，2（8）：1001-1014.

[115] 高飞，张廷斌，张欢，等. 磁场响应的纳米材料与磁热效应生物医学应用[J]. 生命的化学，2019，39（5）：903-916.

[116] 杨雨. 氧化铁纳米材料的磁热效应调控巨噬细胞分化及其乳腺癌治疗研究[D]. 西安：西北大学，2019.

[117] 边伟. 铕掺杂纳米羟基磷灰石的制备及其表征[D]. 海口：海南大学，2008.

[118] Huang D M，Hung Y，Ko B S，et al. Highly efficient cellular labeling of mesoporous nanoparticles in human mesenchymal stem cells：Implication for stem cell tracking[J]. FASEB Journal：Official Publication of the Federation of American Societies for Experimental Biology，2005，19（14）：2014-2016.

[119] 刘丹. 二氧化硅纳米颗粒应用于干细胞增殖、分化及体内示踪研究[D]. 长沙：湖南大学，2010.

[120] Santra S，Wang K，Tapec R，et al. Development of novel dye-doped silica nanoparticles for biomarker application[J]. Journal of Biomedical Optics，2001，6（2）：160-166.

[121] Santra S，Liesenfeld B，Dutta D，et al. Folate conjugated fluorescent silica nanoparticles for labeling neoplastic cells[J]. Journal of Nanoscience & Nanotechnology，2005，5（6）：899-904.

[122] Duarte A P，Mauline L L，Gressier M，et al. Organosilylated complex[Eu(TTA)$_3$(Bpy-Si)]：A bifunctional moiety for the engeenering of luminescent silica-based nanoparticles for bioimaging[J]. Langmuir，2013，29（19）：5878-5888.

[123] 邓捷，李海峰，刘燕，等. Eu^{3+}，Tb^{3+}掺杂荧光二氧化硅纳米粒子的合成及其结构、成分和荧光性质的调控[J]. 无机化学学报，2019，（3）：393-402.

[124] 孙玉绣，王正云，方春林，等. Eu^{3+}掺杂纳米羟基磷灰石生物荧光探针的制备、性能与表征[J]. 化学通报，2011，74（6）：450-453.

[125] Huang S，Zhu J，Zhou K，Effects of Eu^{3+}ions on the morphology and luminescence properties of hydroxyapatite nanoparticles synthesized by one-step hydrothermal method[J]. Materials Research Bulletin，2012，47（1）：24-28.

[126] Yang C，Yang P P，Wang W X，et al. Solvothermal synthesis and characterization of Ln(Eu^{3+}，Tb^{3+}) doped hydroxyapatite[J]. Journal of Colloid & Interface Science，2008，328（1）：203-210.

[127] 鲍志伟. 磁性荣耀羟基磷灰石纳米材料的制备与表征[D]. 青岛：青岛科技大学，2011.

[128] 陈玉琼. Tb^{3+}掺杂纳米羟基磷灰石生物荧光探针材料的研究[D]. 南昌：江西科技师范大学，2015.

[129] Altınoğlu E I，Russin T J，Kaiser J M，et al. Near-infrared emitting fluorophore-doped calcium phosphate nanoparticles for *in vivo* imaging of human breast cancer[J]. ACS Nano，2008，2（10）：2075-2084.

[130] Barth B M，Sharma R，Lu A N，et al. Bioconjugation of calcium phosphosilicate composite nanoparticles for selective targeting of human breast cancers *in vivo*[J]. ACS Nano，2010，4（3）：1279-1287.

[131] Zhou C J，Yang Z L，Dong W，et al. Bioimaging and toxicity assessments of near-infrared upconversion luminescent NaYF4：Yb, Tm nanocrystals[J]. Biomaterials，2011，32（34）：9059-9067.

[132] 杨艺. 稀土离子掺杂氟化镧纳米材料的制备及其发光性能的研究[D]. 南昌：南昌大学，2015.

[133] 王士国. 荧光探针的制备及生物成像应用[D]. 北京：北京化工大学，2016.

[134] 毛兰兰，张立明，邓燕，等. 基于 NaYF4：Yb, Er 上转换荧光纳米颗粒精准检测 DNA[J]. 无机化学学报，2016，32（12）：2095-2101.

[135] 薛振銮. 多功能稀土氟化物/Bi$_2$S$_3$纳米材料的可控合成，性能调控及生物应用研究[D]. 长沙：湖南师范大学，2017.

[136] 梁会娟. 稀土掺杂氧化物和氟化物的上转换荧光增强以及光谱研究[D]. 哈尔滨：哈尔滨工业大学，2011.

[137] 胡燕燕. 稀土氧化物纳米材料的制备及其生物应用研究[D]. 长沙：湖南师范大学，2019.

[138] Ferguson R M，Khandhar A P，Kemp S J，et al. Magnetic particle imaging with tailored iron oxide nanoparticle tracers[J]. IEEE Transactions on Medical Imaging，2015，34（5）：1077-1084.

[139] 孙博，董越，刘晶. 自合成超顺磁性纳米颗粒标记脂肪间充质干细胞的体外 MR 示踪研究[J]. 中国临床医学影响杂志，2016，27（6）：385-389.

[140] Peng P，Long L L，Bryan S. 磁粒子成像的发展与临床应用前景[J]. 中华放射学杂志，2019，53（5）：426-430.

[141] Bulte J W M，Walczak P，Janowski M，et al，Quantitative "hot spot" imaging of transplanted stem cells using superparamagnetic tracers and magnetic particle imaging（MPI）[J]. Tomography，2015，1（2）：91-97.

[142] Zheng B，von See M P，Yu E，et al. Quantitative magnetic particle imaging monitors the transplantation，biodistribution，and clearance of stem cells in vivo[J]. Theranostics，2016，6（3）：291-301.

[143] Rahmer J，Antonelli A，Sfara C，et al. Nanoparticle encapsulation in red blood cells enables blood-pool magnetic particle imaging hours after injection[J]. Physics in Medicine & Biology，2013，58（12）：3965-3977.

[144] Arami H，Teeman E，Troska A，et al. Tomographic magnetic particle imaging of cancer targeted nanoparticles[J]. Nanoscale，2017，9（47）：18723-18730.

[145] 许琳. 氧化钆团簇的结构演化和电磁性质的研究[D]. 重庆：西南大学，2013.

[146] 胡燕燕，杨春林，乔慧娜，等. 钆基稀土纳米颗粒的制备及应用研究进展[J]. 材料导报，2019，（13）：2243-2251.

[147] 杨川，万雨，冯英，等. 铕掺杂氧化钆纳米颗粒的核磁共振成像与荧光标记应用探究[J]. 解剖学研究，2013，35（5）：364-367 + 379.

[148] Adamiano A，Iafisco M，Sandri M，et al. On the use of superparamagnetic hydroxyapatite nanoparticles as an agent for magnetic and nuclear in vivo imaging[J]. Acta Biomaterialia，2018，73：458-469.

[149] Li J，Wu C，Hou P，et al. One-pot preparation of hydrophilic manganese oxide nanoparticles as T_1 nano-contrast agent for molecular magnetic resonance imaging of renal carcinoma in vitro and in vivo[J]. Biosensors & Bioelectronics，2018，102：1-8.

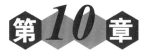

携带药物缓释体系的生物医用陶瓷

10.1　骨组织再生修复

10.1.1　骨组织再生修复的生物过程

设计一种理想的骨替代生物材料，首先需要充分了解骨组织的再生过程。骨的形成也称骨化或成骨，其发生方式主要有膜内成骨和软骨内成骨两种形式（图10.1）。二者的区别在于膜性骨形成过程中无需软骨原基的参与，而是首先在即将成骨部位出现一层富含血管的胚胎性结缔组织膜，间充质干细胞在膜中聚集并分化成骨原细胞，其中部分骨原细胞进一步分化为成熟的成骨细胞并分泌大量的胶原纤维和无定形基质，有机质钙化继而形成骨质，即骨化中心。然后，骨化过程以一个或者多个这样的骨化中心向周围不断扩展。最初形成的骨组织呈针状，即初级骨小梁，然后连接成网状，构成初级骨松质，其外的间充质干细胞分化为骨膜。此后，骨进一步生长并通过内部改建最终成型。软骨内成骨是通过间充质干细胞首先分化为成骨原细胞，进而再分化为软骨细胞并分泌基质形成透明软骨组织，周围的间充质干细胞分化为软骨膜，此形态被称为软骨雏形。在这种软骨原基中心，软骨细胞趋于肥大化，使其周围基质迅速钙化。随后，破骨细胞溶解吸收钙化的软骨基质，形成大量隧道样的腔隙。同时，骨原细胞分化为成骨细胞，并在残留的钙化软骨表面形成类骨质，继而钙化为骨质形成初级的骨化中心。在破骨细胞和成骨细胞的不断作用下，骨化区域不断扩大，最终软骨雏形全部被松质骨取代，从而完成骨骼的发育。

10.1.2　骨组织再生修复过程中的生物活性因子

小段骨缺损在整个生命过程中都能保持自发修复的独特能力，该愈合过程可以作为骨组织工程的路线图。骨组织的修复、重建是一系列生物活性因子参与协

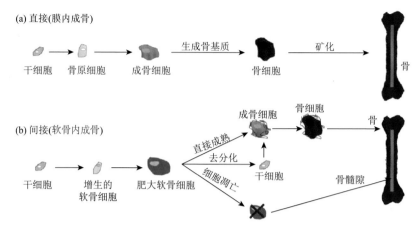

图 10.1　骨形成的两种机制[1]

同调控的有序生物过程。如图 10.2 所示，骨再生过程可被划分成彼此重叠的四个阶段：炎症阶段、软骨痂形成（伴随血管化）、骨痂矿化/吸收和骨的重塑，不同生物活性因子在各个阶段发挥关键作用[2]。

1. 炎症阶段

骨折发生初期，骨缺损周围软组织和血管受损，并伴随急性炎症的出现。在炎症阶段早期，血小板和巨噬细胞分泌一系列的炎症因子，包括白细胞介素-1（IL-1）、白细胞介素-6（IL-6）、肿瘤坏死因子-α（TNF-α）、巨噬细胞集落刺激因子-1（M-CSF-1）、血小板衍生生长因子（PDGF）、转化生长因子-β（TGF-β）[3, 4]。急性炎症在骨损伤 24 h 后达到峰值，并在 7 天后消退[5]。生物分子在此过程中能有效调节骨组织的形成。例如，TNF-α 能募集大量的肌肉衍生基质细胞，并诱导这些基质细胞向成骨方向分化，加快新骨的形成[6]。

2. 软骨痂形成阶段

软骨痂的形成发生在炎症阶段的后期，主要通过干细胞或祖细胞（统称为MSCs）的增殖、分化，形成力学性质不稳定的纤维结缔组织或肉芽组织。该过程中，一些生物分子能在缺损部位募集大量的 MSCs，同时诱导 MSCs 分化成不同的组织。例如，基质细胞衍生因子-1（SDF-1）和它的蛋白偶联受体能调节 MSCs在创伤部位的集聚活动[7, 8]。另外，由血小板和骨原细胞分泌的 PDGF 能促进MSCs 和成纤维细胞的增殖和迁移[9]。此外，TGF-β、PDGF、FGF、IGF 和生长分化因子-5（GDF-5）共同调控 MSCs 的分化和骨基质的形成[5, 10, 11]。

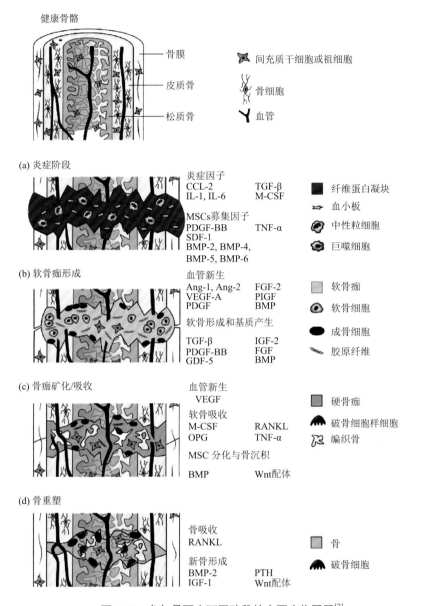

图 10.2　参与骨再生不同阶段的主要生物因子[2]

3. 血管化

在软骨痂形成阶段伴随大量血管的重建。血管化是新骨成功构建的关键，为骨组织内细胞提供必要的营养成分。细胞分泌的促血管生成因子，包括血管内皮生长因子（VEGF）、胎盘生长因子（PlGF）、成纤维细胞生长因子-2（FGF-2）、

PDGF 和 BMP，能调控软骨痂中血管的生成[9, 12-14]。例如，FGF-2 不仅能刺激间充质祖细胞和成骨细胞的增殖及分化，也能诱导血管生成[15]。特别是 VEGF 对调控新血管的再生起到关键作用[16]。另外，在血管化的过程中，生长因子的联用能加快血管的形成。有文献报道 BMP 和 VEGF 联合使用能协同促进血管的生成[13, 16]。

4. 骨痂矿化/吸收和骨的重塑

血管化后，软骨痂被细胞吸收，形成硬骨痂组织[4]。这个过程由一系列生物分子共同调控完成，如骨保护素（OPG）、TNF-α、M-CSF 等[10, 18]。同时，成骨细胞、骨细胞和肥大软骨细胞分泌的 BMP-2、BMP-3、BMP-4、BMP-5、BMP-6、BMP-7、BMP-8 共同诱导 MSCs 向成骨细胞分化，在肉芽组织和结缔组织空隙部位形成新骨组织[19]。最后为骨的重塑阶段，该过程可以持续数年。具体表现为：硬骨痂组织再度被吸收，最终形成力学性能稳定的中心，其具有骨髓腔的层状骨结构。重塑阶段是破骨细胞吸收临时编织骨、骨细胞沉积板层骨的动态平衡过程。其中，成骨细胞和间充质干细胞内表达的 NF-κB 受体激活蛋白配体（RANKL）参与调控骨痂吸收过程[20]，BMP-2 参与诱导层状骨的形成[21]。由于骨损伤涉及全身生理反应，一些激素，如甲状旁腺激素（PTH）、生长激素、类固醇、降钙素和维生素 D，也参与骨代谢的调节[22]。

10.1.3　生物陶瓷支架-药物缓释体系的提出

骨组织具有自发修复的内在能力。但是，人体骨的这种再生能力会随着年龄的增长逐渐减弱；而且骨损伤产生的缺损达到临界尺寸时，骨组织便不能主动恢复其结构和功能，需要外科骨移植手术来干预骨的再生。在治疗骨缺损方面，尽管目前已取得较大进展，但骨不愈仍时有发生。其中一些失败是由位于骨缺损处的人工骨替换材料的机械因素造成的，如机械不稳定性与机械粉碎，一旦这些被纠正，就会发生骨愈合。但是，更多时候的失败是源于支架材料生物学上的限制。在骨组织修复过程中，骨再生的某些阶段有可能会因此被打断或被干扰，导致延迟愈合和不愈合（图 10.3）[23]。

众所周知，多孔支架材料的化学成分和物理结构特性[材料的宏观（三维外形）和微观（表面形貌）结构]对细胞黏附、迁移、增殖、分化以及骨组织和血管的形成有着极其重要的调控作用。虽然具有良好的生物学性能、较高的孔隙率、适当的孔尺寸、优良的贯通性，以及优选微纳多级结构表面的支架是一类理想的骨缺损修复材料。但是研究发现单纯利用支架材料本身组分和结构因素调控细胞行为和组织再生，原则上，其生物学效果是有限的。2002 年，Hench 教授提出了第三代

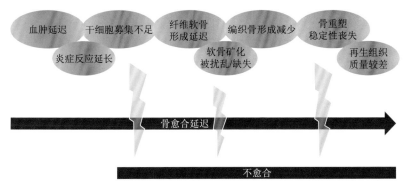

图 10.3　再生愈合过程的每个阶段都可以被打断或干扰，导致骨不愈合[23]

生物医用材料的概念，即材料与宿主产生界面反应，引导机体进行正常生理活动，并且释放的活性物质引发和调控机体的自发修复功能，从而加速组织修复[24]。因此，根据这一概念，模拟人体天然骨组织的组成、结构以及骨创伤自愈合过程，在现有骨替换陶瓷支架上装载生物因子释放体系，构建具有特殊生物功能的仿细胞外基质活性骨修复材料是解决目前临床上存在问题的新思路。

10.2　药物缓释体系在陶瓷支架上的组装技术

为增强支架材料的生物活性和骨修复能力，国内外进行了许多尝试，其重要的方向是探索支架与生物活性物质的有效结合，包括功能性因子或分子、细胞外基质蛋白或多肽、微量元素、基因等（图 10.4）[25]，以实现支架和生物活性物质的协同作用，从而加强组织再生能力。目前，将生物活性因子或药物纳入支架的方法主要有以下几种：物理吸附、化学交联、层层自组装、载药微纳颗粒修饰和综合应用多种表面修饰手段等。

10.2.1　生物活性因子在陶瓷支架孔隙表面的物理吸附和化学交联

物理吸附因为步骤简单，不破坏蛋白质的活性而用于多种蛋白质分子的表面固定。Koempel 等[26]通过直接物理吸附方法在多孔 HA 支架表面负载 BMP-2。体内试验发现，对比纯支架材料，载有 BMP-2 的支架组促进了新骨在材料表面的形成。Hossain 等[27]通过物理吸附方法在磷酸钙支架表面固定肝细胞生长因子（HGF），结果发现，与未加入生长因子的支架材料相比，HGF 载入显著促进了其表面成骨细胞的细胞分化作用。虽然这种将功能性分子或因子直接吸附在支架表面的方法能够保证生物分子与组织工程支架结合形成有效的载药支架体系，但是

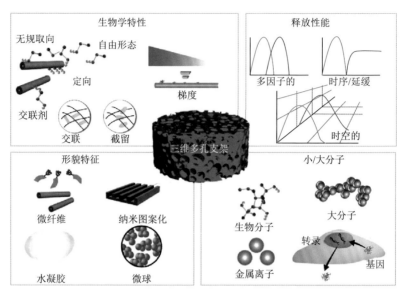

图 10.4 骨修复材料的各种生物功能化策略[25]

药物与基底的结合较弱，有可能会在扩散驱动的作用下引起不必要的突释，并且在体内保持局部有效浓度的时间有限。这种方法可能比较适合一些需要在植入初始就短期释放某类活性因子来刺激某种生命行为的载药支架体系。但在大多数情况下，需要药物具有一个可控、持续的释放模式来在体内长时间地发挥其生物功效。

化学交联法可以进一步延长功能性分子或因子的释放时间，同时对生物分子的接枝效率也较高，而且便于控制其在载体材料中的分布。Sun 等[28]通过双异官能团交联剂 sulfo-LC-SPDP，将衍生自 I 型胶原的黏附肽分子 GFOGER 化学绑定到丝素蛋白（SF）/nHA 复合支架中，结果发现共价接枝的 GFOGER 促进了骨髓间充质干细胞在 SF/nHA 支架表面的黏附和成骨分化，显著提高了 SD 大鼠颅骨骨缺损处新骨的再生。Shi 等[29]通过共价反应在氧化葡聚糖修饰的 Ti 表面接枝 BMP-2，结果发现 BMP-2 在 Ti 表面接枝浓度大于 50 ng/mm^2 时，能显著提高成骨细胞在其表面的铺展、碱性磷酸酶（ALP）的表达和钙沉积。通过共价交联方式可以在材料表面固定高浓度的生物分子，而且可以实现在所需位置直接并持续地给药，提高了支架的体内成骨能力。但是反应中涉及的交联剂或表面交联基团可能会破坏这些生物分子的生物活性，同时还可能引发材料表面细胞毒性等问题。此外，这些策略可能并不适用于所有的支架材料体系，如纯磷酸钙（CaP）三维支架。这主要是由于无机的 CaP 支架表面缺乏活性基团，因此很难在不破坏其表面生物功能的情况下将治疗剂有效固载到支架上。

有报道将一个多孔 HA 支架用羟丙基-β-环糊精（HP-β-CD）聚合物修饰后实现了持续地局部释放亲脂抗生素（ATB），此材料有可能作为一种功能性骨替代材料用于填补牙科和矫形外科手术中的骨缺损[30, 31]。然而，将 HP-β-CD 接枝到 HA 的过程导致了 HA 颗粒之间表面微孔的部分填充，也可能会降低其颗粒性质。

10.2.2　层层自组装载药修饰多孔支架

层层自组装技术（layer-by-layer self-assembly technique，LbL）是近年来用得较多的一种材料表面改性手段[32-34]，其原理是利用高分子间某一种或多种结合力，如共价键、生物大分子特异性结合、氢键、静电力等，在基底材料表面交替沉积高分子涂层[35]。LbL 具有多种优点，包括制备技术简单、成膜高分子丰富多样、涂层厚度在纳米范围内可控，以及组装过程不受基底大小、形态、材质的限制。这些优点使得 LbL 近年来广泛应用于催化、光学、能源和药物缓释体系[36-38]。LbL 按组装手段可以分为浸提组装法、旋转组装法[39]、喷雾组装法[40]、电磁组装法[41]及流体组装法[42]等。

浸提组装法在温和的水溶液环境下进行，能保持所载药物的生物活性，所以广泛用于生物材料表面固载多种生物分子。Hammond 等[43]采用浸提组装法在 3D 打印的 PCL/TCP 多孔支架表面交替组装多层聚氨酯（正电）/硫酸软骨素（负电）/BMP-2（正电）/硫酸软骨素（负电）涂层。BMP-2 在该涂层中前 3 h 的释放总量小于 1%，两周后涂层中的 BMP-2 释放量为 10 mg。与不含 BMP-2 的自组装涂层相比，表面载有 BMP-2 的自组装涂层促进了 MC3T3 骨原细胞向成骨方向分化，增强了 SD 大鼠皮下新骨的形成能力。同样地，Picart 等[44]利用浸提组装法在多孔 TCP/HA 陶瓷表面交替沉积了多层聚赖氨酸（正电）/透明质酸（负电）涂层，随后再通过 EDC 交联作用在自组装涂层表面共价固定 BMP-2。结果发现，多孔 TCP/HA 表面自组装结合化学共价接枝 BMP-2 能促进大鼠体内新骨的再生。

10.2.3　多孔陶瓷支架孔隙表面组装载药高分子微球体系

医用植入材料表面修饰微纳载药颗粒能提高材料表面的药物载入量，同时有效保持生物分子的活性。Son 等[45]先制备了载地塞米松（Dex）的 PLGA 微球，再通过静电吸附将该载药微球固定在多孔 HA 支架表面（图 10.5）。Dex 在支架表面刚开始阶段出现突释行为，随后 4 周缓慢持续释放。体内试验结果显示，与空白多孔 HA 支架相比，含载药微球的多孔 HA 支架促进了体内新骨的生成。为提高 BCP 的成骨诱导再生能力，Wang 等[46]制备出载骨形态发生蛋白（BMP-2）的壳聚糖/硫酸软骨素（CS/ChS）纳米颗粒，并通过静电作用和物理吸附方式将该纳米颗粒固定在 BCP 支架表面，实现了 BMP-2 在 BCP 表面的缓慢释放。实验结果表明，支架表面修饰了载 BMP-2 的纳米颗粒能提高骨髓间充质干细胞向成骨细胞的分化。与单纯 BCP 支架相比，载有纳米颗粒的 BCP 支架能诱导更多异位骨的形成（图 10.6）。此外，Wang 等[47]受贻贝黏附机制的启发，采用氧化聚合方法制备出具有黏附特性和蛋白质亲和性的聚多巴胺纳米颗粒（PDA-NP），并将该纳米颗粒引入多孔 β-TCP 的支架表面，再在具有微纳多级结构的多孔支架的表面载入 BMP-2（图 10.7）。该方法不但提高了支架表面对生物分子的固载量，而且实现了活性因子在其表面的缓释，提高了多孔 TCP 支架在体内诱导新骨形成的能力。Xie 等[48]在多孔 HA 和 TCP 支架表面制备了具有丰富含氧基团的纳米氧化石墨烯（GO）涂层。GO 修饰使钙磷支架具有吸附包裹 BMP-2 的牛血清白蛋白纳米颗粒（NP）和明胶微球（MP）的能力，可实现 BMP-2 在钙磷支架表面的缓慢释放。GO 涂层没有影响钙磷支架的生物活性，而且 NP-GO 和 MP-GO 修饰后的钙磷支架表面还具有微纳结构和生长因子，协同促进了钙磷支架的骨诱导能力（图 10.8）。

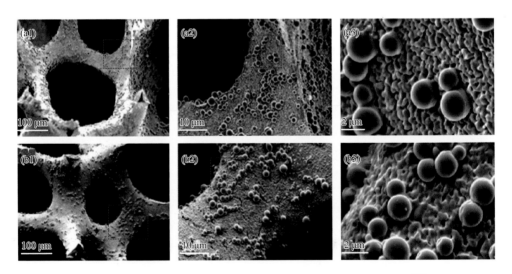

图 10.5　载 Dex 的 PLGA 微球固定在 HA 支架表面的 SEM 照片[45]

（a1）～（a3）复合支架浸渍在 PBS 溶液中 2 周；　（b1）～（b3）复合支架浸渍在 PBS 溶液中 4 周

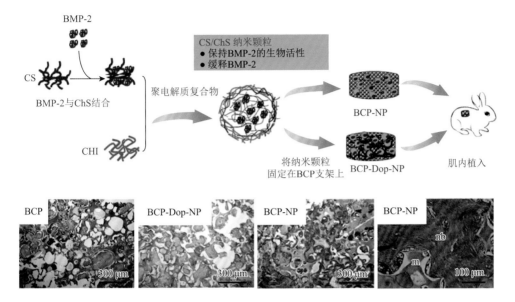

图 10.6 包裹 **BMP-2** 的 **CS/ChS** 纳米颗粒固定在多孔双相磷酸钙陶瓷支架表面及其诱导成骨的流程图以及样品植入 **12** 周后切片的 **H&E** 染色显微图片[46]

CS. 壳聚糖；ChS. 硫酸软骨素；BCP-NP. CS/ChS 纳米颗粒修饰的 BCP 支架；BCP-Dop-NP. CS/ChS 纳米颗粒修饰的涂覆有聚多巴胺涂层的 BCP 支架

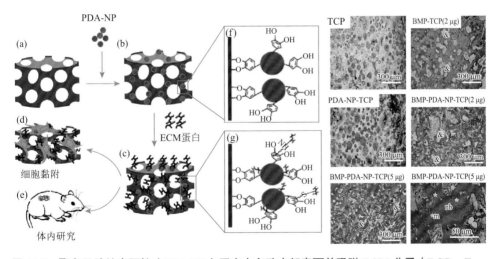

图 10.7 聚多巴胺纳米颗粒（**PDA-NP**）固定在多孔支架表面并吸附 **ECM** 分子（**RGD**、**Fn**、**ALP**、**BMP-2** 等）的流程图及样品植入 **12** 周后切片的 **H&E** 染色显微图片[47]

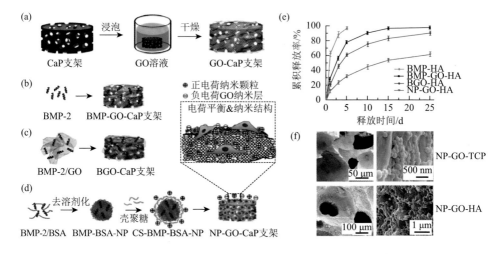

图 10.8 （a）～（d）纳米 GO 修饰钙磷支架后将 BMP-2、BMP-2/GO 复合物以及包裹 BMP-2 的 BSA 纳米颗粒固载于其表面的流程图；（e）BMP-2 在各种支架上的累积释放曲线；（f）纳米颗粒修饰后的两种钙磷支架表面 SEM 照片[48]

10.3 携带多重药物缓释体系的陶瓷支架的构建

10.3.1 多因子协同调控骨再生过程

事实上，组织生长是一个渐进的过程，是由一系列不同细胞因子和生长因子调控的复杂的生物级联事件，如表 10.1 所示。因此，在骨组织工程支架中设计交付单一活性因子或分子不足以促进这样一个复杂的再生过程，而是需要多种生物活性物质的协同作用，使不同因子或分子作用于骨形成的不同时相，确保细胞沿预定的途径扩增、分化并最终形成特定的组织（图 10.9）[49]。借鉴天然骨的愈合过程，设计和研制能够多层次装载和逐级释放多种生长因子和药物的特殊生物材料体系，以达到最佳的成骨效应。

10.3.2 多重药物缓释体系与三维多孔陶瓷支架的组装技术

现阶段已经开发了几种将生物活性因子纳入支架的策略，以改善活性因子在体内的局部保留和持续释放，用于增强支架的骨诱导能力。一种方法是将不同的生物活性因子包封到支架的不同基质中[50]，然后可以通过改变基质配方及配比来实现不同的释放速率。尽管通过这种方法可以实现生物活性因子的相继释放，但这些生物活性因子由于暴露于苛刻的制备条件而发生的变性以及它们在基质中的

表 10.1　参与骨修复的关键信号分子及其时序表达模式[23]

生物过程	生长因子	整体作用	生长因子来源	时序表达模式 0天 1天 3天 7天 14天 21天
炎症	IL-1 IL-6 TNF-α SDF-1 GCSF MCSF OPG RANKL COX-2 HIF-1α	诱发炎症和迁移 趋化性因子 诱导破骨细胞生成 RANKL的诱导受体 诱导破骨细胞生成 血管生成，低氧诱导因子	巨噬细胞， 炎症来源的细胞， 间充质来源的细胞	
生长和分化	TGF-β1 TGF-β2 TGF-β3 BMP-2 BMP-4 BMP-7 GDF-5 GDF-10 PDGF FGF IGF-I	间充质干细胞向成骨细胞 的分化刺激其他生长因子 的释放 成骨因子 促有丝分裂和趋化因子 血管生成 成骨因子	血小板，骨细胞外 基质，软骨基质， 骨原细胞，成骨细胞 血小板，成骨细胞， 巨噬细胞，间充质 细胞，软骨细胞	
血管生成	VEGF-b,c Ang-1 PTN	新生血管化 血管生成	成骨细胞，血小板	
抑制作用	Noggin Chordin	BMP-2、BMP-4和BMP-7 特异性抑制剂	成骨细胞	
细胞外 基质分泌	OPN Col2a1 Col10a1 ColIA1 BSP		成骨细胞，成纤维 细胞	

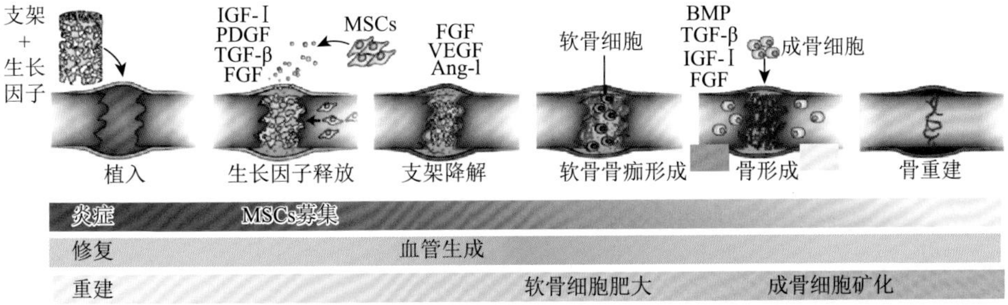

图 10.9　骨组织工程支架释放多种生物活性因子作用于骨形成的不同时相以促进内源性干细胞（MSCs）募集到缺损部位，并沿预定的途径扩增、分化以实现骨组织愈合[49]

各向异性分布引起的突释，仍然是有待解决的严重问题。另一种策略是将多种微载体（微球或纳米颗粒）包覆到支架中[51, 52]，这不仅在支架制备过程中为封装的生物活性因子提供了保护，而且还增加了多种活性成分负载的可能性，并可实现生物活性因子的时序或持续释放（图 10.10）。但这种技术可能并不适用于传统的 HA 支架。鉴于制备具有良好的结构稳定性和力学性能的 HA 植入物，通常需要经过高温烧结，并且这种植入物几乎是不可降解的，所以通过物理包覆的方式是不能实现生物活性因子的有效传递的。同时，HA 支架本身就缺乏控制药物传递的内在机制，难以通过化学共价接枝的方法将生长因子固载在 HA 支架的表面。生物活性因子在材料表面的物理吸附似乎是一种简单的传递方法。但是，正如所预期的那样，生物活性因子的快速释放除了不能很好地满足骨修复的时间要求外（组织再生通常需要几个月才能完成）[52-55]，往往还会引起可能的并发症[56-58]，这仍然是一个潜在的问题。

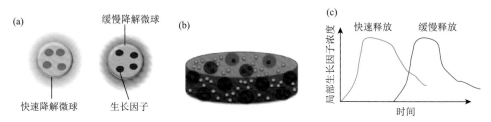

图 10.10　携载具有不同降解速率的载药微球的复合支架载药缓释体系[23]

（a）降解速率不同的载药微球；（b）携带两种不同降解速率的载药微球的支架体系；（c）支架体系中药物的时序释放曲线

为了实现 HA 支架在药物递送中的应用，Wang 等[59]利用静电吸附的原理，将不同粒径的双微球（壳聚糖和 PLGA）成功地吸附在 HA 支架的多孔表面上，并建立了一种双给药系统，如图 10.11 所示。然而，此研究仅仅局限于非蛋白或非多肽类的成骨因子，因为其中所涉及的方法可能会导致一些蛋白或多肽类制剂（如细胞因子和生长因子）暴露于溶解聚合物基质所需的有机溶剂、剪切应力、水/有机相界面和表面活性剂的环境中，从而影响这些分子的生物活性[60, 61]。为此，Zhang 等[62]通过双乳液、孔闭合和层层自组装法制备了具有聚电解质多层复合膜表面的负载成骨生长性多肽（OGP）和骨形态发生蛋白-2（BMP-2）的乳酸-羟基乙酸共聚物（PLGA）闭孔微球，并将该微球装载到 HA 支架表面，构建了双重载药闭孔微球-HA 复合支架[PMs(OGP/BMP-2)-HA]（图 10.12）。该支架可以针对骨愈合的不同阶段，以时序的方式交付 OGP 和 BMP-2。体外研究表明，OGP 在前 15 天的释放量非常低（<11.7%），

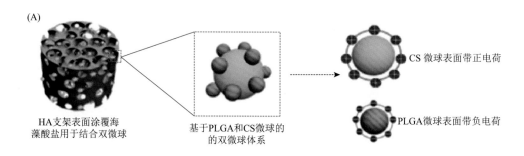

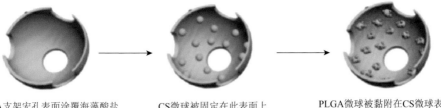

HA支架宏孔表面涂覆海藻酸盐　　CS微球被固定在此表面上　　PLGA微球被黏附在CS微球表面上

(B)

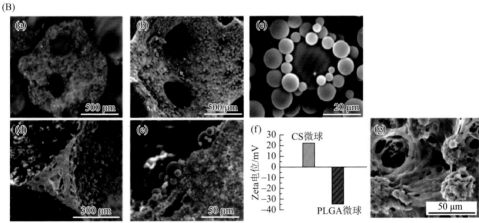

图 10.11　（A）将壳聚糖（CS）微球和 PLGA 微球固定在海藻酸盐涂覆的羟基磷灰石（HA）支架表面的原理图；（B）携载 CS 与 PLGA 双重载药微球的 HA 支架：（a）携带双微球（CS 和 PLGA）的 HA 支架的荧光图像；（b）该支架的 SEM 图像；（c）静电吸附在 HA 支架多孔表面上的双微球的放大 SEM 图像；（d、e）携带双微球的 HA 支架纵截面和横截面的 SEM 图；（f）CS 微球和 PLGA 微球的 Zeta 电位图；（g）成骨细胞在该微球支架上培养 7 天的 SEM 图像[59]

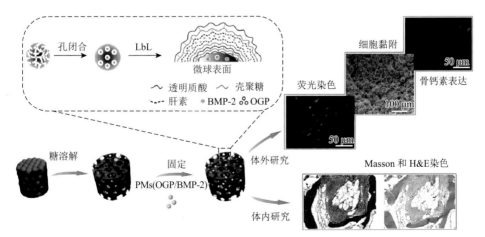

图 10.12　负载 BMP-2/OGP 的多层闭孔 PLGA 微球和多孔 HA 支架的制备过程示意图，以及在 HA 支架上固定微球以研究异位骨形成的示意[62]

但之后释放速率明显提升，而此时，至少有 56.3%的 BMP-2 已经释放，其随后的释放极为缓慢。体外细胞实验结果表明，与单载 OGP 或 BMP-2 的 HA 支架相比，含有双重生物因子的支架表现出较强的诱导骨髓间充质干细胞向成骨细胞方向分化的能力，并证明了在早期阶段以 BMP-2 定向诱导功能为主，在后期主要为由 OGP 调节成骨细胞增殖和成熟的作用。进一步的体内成骨研究也表明，由于 BMP-2 和 OGP 潜在的协同效应，双重载药支架比单载药支架具有更强的骨诱导能力，能加速骨组织的形成。这种多级缓释材料体系可以对组织再生过程的多个事件进行调控。

同时，该课题组还提出了一种新型的细胞引导型组织工程体系，该体系基于一个表面功能化的多孔 HA 支架，具有募集细胞并促进其向成骨细胞分化的能力，用于优化大尺寸骨缺损修复。Zhang 等[63]通过交联的海藻酸盐涂层将装载 Dex 的羟丙基-β-环糊精微球（Dex@CDMs）和 SDF-1 均匀地固定在 HA 表面，得到双重载药 SDF-1/Dex@CDMs-HA 支架。体外细胞实验结果显示，初始释放的 SDF-1 明显刺激了骨髓间充质干细胞向支架内部的迁移，这可为 Dex 作用提供丰富的靶细胞。并且发现 SDF-1 和 Dex 的协同作用也进一步提高了这些细胞的骨向分化潜能。此外，体内研究表明，与空白 HA 支架和单载 SDF-1 或 Dex 的支架相比，双载 SDF-1 和 Dex 的支架有效地改善了支架深层内部的早期细胞募集和血管化，明显加速了类骨质和矿化组织的大面积形成，提高了整体成骨性能（图 10.13）。

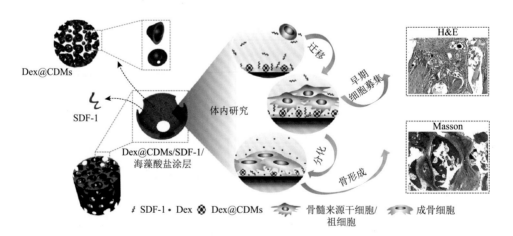

图 10.13 双重载药多孔 HA 支架的制备示意图及其体内成骨的可能机制示意图以及植入 1 个月、6 个月后，组织切片的 H&E 和 Masson 染色图片[63]

10.3.3　多因子/药物缓释体系的设计思想及其细胞响应

目前，人们已在构建携带多因子或药物缓释体系的骨组织工程支架方面取得了许多有意义的研究结果，但也仍然存在一些挑战，其具体主要体现在以下几个方面：①选择合适的活性因子/分子组合；②了解它们的协同作用；③严格控制其作用浓度及其梯度和时间（图 10.14）。由于每个生长因子都有一种特定的生理作用机制，因此需要选择特定的释放曲线。然而，通常情况下，最有效的剂量和释放曲线是未知的，必须实证研究。

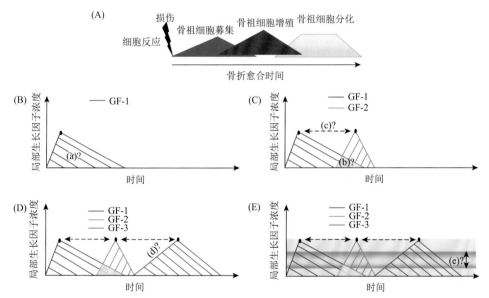

图 10.14　（A）仿生模拟用于骨修复阶段所需细胞反应的缓释模板：多种因子可以通过时序或组合的方式释放以控制骨修复过程中不同的阶段；（B）～（E）每个生长因子释放的时间间隔、浓度，以及各因素之间的协同作用都是设计缓释体系时所需考虑的因素（? 代表所需考虑的生长因子释放持续和延迟的时间范围或起点）[23]

近年来国内外研究学者利用仿生策略，在制定多功能性因子或分子的联合或时序交付方案上已经做出了巨大努力[64-66]。Richardson 等[67]首次报道了一个携带两种具有不同释放动力学的血管生成因子缓释体系的聚合物支架。研究结果显示，该支架上血管内皮生长因子 VEGF-165 和血小板衍生生长因子 PDGF-BB 的双重交付显著促进了成熟血管网的快速形成，证明了多生长因子应用在组织再生中的重要性。低剂量 BMP-2 和 TGF-β3 双交付与单因素交付相比，增加了新骨的形成量[65, 68]。血管内皮生成因子（VEGF）与成骨因子 BMP-4 的时序交付能促进间充质干细胞驱动的骨修复过程[69]。钛金属丝被涂覆上多层聚 D, L-丙交酯（PDLLA）以实现庆大霉素、BMP-2 和 IGF-Ⅰ的时序释放，从而促进新骨形成[70]。如果没有选择合适的活性因子/分子组合，可能会抑制骨再生。例如，IGF-Ⅰ和 TGF-β1 在兔胫骨骨缺损模型中的联合使用对骨愈合有协同作用[71, 72]，而 BMP-2 和 bFGF 的结合则导致体内成骨量减少[73]。这个结果表明，尽管在骨组织工程中多种活性物质共同应用来调控细胞行为的策略一直都是一种美好的夙愿，但选择和筛选这些活性因子或分子也很重要，通常是利用体外试验来研究细胞在不同组合序列中的成骨行为[74-76]。

（撰稿人：张秉君　翁　杰）

参 考 文 献

[1] Almubarak S，Nethercott H，Freeberg M，et al. Tissue engineering strategies for promoting vascularized bone regeneration[J]. Bone，2016，83：197-209.

[2] Martino M M，Briquez P S，Maruyama K，et al. Extracellular matrix-inspired growth factor delivery systems for bone regeneration[J]. Advanced Drug Delivery Reviews，2015，94（1）：41-52.

[3] Claes L，Recknagel S，Ignatius A. Fracture healing under healthy and inflammatory conditions[J]. Nature Reviews Rheumatology，2012，8：133-143.

[4] Ai-Aql Z S，Alagl A S，Graves D T，et al. Molecular mechanisms controlling bone formation during fracture healing and distraction osteogenesis[J]. Journal of Dental Research，2008，87：107-118.

[5] Cho T J，Gerstenfeld L C，Einhorn T A. Differential temporal expression of members of the transforming growth factor β superfamily during murine fracture healing[J]. Journal of Bone and Mineral Research，2002，17: 513-520.

[6] Glass G E，Chan J K，Freidin A，et al. TNF-α promotes fracture repair by augmenting the recruitment and differentiation of muscle-derived stromal cells[J]. Proceedings of the National Academy of Sciences of the United States of America，2011，108：1585-1590.

[7] Kitaori T，Ito H，Schwarz E M，et al. Stromal cell-derived factor 1/CXCR4 signaling is critical for the recruitment of mesenchymal stem cells to the fracture site during skeletal repair in a mouse model[J]. Arthritis and Rheumatism，2009，60：813-823.

[8] Ma J，Zhang S，Sun A，et al. Time course of myocardial stromal cell-derived factor 1 expression and beneficial effects of intravenously administered bone marrow stem cells in rats with experimental myocardial infarction[J]. Basic Research in Cardiology，2005，100：217-223.

[9] Xie H，Cui Z，Wang L，et al. PDGF-BB secreted by preosteoclasts induces angiogenesis during coupling with osteogenesis[J]. Nature Medicine，2014，20：1270-1278.

[10] Schindeler A，McDonald M M，Bokko P，at al. Bone remodeling during fracture repair：The cellular picture[J]. Seminars in Cell & Developmental Biology，2008，19：459-466.

[11] Mackie E J，Ahmed Y A，Tatarczuch L，et al. Endochondral ossification：How cartilage is converted into bone in the developing skeleton[J]. International Journal of Biochemistry & Cell Biology，2008，40：46-62.

[12] Hankenson K D, Dishowitz M, Gray C, et al. Angiogenesis in bone regeneration[J]. Injury, 2011, 42: 556-561.

[13] Maes C, Coenegrachts L, Stockmans I, et al. Placental growth factor mediates mesenchymal cell development, cartilage turnover, and bone remodeling during fracture repair[J]. Journal of Clinical Investigation, 2006, 116: 1230-1242.

[14] Deckers M M L, van Bezooijen R L, van der Horst G, et al. Bone morphogenetic proteins stimulate angiogenesis through osteoblast-derived vascular endothelial growth factor A[J]. Endocrinology, 2002, 143: 1545-1553.

[15] Du X, Xie Y, Xian C J, et al. Role of FGFs/FGFRs in skeletal development and bone regeneration[J]. Journal of Cellular Physiology, 2012, 227: 3731-3743.

[16] Tsiridis E, Upadhyay N, Giannoudis P. Molecular aspects of fracture healing: Which are the important molecules? [J]. Injury, 2007, 38: S11-S25.

[17] Peng H, Wright V, Usas A, et al. Synergistic enhancement of bone formation and healing by stem cell-expressed VEGF and bone morphogenetic protein-4[J]. Journal of Clinical Investigation, 2002, 110: 751-759.

[18] Marsell R, Einhorn T A. The biology of fracture healing[J]. Injury, 2011, 42: 551-555.

[19] Gerstenfeld L C, Cullinane D M, Barnes G L, et al. Fracture healing as a post-natal developmental process: Molecular, spatial, and temporal aspects of its regulation[J]. Journal of Cellular Biochemistry, 2003, 88: 873-884.

[20] Hankenson K D, Gagne K, Shaughnessy M. Extracellular signaling molecules to promote fracture healing and bone regeneration[J]. Advanced Drug Delivery Reviews, 2015, 94 (1): 3-12.

[21] Crockett J C, Rogers M J, Coxon F P, et al. Bone remodelling at a glance[J]. Journal of Cell Science, 2011, 124: 991-998.

[22] Mandracchia V J, Nelson S C, Barp E A. Current concepts of bone healing[J]. Clinics in Podiatric Medicine & Surgery, 2001, 18 (1): 55-77.

[23] Mehta M, Schmidt-Bleek K, Duda G N, et al. Biomaterial delivery of morphogens to mimic the natural healing cascade in bone[J]. Advanced Drug Delivery Reviews, 2012, 64 (12): 1257-1276.

[24] Hench L L, Polak J M. Third-generation biomedical materials[J]. Science, 2002, 295 (5557): 1014-1017.

[25] Fernandez-Yague M A, Abbah S A, McNamara L, et al. Biomimetic approaches in bone tissue engineering: Integrating biological and physicomechanical strategies[J]. Advanced Drug Delivery Reviews, 2015, 84: 1-29.

[26] Koempel J A, Patt B S, O'Grady K, et al. The effect of recombinant human bone morphogenetic protein-2 on the integration of porous hydroxyapatite implants with bone[J]. Journal of Biomedical Materials Research, 1998, 41 (3): 359-363.

[27] Hossain M, Irwin R, Baumann M J, et al. Hepatocyte growth factor (HGF) adsorption kinetics and enhance-ment of osteoblast differentiation on hydroxyapatite surfaces[J]. Biomaterials, 2005, 26 (15): 2595-2602.

[28] Sun J, Zhang Y, Li B, et al. Controlled release of BMP-2 from a collagen-mimetic peptide-modified silk fibroin-nanohydroxyapatite scaffold for bone regeneration[J]. Journal of Materials Chemistry B, 2017, 5 (44): 8770-8779.

[29] Shi Z, Neoh K G, Kang E T, et al. Titanium with surface-grafted dextran and immobilized bone morphogenetic protein-2 for inhibition of bacterial adhesion and enhancement of osteoblast functions[J]. Tissue Engineering Part A, 2008, 15: 417-426.

[30] Lepretre S, Chai F, Hornez J C, et al. Prolonged local antibiotics delivery from hydroxyapatite functionalised with cyclodextrin polymers[J]. Biomaterials, 2009, 30 (30): 6086-6093.

[31] Hoang Thi T H, Chai F, Lepretre S, et al. Bone implants modified with cyclodextrin: Study of drug release in bulk fluid and into agarose gel[J]. International Journal of Pharmaceutics, 2010, 400 (1-2): 74-85.

[32] Kirkland J. Porous thin-layer modified glass bead supports for gas liquid chromatography[J]. Analytical Chemistry，1965，37：1458-1461.

[33] Iler R. Multilayers of colloidal particles[J]. Journal of Colloid and Interface Science，1966，21：569-594.

[34] Decher G. Fuzzy nanoassemblies：Toward layered polymeric multicomposites[J]. Science，1997，277：1232-1237.

[35] Ott P，Trenkenschuh K，Gensel J，et al. Free-standing membranes via covalent cross-linking of polyelectrolyte multilayers with complementary reactivity[J]. Langmuir，2010，26：18182-18188.

[36] Podsiadlo P，Michel M，Lee J，et al. Exponential growth of LBL films with incorporated inorganic sheets[J]. Nano Letters，2008，8：1762-1770.

[37] Lee H，Lee Y，Statz A R，et al. Substrate-independent layer-by-layer assembly by using mussel-adhesive-inspired polymers[J]. Advanced Materials，2008，20：1619-1623.

[38] Srivastava S，Kotov N A. Composite layer-by-layer（LBL）assembly with inorganic nanoparticles and nanowires[J]. Accounts of Chemical Research，2008，41：1831-1841.

[39] Thomas I M. Single-layer TiO_2 and multilayer TiO_2-SiO_2 optical coatings prepared from colloidal suspensions[J]. Applied Optics，1987，26：4688-4691.

[40] Schlenoff J B，Dubas S T，Farhat T. Sprayed polyelectrolyte multilayers[J]. Langmuir，2000，16：9968-9969.

[41] Sun J，Gao M，Feldmann J. Electric field directed layer-by-layer assembly of highly fluorescent CdTe nanoparticles[J]. Journal of Nanoscience and Nanotechnology，2001，1：133-136.

[42] Picart C，Lavalle P，Hubert P，et al. Buildup mechanism for poly(L-lysine)/hyaluronic acid films onto a solid surface[J]. Langmuir，2001，17：7414-7424.

[43] Macdonald M L，Samuel R E，Shah N J，et al. Tissue integration of growth factor-eluting layer-by-layer polyelectrolyte multilayer coated implants[J]. Biomaterials，2011，32：1446-1453.

[44] Crouzier T，Sailhan F，Becquart P，et al. The performance of BMP-2 loaded TCP/HAP porous ceramics with a polyelectrolyte multilayer film coating[J]. Biomaterials，2011，32：7543-7554.

[45] Son J S，Appleford M，Ong J L，et al. Porous hydroxyapatite scaffold with three-dimensional localized drug delivery system using biodegradable microspheres[J]. Journal of Controlled Release，2011，153：133-140.

[46] Wang Z，Wang K，Lu X，et al. BMP-2 encapsulated polysaccharide nanoparticle modified biphasic calcium phosphate scaffolds for bone tissue regeneration[J]. Journal of Biomedical Materials Research Part A，2015，103：1520-1532.

[47] Wang Z M，Wang K F，Zhang Y N，et al. Protein affinitive polydopamine nanoparticles as an efficient surface modification strategy for versatile porous scaffolds enhancing tissue regeneration[J]. Particle and particle Systems Characterization，2016，33：89-100.

[48] Xie C，Sun H，Wang K，et al. Graphene oxide nanolayers as nanoparticle anchors on biomaterial surfaces with nanostructures and charge balance for bone regeneration[J]. Journal of Biomedical Materials Research Part A，2017，105：1311-1323.

[49] Pacelli S，Basu S，Whitlow J，et al. Strategies to develop endogenous stem cell-recruiting bioactive materials for tissue repair and regeneration[J]. Advanced Drug Delivery Reviews，2017，120：50-70.

[50] Patil S D，Papadmitrakopoulos F，Burgess D J. Concurrent delivery of dexamethasone and VEGF for localized inflammation control and angiogenesis[J]. Journal of Controlled Release，2007，117（1）：68-79.

[51] Chen F M，Chen R，Wang X J，et al. *In vitro* cellular responses to scaffolds containing two microencapsuled growth factors[J]. Biomaterials，2009，30（28）：5215-5224.

[52] Yilgor P，Tuzlakoglu K，Reis R L，et al. Incorporation of a sequential BMP-2/BMP-7 delivery system into

chitosan-based scaffolds for bone tissue engineering[J]. Biomaterials，2009，30（21）：3551-3559.

[53] Kim H W，Knowles J C，Kim H E. Hydroxyapatite/poly（ε-caprolactone）composite coatings on hydroxyapatite porous bone scaffold for drug delivery[J]. Biomaterials，2004，25（108）：1279-1287.

[54] Schliephake H. Application of bone growth factors：The potential of different carrier systems[J]. Oral and Maxillofacial Surgery，2010，14（1）：17-22.

[55] Qi X，Liu Y，Ding Z Y，et al. Synergistic effects of dimethyloxallyl glycine and recombinant human bone morphogenetic protein-2 on repair of critical-sized bone defects in rats[J]. Scientific Reports，2017，7（23）：42820.

[56] McClellan J W，Mulconrey D S，Forbes R J，et al. Vertebral bone resorption after transforaminal lumbar interbody fusion with bone morphogenetic protein（rhBMP-2）[J]. Journal of Spinal Disorders & Techniques，2006，19（7）：483-486.

[57] Shields L B，Raque G H，Glassman S D，et al. Adverse effects associated with high-dose recombinant human bone morphogenetic protein-2 use in anterior cervical spine fusion[J]. Spine，2006，31（5）：542-547.

[58] Visser R，Arrabal P M，Becerra J，et al. The effect of an rhBMP-2 absorbable collagen sponge-targeted system on bone formation in vivo[J]. Biomaterials，2009，30（11）：2032-2037.

[59] Wang Q，Li J，Xu T，et al. Porous hydroxyapatite scaffolds containing dual microspheres based on poly(lactide-co-glycolide) and chitosan for bone regeneration[J]. Materials Letters，2017，188（1）：387-391.

[60] Kim H K，Park T G. Microencapsulation of human growth hormone within biodegradable polyester microspheres：Protein aggregation stability and incomplete release mechanism[J]. Biotechnology & Bioengineering，1999，65（6）：659-667.

[61] Sah H. Protein instability toward organic solvent/water emulsification：Implications for protein microencapsulation into microspheres[J]. PDA Journal of Pharmaceutical Science and Technology，1999，53（1）：3-10.

[62] Zhang B J，He L，Han Z W，et al. Enhanced osteogenesis of multilayered poreclosed microsphere-immobilized hydroxyapatite scaffold via sequential delivery of osteogenic growth peptide and BMP-2[J]. Journal of Materials Chemistry B，2017，5：8238-8253.

[63] Zhang B J，Li H Y，He L，et al. Surface-decorated hydroxyapatite scaffold with on-demand delivery of dexamethasone and stromal cell derived factor-1 for enhanced osteogenesis[J]. Materials Science and Engineering C：Materials for Biological Applications，2018，89，355-370.

[64] Kolambkar Y M，Boerckel J D，Dupont K M，et al. Spatiotemporal delivery of bone morphogenetic protein enhances functional repair of segmental bone defects[J]. Bone，2011，49（3）：485-492.

[65] Simmons C A，Alsberg E，Hsiong S，et al. Dual growth factor delivery and controlled scaffold degradation enhance in vivo bone formation by transplanted bone marrow stromal cells[J]. Bone，2004，35（2）：562-569.

[66] Shah N J，Macdonald M L，Beben Y M，et al. Tunable dual growth factor delivery from polyelectrolyte multilayer films[J]. Biomaterials，2011，32（26）：6183-6193.

[67] Richardson T P，Peters M C，Ennett A B，et al. Polymeric system for dual growth factor delivery[J]. Nature Biotechnology，2001，19（11）：1029-1034.

[68] Oest M E，Dupont K M，Kong H J，et al. Quantitative assessment of scaffold and growth factor-mediated repair of critically sized bone defects[J]. Journal of Orthopaedic Research，2007，25（7）：941-950.

[69] Huang Y C，Kaigler D，Rice K G，et al. Combined angiogenic and osteogenic factor delivery enhances bone marrow stromal cell-driven bone regeneration[J]. Journal of Bone & Mineral Research，2005，20（5）：848-857.

[70] Strobel C，Bormann N，Kadow-Romacker A，et al. Sequential release kinetics of two（gentamicin and BMP-2）or three（gentamicin，IGF-Ⅰand BMP-2）substances from a one-component polymeric coating on implants[J].

Journal of Controlled Release, 2011, 156 (1): 37-45.

[71] Schmidmaier G, Wildemann B, Ostapowicz D, et al. Long-term effects of local growth factor (IGF-I and TGF-β1) treatment on fracture healing. A safety study for using growth factors[J]. Journal of Orthopaedic Research, 2004, 22 (3): 514-519.

[72] Schmidmaier G, Wildemann B, Gabelein T, et al. Synergistic effect of IGF-I and TGF-β1 on fracture healing in rats: Single versus combined application of IGF-I and TGF-β1[J]. Acta Orthopaedica Scandinavica, 2003, 74 (5): 604-610.

[73] Vonau R L, Bostrom M P, Aspenberg P, et al. Combination of growth factors inhibits bone ingrowth in the bone harvest chamber[J]. Clinical Orthopaedics & Related Research, 2001, 386 (386): 243-251.

[74] Basmanav F B, Kose G T, Hasirci V. Sequential growth factor delivery from complexed microspheres for bone tissue engineering[J]. Biomaterials, 2008, 29 (31): 4195-4204.

[75] Raiche A T, Puleo D A. In vitro effects of combined and sequential delivery of two bone growth factors[J]. Biomaterials, 2004, 25 (4): 677-685.

[76] Huang Z, Ren P G, Ma T, et al. Modulating osteogenesis of mesenchymal stem cells by modifying growth factor availability[J]. Cytokine, 2010, 51 (3): 305-310.

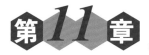

生物医用陶瓷基因组与高通量制备

11.1 材料及生物材料基因组概述

科学技术的进步在很大程度上是由新材料的发现所驱动的。从史前发现的青铜和钢铁到 20 世纪发明的合成聚合物,新材料的出现一直都在引起人类文明的巨变。直到今天,材料的创新依然是我们解决一些最迫切的社会挑战的动力,如医疗保健和疾病治疗。然而,为了研究设计出一种适用于技术应用的新材料,可能需要付出几年甚至几十年的时间,而材料进一步实现商业化则可能需要更长的时间来优化。这主要是因为材料的设计是一个复杂、耗时的多维优化过程。传统的材料研究方法主要依赖于科学经验与试错法等,即利用现有关于材料的理论和经验,通过调整研究材料配比,进行表征测试和检验,最终找到满足需求的材料,然而这种材料研发的方法周期过长,远不能满足人们对新材料的需求,已成为阻碍人类和社会发展的瓶颈。

生物材料作为诊断、修复或增进人体组织和器官功能的一类高科技材料,与人类健康和生活密切相关,相比于其他材料,其研究变量相对更多,应用环境更为复杂,如材料的表面电荷、粗糙度、表面拓扑结构等,这些因素都会影响其与细胞之间的相互作用。因此,生物材料的发展和研究需要投入更多的财力和物力。生物材料的发展也面临着实验技术和筛选技术日益落后于时代需求的困境。因此,一种简单、快速、高效的材料发现新模式的开发已迫在眉睫。

材料基因组计划(Materials Genome Initiative,MGI)[1]是材料研发和整合的新模式,即通过发展高通量计算、高通量实验、材料大数据等共性关键技术及装备,并通过创新平台和关键技术的深度融合、协同创新,变革传统的"试错法"(炒菜法)材料研究模式,发展"理性设计指导下的高效实验"新模式,可显著提高新材料研发效率,促进新材料的应用。通过这种方法研究和创新复杂物化特性的材料特别是生物材料具有重大意义。在这种新模式下,有望实现新材料的研发周期缩短一半、研发成本降低一半,可以大大加快科学和社会的发展。同样,这使得生物材料的个性化发展成为可能，经过大量小型化的筛选，使生物材料能够满足每个人的需求。

11.2 高通量筛选技术

高通量筛选（high throughput screening，HTS）技术作为材料基因组最主要的研究方法，是指在一次实验中得到大量所需信息并加以筛选的新型实验技术，具有高效、快捷、精确等优点。高通量筛选最初用于药物研究领域，大多数制药公司采用高通量筛选技术与组合化学概念相结合的方式，以改善药物发现过程。在过去的三十年里，这种技术引起了其他行业研究人员的关注，使得高通量筛选技术也在其他一些研究领域中得到实施和应用，如癌症的研究和诊断、组织工程、再生医学、生物材料开发、蛋白质组学和基因组学等。材料的高通量筛选主要包括材料高通量计算、材料数据库和材料高通量实验三个部分（图 11.1）。

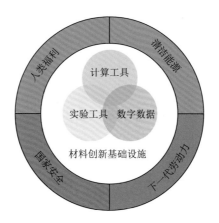

图 11.1　基于材料基因组思想，通过高通量计算、材料数据库和高通量实验三大途径实现材料创新[2]

11.2.1　材料高通量计算

材料计算是指通过理论与计算的方法预测和研究材料的组分、结构与性能及其定量关系。它适用于材料研究中用纯实验或纯理论的方法比较难以直接进行研究的课题，也被称为计算机实验。近年来，随着计算机处理能力的提高，已有越来越多的研究人员将计算机实验作为新材料性能的预测工具和过往实验的论证手段。

材料高通量计算则是在高通量筛选的理念下进行的材料计算，主要目的是实现新材料的理性设计。重点是指以下两个方面的技术：①研发/发展以并发式计算、自动流程计算为主要特点的高通量计算方法，可以实现 $10^2 \sim 10^4$ 量级任务的并发式高效计算，解决新材料成分/结构（组织）/性能等的高效筛选问题；②研发/发展集成计算方法，重点用于跨层次、多尺度材料设计计算方面的突破，例如，解决新材料"成分-结构-性能"之间的关联问题，解决新材料"组织结构-性能-工艺"之间的关联和工艺优化的问题等。

在计算中借鉴了组合化学和材料信息学中的理念和思路，其实质就是探讨如何将组合化学中的"构建单元"和"高通量筛选"理念用于材料计算机模拟。具体流程包括利用计算机程序搭建新的化合物，在构建化合物时，往往将所需目标性能的因变量作为这一系列材料中的变量，利用软件自动构建大量的梯度材料并进行计算。这些计算结果则会被放入分析软件中，自动筛选出性能符合需求的模型。并且结合材料信息学相关技术将数据、代码和材料计算软件进行集成，建立材料基因组数据库，用以描述材料的性能与其成分和结构的关系。这种研究方法充分应用了计算机的逻辑、数据处理和存储能力，因此能够大大加快新材料的研发。同时对数据库的应用可以使得传统的开环研究变为闭环，因而研究工作得以充分利用，避免了重复劳动。这些优点使得高通量计算的研究方法成为目前国内外业界关注的热点问题之一。

以生物活性陶瓷羟基磷灰石为例，将材料的表面形貌作为受控变量进行排列组合筛选。纳米羟基磷灰石在调节细胞功能和蛋白质吸附中起着重要作用，但通过常规实验方法难以准确地了解纳米材料和蛋白质之间详细的相互作用机制，特别是具有微纳结构的羟基磷灰石表面，它与蛋白质之间的相互作用机理更为复杂。Wang 等[3]通过计算机模拟构建了 9 种不同微纳结构的羟基磷灰石表面，以探究其与 BMP-7、BMP-7 衍生多肽的相互作用机理。研究筛选后的结果表明，BMP-7 在具有特定尺寸和形貌的表面上会有更好的附着效果（图 11.2）。这一论断有助于提高对蛋白质在纳米结构羟基磷灰石表面上吸附行为的理解。Wang 等[4]也通过计算的手段研究了氧化/氮化石墨烯对纤维蛋白肽-A 的吸附效应的区别。结果表明，石墨烯表面的氧化和氮化处理对石墨烯-多肽的吸附有着各自不同的促进效应。特别是对于氮化石墨烯而言，相互作用的增强并非仅仅由于表面极性基团的引入，表面缺陷造成的构型变化也是这一改变发生的原因。而将氧化和氮化处理方式结合起来后得到的表面表现出了对多肽更强的吸附能力（图 11.3）。这一实例体现了将材料结构（表面基团）作为受控变量进行排列组合筛选的思想。

(a)　　$a1 = 6.879\ \text{Å}$　　(b)　　$a1 = 6.879\ \text{Å}$
　　　　$b1 = 65.292\ \text{Å}$　　　　$b1 = 65.292\ \text{Å}$
　　　　$c1 = 9.922\ \text{Å}$　　　　　$c1 = 9.922\ \text{Å}$

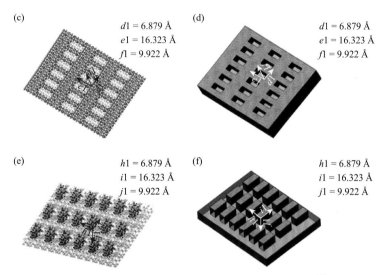

$d1 = 6.879$ Å
$e1 = 16.323$ Å
$f1 = 9.922$ Å

$d1 = 6.879$ Å
$e1 = 16.323$ Å
$f1 = 9.922$ Å

$h1 = 6.879$ Å
$i1 = 16.323$ Å
$j1 = 9.922$ Å

$h1 = 6.879$ Å
$i1 = 16.323$ Å
$j1 = 9.922$ Å

图 11.2　3 种具有微纳结构的羟基磷灰石表面模型[3]

（a）、（c）、（e）计算模型图；（b）、（d）、（f）相应的结构示意图

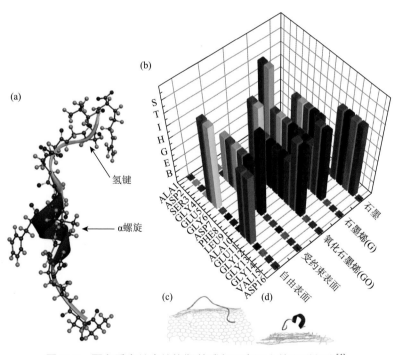

图 11.3　蛋白质在纳米结构羟基磷灰石表面上的吸附行为[4]

（a）具有二级结构的蛋白质；（b）表面形貌对蛋白质二级结构的影响（纵坐标是各种二级结构，其中 S 代表弯曲，I 代表 π 螺旋，H 代表 α 螺旋，G 代表 3-转角螺旋，E 代表伸展链，B 代表 β 桥接，T 代表氢键转角）；
（c）蛋白质在自由表面上的二级结构；（d）蛋白质在受约束表面上的二级结构

11.2.2　材料数据库

随着材料研究的逐渐深入，关于材料的各类信息早已数以亿计。而在这些复杂多样的材料数据中，很难直接将它们以一定特征联系在一起，这阻碍了材料的科学发展。近年来，计算机技术和信息学的爆炸式发展使材料科学研究人员看到了在繁杂琐碎的信息中快速、准确获取所需信息的希望，即通过材料数据库与数据分析实现新材料的研发（图 11.4）。

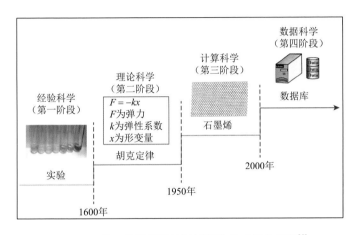

图 11.4　基于数据科学的材料研发模式衍化历程[5]

数据库有许多种，传统的材料数据库大多是指存储了材料牌号、成分、结构、性质/性能、使役效能的简单结构关系型数据库，大多是为科技开发基础数据查询、材料管理、使用（选材）而建立的数据库。其主要优点是可以对已保存的数据选择性地进行搜索，并在检索后以任何格式导出，以便从不同的角度获得信息和进一步的数据处理。材料数据库不仅是所有材料实验结果的集合，也是新材料开发的基础，其基本流程如下[5]：①存储数据，大量用户将各种材料信息上传至数据库中并根据其特征进行汇总统计；②读取数据，有需求的用户在输入关键因素后获得大量相关数据；③挖掘数据，在这些数据中找出与所需材料类似的材料，建立模型并找出它们之间存在的联系；④应用，将总结出的规律用于新材料的预测和开发中（图 11.5）。

材料基因工程专用数据库不同于传统的数据库，它应该具有以下三大基本功能：①具有支撑/服务于高通量计算、高通量实验，可实现海量数据自动处理和数据积累的功能；②可借助于互联网、云数据技术等，通过数据挖掘进行数据收

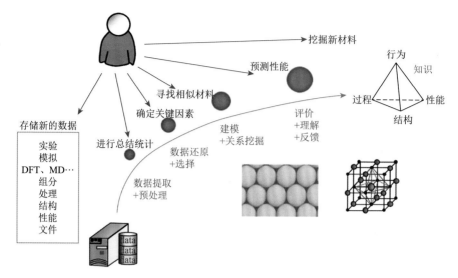

图 11.5　基于材料数据库与数据分析的新材料的预测和开发模式[5]

集积累的功能；③应用机器学习、人工智能等技术，进行数据分析、模型建立、探索新材料、发现新性能的功能，即所谓的材料研究"第四范式"。

11.2.3　材料高通量实验

　　材料高通量实验是指在短时间内实现大批量样品的制备与表征。其核心思想是将传统材料学研究中所采用的顺序迭代方法，改进为并行处理，通过量变来引起材料研究效率的质变。与传统实验方法相比，高通量实验筛选的范围更广，变量更多；高通量实验一次得到的结果更多，效率更高；高通量实验的目的更加侧重筛选，即在一次实验中，只需要得到达到特殊目的（如材料的刚性、韧性、黏附能力、刺激干细胞成骨分化能力等）范围内因变量和自变量的具体数值，而无需知道它们的因果关系。高通量实验主要包括材料的高通量制备与材料的高通量表征。关于材料的高通量制备和高通量表征的具体内容将在下文列出。

11.3　高通量制备

　　高通量制备是指在一定目的下，在较宽的变量范围内，一次性大批量地将多种材料进行组合并制得样品的方法，其特点是快速、高效、准确。现有生物材料高通量实验制备技术主要有光刻法、复制模塑法、生物打印技术、微阵列法、梯度法、微流控技术等。

11.3.1 光刻法

光刻法是微加工方法的一种，是指光在掩模板作用下，选择性地对光致抗蚀剂（也称光刻胶）进行曝光，并在所需基材上留下掩模图案的技术。它也是许多其他高通量制备的基础方法之一，如许多微阵列和微流控芯片的加工也使用了光刻技术。它具有精度高、效率高、成品分辨率高等特点。

为了评价仿生微结构的表面生物活性，建立微纳结构对细胞反应的理论模型，Lu 等[6]使用光刻法制备出了具有精确控制的表面拓扑和空间结构的羟基磷灰石，并在其表面构建了钛覆盖的微沟槽（图 11.6）。其基本步骤如下所示：①在铬玻璃掩模板下，通过紫外光选择性地对光致抗蚀剂进行曝光；②曝光后，将晶片浸入显影剂溶液中以除去未交联的光致抗蚀剂；③通过刻蚀去除相应空腔区域内裸露的氧化物；④使用酸性溶液去除其余所有光致抗蚀剂；⑤刻蚀暴露出来的硅晶片得到所需微沟槽；⑥在去除氧化物的同时通过磁控溅射在其表面镀上一层 500 nm 厚的钛涂层，从而制备出了具有微纳结构的钛沟槽。

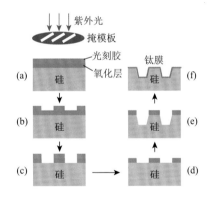

图 11.6 通过光刻与射频磁控溅射工艺制备微纳结构钛沟槽示意图

生物医用材料构成的细胞外基质微环境能够调节干细胞的形态和多能性。而干细胞的多能性或全能性的维持对胚胎发育和分化至关重要。越来越多的证据表明细胞外基质硬度和形貌在干细胞分化方面起着重要的作用，但是这些生物物理或生物力学调控的影响仍然没有被充分表征。Long 等[7]利用软接触式光刻方法制备了聚丙烯酰胺水凝胶材料库，研究了不同弹性模量及表面拓扑结构两种因素独立/组合的水凝胶对干细胞多能性的影响，结果发现表面刚度和形貌对维持干细胞的多能性至关重要（图 11.7）。

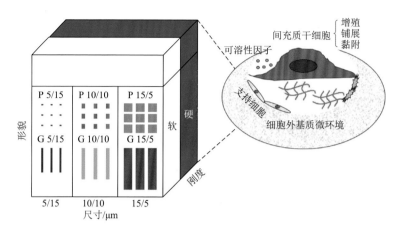

图 11.7　实验装置示意图[7]

系统测试聚丙烯酰胺水凝胶基材刚度、形貌和尺寸三个调节因素，使用不同刚度的平面基材作为对照；图中 P 5/15 代表柱边长为 5 μm，柱间间隙为 15 μm（柱状）；G 5/15 代表脊宽度为 5 μm，沟宽为 15 μm（凹槽）；以此类推

　　他们首先制备了具有恒定浓度的丙烯酰胺-双丙烯酰胺溶液。向混合物中加入过二硫酸铵和助剂，在室温下将具有特殊结构的聚丙烯酰胺水凝胶静置 50 min。然后将固化的水凝胶去除并置于去离子水中过夜。加入足够体积的磺基-ANPAH 溶液后，用紫外光照射 5 min。将聚丙烯酰胺水凝胶切成矩形条，用自重测定法估算其弹性模量（E），在两种双丙烯酰胺浓度下分别得到 $E = 6.1$ kPa 和 $E = 46.7$ kPa。最后，以圆盘形式制备水凝胶，其具有凹槽形、六角形和方柱形三种形貌，具有相同的高度，为 5 mm；使用具有相同直径和厚度的平面聚丙烯酰胺水凝胶作为对照。在接种细胞之前将 I 型胶原交联到聚丙烯酰胺水凝胶表面上。研究结果表明了小鼠胚胎干细胞对机械生物反应的不同优势。

11.3.2　复制模塑法

　　复制模塑法（replica molding，REM）是将模板表面的信息如形状、结构等复制到另外一种材料的表面的方法。其优点在于：操作过程简单；效率高，能大规模制造具有微米、纳米图形的材料；弹性模具可以保护材料不易被损伤。

　　为了研究微图形对矿化过程的影响，Jiang 等[8]采用溶胶-凝胶与复制模塑相结合的方法成功地制备了 TiO_2 微形貌以模拟 CaP 在仿生条件下的矿化过程，其制备工艺过程见图 11.8。首先制备 TiO_2 溶胶预聚液，再将具有沟槽的聚二甲基硅氧烷（PDMS）弹性模板压印在 TiO_2 溶胶-凝胶上，并在模板上施加 0.1 N 左右的压力，常温真空状态下使其成胶。凝胶过程完成后，小心剥离弹性模板，在玻璃表面就形成了复制有沟槽的 TiO_2 凝胶结构。将这种具有沟槽的 TiO_2 凝胶在 400℃下烧结

2 h，最后得到晶相为锐钛矿的 TiO_2 沟槽。研究发现在矿化过程中，CaP 容易在沟槽的脊上形核。

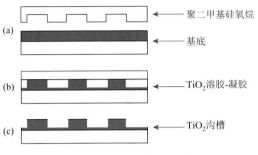

图 11.8 TiO_2 微图形的制备工艺过程[8]

（a）在玻璃基底表面制备钛酸盐溶胶-凝胶涂层；（b）将 PDMS 模板压印到图层表面；（c）剥离弹性模板后热处理得到 TiO_2 微图形

Zhong 等[9]通过复制模塑法制备了一种基于甲壳素的纳米纤维油墨，用于构建精确可控的微观形貌（图 11.9）。首先将甲壳素纳米纤维油墨喷涂或滴涂到实心模具上[图 11.9（a）]。在室温环境下干燥约 2 min 后，将其用镊子或双面碳带从模具上剥离。用一张空白 DVD（铝）作为模具，可以很容易地制备大面积的微观形貌[图 11.9（b）和（c）]。可以使用聚二甲基硅氧烷作为模具复制任意形状，如薄圆柱体或微型烧杯。该方法可以广泛应用于生物材料微纳结构的制备，并结合高通量技术，对不同材料构建的微纳形貌或者同一种材料构建的不同微纳形貌进行功能或者性能筛选，流程简单、快捷、高效。

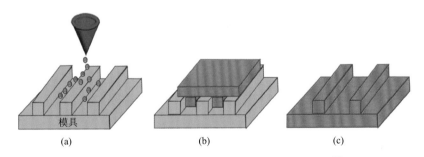

图 11.9 甲壳素纳米纤维复制品成型工艺示意图[9]

（a）浇筑；（b）干燥；（c）成型

11.3.3 生物打印技术

具有微纳结构且兼容细胞/组织的生物材料创新是高通量筛选技术面临的一

大难题。近年来，随着 3D 打印技术的成熟，实现了材料在微观区域的精准打印。受到 3D 打印技术的启发，人们开始将 3D 打印技术与生物技术结合，利用打印技术构造具有微观结构并且能够兼容细胞和组织的平台，并将此平台用于生物材料的高通量筛选。这种技术被定义为使用打印原理在三维方向上沉积活细胞、细胞外基质组分、生物化学因子、蛋白质、药物和生物材料（"生物墨"）至所需的固体、凝胶或液体基质中。更具体地，生物打印技术是一种能够在数字三维模型驱动下，按照增材制造原理定位精确地装配生物材料或细胞单元、组织工程支架和组织器官等制品的技术。

生物打印技术有以下特点：①制备过程简单；②研究人员能够使用多种细胞刺激因子以快速和廉价的方式产生几何形状明确的微图案，从而为目标细胞提供特征微环境；③通过多层打印提供特征的多维结构。

生物打印技术首先通过读取医学影像数据设计或重建的三维模型，将模型离散成多个片层，然后通过软件智能控制打印喷头按模型逐层"打印"，打印墨水采用由生物材料或负载细胞的生物材料组成的生物墨，不断重复这一过程，直至打印完成三维组织前体。随后，细胞开始重新组织、融合，形成新的组织结构。

常用生物打印技术如下：①热敏和压电喷墨打印[图 11.10（a）]。热敏技术通过热电阻器加热扩大液泡，压电技术通过电致伸缩效应控制液泡。②声波振动打印。设置超声波发生阵列，产生声波场，通过声波的振动将生物墨按需滴入预定位置[图 11.10（b）]。③阀门打印。在阀门处安装一个传感器，通过控制传感器的打开持续时间和制动频率控制通过阀门处液滴的大小和细胞的数量[图 11.10（c）]。④激光打印。分为两种：一种直接利用激光打印，将激光聚焦于细胞悬液，以折射率差异引起的力作为驱动力，驱动细胞移动到受体基底上；另一种通过聚焦激光于水凝胶和细胞聚合物层，使其产生一定渗透压，通过渗透压将细胞挤出到受体基底上[图 11.10（d）]。

生物打印技术可以间接通过高通量方法研究生物材料与细胞之间的相互作用。例如，Ma 等[10]使用阀门生物打印的方法研究了不同组分、结构的水凝胶对人牙周膜干细胞（hPDLSCs）活性的影响。首先，将细胞分别与甲基丙烯酸酯化明胶（GelMA）和聚乙二醇二甲基丙烯酸酯（PEGDMA）充分混合。然后，将两种溶液按照一定的比例混合，最后在紫外光照射下通过光交联得到不同组分、结构的水凝胶阵列。由于该阵列具有多尺度、多通道的特点，其在同一条件下可以实现水凝胶组分和结构对于细胞行为影响的大批量筛选（图 11.11）。结果表明，hPDLSCs 的行为（如细胞活性、扩散）取决于阵列中 GelMA/PEGDMA 的体积比，随着 PEGDMA 含量的增加，细胞活性和扩散面积减小。该方法对生物材料高通量筛选平台的构建具有指导意义。

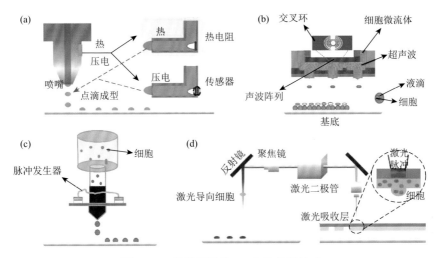

图 11.10　几种常用的 3D 生物打印技术

（a）热敏和压电喷墨打印；（b）声波振动打印；（c）阀门打印；（d）激光打印

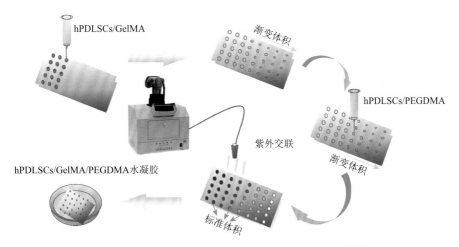

图 11.11　阀门生物打印水凝胶用于细胞行为筛选[10]

　　生物打印除了用于研究细胞与材料之间的相互作用以及药物筛选之外，也可以用来制备细胞芯片，用于检测细胞的信号通路（图11.12）。例如，Marcotte等[11]通过生物打印技术打印出细胞芯片，并将打印好的细胞芯片用于细胞通路的检测。该方法首先用甲醛将细胞固定，再将细胞悬浮于PBS溶液中，最后采用机器人点样机装置将细胞阵列打印到基板上，通过检测细胞中特定的蛋白质的含量，分析信号通路的表达。结果表明，通过生物打印技术得到的细胞芯片可以在不同条件下对细胞通路进行高通量筛选。该方法可以拓展到其他细胞信号通路的检测。

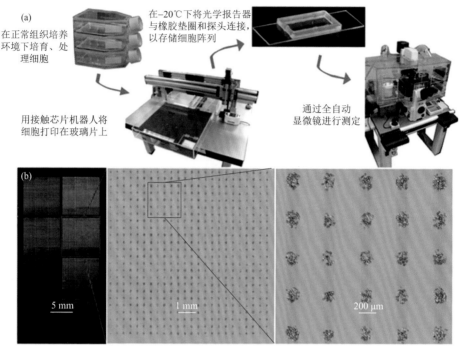

(a)

在正常组织培养环境下培育、处理细胞

在-20℃下将光学报告器与橡胶垫圈和探头连接，以存储细胞阵列

用接触芯片机器人将细胞打印在玻璃片上

通过全自动显微镜进行测定

(b)

5 mm

1 mm

200 μm

图 11.12 （a）生物打印制备细胞芯片；（b）细胞芯片的表面形貌表征[11]

11.3.4 微阵列法

微阵列高通量筛选就是将被筛选材料有序排列在同一基板上，在相同的条件下进行大规模的实验筛选。微阵列是包含了数百到数千个微米/亚微米尺度特征探针的平台，每一个探针都具有独立性以及极佳的可操控性。该方法的最大优点就是所有的样品都在相同的环境下进行处理，以少量的试剂分析全部阵列，以较低的成本得到准确的结果。微阵列可以通过使用各种不同的技术制备，包括电子束光刻、蘸笔光刻、软光刻、接触或喷墨打印。其中最常见的是采用接触或喷墨打印技术将探针沉积到基底表面上。

微阵列技术是高通量筛选手段之一，可用于研究材料与细胞之间的相互作用。例如，Beachley等[12]通过直接接触打印技术将11种不同的人类组织细胞接种至阵列中培养，高通量筛选出与细胞行为相关的蛋白质（图11.13）。他们首先采用聚丙烯酰胺作为微阵列的基板，接着通过接触法在聚丙烯酰胺基板上涂覆细胞外基质构建微阵列，然后在构建的微阵列中接种组织细胞，通过定量分析组织特异性细胞反应（包括细胞外基质产生、细胞黏附和增殖以及培养后的形态学变化），高通量筛选出与细胞行为相关的蛋白质。将组织特异性与生物活性联系起来，为组织再生和病理学研究提供了新的手段。

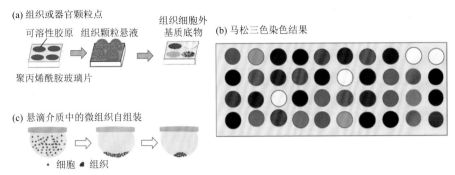

图 11.13　高通量筛选与细胞行为相关的蛋白质[12]

Mei 等[13]利用共聚物微阵列对人类胚胎干细胞（ESCs）的细胞学行为进行了高通量检测，用于研究材料的表面形貌、化学组分、润湿性和弹性模量对细胞行为的影响。该阵列涉及 16 种主要单体和 6 种次要单体，以及每种单体的 6 种不同比例。以这种组合方式，由主要单体和次要单体创建了具有 496 种不同组合的阵列。将这些单体混合物通过旋涂的方式涂覆在常规载玻片（75 mm×25 mm）的聚羟乙基甲基丙烯酸酯的非细胞黏附层上，最后通过紫外光聚合得到微阵列。结果表明，具有高丙烯酸酯含量的聚合物组分更有利于生物活性分子的吸收，其促进了 ESCs 集落的形成。

Gobaa 等[14]通过加成反应制备出 PEG 水凝胶，并在水凝胶表面接枝蛋白质分子，构成具有不同化学结构的微阵列，并研究了微阵列对细胞分化性能的影响。在该方法中，首先，在玻璃基片上制作出微阵列，然后，将蛋白质通过点样机接枝在基体微阵列中，最后，将接枝蛋白质的微阵列打印在交联的 PEG 水凝胶上。通过使用不同浓度的 PEG，可以精确控制水凝胶的硬度。因此，该方法可以获得具有不同刚度和 ECM 组成的 PEG 水凝胶微孔阵列。将 MSCs 和 NSCs 通过重力沉降的方式接种在微孔阵列中，以筛选干细胞分化行为。微阵列平台筛选结果表明，干细胞状态与细胞密度、弹性模量和 ECM 蛋白浓度有关（图 11.14）。

11.3.5　梯度法

梯度材料是一种或几种因素随空间连续变化的材料。很多优秀的多孔梯度材料都来自大自然，而这种梯度多孔结构能最大化地优化材料性能。例如，在骨骼中，从外侧的皮质骨区到内侧的骨小梁区，其孔隙尺寸越来越大，这种梯度结构使得骨骼既保持了核心区域的高度可渗透性，又在外层构建了致密的外壁结构。不仅如此，每种梯度材料还是一个小型独立的"数据库"。从任一变量的方向来看，梯度材料都是由无数个不同数值信息组成的集合，而这些信息能够准确地反映出材料的性能，包括刚度、粗糙度、湿润性、表面电荷等。

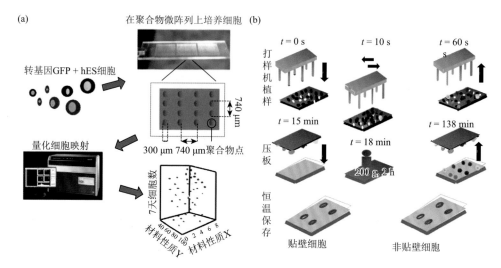

图 11.14 微阵列用于二维干细胞行为的研究[13, 14]

（a）通过微阵列研究不同单体组成及比例的共聚物对人类胚胎干细胞行为的影响；（b）具有不同细胞外基质成分和硬度的水凝胶微阵列制备示意图

梯度法是一种构建梯度材料以研究材料性能的高通量筛选方法。根据其变量的个数，一般将梯度法分为单变量梯度法和多变量梯度法。接下来我们对这两类梯度法进行详细的介绍。

1. 单变量梯度法

单变量梯度法是指在其他条件不变的情况下，对某个单因素变量进行研究筛选。Gao 等[15]通过反复充水-排水的方法在聚偏氟乙烯（PVDF）表面上构建了一层具有梯度聚多巴胺（PDA）的膜，并利用 PDA 的还原性原位将 AgNO₃ 溶液还原成 Ag 纳米颗粒，以研究 PVDF-PDA-Ag 复合材料对抗菌性能的影响，具体如图 11.15 所示。首先，将待涂覆的 PVDF 膜置于腔室的一端，并用 PDA 聚合缓冲液将其淹没。然后将腔室倾斜一定角度，此时缓冲液从膜上排出。当腔室返回到水平位置时，整个膜又会重新被 PDA 缓冲液浸没。多次重复上述循环后，膜的近

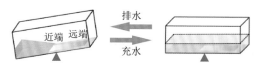

近端：时间更长的孵育、有限的排水、扩散受限
远端：孵育时间短、有效的排水、有效的运输

图 11.15 梯度 PDA 涂布到膜上的简单 CDR（循环滤水补充）设置的示意图[15]

端会因孵育时间较长而导致 PDA 在膜上的干燥时间更短，沉积量更少，相反，膜的远端沉积的 PDA 更多，从而在 PVDF 膜上产生 PDA 梯度。

He 等[16]开发了一种生成厘米级梯度水凝胶的微流控方法。首先将具有低浓度的聚乙二醇二丙烯酸酯（PEGDA）的溶液 1 从通道口的出口预填充入微通道，然后将具有高浓度 PEGDA 的溶液 2 从通道口的入口填充入微通道。通过泵的动力使溶液在通道内流动，同时由于通道入口蒸发引起的反向流动，得到梯度预聚液。最后，通过光聚合固化形成梯度 PEGDA 水凝胶，用于筛选水凝胶的梯度结构对内皮细胞附着和迁移的影响（图 11.16）。

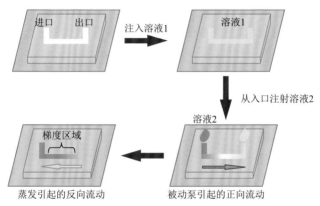

图 11.16　微流控方法制备厘米级梯度水凝胶示意图[16]

　　分子扩散也是一种梯度制造法，是指通过在材料两侧施加不同浓度的溶液，经分子扩散形成成分梯。这种方法多用来产生蛋白质梯度，以便后续进行细胞对蛋白质的响应等研究。Dodla 等[17]将两种来源不同的背根神经节（dorsal root ganglia，DRG）神经元置于具有浓度梯度的层粘连蛋白-1（LN-1）琼脂糖凝胶中。具有浓度梯度的 LN-1 琼脂糖凝胶的制备方法是：在琼脂糖凝胶化之后，将其置于通道中央，将通道分为两个隔室，其中一端为低浓度 LN-1 溶液，另一端为高浓度 LN-1 溶液，并用罗丹明标记。然后将支架在 37℃和 95%湿度下保存 6 h，使 LN-1 从"高"浓度室通过琼脂糖水凝胶扩散到"低"浓度室，即可制备具有浓度梯度的 LN-1 琼脂糖凝胶（图 11.17）。这种方法制备的梯度水凝胶可以用来筛选背根神经节神经元所需的最佳 LN-1 的浓度。同样，Yamamoto 等[18]利用分子扩散，采用羧基官能团与聚丙烯酰胺水凝胶梯度结合的概念，将模板均匀暴露于Ⅰ型胶原。聚丙烯酰胺水凝胶中的酰胺基在不同条件下水解产生羧基浓度梯度，羧基与Ⅰ型胶原中的氨基发生化学共轭，最终制备出了具有Ⅰ型胶原浓度梯度的水凝胶。采用该系统方法制备的梯度水凝胶可用于研究 L929 成纤维细胞在具有胶原梯度的聚丙烯酰胺水凝胶上的附着。

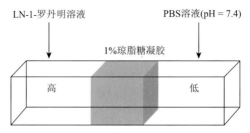

图 11.17　分子扩散梯度制造法制备梯度水凝胶示意图[17]

　　磁石法是在基板上使用顺磁性金属掩模板，然后再施加磁场实现表面图案化的一种方法，也可以用于构建梯度材料。Kumar 等[19]通过磁石法，制备了具有亲疏水性梯度表面的材料。如图 11.18 所示，步骤 1，用一个带有金属针的磁铁施加磁场。金属针决定了磁场的强度，使得磁场随着基质离金属针的距离越远其强度越小。超顺磁纳米颗粒（MNP）沉积在基质表面，表面上纳米颗粒的密度由磁场强度决定，纳米颗粒之间会出现不同的间距，从而呈现梯度变化。步骤 2，具有疏水性质的 A 分子（红色/OTS，十八烷基三氯硅烷）被吸附在 MNP 之间。在步骤 3 中，除去 MNP 并将具有亲水性质的 B 分子（蓝色/APTMS，氨丙基三甲氧基硅烷）吸附在先前由 MNP 所占据的区域上。在这个过程之后，表面暴露的特性 A 分子在一个方向上增加，特性 B 分子在相反的方向上增加。这种具有亲疏水性梯度表面的材料由于表面电荷不同，可以用来吸附亲疏水性分子，同时用于生物体之后，会在表面形成水合阳离子和水合阴离子，从而介导细胞黏附、增殖和分化及蛋白质吸附等。

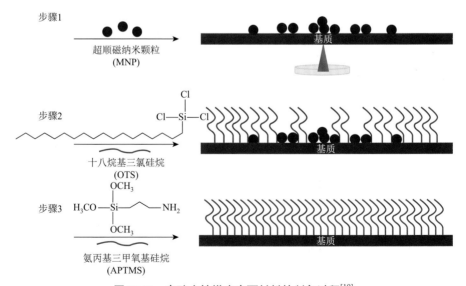

图 11.18　亲疏水性梯度表面材料的制备过程[19]

　　三维结构梯度材料是指材料在三维上进行梯度化，是对材料密度、浓度和结构进行高通量筛选的方法。而目前用于组织工程的梯度材料通常是三维支架或水凝胶。制备三维梯度支架或水凝胶的方法很多，其中一个重要的方法是通过改变化学、紫外线或温度等交联条件以使预聚液进行梯度凝胶化。近年来部分研究者就用这种方法制备了梯度水凝胶。如图 11.19 所示，Marklein 等[20]利用灰度掩模板（灰度掩模在掩模平面不同位置可以提供变化的透过率）使甲基丙烯酸酐化透明质酸（MeHA）的预聚物梯度暴露于紫外光下。首先将透明质酸进行甲基丙烯酸酐化形成 MeHA，然后将二硫醇（DTT）交联剂和三乙醇胺（TEA）加入 MeHA 中，在 pH 为 10 下发生迈克尔加成，起到初步交联的作用。然后将水凝胶置于光掩模板之下，通过滑动掩模板来控制 UV 暴露时间，从而控制交联密度，使水凝胶发生不同程度的聚合，所以聚合出的水凝胶的每个区域交联密度不同，导致每个区域的孔径也不同，从左到右是呈梯度变化的。在这种具有梯度力学性质的凝胶上培养的人骨髓间充质干细胞会展现出梯度扩散和增殖，并且进一步观察也可以发现细胞的分化能力也是随着水凝胶梯度硬度的改变而改变的。

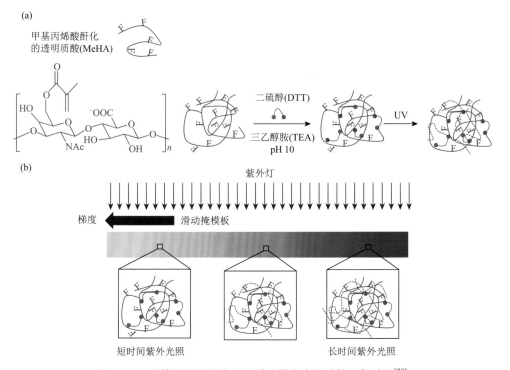

图 11.19　甲基丙烯酸酐化透明质酸梯度水凝胶的制备过程[20]

Luo 等[21]提出在水热法中使用一种异型双功能交联剂，从而形成梯度多孔结构的水凝胶（图 11.20）。在高温下，水热过程会引起各种化学反应，将 *N*-异丙基丙烯酰胺（NIPAM）、4-羟基丁基丙烯酸酯（4HBA）和过硫酸铵溶解在去离子水中，将所得溶液装入水热反应器中并在 180℃下加热 4 h。在水热过程中 4HBA 两端的反应性双键和活性较小的羟基能够使 NIPAM 的聚合反应以顺序（两步）方式进行，在初始水热阶段，NIPAM 单体通过水热诱导与 4HBA 进行自由基聚合，也就是乙烯基聚合，产生具有侧羟基的链（PNIPAM-OH）。接着 PNIPAM-OH 水解并沉淀到水热反应器的底部，在沉降过程中侧羟基通过水热连接诱导脱水聚合，就会形成底部孔密集，由下至上孔逐渐变稀疏，梯度多孔的 PNIPAM 水凝胶。这种通过水热法制备的具有梯度多孔结构的 PNIPAM 水凝胶能够在近红外激光刺激下发生弯曲、扭曲和如章鱼般的运动。孔结构可调控、机械性能良好和进行各种运动使这些梯度多孔水凝胶可以适用于各种应用。对于三维梯度结构材料，不仅可以用高通量的方式选出最优的参数，其梯度多孔结构还可以使该材料做出不同的机械运动。

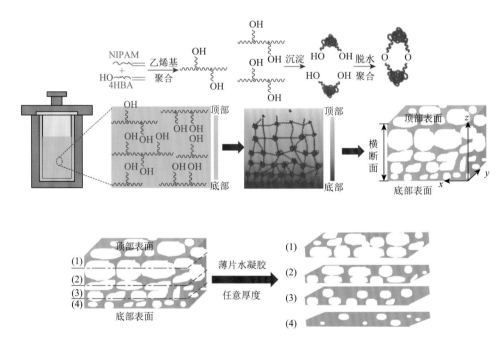

图 11.20　梯度多孔水凝胶的制备示意图[21]

表面梯度材料可以用于研究细胞/组织与材料的相互作用。PDMS 是一种在医学植入物和其他生物医学应用中广泛使用的硅氧烷弹性体。Mohan 等[22]制备了具有表面化学梯度的 PDMS 衍生物（图 11.21）。首先将 PDMS 样品通过等离子体处理氧化，然后用疏水烷基硅烷修饰，再将其暴露于紫外臭氧中以产生表面化学梯度，其氧化程度随着在紫外臭氧中暴露时间的增加而增加。最后，通过研究在其表面培养的成纤维细胞的形态，用以筛选疏水性对细胞功能的影响。

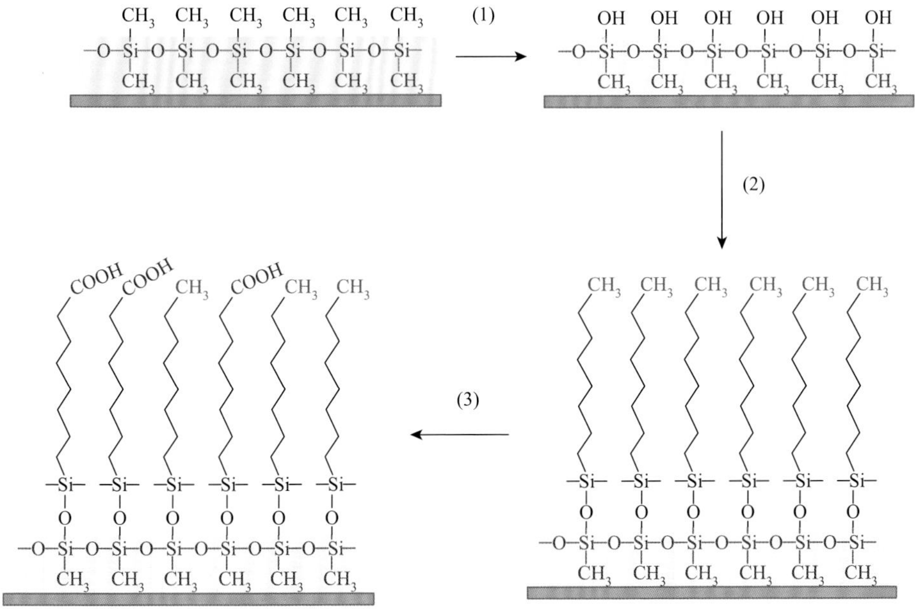

图 11.21　具有表面化学梯度的 PDMS 衍生物的制备过程示意图[22]

（1）通过等离子体氧化处理 PDMS 膜；（2）硅烷化改性；（3）将硅烷化 PDMS 暴露于紫外臭氧中进行氧化处理，含氧官能团随着暴露时间的增加而增多

2. 多变量梯度法

复合梯度材料也称为成分/结构梯度材料，是由一种、两种或多种材料复合，通过不同的制备工艺，使材料出现成分梯度，又由于成分的不同会导致结构的变化，从而呈现出连续结构梯度变化和成分梯度变化的一种新型复合材料。梯度材料可以通过高通量筛选的方法找到细胞活性的最佳点，从而制备参数最好的生物材料。梯度材料还可以应用于细胞识别、细胞分离、细胞运动、分子传感、诊断和精准基因检测以及蛋白质/肽传递。

骨-软骨界面呈现出天然的成分/结构梯度变化，其 ECM 成分及取向在软骨下骨至软骨方向呈空间连续变化。HA 矿物质的含量也随着该方向呈现出逐渐减少的趋势，并在透明软骨中完全消失。这些 ECM 和矿物质的连续变化使得两种机械不匹配的组织（骨和软骨）能够很好地连接在一起，促进了载荷在组织间的传递，从而减少组织之间发生分层的风险。为了模拟这些天然的梯度结构，Guo 等[23]将生物硅选择性肽 R5 和丝素蛋白配制成不同摩尔比的溶液（分别为 250/1、125/1 和 62.5/1），然后将这几组不同的溶液从高浓度开始逐层装入圆柱形容器中，每层都使用辣根过氧化物酶（HRP）和过氧化氢来引发凝胶化，由于每层的选择性肽 R5 和丝素蛋白的浓度是不同的，因此它们的交联密度也不同，所形成的水凝胶的孔隙大小不同，从而形成了由下至上成分/结构呈梯度变化的水凝胶，最后将制备好的水凝胶放入四乙氧基硅烷（TEOS）溶液中进行硅化处理，其生物硅颗粒分布就会随着交联密度的变化而变化。所以最终的梯度硅化丝素/R5（GSSR5）复合材料中的生物硅颗粒因水凝胶孔径不同会形成类天然骨-软骨界面结构的梯度分布。这些连续的梯度结构赋予这种复合材料梯度机械性能和独特的成骨能力。

采用正交梯度法可以一次性制备出所有不同成分和结构组合的材料。Yang 等[24]通过热压法制备了梯度凹槽，并用等离子体在凹槽上制备了梯度聚合物，将制备的具有正交梯度结构的材料与细胞作用，研究细胞行为。梯度凹槽的制备过程为：首先在金属钢材上通过热压成型制备出交替凹槽，其中交替凹槽的宽度从 5 μm 到 95 μm 逐渐增加，增量为 0.5 μm，脊梁的宽度维持在 5 μm。然后以金属钢板作为掩模板，用光刻工具把图案蚀刻到硅基底上，在一定温度和时间条件下用适当的压力将 PMMA 压到掩模板上。最后将 PMMA 从掩模板上取下，得到具有交替凹槽图形的 PMMA，这样就制备出具有结构梯度的 PMMA。梯度聚合物的形成过程为：在硼硅酸盐室中进行等离子体聚合，用一个射频光源来产生等离子体。首先将烯丙胺和己烷均匀地涂覆在 PMMA 交替槽上，然后将玻璃片紧紧地盖在涂层上，中间用垫片将玻璃片固定在离涂层表面 40 μm 处，在等离子体作用下开始聚合，通过控制等离子体照射时间来控制聚合反应的过程，形成梯度聚合物。该研究通过正交梯度法制备了具有连续表面微结构及化学成分变化的复合梯度材料，以高通量的方式探测细胞表面相互作用，确定两个表面属性的最佳组合，这种方法有助于了解细胞行为与表面特性之间的相互关系，从而开发更多有效的生物材料。

11.3.6 微流控技术

微流控技术是一种可以通过使用尺寸为数十到数百微米的通道，处理或操作微量的样品和试剂，以高分辨率和高灵敏度的方式进行分离和探测的系统科学技术，同时它还具有低成本、分析时间短、分析设备较小等特点。因此，微流控技术在高通量筛选和敏感测定方面展现出了很大的优势。通过微流控技术可以制备各种不同的生物材料，并高通量筛选材料、细胞、分子和药物等。

采用微流控技术结合生物学反应可以在一天内筛选多达 10^8 个样品。例如，Guo 等[25]利用微流控技术对药物的抗菌性能进行了高通量筛选。液滴微流体生成装置如图 11.22（a）所示，将 20 mL 水包油液滴存储在 200 mL 微管中，水溶液（W）

与载体油（O）混合，进而产生了大量直径为 25 μm 的水包油乳液液滴。将先前形成的液滴再注入微流控装置，在紧密排布的液滴之间加入油作为间隔物，这就是微流体形成的过程。利用这种装置来筛选抗菌药物的过程如图 11.22（b）所示。将微量滴定板中的液体注入微流控装置中形成油包水液滴，并将液滴汇集在一起形成液滴库（每个孔含有独特的条形码，在图中表示为不同的颜色）。将等分试样的液滴库重新注射到微流控装置中，并将单个微生物细胞添加到每个微滴中，孵育后，筛选微滴中能抗菌的微生物细胞，这样的装置可以产生 5～120 μm 的单分散液滴，小液滴可以封装细胞、DNA 和其他内部水相中的颗粒或分子，用于药物筛选。

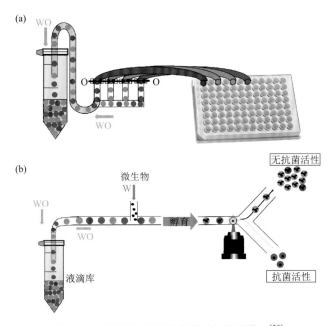

图 11.22　利用微流控技术高通量筛选药物[25]

利用微流控梯度平台也可以制备交叉梯度材料，用于高通量筛选来得到具有最佳性能的复合材料。He 等[26]利用微流控平台快速合成了含有明胶和壳聚糖的梯度复合材料，用于研究复合材料的特性（如表面化学、模量、粗糙度和结晶度）对细胞行为（如细胞形态、迁移、功能和分化）的影响。如图 11.23 所示，微流控装置附着在载玻片上且上层由带有直流通道（50 mm×2.0 mm×100 μm）的 PDMS 组成。用注射的方法在通道中注射明胶溶液（溶液 1），然后注射 200 μL 的壳聚糖溶液（溶液 2），再抽回来一定体积的流体，来回 5 次（向后—向前—向后—向前—向后），产生两种物质的交叉梯度。在取下注射器之前，含有两种溶液的微流体至少静置 30 s，取下之后再静置几分钟，以便于在冷冻之前进一步扩散混合。然后将其冷冻干燥，得到具有交叉梯度的复合膜。将这种复合膜用于细胞培养，观察生物材料与细胞的相互作用，可以得到有利于细胞增殖、黏附、分化等行为的明胶和壳聚糖的最佳浓度范围。

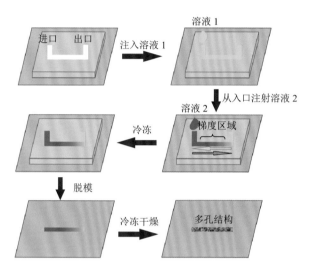

图 11.23   利用微流控法制备明胶/壳聚糖梯度复合材料示意图[26]

11.4   高通量表征

高通量表征是指通过一次实验可以对一批样品进行表征，或者通过一次实验可以获得一批样品的成分/结构/性能的表征结果。对于高通量筛选实验来说，如果仅有高通量的制备而没有高通量的表征，那是远远不够的。这是因为，通过传统方法无法在短时间内对高通量制备获取的大量样品进行表征，这样就失去了高通量快速筛选的意义。因此，高通量的表征与高通量的制备相辅相成，二者缺一不可。

高通量表征技术是通过灵敏快速的检测仪器采集实验结果数据，运用计算机分析处理实验数据，在同一时间检测数以千万计的样品，并以得到的相应数据库支持运转的技术体系。它具有微量、快速、灵敏和准确等特点，适用于大规模的材料筛选以及细胞与材料间相互作用机制的研究。生物材料的高通量表征可分为材料本征性能表征和生物活体表征。

11.4.1   材料本征性能表征

材料表征是通过对材料结构信息和特性数据的加工得出的一种描述或解释，表征是在材料分析的基础上进行的一种主观抽象思维，用文字、图示、模型等解释和说明材料的内在结构和特性。由于生物材料的基本结构和性能是十分复杂的，因此就需要通过高通量的方法来一次性大规模地对材料的理化性质进行表征，如材料组成、结构、化学基团和亲疏水性等。高通量检测生物材料时，常见的表征手段有水接触角（WCA）测试、原子力显微镜（AFM）、飞行时间二次离子质谱（TOF-SIMS）、X 射线光电子能谱（XPS）、表面等离子体共振（SPR）、核磁共振（NMR）等（图 11.24）。针对生物材料的筛选，高通量检测方法往往不单独使用，而是多种表征技术相互结合、相互印证。

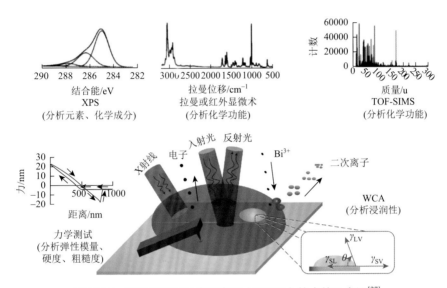

图 11.24　应用于高通量表面表征（HTSC）技术的示意图[27]

　　TOF-SIMS 和 XPS 用于测量微阵列高通量表征的化学成分和组分分布，通常，它们可以组合起来分析阵列上的表面化学成分。XPS 可以分析表面深度为 10 nm 内特定区域的元素组成（官能团）。这是通过用 X 射线束照射材料表面以激发电子逃逸实现的。逃逸电子的能量与其元素组成相关，因此通过检测逃逸电子的能量大小即可定性判断待测物品的元素种类。

　　TOF-SIMS 可以对样品外表面 1～2 nm 范围内的化学组成进行定性评估。它的原理是用一次离子束轰击样品表面，将样品表面的原子溅射出来，使其成为带电的离子，然后用磁分析器或四极滤质器所组成的质谱仪分析离子的质荷比，便可知道表面的成分。产生次级离子的途径对底物的化学性质非常敏感，因此 TOF-SIMS 能够检测到微妙的化学变化，测量范围在 $0.1\sim100\ \text{nm/cm}^2$。

　　Taylor 等[28]以高通量方式使用 TOF-SIMS 从 576 种新型丙烯酸酯基聚合物组合形成的微图案表面获得质谱。用在 25 kV 下以"聚束模式"运行的单一同位素 $^{69}\text{Ga}^+$

初级离子源，在 100 μm×100 μm 阵列上采样，每个样品有 60s 的采集窗口。通过使用 ION-TOF TOF-Bat 软件设计特定的软件批次处理操作，使每个聚合物点的数据采集和每个光谱的质量校准自动化。数据从打印在其上的总共三个微阵列玻璃片上采集。这项研究表明，高通量多元分析可成功应用于来自大型样品库的 TOF-SIMS 数据，该 TOF-SIMS 技术具有构建复杂表面性质/化学模型的潜力（图 11.25）。

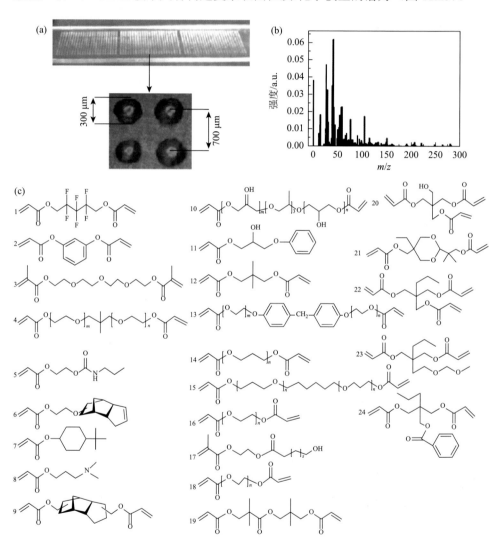

图 11.25 通过 TOF-SIMS 采集不同单体成对混合合成的聚合物阵列的化学信息[28]

（a）玻璃载玻片上聚合物微阵列的实物照片，下方为 4 个聚合物斑点的放大图像；
（b）来自聚合物点的正离子 TOF-SIMS 的示例；（c）在聚合物阵列中使用的 24 种单体的结构，
将单体以 70∶30 体积比混合配对以形成 576 种聚合物

von Gundlach 等[29]使用小角 X 射线散射作为一种高通量表征的方法来分析抗菌药物的抗菌效果（图 11.26）。其原理如下：自动取样器将 20 μL 细胞悬液送入冷却的玻璃毛细管（20℃）中，该细胞悬液大约包含 10^6 个固定的大肠杆菌。在测量之前将细菌样品重新悬浮以获得均匀的悬浮液。对于每个样品，以 0.05 s 的曝光时间记录 20 个散射图案。一维散射强度曲线通过背景校正图像的角度积分来计算。研究人员利用抗菌药物来干扰细胞的生化机制或者破坏细胞的细胞壁或细胞膜，导致细胞内部结构发生变化，使用待测试抗菌性能的药物作用于大肠杆菌一定时间后，通过小角 X 射线散射同时对多个实验样品进行表征，然后对探测器上得到的细菌结构的数据进行处理，分析药物的性能，从而能够快速地从大量的样品中筛选出具有良好抗菌作用的药物。

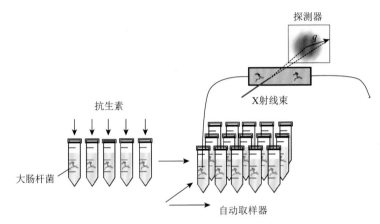

图 11.26　小角 X 射线散射高通量表征实验方案[29]

大肠杆菌细胞用抗生素处理并通过自动取样器注射；X 射线束照射毛细管中的样品并在探测器上产生散射图案；该二维图案被径向积分并针对散射矢量 q 绘制，产生一维散射强度曲线 $I(q)$

材料的润湿性反映了材料表面的化学组成和微观结构，通常用水接触角（WCA）来衡量。传统的 WCA 测量通常针对 1～10 μL 的水滴，其直径不超过 1 mm。但是，这种方法不适用于几百微米直径的微阵列。

与传统的 WCA 技术不同，Urquhart 等[30]通过高通量和自动化的方式，高效地检测并收集了整个聚合物库的 WCA 数据。将 16 个主要单体与 6 个次要单体以一定比例成对混合。然后使用机器人针式打印机在聚 2-羟乙基甲基丙烯酸涂覆的玻璃载片上点样混合单体，并在紫外光下聚合形成微阵列（图 11.27）。使用压电分配器对聚合物微阵列上的液体进行测试，得到聚合物库的 WCA 数据。随后，将细胞接种在聚合物微阵列上，并在培养 16 h 后对细胞进行染色观察，以探究聚合物库 WCA 数据对其表面培养细胞行为的影响（图 11.28）。

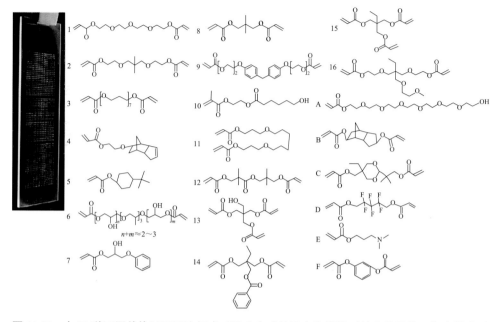

图 11.27 由 22 种不同单体以不同比例成对混合合成的聚合物微阵列的实物照片；每个微阵列包含 576 个聚合物点，这些点由 16 个用数字表示的主要单体和 6 个由字母表示的次要单体按以下比例成对混合而成：100/0、90/10、85/15、80/20、75/25 和 70/30[30]

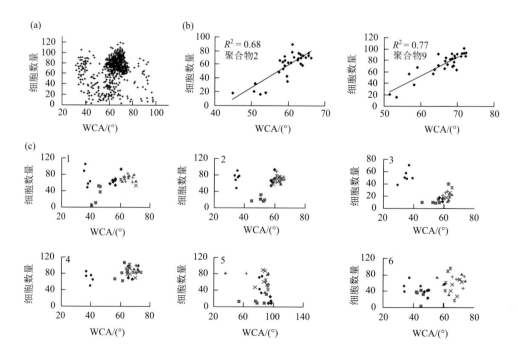

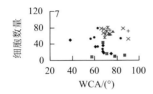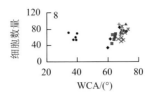

图 11.28　水接触角与细胞数量的关系[30]

（a）微阵列中所有聚合物的 WCA 与其对应细胞数量的关系；（b）当含有单体 E 的聚合物从分析中被除去时，分别发现含有两种主要单体组分 2 和 9 的聚合物的 WCA 和细胞数量间呈线性关系；（c）每一张小图代表由相同主要单体和不同次要单体构成的聚合物的 WCA 与其对应细胞数量的关系

微阵列的表面形貌和形态可以使用原子力显微镜（AFM）显示获得。该技术监测悬臂探针的挠度，以绘制出一个表面的形貌图，这种技术也可以用来高通量表征其他表面性质，包括样品刚度、磁性和电性。Kaplan 等[31]运用 64 种不同序列结构和分子量的类弹性蛋白多肽，构建了 2000 余种组合并进行高通量筛选研究，且用原子力显微镜对其机械性能进行表征（图 11.29）。首先，将表达载体 pET19b3 与 SELP 基因连接并将所得质粒转录到宿主细胞大肠杆菌 BLR(DE3)中，然后在培养基中便可获得携带不同长度的 SELP 基因的质粒集落。所得到的质粒集落在 96 孔板中表达出蛋白质，并原位纯化。通过光学响应筛选溶于水或 pH 缓冲液中的蛋白质，在 350 nm 处记录蛋白质溶液的光密度（OD）随温度的变化。用原子力显微镜纳米压痕法对这些蛋白质的机械性能进行表征（图 11.30），得到了它们的弹性模量范围，以及弹性模量与材料的交联密度和分子量之间的关系。

11.4.2　生物活体表征

生物活体表征是通过各种表征手段来检测材料对细胞/组织/生物体的影响。它可以在不损伤细胞/组织/生物体活性的同时，对生物材料直接进行检测。常规的生物活体表征技术包括激光共聚焦、计算机断层扫描（CT）、3D 数字显微镜、活体成像技术等。活体高通量表征技术对生物材料的研发具有重要作用，然而现有的活体表征技术报道非常少。以下列出一些典型的活体高通量检测的实例。

Wu 等[32]运用 3D 数字显微镜量化检测了激光对软组织损伤的影响，其相比于传统的组织处理技术更为快速有效，提供了一种高通量可控的比较分析方法，探究了多种激光波长和功率组合与目标组织消融及碳化间的作用关系。这项研究将自动可编程激光仪与 3D 数字显微镜结合，运用快速、无创的方法分析组织消融和碳化。这项技术在保持组织样本完整性的基础上，量化分析整体病灶部位，进而可推广到免疫组织学方面的应用。

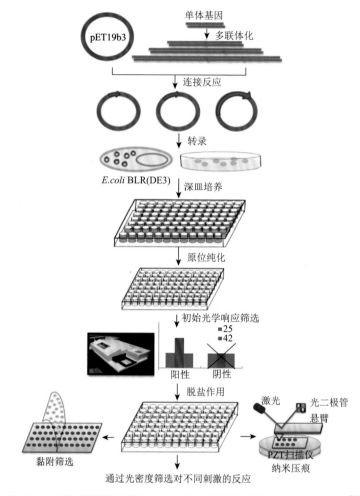

图 11.29 蛋白库构建和基于纳米压痕法高通量筛选动态蛋白聚合物[31]

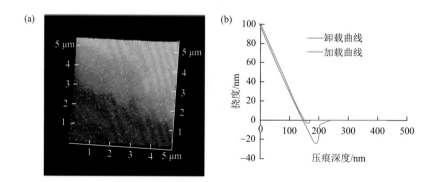

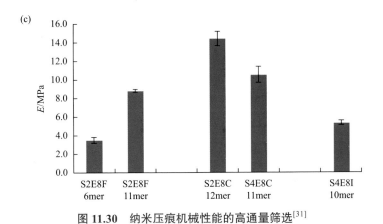

图 11.30　纳米压痕机械性能的高通量筛选[31]

（a）SELP 薄膜的 AFM 三维高度图像；（b）SELP 的挠度与压痕深度的关系曲线；（c）通过 AFM 纳米压痕对 SELP 进行弹性模量筛选

近些年，通过联用微流控和激光扫描的荧光检测技术以大批量地研究细胞与材料的相互作用是一门新兴的高通量筛选方法，采用此类方法，可以实现大视野检测收集并行阵列的荧光情况。Griffiths 等[33]采用以微滴为基础的微流体系统对细胞进行高通量筛选与分析。筛选 100 万个细胞只需 2~6 h，实现了对各单细胞释放或分泌蛋白的研究，具有分析微区域化的特点，克服了传统的流式细胞仪和荧光激活细胞分选的限制。此系统还适用于筛选其他多种细胞内、细胞表面及细胞分泌蛋白的催化或调节活性。图 11.31（a）为用于细胞和珠子包封的微流控装置。该装置由一个连续相入口（1）和两个不同水相入口（2）组成。流体电阻器（3）用于连续相和水相，以抑制由注射泵的机械不稳定性和 PDMS 装置的弹性引起的流体波动。由于微流体通道内的层流，注入装置中的两股液体并排流动并且只有在液体聚集处（4）被封装成液滴后才被完全混合。离开出口（5）的小液滴被收集到管或注射器中。液滴分选装置[图 11.3（b）]由两个入口[一个连续相入口（1）、一个回注乳液入口（6）]和两个出口[一个用于已分选的液滴（7），一个用于未分类的液滴（8）]组成。在将乳剂液滴与载体油隔开之后，它们会向下移动到分选点（9），在此对单个液滴通过荧光强度进行分类。微流体通道的边缘是黑色的，电极的边缘是蓝色的，红色三角形是微流体通道下面的标记，用于指示激光束应该聚焦的位置以及测量的液滴荧光强度。

Fan 研究团队[34]研发了一种台式微阵列扫描仪，其可以自动、快速地实现对细胞荧光图像的采集，如图 11.32 所示。运用这种高容量细胞成像分析算法，可对大量的单细胞实现形态测定、蛋白质组学参数等的多路检测。运用这种方法检测了细胞外基质蛋白阵列的细胞信号响应状况，结果表明这种新型方法比传统的荧光显微技术，在动态范围和灵敏度方面提高了两个数量级。

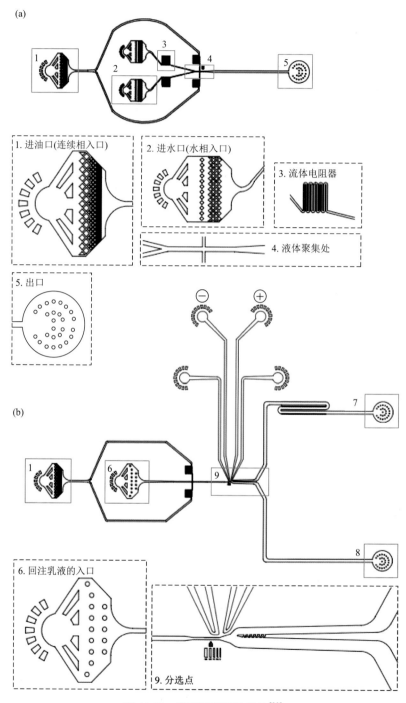

图 11.31　微流控装置的设计[33]

（a）用于细胞和珠子包封的微流控装置；（b）液滴分选装置

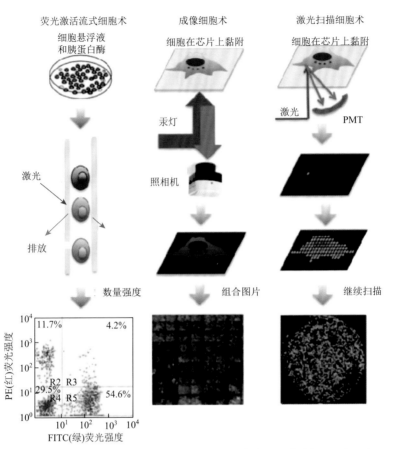

图 11.32　基于微阵列扫描仪的激光扫描细胞计数仪用于高含量细胞分析,图中示出了三种高含量细胞分析方法[34]

Xie 等[35]开发了一种具有电响应和导电性的聚多巴胺-聚吡咯微胶囊（PDA-PPy-MCs）（图 11.33）。以表面成分、结构和电刺激电压为变量构建了高通量筛选阵列,探究了它们对骨髓间充质干细胞（BMSCs）活性的协同影响,通过激光共聚焦技术对细胞的形貌进行表征。结果发现,在适宜的显微结构、PDA 含量和电刺激信号下,骨髓间充质干细胞具有较高的增殖和分化能力。

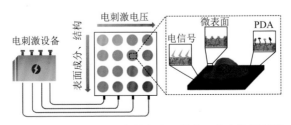

图 11.33　在具有不同表面成分、结构和电刺激电压的表面上高通量刺激 **BMSCs** 示意图[35]

Thierry 研究团队[36]在超疏水表面运用冷冻微滴和 PDMS 成膜的方法构建了不同大小和形状的微孔结构阵列,并在这些凹陷微孔中培养了乳腺癌细胞群(图 11.34)。对培养细胞中的某些关键蛋白染色后,运用流式细胞高容量分析成像,一次成像得到多参数,即通过不同通道收集了细胞的明视场、暗视场及钙黄绿素标记的绿色荧光信息(代表活细胞),从而表征了肿瘤细胞群在二维/三维的不同环境中细胞表型与形态的变化。

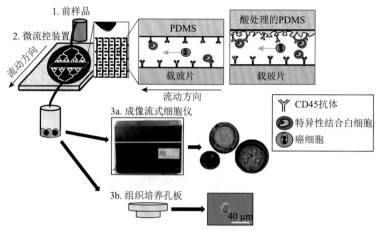

图 11.34 实验设计的示意图[36]

具有癌细胞的血液前样品通过用抗-CD45 抗体功能化的去除装置注射,以特异性结合白细胞(WBC);在标准组织培养孔板(3b)中铺板后,使用成像流式细胞仪(3a)或光学显微镜来收集包含目标 CD45 细胞和假阳性 WBC 的洗脱细胞并对其进行表征

Han 等[37]设计了一种高通量的方法来研究仿贻贝黏附水凝胶对细胞增殖的影响(图 11.35)。将载有 BMSCs 的水凝胶置于 96 孔板内,通过改变水凝胶内氧化石墨烯(GO)含量和外加电压来刺激影响 BMSCs,最后用酶标仪一次性大量检测 BMSCs 的活性。

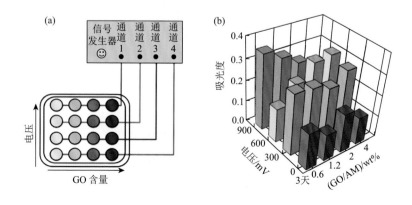

(c)

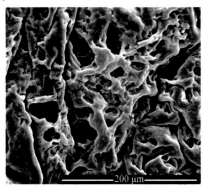

图 11.35　（a）高通量电刺激，用于调节具有不同 GO 含量的导电水凝胶上的 BMSCs 活性；（b）培养 3 天后，不同水凝胶表面 BMSCs 的细胞活性测试结果；（c）在水凝胶[GO/AM（丙烯酰胺）= 2 wt%，DA（多巴胺）/AM = 0.8 wt%]上培养 3 天后 BMSCs 的 SEM 照片[37]

11.5　总结

　　材料基因组研究是材料科学研究的一次飞跃性创新。它颠覆了传统科研发展的思路与方法，通过更加高效快捷的方式推动了材料的创新，对材料的研究、开发和生产具有巨大的影响。高通量实验技术作为材料基因组计划成功的关键因素之一，已经从筛选思想、实验手段、数据处理等方面实现了对现有实验方案及技术手段的全面超越，极大地推动了新材料的研发速度，从根本上突破了传统材料研发方式所存在的瓶颈问题。本章重点总结了生物医用材料的典型高通量制备方法以及相关分析方法，包括光刻法、复制模塑法、生物打印技术、梯度法、微阵列法和微流控技术等。这些实验方法已成功应用于微型化、均一化、批量化地构建具有特殊微纳结构、成分梯度和组织细胞相容性的生物医用材料。

　　但现有生物材料高通量技术依然存在诸多缺陷，包括现有的高通量技术无法进行活体高通量筛选，仿生条件下多元素和多因子的高通量筛选仍然存在困难等。因此高通量技术正在向着小型化、多元化、智能化，以及与活体实验相结合的方向发展，并建立了材料学与生物学同步分析筛选高通量实验平台。总之，随着高通量实验技术的进一步发展，现有的生物材料科研体系出现了革命性的创新，陈旧落后的实验方法将被取而代之；而生物医用材料的研究将会随着高通量技术的不断完善而达到一个更高的顶点。

（撰稿人：鲁雄　谢超鸣　贾占荣　闫力维）

参 考 文 献

[1] 汪洪，向勇，项晓东，等. 材料基因组——材料研发新模式[J]. 科技导报，2015，33（10）：13-19.

[2] Genova F，Arviset C，Almas B M，et al. Building a disciplinary，world-wide data infrastructure[J]. Data Science Journal，2017，16（3-4）：06450.

[3] Wang Q，Wang M H，Lu X，et al. Effects of atomic-level nano-structured hydroxyapatite on adsorption of bone morphogenetic protein-7 and its derived peptide by computer simulation[J]. Scientific Reports，2017，7（1）：1-14.

[4] Wang M H，Wang Q，Lu X，et al. Interaction behaviors of fibrinopeptide-A and graphene with different functional groups：A molecular dynamics simulation approach[J]. Journal of Physical Chemistry B，2017，121（33）：7907-7915.

[5] Agrawal A，Choudhary A. Perspective：Materials informatics and big data：Realization of the "fourth paradigm" of science in materials science[J]. APL Materials，2016，4（5）：053208.

[6] Lu X，Leng Y. Quantitative analysis of osteoblast behavior on microgrooved hydroxyapatite and titanium substrata[J]. Journal of Biomedical Materials Research Part A，2003，66（3）：677-687.

[7] LV D，Luo C，Zhang C，et al. Differential regulation of morphology and stemness of mouse embryonic stem cells by substrate stiffness and topography[J]. Biomaterials，2014，35（13）：3945-3955.

[8] Jiang L，Lu X，Leng Y，et al. Micropatterned TiO$_2$ effects on calcium phosphate mineralization[J]. Materials Science and Engineering C，2009，29（8）：2355-2359.

[9] Zhong C，Kapetanovic A，Deng Y，et al. A chitin nanofiber ink for airbrushing，replica molding，and microcontact printing of self-assembled macro-，micro-，and nanostructures[J]. Advanced Materials，2011，23（41）：4776-4781.

[10] Ma Y，Ji Y，Huang G，et al. Bioprinting 3D cell-laden hydrogel microarray for screening human periodontal ligament stem cell response to extracellular matrix[J]. Biofabrication，2015，7（4）：044105.

[11] Hart T，Zhao A，Garg A，et al. Human cell chips：adapting DNA microarray spotting technology to cell-based imaging assays[J]. PLoS One，2009，4（10）：e7088.

[12] Beachley V Z，Wolf M T，Sadtler K，et al. Tissue matrix arrays for high-throughput screening and systems analysis of cell function[J]. Nature Methods，2015，12（12）：1197-1204.

[13] Mei Y，Saha K，Bogatyrev S R，et al. Combinatorial development of biomaterials for clonal growth of human pluripotent stem cells[J]. Nature Materials，2010，9（9）：768-778.

[14] Gobaa S，Hoehnel S，Roccio M，et al. Artificial niche microarrays for probing single stem cell fate in high throughput[J]. Nature Methods，2011，8（11）：949-955.

[15] Zhao M X，Li J，Gao X. Gradient coating of polydopamine via CDR[J]. Langmuir，2017，33（27）：6727-6731.

[16] He J，Du Y，Villa-Uribe J L，et al. Rapid generation of biologically relevant hydrogels containing long-range chemical gradients[J]. Advanced Functional Materials，2010，20（1）：131-137.

[17] Dodla M C，Bellamkonda R V. Anisotropic scaffolds facilitate enhanced neurite extension *in vitro*[J]. Journal of Biomedical Materials Research Part A，2006，78（2）：213-221.

[18] Yamamoto M，Yanase K，Tabata Y. Generation of type I collagen gradient in polyacrylamide hydrogels by a simple diffusion-controlled hydrolysis of amide groups[J]. Materials，2010，3（4）：2393-2404.

[19] Kumar T A，Bardea A，Shai Y，et al. Patterning gradient properties from sub-micrometers to millimeters by magnetolithography[J]. Nano Letters，2010，10（6）：2262-2267.

[20] Marklein R A，Burdick J A. Spatially controlled hydrogel mechanics to modulate stem cell interactions[J]. Soft

Matter，2010，6（1）：136-143.

[21] Luo R，Wu J，Dinh N D，et al. Gradient porous elastic hydrogels with shape-memory property and anisotropic responses for programmable locomotion[J]. Advanced Functional Materials，2015，25（47）：7272-7279.

[22] Mohan G，Gallant N D. Surface chemistry gradients on silicone elastomers for high-throughput modulation of cell-adhesive interfaces[J]. Journal of Biomedical Materials Research Part A，2015，103（6）：2066-2076.

[23] Guo J，Li C，Ling S，et al. Multiscale design and synthesis of biomimetic gradient protein/biosilica composites for interfacial tissue engineering[J]. Biomaterials，2017，145：44-55.

[24] Yang J，Rose F R，Gadegaard N，et al. A high-throughput assay of cell-surface interactions using topographical and chemical gradients[J]. Advanced Materials，2009，21（3）：300-304.

[25] Guo M T，Rotem A，Heyman J A，et al. Droplet microfluidics for high-throughput biological assays[J]. Lab on a Chip，2012，12（12）：2146-2155.

[26] He J，Du Y，Guo Y，et al. Microfluidic synthesis of composite cross-gradient materials for investigating cell-biomaterial interactions[J]. Biotechnology and Bioengineering，2011，108（1）：175-185.

[27] Hook A L，Anderson D G，Langer R，et al. High throughput methods applied in biomaterial development and discovery[J]. Biomaterials，2010，31（2）：187-198.

[28] Urquhart A J，Taylor M，Anderson D G，et al. TOF-SIMS analysis of a 576 micropatterned copolymer array to reveal surface moieties that control wettability[J]. Analytical Chemistry，2008，80（1）：135-142.

[29] von Gundlach A，Garamus V，Gorniak T，et al. Small angle X-ray scattering as a high-throughput method to classify antimicrobial modes of action[J]. Biochimica et Biophysica Acta（BBA）-Biomembranes，2016，1858（5）：918-925.

[30] Yang J，Mei Y，Hook A L，et al. Polymer surface functionalities that control human embryoid body cell adhesion revealed by high throughput surface characterization of combinatorial material microarrays[J]. Biomaterials，2010，31（34）：8827-8838.

[31] Wang Q，Xia X，Huang W，et al. High throughput screening of dynamic silk-elastin-like protein biomaterials[J]. Advanced Functional Materials，2014，24（27）：4303-4310.

[32] Das D，Reed S，Klokkevold P R，et al. A high-throughput comparative characterization of laser-induced soft tissue damage using 3D digital microscopy[J]. Lasers in Medical Science，2013，28（2）：657-668.

[33] Mazutis L，Gilbert J，Ung W L，et al. Single-cell analysis and sorting using droplet-based microfluidics[J]. Nature Protocols，2013，8（5）：870-891.

[34] Zhou J，Wu Y，Lee S K，et al. High-content single-cell analysis on-chip using a laser microarray scanner[J]. Lab on a Chip，2012，12（23）：5025-5033.

[35] Xie C，Li P，Han L，et al. Electroresponsive and cell-affinitive polydopamine/polypyrrole composite microcapsules with a dual-function of on-demand drug delivery and cell stimulation for electrical therapy[J]. NPG Asia Materials，2017，9（3）：e358.

[36] Diéguez L，Winter M，Pocock K，et al. Efficient microfluidic negative enrichment of circulating tumor cells in blood using roughened PDMS[J]. Analyst，2015，140（10）：3565-3572.

[37] Han L，Lu X，Wang M，et al. A mussel-inspired conductive，self-adhesive，and self-healable tough hydrogel as cell stimulators and implantable bioelectronics[J]. Small，2017，13（2）：1601916.

第12章

生物医用陶瓷的临床应用

12.1 在牙科的应用

12.1.1 羟基磷灰石陶瓷粉末盖髓剂

盖髓剂在活髓保存治疗中具有十分重要的意义，它既可隔离外界刺激，保护健康牙髓，提供修复环境，又可促进、诱导牙髓的自我修复和牙本质桥的形成。羟基磷灰石陶瓷是人工合成的磷酸钙陶瓷中的热力学最稳定态。羟基磷灰石作为一种生物医用陶瓷材料，具有生物相容性和骨传导性。羟基磷灰石陶瓷的磷酸钙晶体与骨组织的矿物部分相似，通常作为骨组织生长的框架，并已被用于填充骨缺损处。

羟基磷灰石陶瓷粉末盖髓剂具有良好的生物相容性，对生物体无毒性、无刺激性、无溶血性、无过敏反应、无致畸性和突变性[1, 2]。采用羟基磷灰石陶瓷粉末盖髓剂直接盖髓人和动物创面，术后三十天，发现牙髓愈合和新的硬组织形成。羟基磷灰石是骨和牙组织的主要无机成分。目前羟基磷灰石陶瓷材料已广泛应用于骨缺损修复、生物人工骨和组织工程支架材料等领域。多年的研究和临床实践证明，该材料能长期保存在体内，无不良反应，具有良好的生物相容性。

在牙髓损伤处修复性牙本质的形成是盖髓治疗成功的标志，且牙髓组织活力良好，无明显炎性反应。关于盖髓剂促进牙本质形成的机理尚不完全清楚。理想的牙髓覆盖材料应具有良好的生物相容性，能提供有利于生物矿化的微环境，诱导牙髓组织中牙髓基质细胞的分化，进而修复牙本质[3, 4]。

羟基磷灰石陶瓷粉末盖髓后，一开始，多核巨细胞增多，吞噬大量的羟基磷灰石陶瓷颗粒，溶酶体与羟基磷灰石陶瓷颗粒密切接触，在羟基磷灰石陶瓷颗粒周围的细胞中发现有较大的胞核及发育良好的粗面内质网。三个月后，羟基磷灰石陶瓷颗粒被成骨细胞产生的细基质纤维包围，细胞周围形成丰富的基质囊泡和胶原纤维，这些区域的骨性牙本质的形成和再矿化是活跃的。六个月后，牙本质桥中的骨性牙本质较致密，羟基磷灰石陶瓷颗粒周围的基质纤维变厚，部分基质纤维延伸进羟基磷灰石陶瓷颗粒。新形成的骨性牙本质与羟基磷灰石陶瓷颗粒结合良好[5]。与氢氧化钙直接盖髓相比，羟基磷灰石陶瓷粉末盖髓能够促进修复性牙本质桥和新的硬组织形成，而氢氧化钙覆盖组发现有明显的牙髓组织坏死。通过对氢氧化钙覆盖组牙髓成纤维细胞的分离观察，发现成纤维细胞形态异常，遗传物质合成增多、碱性磷酸酶活性高、牙髓组织坏死；羟基磷灰石陶瓷粉末组牙髓成纤维细胞的吞噬活性增强，遗传物质合成减少，碱性磷酸酶受抑制[5]。

也有学者指出羟基磷灰石陶瓷粉末不适用于人牙髓的保护，这是因为无法观察到牙本质桥的形成。具体表现在，羟基磷灰石陶瓷粉末盖髓鼠牙齿，新生硬组织呈球形，分布不规则，最终导致盖髓区域形成营养不良性钙化；羟基磷灰石陶瓷粉末盖髓人牙齿，牙髓中度浸润炎症细胞，未形成硬组织桥。

不同学者对羟基磷灰石陶瓷粉末盖髓后促进义齿形成和牙髓伤口愈合存在争议。以羟基磷灰石陶瓷粉末为基础，添加新的组分，或与其他生物材料复合，形成下述性能更好的复合盖髓剂。

（1）提高羟基磷灰石陶瓷粉末的盖髓密封性。当牙髓材料与牙髓之间存在微渗漏的界面时，可能导致牙齿持续发炎，处于敏感状态。采用聚酰胺/纳米羟基磷灰石复合生物材料盖髓新鲜拔除的人活牙，通过髓腔注入染料溶液，在显微镜下观察根管内液体短时间微渗漏情况[6]。结果表明，聚酰胺/纳米羟基磷灰石复合盖髓剂的性能明显优于氢氧化钙，聚酰胺/纳米羟基磷灰石复合盖髓剂具有良好的机械封闭性。

（2）提高羟基磷灰石陶瓷粉末的牙本质形成能力。骨形态发生蛋白是一种生物活性生长因子，可以诱导骨或修复的牙本质形成。采用羟基磷灰石陶瓷粉末负载骨形态发生蛋白制备成盖髓剂，直接加盖犬齿[7]。术后两周，扫描电子显微镜照片显示复合物的周围纤维细胞增殖。术后三周，形成了牙本质小管。术后四周，形成了牙本质桥。

（3）提高羟基磷灰石陶瓷粉末的抗溃散性。由于羟基磷灰石陶瓷粉末存在疏松、无抗压能力、临床操作不便等缺陷，一些研究人员将羟基磷灰石陶瓷粉末与天然聚合物（胶原、明胶等）或合成聚合物（PLGA、α-氰基丙烯酸正辛酯等）复合，进而改善羟基磷灰石陶瓷粉末盖髓剂的缺陷。将羟基磷灰石陶瓷粉末与生物医用泥浆结合，提高了其密封性，获取了一定的抗压缩性[8]。

（4）提高羟基磷灰石陶瓷粉末的抗菌性。在羟基磷灰石陶瓷粉末中加入去甲万古霉素制备盖髓材料，既避免了羟基磷灰石陶瓷颗粒易扩散的缺点，又可缓慢释放抗菌药物，从而达到抗菌、消炎、止痛的目的，获得了较好的临床效果[9]。

12.1.2　羟基磷灰石陶瓷颗粒增扩牙槽嵴

牙槽嵴吸收是牙齿拔除后不可避免的结果，主要表现为牙槽嵴高度降低和宽度减小。然而，拔牙位点牙槽嵴高度的降低对义齿的修复，特别是对种植牙的手术造成许多困难，最终极大地影响患者的面部外观和咀嚼功能。如何保持和增扩牙槽嵴是口腔治疗领域的热点之一[10-13]。

早在 20 世纪 80 年代已有学者通过将羟基磷灰石陶瓷颗粒制作成牙根形态填塞于拔牙窝之中，用以保持和增加牙槽骨骨量[14]。羟基磷灰石陶瓷颗粒通常作为长期替代材料填充于拔牙窝内，材料不可被吸收，难以形成骨质，可在较长时间内维持牙槽嵴的外形。虽然羟基磷灰石难以降解和吸收，但其化学组成类似于天然骨的无机相组成，其释放的钙、磷离子可参与骨代谢，促进胶原和矿物质沉积。将纳米羟基磷灰石与聚酰胺凝胶混合，植入狗牙槽窝中，发现凝胶周围肉芽组织出现片状新骨，有效防止了牙槽嵴的吸收[15]。

目前口腔临床应用的羟基磷灰石陶瓷基本可分为两种类型，即颗粒状致密型和预成块状多孔型[16]。羟基磷灰石陶瓷预成块后外形比较符合牙槽嵴凸度和颌骨弓形，但由于此陶瓷硬度强、脆性大，术中修整相当困难，因此羟基磷灰石陶瓷基面与牙槽顶部的密合性差。反复试植易使羟基磷灰石陶瓷块折断，同时加重局部组织损伤和加大感染风险。当发生感染后，多孔块状羟基磷灰石陶瓷常使创口难以愈合，以至于手术摘除。然而颗粒状羟基磷灰石陶瓷塑形容易，整体受力均匀，与基骨和骨膜紧密接触，种植后立即被血液所包绕，随着积血的迅速机化，种植颗粒完全被蜂窝状的新生纤维肉芽所包埋。但颗粒材料的缺点是术后早期容易移位和变形，所以术中剥离骨膜时应防止撕裂和穿孔。

羟基磷灰石陶瓷颗粒种植牙槽嵴后 X 线显影高度的变化分成以下三个时期[16]。快速降低期：术后 1 个月内，X 线显影高度降低约 10%，此期间羟基磷灰石陶瓷颗粒之间的积血积液逐渐由结缔组织替代，新生骨开始生长，种植颗粒相互靠拢。缓慢降低期：术后 1～6 个月内，X 线显影高度再下降约 10%，此期间基骨与骨膜下的新生骨长入羟基磷灰石陶瓷颗粒间隙，同时由于义齿的咀嚼压力，种植材料更加致密，新生骨组织逐渐长成。稳定期：术后 6 个月以上，此期间 X 线显影高度趋于稳定，羟基磷灰石陶瓷颗粒与新生骨组织结合在一起形成复合物，发挥牙槽骨的生理功能。

12.1.3　多孔陶瓷修复体重建颌骨

颌骨缺损通常由肿瘤手术切除、外伤损伤和炎症感染等因素导致。颌骨缺损同时伴有牙列的缺失，常常导致患者的咀嚼功能丧失。为便于对颌骨缺损的修复方法和供骨选择进行临床记录及统计分析，将颌骨缺损分为两类[17]。第一类：骨质部分缺损，但颌骨仍保持连续，为连续性颌骨缺损，如牙槽嵴及部分颌骨缺损。第二类：骨质部分缺失，颌骨弓形结构的完整性遭到破坏，断端两侧骨不相连，为非连续性颌骨缺损。以往人们通常把精力集中于下颌骨非连续性缺损的修复，虽然这一类缺损对口腔功能的损害比颌骨连续性缺损严重，但从咀嚼功能的丧失及咀嚼功能的恢复来说两者是一致的。

陶瓷材料因具有良好的生物相容性、骨传导性、骨键合性、可降解性，且材料来源广泛，已被广泛用于重建颌骨[18]。目前，在临床上应用的陶瓷生物材料成品主要为颗粒状或粉末状，只适用于颌骨的洞形缺损，而块状、球形的生物陶瓷成品与骨组织的缺损区不能互相匹配，材料塑形有困难。因此，生物陶瓷由于这种形态上的缺陷很难满足骨缺损的三维修复要求。

理想的颌骨修复生物陶瓷应该具有三维立体多孔样结构，有理想的孔隙率和孔隙间的微孔。增加陶瓷的孔隙率，或者在相同孔隙率的情况下，减小陶瓷的孔径尺寸，可以增加陶瓷与体液的接触面积，从而加速陶瓷的降解。孔隙率与孔径是骨修复材料的重要参数，不同的孔径、孔隙率、孔结构对骨髓间充质干细胞长入分化和血管化均有影响[19]。高孔隙率（80%～88%）和大孔径（孔径＞50 mm）更有利于骨组织的生长。研究发现，90～120 mm 的气孔阻碍血管形成，导致软骨形成；而 350 mm 的大气孔导致更大的氧张力和更多的营养供应，促进成骨[20]。适当的孔径应能诱导中等缺氧环境，既能避免明显的炎性反应，又能保留血管生成的作用。随着孔隙率的增大，异物反应降低，材料植入后的炎性反应减少[21]。在成骨分化中碱性磷酸酶和钙沉积含量随着孔径的增加而增加,在细胞分化 28 天后，梯度孔径支架的细胞分化与无梯度的有显著性差异[22, 23]。

目前，用于颌骨重建的多孔陶瓷修复体按照材料来源可分为钙磷基生物陶瓷与钙硅基生物陶瓷[24]。

（1）钙磷基生物陶瓷，如羟基磷灰石、β-磷酸三钙等，主要由钙、磷元素组成，与骨组织的无机矿化相的成分相似，具有比较优良的生物相容性、生物可降解性和骨传导性，植入骨缺损处能引导新骨形成，促进骨缺损愈合。该类陶瓷的最终降解物为钙、磷元素，可以被人体再利用形成新的骨组织，对人体无毒副作用。将鼠的牙槽骨成骨细胞和孔隙率分别为 85.20%、90.40% 和 95.80% 的多孔钙磷基生物陶瓷在体外共培养，经过 3 周时间的观察，孔隙率为 90.40% 和 95.80% 的多孔陶瓷更有利于种子细胞的黏附、增殖和分化，而且更有利于类骨组织的形成和矿物质的沉积，这表明多孔陶瓷有利于颌骨的形成。

（2）钙硅基生物陶瓷，如生物活性玻璃、玻璃陶瓷及硅酸钙陶瓷等，虽然其组成与骨的无机矿化相的组成迥异，但具有良好的生物相容性和生物活性，在体内环境或体外模拟体液中能够诱导类骨磷灰石层沉积，进而引导新骨组织的形成和生长，使得陶瓷与组织间能够发生骨性键合作用，最终促进颌骨损伤区域的组织再生和修复。此外，钙硅基生物陶瓷在降解过程中释放的硅、钙离子有助于促进成骨相关基因和蛋白质的表达，从而促进骨组织再生。

12.2 ▷ 在骨科的应用

12.2.1　陶瓷髋关节体系

人工髋关节是人造关节的一种，其仿照人体髋关节的结构，从大腿骨上端插进金属杆，杆顶有一个股骨头假体，能代替股骨顶部。在髋骨窝中粘牢一个塑料臼，股骨头假体就嵌在臼内。陶瓷材料具有生物惰性，使陶瓷髋关节假体在髋关节置换手术中可以有效减少因关节界面磨损而引起的人工髋关节松动、下沉等并发症，使陶瓷人工假体成为人工关节置换术中不可或缺的主要材料。

1. 陶瓷髋关节的发展

人工全髋关节是目前已广泛应用于临床、手术技术较为成熟、经过许多病例证明并取得了巨大临床成功的人工关节之一，其主要应用于各种髋关节疾病，如股骨头缺血性坏死、退行性髋关节病、股骨颈骨折、重度髋关节发育不良。关节假体材料的选择对置换成功有着决定性的作用。到目前为止，用于临床髋关节置换的材料有金属、聚乙烯、陶瓷等。

自 1970 年，Boutin 植入第一例氧化铝髋关节，陶瓷人工关节经历了四代工艺技术的改进，现日趋完善。第一代人工陶瓷关节从 1974 到 1988 年，第二代从 1988 年到 1994 年，第三代自 1994 年运用高纯氧化铝陶瓷关节，至 2003 年，在各类假体中已经具有明显优势。第四代陶瓷关节采用了含氧化锆的纳米复合陶瓷，如今已用于临床。

自 20 世纪 70 年代，陶瓷对陶瓷界面应用于临床。早期的陶瓷假体由于与髋臼的匹配性较差，且曾有少数的碎裂报道，曾一度被金属所取代。然而陶瓷界面人工关节假体因具有低磨损的特点，在各种材料的界面选择上愈发受重视，在陶瓷髋关节发展至第三代氧化铝陶瓷时已经具有高密度、极高的化学纯度和稳定的晶体结构。第一至第三代陶瓷界面，尤其是自 1994 年氧化铝陶瓷应用于临床后，获得了较为理想的前期和中期效果。

然而由于第三代陶瓷材料的微裂纹导致的疲劳断裂问题，新型陶瓷材料——氧化铝复合陶瓷应运而生，这种复合材料是在氧化铝（体积分数为 82%）中掺入氧化铬（<1%）、氧化锶（<1%）、氧化钇（<1%）和四方氧化锆（17%）而产生的。氧化钇稳定的四方氧化锆可以阻止裂纹的产生及扩散，从而提高材料的断裂韧性；形成的铬酸锶铝板状晶体可以增加氧化锆颗粒在裂纹偏转过程中的相变能力，氧化铬可以改善复合材料的硬度和磨损特性[25, 26]。第四代陶瓷在保留了以往陶瓷材料的热稳定性、耐腐蚀性以及生物惰性的同时改善了韧性和磨损特性。

陶瓷的体外磨损实验显示[27]，第四代与第三代相比，磨损率从 1.84 mm³/Mc（兆周）减少至 0.16 mm³/Mc。

第四代陶瓷材料的主要力学性能如表 12.1 所示。在硬度相当的情况下，第四代陶瓷颗粒的粒径降低为第三代的 1/3，同时四点弯曲强度和断裂韧性大幅度提高。耐磨度提高的关键是减小润湿角，更小的润湿角源自第四代陶瓷的高润滑性[28, 29]。

表 12.1　第三、四代陶瓷材料的主要力学性能

力学性能	第三代氧化铝陶瓷	第四代纳米陶瓷
密度/(g/cm³)	3.97	4.37
氧化铝晶体尺寸/μm	1.75	0.56
四点弯曲强度/MPa	631	1384
断裂韧性/MPa$^{1/2}$	3.2	6.5
硬度/GPa	20	19

2. 陶瓷髋关节的优缺点

与其他关节假体相比，第三代和第四代的陶瓷材料很好地满足了各项临床需求，这些陶瓷材料具有以下几个特点：①密度大、硬度高、耐磨损，陶瓷材料的密度大和硬度高的特性使其耐磨性强于其他材料。②生物相容性好，陶瓷材料的植入不会引起组织的强烈宿主反应，可以减少磨损颗粒的骨溶解。而陶瓷材料作为一种生物惰性材料，在人体体液中会像金属材料一样发生离子溶出，降低宿主反应。③亲水性好，在人体中可以自润滑，减少黏附磨损。

随着陶瓷关节置换的大量应用和随访时间的增加，术后的一些不良反应也逐渐显现出来。①关节假体异响，这是因为陶瓷材料的硬度大、无弹性，这种不良反应也在其他的硬对硬界面发生。导致假体异响的原因有假体因素、患者因素和手术因素，这些因素相互影响，互为因果。②陶瓷关节假体易受摩擦碎屑的影响，关节表面极小的瑕疵也会迅速加速假体的磨损，这将会对陶瓷关节假体的后期效果造成影响，当前期陶瓷表面产生裂纹时，将会导致假体的疲劳断裂。造成假体碎裂的因素有很多，如机械性，年龄较小、体型较胖的患者在关节使用不当时会增加关节假体碎裂的可能性；陶瓷设计，当陶瓷头的直径较小时，相对更薄，在负重情况下加大了和内衬相互撞击的概率，损坏臼杯的边缘，内衬破裂加速[27, 30]。

陶瓷髋关节在设计和使用性能上在不断改进，其骨溶解发生率、磨损率和碎裂都在显著降低，陶瓷髋关节的生存率和使用期限也在明显提高。然而，陶瓷界

面在临床中出现的异响、脱位和碎裂等问题也亟待解决。尽管这些问题的发生率不高，但一旦发生就会对患者的生活质量造成严重影响。因此，陶瓷髋关节体系在髋关节置换术中的应用还需要进一步研究和改善。

12.2.2　生物活性涂层髋关节植入

许多不同的材料组合，如金属对金属、金属对 UHMWPE（超高分子量聚乙烯）、陶瓷对 UHMWPE，以及陶瓷对陶瓷界面，均用于人工髋关节。尽管在大多数案例中，金属或陶瓷股骨头和 UHMWPE 臼杯在全关节置换术中结合良好，但是随着时间的推移，软质臼杯开始高度磨损，这可能会导致无菌性松动。生物活性涂层对于骨科植入物（如髋关节假体）促进骨整合非常重要，这意味着植入后它们不会被软纤维组织包裹，但可以与宿主骨紧密结合，促进新的健康组织生长[31, 32]。

1. 羟基磷灰石涂层的现状和存在的问题

羟基磷灰石（HA）由于具有较为优异的生物相容性被视为首选的生物涂层材料，目前制备 HA 生物陶瓷涂层的方法有等离子喷涂法、热喷涂法、脉冲激光烧蚀动态混合法、浸涂法、溶胶-凝胶法、电泳沉积法、仿生涂层法、热等静压法等。等离子喷涂制备生物陶瓷涂层是唯一一种被美国食品药品管理局（FDA）批准的方法，众多学者对此进行了深入的研究，采用此方法制备的金属基 HA 涂层目前在临床上得到了广泛的应用。但是随着置换手术患者的年轻化及生活水平的提高，人们对植入物的要求越来越高。因此，高性能涂层具有广泛的应用前景。

由于 HA 涂层的骨传导性能，使用 HA 涂层的髋关节假体与周围骨组织形成稳定的固定。在现代髋关节假体中，由钛合金制成的股骨柄通过在金属表面上以等离子喷涂涂层的方式形成物理涂层。当髋关节假体植入骨中时，这种 HA 涂层通过化学键与骨组织直接结合。钛合金和 HA 涂层之间的界面通过等离子喷涂进行物理连接，而 HA 涂层和骨组织之间的界面是化学键合的。

然而，随着时间的推移，植入物周围会发生骨重建，并且可能发生破骨细胞介导的 HA 涂层吸收。破骨细胞吸收 HA 涂层以及新形成的骨。除此类破骨细胞吸收外，由于机械磨损、化学溶解和剥离的存在，HA 涂层可能发生崩解，这取决于涂层的组成和结晶度。通常破骨细胞性骨吸收后由成骨细胞形成新骨。然而，新形成的骨并不直接与金属基质结合。因此，在具有 $100\sim200\,\mu m$ 厚的 HA 涂层的髋关节假体中，预计假体表面的主要部分可能在 $20\sim30$ 年内与周围骨组织发生生物学分离。

2. 生物活性玻璃涂层的现状和存在的问题

玻璃表面纳米晶磷灰石层的形成（这是允许与骨结合的前提条件）由一系列复杂的离子交换反应控制，这些离子交换反应与材料的部分溶解有关，材料溶解取决于许多因素，包括玻璃成分和环境 pH[33]。生物活性玻璃本质上是可生物降解的，因此高度生物活性涂层可能随着时间的推移而降解，导致假体植入物长期不稳定。这可能是生物活性玻璃涂层的应用仍然受限的主要原因，而其他生物材料，如等离子喷涂羟基磷灰石（具有骨传导性和不可吸收性）在临床实践中更受欢迎[34]。

关于生物活性玻璃涂层的另一个重要问题是它们的热性能：当应用涂层时，玻璃的热膨胀系数（CTE）应与基材的热膨胀系数相匹配，以防止玻璃在加工时从基材植入物上脱离。众所周知的 45S5 生物玻璃的 CTE（$1.5 \times 10^{-5} ℃^{-1}$；$SiO_2$-CaO-$Na_2$O-$P_2O_5 系统）显著高于钛合金（$9 \times 10^{-6} ℃^{-1}$）和氧化铝（$8 \times 10^{-6} ℃^{-1}$），通常用于制造骨科和牙科种植体。因此，需要开发具有更适合用作涂层材料的 CTE 的新玻璃配方。

从技术角度看，用传统的搪瓷方法在平板上制备生物活性玻璃涂层是一项相对容易的工作，而在具有复杂三维几何结构的植入体表面制备生物活性玻璃涂层则是材料科学家面临的一大挑战。在这方面，最近已经试验了许多技术，如优化的浸渍策略（聚合物支架上的生物活性玻璃涂层）、电泳沉积（外科固定金属丝上的生物活性玻璃涂层或三维多孔生物陶瓷上的生物活性玻璃涂层）和气雾喷涂（弯曲表面的生物活性玻璃涂层）。

有学者提出在髋关节假体的髋臼杯表面涂覆多孔小梁状生物活性玻璃涂层，以改善植入物骨整合[35]。这种极具创新性的装置由三层构成，即氧化铝/氧化锆复合基材（杯）、外部生物活性多孔涂层（与骨接触）以及夹在其他两层之间的玻璃衍生中间层，以改善界面黏合[36]。制造这种植入物是一项技术挑战，研究发现通过适当调整和优化海绵复制方法可以适应髋臼杯的弯曲几何形状，从而解决这一问题[37]。采用该生产策略获得的产品非常有前途，但仍存在一些问题，如处理时间长和样本操作时需要特殊护理，使得难以进行工业规模放大，且成本昂贵。

3. 类金刚石碳涂层的现状和存在的问题

类金刚石碳（DLC）涂层具有硬度高、摩擦力低的性能。尽管 DLC 被称为"类金刚石"，但事实上它并不像水晶钻石，因为它是黑色的，硬度较低，且实际上是无定形的。它的微观结构允许其他物种的结合，使得 DLC 组成了此类材料的一个家族，其特性可以比金刚石更容易调整。氢的含量通常高达 40 at%，占据基质中低电子密度的区域，它的存在强烈影响了 DLC 涂层的机械和摩擦学行为。通常引入的其他添加剂包括氮、硅、硫、钨、钛或银。

图 12.1 为含有约 14%残留氢的典型 DLC 的横截面 TEM 照片,从图中可以看出不存在扩展的微观结构;该物质为纳米晶体,这使其相对坚韧,它还可以提供在纳米尺度上光滑的涂层表面。

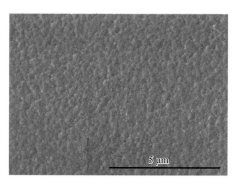

图 12.1 显示石墨纳米结构的 DLC 涂层的 TEM 显微照片[38]

Saikko 等[39]比较了 CoCr、氧化铝和包覆了 DLC 的 CoCr 股骨头的耐磨损性能。在 1 Hz 下操作的解剖髋关节磨损模拟器中,在不含添加剂的牛血清中完成实验,每种类型的股骨头在 300 万次循环后的超高分子量聚乙烯(UHMWPE)磨损相似。

Sheeja 等[40]通过过滤阴极弧法测试了带 DLC 涂层的 CoCr 合金盘的耐磨损性能,并在模拟体液中将其与不带涂层的 CoCr 合金盘和 UHMWPE 钉进行了比较,发现它们的磨损率相似,但发现 DLC 涂层合金的腐蚀速率降低至无涂层层合金 1/10000。在随后的工作中,他们探索了用 DLC 处理 CoCr 合金和 UHMWPE 的益处,发现两个滑动表面的磨损率显著降低。如果用 DLC 单独涂覆聚合物,聚合物磨损率降低,CoCr 合金磨损严重。这些材料在涂层前注入碳正离子并不会提供任何优越的性能。

因此,必须注意 DLC 的来源,甲烷优于乙炔,更重要的一点是注意基底的光滑度。在髋关节磨损模拟测试中,建议提供一种血清添加剂以抑制钙化。当条件有利时,测试表明 DLC 涂层有可能提供 UHMWPE 极低的磨损率,其可能是氧化铝的一半,且没有与陶瓷部件断裂相关的风险。DLC 涂层能显著降低金属在体液中的腐蚀和浸出。

12.2.3 人工椎板修复体

1. 人工椎板修复体简介

每年因各种原因(肿瘤、椎管狭窄、椎体滑脱、脊柱骨折、颈椎病伴发育性椎管狭窄、后纵韧带骨化等）切除全椎板的患者有很多，由于椎板切除，脊位失去椎板的保护，造成脊膜暴露、粘连或受压，脊柱不稳，临床出现疼痛及神经损害症状。后路脊柱融合术常用于治疗由脊柱创伤、感染、肿瘤和脊柱侧凸引起的脊柱不稳定。除了像杆、板和螺钉这样的固定系统外，它还涉及骨移植[41]。1969 年，Hamdi 最先描述了腰椎体转移性肿瘤采取病变椎体切除、人工椎体植入的疗效以后，人工椎体成为有效的椎体替代物并在临床上得到广泛应用。刘俊海等通过测量椎管矢状径、冠状径、椎弓根中心距离、棘突倾斜角等数据，并以此为依据采用金属或高分子材料模仿人体的椎板和棘突制作仿生型人工椎板，同时建立椎体标本模型以进行生物力学实验，提出仿生型人工椎板符合形态学及生物力学原理，能较好地修复脊柱减压手术后的缺损区域，保护脊髓，预防硬膜周围瘢痕组织的形成、粘连，稳定了脊柱的后柱结构，具有广泛的实用性和科学性。人工椎体材料主要有钛合金材料、复合生物材料。钛笼植骨是钛合金材料的主要应用，但术后出现钛笼下沉、塌陷等并发症，受到临床的普遍关注。因钛网下沉、塌陷可能导致椎体之间高度丢失、相应椎间孔变小、脊柱力线失稳、局部神经根卡压，从而再次出现根性神经症状。有文献报道出现钛笼下沉、塌陷的发生率为 5%～50%。为了避免钛笼的缺陷，在临床和动物模型中已经提出了将各种复合生物材料用于脊柱融合，如生物活性玻璃、脱矿质骨基质、硅酸盐替代物和磷酸钙生物陶瓷与高分子的复合材料[42]，生物陶瓷是一种 CaP 骨移植替代品，并已广泛用于骨修复缺陷[42-46]。然而，由于生物陶瓷不能表现出较强的骨诱导性、骨再生性，这就有可能在骨活性较差的区域不能促进成骨，且生物陶瓷的力学性能较差，其不能代替骨的承重区域，并且它的韧性和弹性模量高于天然骨[47]。另外，由于可塑性较差，其在植入期间难以形成合适的形状。虽然生物陶瓷已被用于脊柱融合数年，但仍有一些局限性。Pelletier 等报道添加人骨形态发生蛋白-2（BMP-2）的 β-TCP 进行后外侧脊柱融合取得了满意的结果，在融合率和机械强度方面优于自体移植物。α-半水硫酸钙（α-CSH）/β-TCP 复合物在单独的动物研究中显示有与自体骨一样的诱导脊柱融合的效果[48]。近年来，在椎板修复材料的研究中以有机/无机复合仿生材料为主。

2. 生物陶瓷人工椎板材料简介

1）纳米羟基磷灰石/聚酰胺 66 复合材料

进入 21 世纪以来，在众多面世的支架材料中，新的仿生生物陶瓷类材料——纳米羟基磷灰石（nHA）以其优良的生物学性能和类骨活性而引起人们的广泛关注，尤其是纳米羟基磷灰石/聚酰胺 66（PA66）复合材料，以及以其为基础的三相和多相复合材料取得了较大的研究和应用进展。

文献报道，nHA 有促进成骨细胞黏附、功能代谢等功能[49, 50]，El-Fattah 等[51] 通过动物试验将 nHA 与 HA 进行对照研究，得出 nHA 具有明显的促成骨能力。尽管 nHA 在骨修复替代材料中有明显的优势，但其仍有弯曲强度低、脆性大、力学性能差的问题。为了克服弊端，国内外学者基于材料组成和仿生学等角度，以 HA 为基础掺杂了有机或无机材料，得到了力学性能、弹性模量与骨组织更加匹配的复合材料。nHA/PA66 生物活性人工椎体的内部为中心圆柱形结构，四周刻成沟槽样并伴有多孔分布，有利于防止受压变形，而且四周呈沟槽多孔结构，可方便自体骨长入，从而增加人工椎体与上下椎体终板的接触面积，能较好地维持脊柱术后早期的稳定，随着人工椎体与上下椎体之间的融合，能更好地预防人工椎体下沉、塌陷等，引起手术失败。蒋电明等通过 6～21 个月随访 38 例胸腰椎爆裂性骨折行前路减压、nHA/PA66 生物活性人工椎体植入内固定的患者，术后随访行正侧位 X 线片检查表明：人工椎体与上下椎体愈合良好，椎体高度无丢失，脊柱生理曲度正常。他们认为 nHA/PA66 生物活性人工椎体能有效重建病椎的椎体结构，维持了患者脊柱的稳定性，为临床推广使用提供了依据。王群波对进行了严格抗结核治疗的 19 例脊柱结核患者使用 nHA/PA66 生物活性人工椎体，通过 6～12 个月的随访观察，患者手术切口无明显渗液，愈合良好，术后行正侧位 X 线片检查表明：人工椎体融合良好，无塌陷现象，病变椎体节段高度无丢失。可以认为人工椎体（nHA/PA66 复合材料）具有良好的生物相容性和安全性，避免传统脊柱结核手术行病椎切除后需取自体髂骨块植骨，同时可能导致结核局部扩散，是一种比较理想的椎体替代材料。

2）β-TCP/胶原复合材料

在组成上，大部分天然骨是磷灰石以纳米晶体形式沉淀在胶原纤维上的一种有机/无机复合物。因此，设计的促骨再生成材料是模仿骨骼结构的有机/无机生物复合材料，这样其将更适合用于骨再生和组织工程领域。胶原是骨组织的固有成分，易于生物吸收和生物降解，可提高细胞黏附率，具有较低的细胞毒性。更重要的是，体内和体外试验证明胶原可以促进成骨细胞、破骨细胞和软骨细胞的增殖和分化。因此，它以单体形式或作为复合材料组分被广泛用于组织工程。Wang 等研究对比了 β-TCP 与胶原结合和单独的 β-TCP 在后路腰椎的融合率，与自体骨移植相似，在兔模型中，通过射线照相评估、微计算机断层扫描、生物力学测试、骨骼并置和组织学评估得出：在实验动物中所有植入部位均无术后并发症发生，一只动物因严重腹泻而死亡，在这种情况下，研究中添加了一只补充兔，最后，共纳入了 42 个样本。射线照相评估显示，在 4 组的任何一组中，没有在射线照片上观察到完全融合的标本。在 12 周时，用 β-TCP/胶原、β-TCP 和自体骨处理的片段的 X 线片显示融合率分别为 77.78%（7/9）、37.50%（3/8）和 100.00%（5/5）。12 周时 β-TCP 组的影像学分级显著低于其他两组（β-TCP 对 β-TCP/胶原，$p = 0.046$；β-TCP 对自体骨，$p = 0.043$）。

β-TCP 具有优异的生物相容性和生物降解性，是一种有吸引力的支架材料。然而，其脆性特征、可塑性和细胞黏附不足等问题限制了其临床应用[44, 52, 53]。而胶原、天然细胞外基质等有助于改善组织结构、机械性能和组织形态。因此包含至少两种不同组分的复合材料通常通过组合使用而对生物活性和物理化学性质具有协同效应[48]。基于这一理论，胶原/HA 复合材料的开发是为了模仿骨骼的天然结构，并已被证明表现出改善的机械性能和生物活性[54, 55]。β-TCP 具有比 HA 更高的溶解度，还可以完全被健康的骨组织吸收和取代[56]。因此，假设 β-TCP/胶原复合物在促进脊柱融合中优于纯 β-TCP，并在动物模型中证实了这一假设。同样，其他研究表明 β-TCP 与骨诱导因子或组织结合优于单独的 β-TCP。

3）α-TCP/聚氨基酸复合材料

Ran 等[57]使用的新型 α-TCP/聚氨基酸复合人工椎板具有与人体皮质骨相似的物理性能、良好的生物相容性及成骨作用，能有效阻止硬膜外瘢痕组织突入椎管，并能促进骨缺损处新骨的形成与功能重建，有效重建脊柱后部结构。实验选取了 17 只 2 岁、质量为（30±2）kg 的山羊。山羊被随机地分为三组：a 组实验组为 9 只接受颈椎 4 层椎板切除术的山羊，植入 α-TCP/聚氨基酸复合人工椎板；b 组为 6 只山羊的对照组，其颈椎 4 层椎板被移除；c 组为 2 只没有接受任何操作或治疗的山羊。从 X 线片上看，植入 α-TCP/聚氨基酸复合人工椎板实验组与对照组相比，4 周后，在 a 组实验组中仍然保持人工椎板形状且人工椎板没有出现移位现象。12 周后，人工椎板仍保持原状，无位移或移位。24 周后实验组缺损区域出现重建自体骨，椎板增加，观测到新骨的形成（图 12.2）。

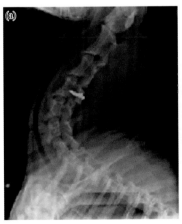 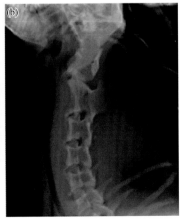

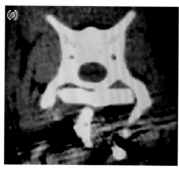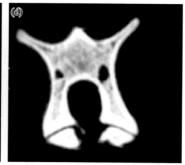

图 12.2　山羊颈椎 X 射线 [(a)、(b)] 和 CT 扫描 [(c)、(d)] 图像

（a）术后 4 周用 C4 人工椎板覆盖缺损；（b）术后 4 周，C4 棘突椎板无再生或修复；（c）术后 24 周，人工椎板部分降解，缺损处有新骨形成，硬囊膜无压迫；（d）术后 24 周，在 C4 缺损处形成少量新骨和大量纤维瘢痕组织，与粘连和硬囊膜压迫相对应；（a）、（c）为山羊颈椎实验组，（b）、（d）为对照组

α-TCP/聚氨基酸复合物是一种新型的可生物降解材料，可用于预防椎管内疤痕组织粘连。生物降解可分为本体降解和表面腐蚀降解。材料表面腐蚀降解的特点是在材料表面发生降解，而材料的内部结构保持不变。表面腐蚀降解材料作为种植体材料具有明显的优点。降解速率仅与材料和周围组织液的接触有关，因此降解速率易于控制。此外，由于内部结构不变，材料在加工过程中保持了较好的力学性能。α-TCP/聚氨基酸复合材料是一种具有与人皮质骨相似的弯曲强度和压缩模量的表面腐蚀降解材料。在人工体液中模拟浸泡时，复合材料的质量每周损失 20.1%。此外，在材料降解过程中，酸性副产物的释放没有显著变化。因此，复合材料不会加重炎性反应或增大瘢痕组织形成的概率。因此，α-TCP/聚氨基酸复合材料是一种理想的抗黏附人工椎板材料。随着材料学、生物力学、组织工程学等学科的发展，研究人员正通过多学科联合研究新型人工椎板，但是无论人工椎板怎么发展都应满足以下要求：拥有自体椎板的生理形态结构和功能解剖特点；能在术后即刻填补椎板缺损以防止术后瘢痕粘连对脊髓和神经根的压迫；有足够的力学性能以维持脊柱稳定性；在人体内无毒副作用，还要有较好的生物相容性；具有适宜的降解性以实现新骨形成的同时人工骨材料逐渐完全降解；具有良好的骨诱导及骨传导作用，促进骨缺损处新骨形成与功能重建。最终达到能完全修复并形成新的自体椎板。

12.2.4　颅骨修复体

在天然骨组织中，无机矿物质（如 HA）约占干重的 65%。最初生物陶瓷材料是作为金属生物材料的替代物质，用以增加植入物的生物相容性，常被用作牙齿填补材料，以及骨骼缺陷、骨折等病症的修复材料以取代病变组织。根据材料与活体组织的相互作用，无机生物陶瓷材料可以分为三类：生物惰性陶瓷，如氧化铝、氧化锆；生物活性陶瓷，如 HA 和其他磷酸钙陶瓷；生物可降解陶瓷[58]。天然高分子亲水性好、生物相容性好，易于细胞黏附，但是其力学性能差、降解时间短，不足以为新组织再生提供足够的支撑时间。人工合成高分子的优势在于其分子量大小和降解时间可控、力学性能好，但是其亲水性差、细胞黏附性低，不易于细胞的贴附和增殖。而对于无机生物陶瓷材料来说，机械性能和加工性能的不足严重阻碍了单一组分生物陶瓷材料的应用。由此可以看出，对骨组织工程支架来说，单一组分的生物材料很难满足各种性能要求。本质上讲，天然骨组织主要由胶原（Col）和 HA 构成。因此在制备骨组织工程支架时，支架材料往往模拟这一特点，将高分子材料与无机生物陶瓷材料进行复合以制备成结构和性能与天然骨组织类似的复合材料。因此将不同类型的生物材料进行合理化的复合来制备具有优异综合性能的骨组织工程支架材料是当下组织工程支架研究的重点和热点。生物复合材料是指通过将两种或两种以上的不同类型的生物材料进行有机的、多组分、多结构的复合，以克服单一组分的不足，得到优异的综合性能，从而满足骨组织工程支架的要求，即所谓的 1＋1＞2 的效应。

根据生物复合材料的构成，复合支架材料可以分为：天然高分子/天然高分子复合支架、天然高分子/人工合成高分子复合支架、有机/无机材料复合支架（天然高分子/无机生物陶瓷复合支架、人工合成高分子/无机生物陶瓷复合支架、天然高分子/人工合成高分子/无机生物陶瓷复合支架）。然而从模拟天然骨的组合和结构来讲，有机/无机材料复合支架被广泛地研究和应用。尽管有多种无机生物陶瓷材料被广泛应用于骨组织修复，但是其中作为天然骨组织的组成成分的 HA 被更为广泛地认可，并视为金标准。所以本章着重阐述三种类型的有机/无机材料复合支架作为颅骨缺损的修复材料。

1. 天然高分子/无机生物陶瓷复合材料

在诸多天然高分子/无机生物陶瓷复合支架中，Col/HA 是被最为广泛关注和研究的，因为 Col/HA 复合材料可以完美地模拟天然骨组织的化学组成。此外，通过 Col 和 HA 的复合可以有效改善 Col 单组分支架的力学性能，同时更好地模拟天然骨的结构特征。Robert 等[59]制备了 HA 晶体增强的 Col 复合支架，当 HA 的比例增加到 80 wt%时，支架的压缩模量提高了 10 倍，达到 200 kPa 左右。Col/HA 复合材料同时整合了 Col 的亲水性、诱导细胞黏附性能与 HA 的骨传导性、成骨诱导性，这赋予复合支架良好的综合性能。众多体外试验表明，Col/HA 生物复合支架较单纯的 Col 支架具有更好的生物相容性，可以显著改善不同细胞系的黏附与增殖[59-62]。众多研究证实，由 Col/HA 复合材料制备的具有特定孔结构的三维支架是成骨细胞黏附、增殖的良好媒介，并将成骨诱导性与骨传导性有机结合[55, 63, 64]。体内试验也进一步验证了 Col/HA 复合支架较单组分支架更适合用于骨组织工程。此外，其他天然高分子也被广泛应用于制备 HA 基复合生物支架材料，主要包括明胶（Gel）/HA 复合支架、壳聚糖/HA 复合支架、丝素蛋白/HA 复合支架、透明质酸/HA 复合支架等。尽管将 Col 与 HA 复合可以很好地模拟天然骨组织的化学成分和结构组成，但是这种复合支架无法有效地控制支架的降解速率，这主要是因为天然高分子的降解速率快且可调性差。正因为如此，人工合成高分子在生物复合支架中具有巨大的吸引力。

2. 人工合成高分子/无机生物陶瓷复合材料

人工合成高分子，尤其是脂肪族聚酯类生物可降解高分子材料，被广泛应用于组织工程支架材料，这主要是因为其降解速率可控、加工性能优异、机械性能好、物理化学性质可调。但是脂肪族聚酯类生物材料同样也有不足，如细胞亲和性差、本体降解、酸性降解产物容易引起无菌性炎症等。而 HA 可以中和脂肪族聚酯降解所产生的酸性产物，同时将脂肪族聚酯类生物可降解高分子与 HA 复合以提高支架的力学性能、生物亲和性、骨诱导性等。

研究发现，PLA/HA 复合支架的力学性能主要受 HA 的投料比和加工温度的影响。当 HA 的含量达到 80%时，PLA/HA 复合支架的弹性模量可达 10 GPa（接近皮质骨的下限），并且在弯曲强度和断裂韧性方面也表现出与皮质骨相似的结果[65]。通过观察细胞数量、细胞黏附、骨特异性标记物（骨钙素）的表达和碱性磷酸酶的活性，证实 PLA/HA 复合材料对多种细胞系展现出良好的细胞亲和性和生物相容性[66-70]。类似的结果也可以在 PGA/HA 复合支架[71]、PCL/HA 复合支架[72]、PLGA/HA 复合支架[73]中得到。

对于复合材料而言，两种材料的界面问题是核心问题。通常由于两种材料的亲和性差，复合材料在微观上会呈现出相分离的情况。这种相分离主要是由某一组分团聚造成的。由于脂肪族聚酯类生物可降解高分子的亲水性较差，而 HA 展现出良好的亲水性，因此 HA 在脂肪族聚酯基材中的分散性就是一个严重的问题。为了改善 HA 与 PLGA 的亲和性，Cui 等采用表面接枝的方式将 PLA 低聚物接枝到 HA 的表面，然后将表面改性后的 HA 再与 PLGA 基材进行复合，从而显著提高 HA 在 PLGA 基材中的分散性。动物试验[74]显示这种多孔 PLGA/HA 支架对骨缺损部位具有良好的修复效果，在复合支架植入缺损部位 24 周之后缺损已完全修复，而对照组 PLGA 支架和无植入体的缺损部位则未出现良好的愈合情况。

3. 天然高分子/人工合成高分子/可吸收无机生物陶瓷复合材料

为了综合天然高分子、人工合成高分子和可吸收无机生物陶瓷材料三者的优势, 规避每种材料的不足, 可以将天然高分子的细胞亲和性、人工合成高分子的可控降解性、可吸收无机生物陶瓷材料的成骨诱导性紧密结合, 赋予复合材料优异的综合性能。其中 HA 作为应用最为广泛的可吸收无机生物陶瓷材料, 成为天然高分子/人工合成高分子/可吸收无机生物陶瓷复合材料中最为常用的无机相, 其既可以增强支架的力学性能, 又可以模拟天然骨组织中的无机矿物质的化学组成。在天然高分子部分诸多选择中, Col 更受研究者的青睐。在人工合成高分子部分通常会根据所需的降解时间和力学性能进行选择。Chen 等对比了PLLA、PLLA/HA、PLLA/Col/HA 三种多孔支架材料对成骨细胞的作用, 实验结果证实, 较单组分和双组分的支架而言, PLLA/Col/HA 多孔支架展现了更好的细胞亲和性以及促进成骨分化的能力。类似地, Zhou 等也制备了 PLLA/Col/HA 纳米纤维化材料, 并证实三组分的复合显著地改善了支架的生物降解性和成骨诱导性[75]。由于 PLLA 的结晶度高、降解时间长, 因此降解周期可调的 PLGA 被更多的研究者推崇。由于 Col 和脂肪族聚酯类的人工合成高分子的理化性能差距较大, 因此很多研究将重点放在如何制备具有多孔结构的天然高分子/人工合成高分子/可吸收无机生物陶瓷复合支架上。生物性能评价也多停留在体外试验阶段, 体内试验相对较少。此外, 对于骨修复支架而言, 具有良好的贯穿多级孔结构是十分必要的。

12.2.5 骨水泥的临床应用

骨水泥是将粉相和液相按一定比例混合, 并自行凝固产生强度, 可以用来固定假体和作填充材料, 临床上主要在骨缺损修复、口腔医学、药物或生物因子载体、骨折治疗加固、椎体成形等领域扮演极为重要的角色。

1. 骨缺损修复及骨折治疗

骨水泥已经广泛应用在非承载骨骨折患者治疗中, 可减少自体骨移植, 降低供骨处并发症的发生率。例如, 磷酸钙骨水泥 (CPC) 因具有良好的骨传导性、固化过程放热少、可降解吸收等优点, 同时具有良好的力学性能、可成型性和高互连大孔孔隙率, 利于细胞黏附、营养物质和代谢废物的流动运输, 在颅骨缺损及骨折治疗应用中得到广泛应用。陶开亮等用骨水泥/自体骨对兔关节软骨的缺损进行修复, 发现骨融合率高, 成骨效能较好, 术后 4 周产生骨再生现象[76]。郑润泉等通过临床研究发现, 抗生素骨水泥联合 Ilizarov 技术, 不仅可以有效控制感染、纠正患肢畸形, 还能重建肢体的功能, 是治疗股骨和胫骨感染性大段骨缺损行之有效的方法[77]。但骨水泥也存在以下缺点: 机械强度较低而不能用于负重骨修复; 释放热量易导致周围组织坏死或破坏周围血供, 不适于大量骨缺损的修复；骨水泥收缩会引起骨间隙增大从而导致松动，产生骨缺损与假体之间的透亮带，影响效果。因此在应用中存在诸多限制，可通过改进手术技巧或优化配方以减少不良反应的发生[78]。

2. 口腔医学临床治疗应用

CPC 在牙槽骨缺损修复、根管填充、牙髓覆盖等领域都有很好的应用前景。Lee 等发现 CPC 可以促进人成牙本质细胞增殖分化，且具有良好的封闭性能，严密隔绝髓腔和牙周组织，消除炎症，促进愈合[79]。肖琳以 98 例口腔患者作为研究对象，发现 CPC 材料的治疗总有效率高于普通银汞合金材料，但并无统计学差异[80]。陈炯等用主要成分为 CPC 的自固化磷酸钙根管封闭剂充填根管，并以传统的碘仿糊剂作对照，结果显示 CPC 组 3 个月的临床成功率显著提高，且患者术后疼痛反应较小，超充的封闭剂大多在 3 个月内被吸收[81]。Simpson 等将 CPC 植入猴牙周骨缺损区，发现 15 周后，骨水泥降解吸收，且有新骨及牙周组织生成，并无不良反应出现[82]。

3. 作为药物或生物因子载体

骨肿瘤、骨髓炎、骨结核或骨质疏松症等疾病需长期给药治疗，但口服、注射等全身给药方式的生物利用度低，且生长因子、蛋白质等生物活性物质直接植入机体内易随机体代谢稀释或运走，或被组织液中蛋白酶分解，因此骨水泥作为一种理想的药物载体，将其植入生物体内，可实现药物高效、稳定、持续释放，提高病灶局部的药物浓度，且全身血药浓度低、毒副作用小、安全性好，在促进骨缺损修复的同时，达到药物治疗的效果。Jayasree 等将奥硝唑药物负载到掺锶的磷酸钙骨水泥中，发现具有良好的抗菌性能和生物相容性，在治疗感染的同时加速了感染骨缺损的再生[83]。李春广等观察了万古霉素骨水泥及颗粒骨治疗小腿创伤后骨髓炎伴骨及软组织缺损的临床效果，发现万古霉素骨水泥填充及颗粒骨植骨联合带蒂组织瓣修复术治疗，提高了患者的骨折愈合率，缩短了创面愈合时间、骨折愈合时间和骨髓炎窦道愈合时间，促进患者快速康复[84]。

4. 骨折固定术中的辅助加固

在骨折治疗过程中，采用骨螺钉治疗常常会出现螺钉脱出、松动、滑丝等现象，尤其对于骨质疏松患者和老年患者，加强螺钉即刻固定显得尤为重要。骨水泥作为一种骨黏固剂，能有效填充螺钉与骨之间的微小缝隙，改善螺钉和骨的结合，加强螺钉周围骨质的强度及固定强度。临床研究表明，骨水泥加内固定方式的骨折固定效果更加稳定，所需内固定物明显减少，出现内翻畸形、远端移位的概率较低[82]。闫立平以 80 例伴骨质疏松腰椎管狭窄症患者作为观察对象，分别给予椎弓根螺钉单独固定治疗和骨水泥加内固定强化治疗，发现后者的临床总有效率明显提高，患者脊椎的抗疲劳能力增强，具有优良的治疗效果[85]。

5. 椎体成形

利用骨水泥的可注射性，将其注射到椎体，在缓解脊柱转移瘤患者疼痛、治疗老年骨质疏松性胸腰椎骨折等方面具有显著的应用效果，尤其对于经皮椎体后凸成形术，使用高黏度骨水泥对促进恢复椎体高度、提高总有效率有更为理想的疗效，且创口小，可提高患者生活质量与脊柱稳定性。燕太强等发现为脊柱转移瘤患者选择合适方式的骨水泥椎体成形，安全简单，效果显著，减少了椎体置换或前路开放手术的创伤[86]。但骨水泥渗漏是临床应用最常见的并发症，包括栓塞、脊髓及神经根的受压、呼吸困难、胸闷、血氧饱和度降低等症状。可运用现代科学技术手段进行术前检查，严格把握手术适应证，选择在骨水泥拉丝期进行注入，同时研制出更加符合脊柱生物力学性能的填充材料，也会减少骨水泥的渗漏并发症和加快患者的康复[87]。

12.2.6　羟基磷灰石纳米粒用于骨质疏松症

骨质疏松（OP）是以骨量降低、骨组织微结构破坏导致骨脆性增加、骨折风险升高的全身性骨病。正常的骨代谢依赖于成骨细胞作用的骨形成和破骨细胞调节的骨吸收保持动态平衡。当平衡被打破，骨形成减少、骨吸收亢进，骨吸收作用大于骨形成时，骨代谢失衡引起骨量丢失，造成骨质疏松[88]。

骨质疏松可分为原发性骨质疏松、继发性骨质疏松和特发性骨质疏松。其发生是多因素过程，多与绝经后机体内雌激素水平下降、年龄增长有关，也受骨髓间充质干细胞异常分化、氧化应激反应等影响。骨髓间充质干细胞具备自我分化能力，雌激素可促进其向成骨细胞分化，抑制其向脂肪细胞分化，分化方向在维持骨稳态环境方面具有重要作用[89]。氧化应激反应是指机体内的超氧化物水平升高并大量聚集。绝经后的骨质疏松患者，由于雌激素水平开始下降，体内的氧化应激反应易被激活，机体内炎症因子浓度升高，加速骨细胞凋亡，打破骨形成与骨吸收平衡，造成骨重建失衡，导致骨量降低，增加骨折、骨质疏松发生率[90, 91]。

羟基磷灰石纳米粒由于和天然骨中的羟基磷灰石在化学组成、结构等方面极其相似，具有良好的生物活性、生物相容性以及较好的稳定性。研究发现，羟基磷灰石纳米粒具有诱导脂肪来源的间充质干细胞向成骨细胞分化的能力[92]；其对细胞的成骨分化具有早期激活效应，并且当结构刺激结束后，成骨效应仍然具有持续效果[93]。

将羟基磷灰石纳米粒与聚酰胺、壳聚糖、胶原、聚乳酸、磷酸钙等复合构建复合支架，利于骨细胞长入，可应用于硬组织修复，是组织工程研究中很好的支架材料。此外，可将羟基磷灰石纳米粒与掺杂离子、药物、生物活性物质复合以提高材料的骨诱导性。含锶 α-半水硫酸钙/纳米羟基磷灰石复合材料具备良好的孔隙率，抗压强度与正常松质骨相当，能有效促进 BMSCs 的成骨分化和迁移，促进 BMSCs 成骨相关基因表达水平上调；具备一定的骨诱导性能，降解过程中锶、钙离子释放以及局部微环境改变对 BMSCs 的迁移、募集和成骨分化等具有协同促进作用[94]。负载淫羊藿苷的聚乳酸/纳米羟基磷灰石支架有利于 ALP 活性的增加和 OPN 的 mRNA 表达的增强，促进 MC3T3-E1 细胞的成骨分化[95]。羟基磷灰石纳米粒作为输送载体携带 BMP-2，在体外转染成骨细胞，并促进成骨细胞自身的增殖与分化[96]。

12.3 在其他临床领域的应用

12.3.1 陶瓷人工义眼

陶瓷在人工义眼方面也有较多的应用，图 12.3（a）为人工义眼的结构，将眼眶植入物缝合到眼外肌，使植入物运动可以达到类似于健康眼睛运动的美学眼假体。目前最常用的眼眶植入物是由氧化铝制成的生物惰性多孔球[图 12.3（b）][97]。

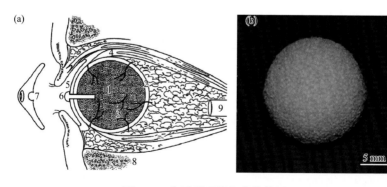

图 12.3 多孔眼眶植入物的使用

（a）在去核手术后将球形装置放置在患者的眼窝内（1. 植入物；2. 包裹植入物的包裹片；3. 植入物相互连接的多孔网络；4. 在包裹材料上缝合的眼外肌；5. 患者的结膜；6. 正面钉；7. 美学眼部假体，有一个部位来容纳胫骨；8. 眶骨；9. 切断的视神经）；（b）人工义眼多孔球（"bioceramic implant"，FCI，France）

随着运动损伤、交通事故、工业外伤、眼内恶性肿瘤等一些情况的增加，眼眶外伤患者数量逐年上升，摘除眼球后，如果不能及时植入义眼，会引起眼球的内陷、下眼睑松弛（外翻）等一些并发症，在 1885 年才使用玻璃球植入物来作为眼球替代物。几个世纪以来，眼眶植入物经历了长久的发展，从金属（如金、银、铂、不锈钢）、植物（如软木）或动物（如羊毛、象牙）到有机硅球、聚甲基丙烯酸甲酯球、羟基磷灰石、聚乙烯和氧化铝球形植入物等，植入物设计和材料选择也从简单的无孔球体发展到具有更复杂形状和功能的装置。理想的眼眶植入物应该具有以下特征，包括生物相容性、不可降解（眼眶植入物被认为是永久性的）、眼假体支撑材料稳定、易于植入、良好的运动性和低并发症率（如术后感染），同时应能够与不同患者眼球的替换体积相匹配，根据眼眶的大小确定不同体积的眼假体来满足特定患者的需求。例如，成人植入多孔性义眼，血管通过义眼孔隙渗透进来固定义眼，这是非常有必要的，而儿童由于眼眶会随着年龄的增长而变化，因此多孔性的义眼并不适用于儿童[98]。

眼假体可分为如下几类。

1）玻璃

1885 年，Mules 报道了眼眶内容物摘除后的第一枚眼眶植入物[99]，此植入物基本上是一个中空的吹制玻璃球，在第二次世界大战以前一直被广泛使用，但玻璃义眼具有高脆性，破碎后对人体有严重危害，佩戴时必须要小心翼翼。

2）聚合物

广泛应用于眼科的聚合物是聚甲基丙烯酸甲酯（PMMA）。自 20 世纪 40 年代丙烯酸聚合物问世以来，PMMA 人造眼已普遍应用。通常，PMMA 眼部假体能够完美贴合眼眶组织的轮廓并模仿健康眼睛的美学特征（如虹膜颜色）[100]。

另一种在眼眶植入物制造中越来越受欢迎的聚合物材料是聚乙烯（PE），以其高密度形式使用。通常多孔 PE 植入物具有光滑的表面，可以抑制放置后覆盖结膜的刺激，并且可以降低术后并发症的风险，允许组织向内生长，且眼眶植入物对其有很好的耐受性。

3）陶瓷

在过去的几十年中，多孔陶瓷植入物越来越受欢迎，高度互连的孔隙网络使它们为宿主纤维血管内生长提供被动框架，至少在理论上，其具有低并发症率，同时能够增强假体的运动性。Perry 在 20 世纪 80 年代中期研制出珊瑚多孔 HA 球，并且自 20 世纪 90 年代初它已被普遍应用于临床，最终成为初次摘除术后最常用的植入物。

4）磁性植入物

磁性植入物通常具有足够的运动，但如果磁体太强或未对准，结膜和 Tenon 囊（眼球筋膜鞘）可能在植入物和假体之间被压缩，从而导致击穿并沿着外边缘暴露。这虽然代表了解决植入物-假体整合问题的一种巧妙方法，但却展现出两个明显不可避免的缺点。Sami 等发现了第一个问题，结膜组织中铁离子的积累和组织坏死相关的局部毒性可能是组织破坏和晚期暴露的重要原因。第二个是所有金属植入物或假体共同的问题，由于外来金属物体的移动或移位，在磁共振成像（MRI）期间可能具有潜在危险。

12.3.2　陶瓷颗粒软组织填充

生物陶瓷主要用于硬组织修复，但也涉及一些软组织的修复，早先的羟基磷灰石曾作为软组织填充剂，如矫正鼻周和口周皱纹、面部褶皱等容貌缺陷，但应避免在唇缘使用。这些陶瓷颗粒在注射后，容易出现异动，难以塑形或变形，从而影响疗效。蔡淑云将纳米羟基磷灰石和羧甲基壳聚糖复合作为软组织填充剂，并应用于整形美容领域[101]。目前单独的陶瓷颗粒已经较少应用于软组织填充，其应用于软组织也是和其他高分子复合。

（撰稿人：戴红莲　伍小沛）

参 考 文 献

[1]　张梦霖，李毅. 生物陶瓷在活髓保存术中的应用现状[J]. 医学综述，2019，25（12）：2333-2338.

[2]　杨清岭，李宝花，荣光影，等. 羟磷灰石类纳米与仿生材料盖髓的研究[J]. 黑龙江医药科学，2013，36（1）：49-50.

[3]　佟玮玮. 纳米羟基磷灰石/聚酰胺 66 盖髓对成牙本质细胞、微血管的影响[D]. 佳木斯：佳木斯大学，2016.

[4]　王珂. 载辛伐他汀羟基磷灰石中空微球制备及其用于盖髓剂的实验研究[D]. 长春：吉林大学，2016.

[5]　陈富波，徐晓. 羟基磷灰石盖髓研究进展[J]. 口腔材料器械杂志，2009，18（2）：97-100.

[6]　苏勤，叶玲，周学东，等. 聚酰胺/纳米羟基磷灰石复合生物材料盖髓封闭性能的体外实验研究[J]. 华西医科大学学报，2002，（4）：561-562.

[7]　Suwa F，Yang L，Ohta Y，et al. Ability of hydroxyapatite-bone morphologenetic protein（BMP）complex to induce dentin formation in dogs[J]. Okajimas Folia Anatomica Japonica，1993，70（5）：195-201.

[8]　赵立群，林道娣，徐逸敏. 羟基磷灰石联合医用胶作盖髓剂的临床疗效初探[J]. 上海生物医学工程，1996，（2）：42-43.

[9]　徐晓，赵隽隽，韩俊力. 自凝羟基磷灰石/去甲万古霉素盖髓剂的应用特点[J]. 中国组织工程研究与临床康复，2008，12（45）：8973-8976.

[10]　全贵红. 牙槽骨缺损修复的研究进展[C]. 第七届全国解剖学技术学术会议论文集，2019：2.

[11]　程扬，刘敏，朱忠焰，等. 羟基磷灰石结合 β-磷酸三钙及海藻酸盐作为牙槽骨修复材料的比较分析[J]. 中国组织工程研究，2019，23（30）：4804-4810.

[12]　茹楠，周冠军，白玉兴. 大鼠可吸收羟基磷灰石位点保存后牙槽骨材料力学性能和牙齿移动评价[J]. 北京口腔医学，2017，（6）：327-329.

[13]　许莹莹，王敬，韩尚志，等. 载辛伐他汀/纳米羟基磷灰石胶原复合组织工程材料对大鼠牙槽骨缺损的修复作用[J]. 山东医药，2017，（42）：43-45.

[14] Quinn J H, Kent J N. Alveolar ridge maintenance with solid nonporous hydroxylapatite root implants[J]. Oral Surgery, Oral Medicine, Oral Pathology, 1984, 58 (5): 511-521.

[15] 郑谦, 周立伟, 魏世成. 纳米羟基磷灰石/聚酰胺（n-HA/PA66）凝胶重建牙槽嵴的动物实验研究[J]. 中华老年口腔医学杂志, 2003, (3): 13-15.

[16] 赵士芳, Fischer-Brandies E. 羟基磷灰石陶瓷在牙槽嵴增高术中的应用[J]. 口腔医学, 1989, (4): 174-176.

[17] 王悦. 三维构建生物材料修复下颌骨连续性缺损的实验研究[D]. 上海：第二军医大学, 2005.

[18] 曾大顺, 喻棣, 陈茂冲, 等. 可控性微结构多孔 β-TCP 生物陶瓷在颌骨骨缺损修复中的临床应用[J]. 中国现代医生, 2019, 57 (10): 76-82.

[19] Karageorgiou V, Kaplan D. Porosity of 3D biomaterial scaffolds and osteogenesis[J]. Biomaterials, 2005, 26 (27): 5474-5491.

[20] Klinge U, Klosterhalfen B, Birkenhauer V, et al. Impact of polymer pore size on the interface scar formation in a rat model[J]. Journal of Surgical Research, 2002, 103 (2): 208-214.

[21] Kuboki Y, Jin Q, Kikuchi M, et al. Geometry of artificial ECM: Sizes of pores controlling phenotype expression in BMP-induced osteogenesis and chondrogenesis[J]. Connective Tissue Research, 2002, 43 (2-3): 529-534.

[22] Di Luca A, Longoni A, Criscenti G, et al. Toward mimicking the bone structure: Design of novel hierarchical scaffolds with a tailored radial porosity gradient[J]. Biofabrication, 2016, 8 (4): 045007.

[23] Di Luca A, Ostrowska B, Lorenzo-Moldero I, et al. Gradients in pore size enhance the osteogenic differentiation of human mesenchymal stromal cells in three-dimensional scaffolds[J]. Scientific Reports, 2016, 6 (1): 22898.

[24] 邵惠锋. 3D 打印活性陶瓷骨修复支架研究[D]. 杭州：浙江大学, 2017.

[25] Hamilton W G, Mcauley J P, Dennis D A, et al. THA with delta ceramic on ceramic: Results of a multicenter investigational device exemption trial[J]. Clinical Orthopaedics & Related Research®, 2010, 468 (2): 358-366.

[26] Masson B. Emergence of the alumina matrix composite in total hip arthroplasty[J]. International Orthopaedics, 2009, 33 (2): 359-363.

[27] Lombardi A V, Jr, Berend K R, Seng B E, et al. Delta ceramic-on-alumina ceramic articulation in primary THA: Prospective, randomized FDA-IDE study and retrieval analysis[J]. Clinical Orthopaedics & Related Research®, 2010, 468 (2): 367-374.

[28] Inzerillo V C, Garino J P. Alternative bearing surfaces in total hip arthroplasty[J]. Journal of the Southern Orthopaedic Association, 2003, 12 (2): 106-111.

[29] Stewart T, Tipper J, Streicher R, et al. Long-term wear of HIPed alumina on alumina bearings for THR under microseparation conditions[J]. Journal of Materials Science: Materials in Medicine, 2001, 12 (10-12): 1053-1056.

[30] Hench L L. Bioactive ceramics[J]. Annals of the New York Academy of Sciences, 2010, 523 (1): 54-71.

[31] Baino F, Novajra G, Miguez-Pacheco V, et al. Bioactive glasses: Special applications outside the skeletal system[J]. Journal of Non-Crystalline Solids, 2016, 432: 15-30.

[32] Hench L L, Splinter R J, Allen W C, et al. Bonding mechanism at interface of ceramic prosthetic materials[J]. Journal of Biomedical Materials Research Part A, 1971, 5 (6): 117-141.

[33] Sun L, Berndt C C, Gross K A, et al. Material fundamentals and clinical performance of plasma-sprayed hydroxyapatite coatings: A review[J]. Journal of Biomedical Materials Research, 2010, 58 (5): 570-592.

[34] Sola A, Bellucci D, Cannillo V, et al. Bioactive glass coatings: A review[J]. Surface Engineering, 2013, 27 (8): 560-572.

[35] Vitale-Brovarone C, Baino F, Tallia F, et al. Bioactive glass-derived trabecular coating: A smart solution for enhancing osteointegration of prosthetic elements[J]. Journal of Materials Science: Materials in Medicine, 2012,

23（10）：2369-2380.

[36] Baino F，Tallin F，Novajra G，et al. Novel bone-like porous glass coatings on Al_2O_3 prosthetic substrates[J]. Key Engineering Materials，2015，631：236-240.

[37] Dearnaley G，Arps J H. Biomedical applications of diamond-like carbon（DLC）coatings：A review[J]. Surface & Coatings Technology，2005，200（7）：2518-2524.

[38] Guo F，Dong G，Qin L，et al. Tribological performance of DLC coating under aqueous solutions[J]. Lubrication Science，2019，31：262-271.

[39] Saikko V，Ahlroos T，Calonius O，et al. Wear simulation of total hip prostheses with polyethylene against CoCr，alumina and diamond-like carbon[J]. Biomaterials，2001，22（12）：1507-1514.

[40] Sheeja D，Tay B K，Lau S P，et al. Tribological characterisation of diamond-like carbon coatings on Co-Cr-Mo alloy for orthopaedic applications[J]. Surface & Coatings Technology，2001，146（1）：410-416.

[41] Knop K，Hoogenbomm R，Fischer D，et al. Poly(ethylene glycol) in drug delivery：Pros and cons as well as potential alternatives[J]. Angewandte Chemie International Edition，2011，42（36）：6288-6308.

[42] Gregory G，Cornett C A. Bone graft and bone graft substitutes in spine surgery：Current concepts and controversies[J]. Journal of the American Academy of Orthopaedic Surgeons，2013，21（1）：51-60.

[43] Gao P，Zhang H，Liu Y，et al. β-Tricalcium phosphate granules improve osteogenesis *in vitro* and establish innovative osteo-regenerators for bone tissue engineering *in vivo*[J]. Scientific Reports，2016，6：23367.

[44] Kadam A，Millhouse P W，Kepler C K，et al. Bone substitutes and expanders in Spine Surgery：A review of their fusion efficacies[J]. International Journal of Spine Surgery，2016，10：33.

[45] Kanayama M，Hashimoto T K，Oha F，et al. Pitfalls of anterior cervical fusion using titanium mesh and local autograft[J]. Journal of Spinal Disorders & Techniques，2003，16（6）：513-518.

[46] Liu B，Lun D X. Current application of β-tricalcium phosphate composites in orthopaedics[J]. Orthopaedic Surgery，2012，4（3）：139-144.

[47] Laasri S，Taha M，Hlil E K，et al. Manufacturing and mechanical properties of calcium phosphate biomaterials[J]. Comptes Rendus Mécanique，2012，340（10）：715-720.

[48] Mao K，Cui F，Li J，et al. Preparation of combined β-TCP/α-CSH artificial bone graft and its performance in a spinal fusion model[J]. Journal of Biomaterials Applications，2012，27（1）：37-45.

[49] Thian E S，Ahmad J H. Influence of nanohydroxyapatite patterns deposited by electrohydrodynamic spraying on osteoblast response[J]. Journal of Biomedical Materials Research Part A，2010，85（1）：188-194.

[50] 嵇伟平，韩培，蒋垚. 纳米骨植入材料表面结构及作用机制研究进展[J]. 国际骨科学杂志，2007，28（2）：125-127.

[51] El-Fattah H A，Helmy Y，El-Kholy B ，et al. *In vivo* animal histomorphometric study for evaluating biocompatibility and osteointegration of nano-hydroxyapatite as biomaterials in tissue engineering[J]. Journal of the Egyptian National Cancer Institute，2010，22（4）：241-250.

[52] Hosseinpour S，Ahsaie M G，Rad M R，et al. Application of selected scaffolds for bone tissue engineering：A systematic review[J]. Oral & Maxillofacial Surgery，2017，21（2）：109-129.

[53] Zeng J H，Liu S W，Xiong L，et al. Scaffolds for the repair of bone defects in clinical studies：A systematic review[J]. Journal of Orthopaedic Surgery & Research，2018，13（1）：33.

[54] Ficai A，Anton E，Andronescu G，et al. Self-assembled collagen/hydroxyapatite composite materials[J]. Chemical Engineering Journal，2010，160（2）：794-800.

[55] Rodrigues C V M，Serricella P，Linhares A B R，et al. Characterization of a bovine collagen-hydroxyapatite

composite scaffold for bone tissue engineering[J]. Biomaterials，2003，24（27）：4987-4997.

[56] Algul D，Sipahi H，Aydin A，et al. Biocompatibility of biomimetic multilayered alginate-chitosan/β-TCP scaffold for osteochondral tissue[J]. International Journal of Biological Macromolecules，2015，79：363-369.

[57] Ran B，Song Y M，Liu H，et al. Novel biodegradable α-TCP/poly(amino acid) composite artificial lamina following spinal surgery for prevention of intraspinal scar adhesion[J]. European Spine Journal，2011，20（12）：2240-2246.

[58] Midha S，Kim T B，van den Bergh W，et al. Preconditioned 70S30C bioactive glass foams promote osteogenesis *in vivo*[J]. Acta Biomaterialia，2013，9（11）：9169-9182.

[59] Kane R J，Roeder R K. Effects of hydroxyapatite reinforcement on the architecture and mechanical properties of freeze-dried collagen scaffolds[J]. Journal of the Mechanical Behavior of Biomedical Materials，2012，7（1）：41-49.

[60] Kikuchi M，Ikoma T，Itoh S，et al. Biomimetic synthesis of bone-like nanocomposites using the self-organization mechanism of hydroxyapatite and collagen[J]. Composites Science & Technology，2004，64（6）：819-825.

[61] Vozzi G，Corallo C，Carta S，et al. Collagen-gelatin-genipin-hydroxyapatite composite scaffolds colonized by human primary osteoblasts are suitable for bone tissue engineering applications：*In vitro* evidences[J]. Journal of Biomedical Materials Research Part A，2014，102（5）：1415-1421.

[62] Zhang X D，Zeng D L，Li N，et al. Functionalized mesoporous bioactive glass scaffolds for enhanced bone tissue regeneration[J]. Scientific Reports，2016，6：19361.

[63] Campos D M，Soares G A，Anselme K. Role of culture conditions on *in vitro* transformation and cellular colonization of biomimetic HA-Col scaffolds[J]. Biomatter，2013，3（2）：e24922.

[64] Chen L，Hu J X，Ran J B，et al. Synthesis and cytocompatibility of collagen/hydroxyapatite nanocomposite scaffold for bone tissue engineering[J]. Polymer Composites，2014，37（1）：81-90.

[65] Ramesh N，Moratti S C，Dias G J. Hydroxyapatite-polymer biocomposites for bone regeneration：A review of current trends[J]. Journal of Biomedical Materials Research Part B，2017，106：2046-2057.

[66] Jose M V，Thomas V，Johnson K T，et al. Aligned PLGA/HA nanofibrous nanocomposite scaffolds for bone tissue engineering[J]. Acta Biomaterialia，2009，5（1）：305-315.

[67] Ma P X，Zhang R，Xiao G，et al. Engineering new bone tissue *in vitro* on highly porous poly（α-hydroxyl acids）/ hydroxyapatite composite scaffolds[J]. Journal of Biomedical Materials Research，2001，54（2）：284-293.

[68] Wan Y，Wu C，Xiong G，et al. Mechanical properties and cytotoxicity of nanoplate-like hydroxyapatite/polylactide nanocomposites prepared by intercalation technique[J]. Journal of the Mechanical Behavior of Biomedical Materials，2015，47：29-37.

[69] Taleb M F A，Alkahtani A，Mohamed S K. Radiation synthesis and characterization of sodium alginate/chitosan/ hydroxyapatite nanocomposite hydrogels：A drug delivery system for liver cancer[J]. Polymer Bulletin，2015，72（4）：725-742.

[70] Rong Z，Wen Z，Kuang Y，et al. Enhanced bioactivity of osteoblast-like cells on poly（lactic acid）/poly（methyl methacrylate）/nano-hydroxyapatite scaffolds for bone tissue engineering[J]. Fibers & Polymers，2015，16（2）：245-253.

[71] Shu X，Shi Q，Jing F，et al. Design and *in vitro* evaluation of novel γ-PGA/hydroxyapatite nanocomposites for bone tissue engineering[J]. Journal of Materials Science，2014，49（22）：7742-7749.

[72] Domingos M，Dinuci D，Cometa S，et al. Polycaprolactone scaffolds fabricated via bioextrusion for tissue engineering applications[J]. International Journal of Biomaterials，2009，2009：239643.

[73] Tsoi C S，Chow J Y，Choi K S，et al. Medical characteristics of the oldest old：Retrospective chart review of

patients aged 85 + in an academic primary care centre[J]. BMC Research Notes，2014，7（1）：340.

[74] Bose S，Roy M，Bandyopadhyay A. Recent advances in bone tissue engineering scaffolds[J]. Trends in Biotechnology，2012，30（10）：546-554.

[75] Zhou G，Liu S，Ma Y，et al. Innovative biodegradable poly（L-lactide）/collagen/hydroxyapatite composite fibrous scaffolds promote osteoblastic proliferation and differentiation[J]. International Journal of Nanomedicine，2017，12：7577-7588.

[76] 陶开承，高兴，顾庆陟，等. 兔关节软骨下骨缺损骨移植后移植骨组织学变化实验研究[J]. 中华移植杂志（电子版），2017，11（3）：154-159.

[77] 郑润泉，康继，张贵春. 抗生素骨水泥联合 Ilizarov 技术治疗股骨和胫骨感染性大段骨缺损[J]. 实用医药杂志，2019，36（2）：113-140.

[78] 闫昭，曹晓瑞，孙孟帅，等. 全膝关节翻修术中骨缺损的处理研究进展[J]. 中华关节外科杂志（电子版），2018，12（3）：390-395.

[79] Lee S K，Lee S K，Lee S I，et al. Effect of calcium phosphate cements on growth and odontoblastic differentiation in human dental pulp cells[J]. Journal of Endodontics，2010，36（9）：1537-1542.

[80] 肖琳. 磷酸钙骨水泥的性能与口腔临床应用效果分析[J]. 全科口腔医学电子杂志，2018，5（35）：134-135.

[81] 陈炯，马善奋，朱亚琴. 自固化磷酸钙根管封闭剂的临床疗效初步评价[J]. 上海口腔医学，2005，14（6）：657-660.

[82] Simpson D，Keating J F. Outcome of tibial plateau fractures managed with calcium phosphate cement[J]. Injury，2004，35（9）：913-918.

[83] Jayasree R，Sampath Kumar T S，Govindaraj P，et al. Drug and ion releasing tetracalcium phosphate based dual action cement for regenerative treatment of infected bone defects[J]. Ceramics International，2018，44（8）：9227-9235.

[84] 李春广，叶明蕊，高凯，等. 万古霉素骨水泥及颗粒骨治疗小腿创伤后骨髓炎伴骨及软组织缺损的临床效果观察[J]. 中国民康医学，2019，31（2）：4-5.

[85] 闫立平. 骨水泥强化椎弓根螺钉固定治疗伴骨质疏松腰椎管狭窄症临床应用分析[J]. 世界最新医学信息文摘，2017，17（56）：35.

[86] 燕太强，郭卫，杨荣利，等. 骨水泥椎体成形在治疗脊柱转移瘤中的临床应用[J]. 中国脊柱脊髓杂志，2012，22（4）：318-323.

[87] 姚年伟，徐峰，古伟文. 椎体成形术的临床应用及发展[J]. 中国中医骨伤科杂志，2013，21（11）：69-72.

[88] 董冰子，孙晓方. 骨质疏松症治疗新进展：从分子机制到药物靶点[J]. 中华骨质疏松和骨矿盐疾病杂志，2018，11（6）：620-627.

[89] Campi G，Cristofaro F，Pani G，et al. Heterogeneous and self-organizing mineralization of bone matrix promoted by hydroxyapatite nanoparticles[J]. Nanoscale，2017，9（44）：17274-17283.

[90] Wu Q，Zhong Z，Pan Y，et al. Advanced oxidation protein products as a novel marker of oxidative stress in postmenopausal osteoporosis[J]. Medical Science Monitor，2015，21：2428-2432.

[91] 姚毅，郑德禄，于萌，等. 骨质疏松发病机制研究进展[J]. 心理月刊，2019，14（9）：194.

[92] 程胜承，刘义，景亚青，等. 羟基磷灰石诱导脂肪间充质干细胞成骨分化的实验研究[J]. 天津医药，2018，46（7）：687-691.

[93] 赵灿灿. 微纳米结构羟基磷灰石对骨髓间充质干细胞成骨分化的调控研究[D]. 上海：中国科学院上海硅酸盐研究所，2018.

[94] 昌宏. 新型含锶 α-半水硫酸钙/纳米羟基磷灰石复合材料生物学性能及成骨相关实验研究[D]. 广州：南方医

科大学，2018.

[95]　管明强，朱志霞，周观明. 淫羊藿苷对聚乳酸/纳米羟基磷灰石支架上成骨细胞增殖与分化的影响[J]. 包头医学院学报，2018，34（1）：92-94.

[96]　赵刚，赵熙儒，莫宏兵，等. 壳聚糖修饰的羟基磷灰石纳米粒载体介导 BMP-2 转染成骨细胞的研究[J]. 口腔医学研究，2012，28（9）：857-860.

[97]　Baino F. Porous glass-ceramic orbital implants：A feasibility study[J]. Materials Letters，2018，212：12-15.

[98]　Baino F，Perero S，Ferraris S，et al. Biomaterials for orbital implants and ocular prostheses：Overview and future prospects[J]. Acta Biomaterialia，2014，10（3）：1064-1087.

[99]　Mules P H. Evisceration of the globe with artificial vitreous. [J]. Advances in Ophthalmic Plastic and Reconstructive Surgery，1990，8：69-72.

[100]　Baino F，Falvo D'urso Labate G，Di Confiengo G G，et al. Microstructural characterization and robust comparison of ceramic porous orbital implants[J]. Journal of the European Ceramic Society，2018，38（8）：2988-2993.

[101]　蔡淑云. 纳米羟基磷灰石/羧甲基壳聚糖复合材料作为注射性软组织填充剂的实验研究[D]. 唐山：河北联合大学，2011.

关键词索引

X

Y

Z

其他